国家自然科学基金项目
医护人员遭受医院工作场所暴力PTSD及对职场行为影响机制研究(71473063)
医疗纠纷演化成医闹事件轨迹仿真及多阶段动态防控模型研究(71874043)
北京市社会科学基金项目：京津冀一体化主动医疗服务模式研究(16JDGLAO23)

# 严重危害医疗秩序
# 失信行为透视及应对措施

主　编　樊立华　倪　鑫　王永晨

副主编　孙兴元　高　蕾　王　谦　石　磊

编　委（以姓氏笔画为序）

马元硕　王　谦　王立成　王永晨　王玲玲　石　磊
代珊珊　刘　欣　刘　铭　闫春梅　孙　涛　孙兴元
牟荟瞳　李　哲　李国强　时　宇　迟鸿雁　张亚丰
周辰宇　郝佳彤　段孝建　倪　鑫　高　蕾　樊立华

参加课题研究的人员（以姓氏笔画为序）

王　阳　王卫东　王凤民　王焕研　叶　媛　丛培强
刘文慧　齐　迹　李安琪　杨　曦　张　潇　陈　伟
陈振康　赵　岩　赵士宏　赵成松　郝天军　哈　敏
贾晓莉　徐　雯　曹长海　崔　玫　彭博识　童鑫发
穆　毅

学术秘书　时　宇（兼）　马元硕（兼）　张亚丰（兼）

人民卫生出版社
·北京·

**图书在版编目（CIP）数据**

严重危害医疗秩序失信行为透视及应对措施 / 樊立华，倪鑫，王永晨主编 . —北京：人民卫生出版社，2021.1

ISBN 978-7-117-32210-2

Ⅰ.①严… Ⅱ.①樊…②倪…③王… Ⅲ.①医疗纠纷—处理—研究—中国 Ⅳ.①D922.164

中国版本图书馆 CIP 数据核字（2021）第 210153 号

| 人卫智网 | www.ipmph.com | 医学教育、学术、考试、健康，购书智慧智能综合服务平台 |
| 人卫官网 | www.pmph.com | 人卫官方资讯发布平台 |

**严重危害医疗秩序失信行为透视及应对措施**

Yanzhong Weihai Yiliaozhixu Shixinxingwei Toushi ji Yingduicuoshi

主　　编：樊立华　倪　鑫　王永晨
出版发行：人民卫生出版社（中继线 010-59780011）
地　　址：北京市朝阳区潘家园南里 19 号
邮　　编：100021
E - mail：pmph @ pmph.com
购书热线：010-59787592　010-59787584　010-65264830
印　　刷：北京盛通商印快线网络科技有限公司
经　　销：新华书店
开　　本：889×1194　1/16　印张：19
字　　数：602 千字
版　　次：2021 年 1 月第 1 版
印　　次：2021 年 2 月第 1 次印刷
标准书号：ISBN 978-7-117-32210-2
定　　价：99.00 元

# 前　言

当前,危害医疗秩序失信行为已成为社会普遍关注的热点议题,其发生发展是一个多阶段、复杂的动态变化过程,渗透着政策、法律、社会与文化的互动。特别是近年来暴力伤医案件的屡屡发生,严重影响了医疗秩序和医护人员的身心健康。因此,有必要对严重危害医疗秩序失信行为进行全方位的研究,为更有效的应对提供理论依据。本书借助于国家自然科学基金项目"医护人员遭受医院工作场所暴力PTSD及对职场行为影响机制研究"(项目编号71473063)、"医疗纠纷演化成医闹事件轨迹仿真及多阶段动态防控模型研究"(项目编号71874043)及北京市社会科学基金项目"京津冀一体化主动医疗服务模式研究"(项目编号16JDGLAO23)的资助,探索严重危害医疗秩序失信行为的特点及规律,揭示了医院工作场所暴力的频发,不仅对医疗秩序造成影响,也会对医务人员的心理健康及职业行为造成负面影响。研究显示医院工作场所暴力是影响医务人员工作投入、工作满意度、工作倦怠以及离职倾向的重要因素。本书通过进一步研究及借鉴国外成熟经验提出多阶段动态应对措施及策略,为进一步预防和控制严重危害医疗秩序失信行为事件的发生提供依据和方法。

本书共分为十三章,第一章为危害医疗秩序失信行为的概述,系统地阐述了危害医疗秩序失信行为的相关概念、分类、特征、产生原因,以及危害医疗秩序失信行为治理政策变迁。第二章为危害医疗秩序失信行为研究的相关理论阐述,假设将暴力伤医事件视为一个过程事件,其有着复杂的社会、环境及制度的成因。为了更好地对整个事件进行理论解释,本章介绍了互动仪式链理论、动机与情绪理论、情绪 - 攻击理论模型、情绪感染与社会燃烧理论、侵略动力理论与侵略模型、社会冲突理论与突变理论,这些理论也为进一步研究奠定了理论基础。第三章为危害医疗秩序失信行为对医疗机构的影响,系统阐释了危害医疗秩序失信行为对医院医疗秩序、医务人员、经济效益、社会效益的影响。第四章为医院工作场所暴力现状研究,暴力伤医事件是失信行为中较为严重的一种,本章以医院工作场所暴力发生现状为切入点,通过大样本现状调查揭示大型综合医院、县级医院、儿童专科医院,医院工作场所暴力的发生率及特征,为有效预防和控制医院工作场所暴力事件的发生寻找切入点。第五章为医院工作场所暴力对医护人员心理健康影响的研究,以焦虑、抑郁情绪及创伤后应激障碍为测量心理健康的指标,通过横断面问卷调查,探讨了医院工作场所暴力对医护人员心理健康的潜在影响。第六章为医务人员遭受医院工作场所暴力心理动态响应过程研究,通过前瞻性纵向研究,探讨医护人员遭受医院工作场所暴力后7天、1个月、3个月、6个月心理健康指标动态变化的表达,进而为更有针对性地指导心理疏导、实施危机干预奠定基础。第七章为医院工作场所暴力对医务人员职业行为影响研究,以工作投入、工作满意度、职业倦怠、离职倾向为指标,通过横断面问卷调查,探讨了医院工作场所暴力对医务人员的职业行为所产生的影响,进而探讨了社会支持、组织支持在医护人员的心理健康状态及职业行为改变中的中介作用。第八章为医院工作场所暴力对医护人员心理及职业行为的影响机制研究,通过前瞻性纵向研究,探讨医护人员在遭受恐吓、威胁或躯体暴力后心理健康状况与职业行为的变化轨迹,以及医护人员心理健康状况的改变对其职业行为的影响机制,为医院职业安全的防控及治理提供依据。第九章为医院工作场所暴力引发医患双方的情绪感染研究,系统地阐述了医患双方接触医院工作场所暴力情绪维度、情绪成分和医务人员情绪感染易感性。第十章为患者对医疗服务质量感知与期望研究,以国际标准的 SERVQUAL 量表为基础,根据我国医疗服务的特点及现状,通过问卷调查了解患者对医疗服务的期望程度、实际感知程度,并分析医院住院服务质量存在的问题及原因,为医院改进住院服务质量提供依据。第十一章为医院工作场所暴力诱发因素研究,以医院工作场所暴力为切入点,通过问卷调查,从医患双方视角深入分析了医院工作场所暴力的诱发因素,结合"破窗理论"对暴力行为产生的原因进行深入剖析。第十二章为应对危害医疗秩序失信行为防控措施现状研究,通过文献法收集了国外应对危害医疗秩序失信行为的政策、法规和措施,通过现场调查揭示了我国目前应对危害医疗秩序失信行为防控措施现状与存在的不足。第十三章为危害医疗秩序失信行为应对措施及策略研究,明晰该复杂系统内各要素间相互作用关系,筛选影响事件走向的关键介入点,并根据介入点选取关键防控措施,以期为应对危害医疗秩序失信行为事件提供针对性的博弈措施与策略。

本书编写倾注了课题组全体研究人员的心血,在此致以深深的谢意。该研究是由哈尔滨医科大学、首都医科大学附属北京儿童医院、中国医院协会、南开大学商学院合作完成,在此表示感谢。同时还要感谢参与调研的各个医院及医务人员,特别是要感谢首都医科大学附属北京中医医院、中国医学科学院阜外医院、首都医科大学附属北京友谊医院、北京积水潭医院和齐齐哈尔医学院在前瞻性纵向研究过程中给予的积极帮助。如果没有大家的积极参与和帮助,便没有该书的出版。由于时间仓促,研究人员水平有限,难免有所疏漏和不足,望同仁、读者不吝斧正。

严重危害医疗秩序失信行为透视及应对措施编委会<br>2021 年 1 月

# 目 录

第一章 危害医疗秩序失信行为的概述 ......................................................... 1

　第一节 危害医疗秩序失信行为的界定 ..................................................... 1

　　一、危害医疗秩序失信行为相关概念 ................................................... 1

　　二、危害医疗秩序失信行为分类的概述 ............................................... 3

　　三、危害医疗秩序失信行为特征的阐述 ............................................... 4

　第二节 危害医疗秩序失信行为产生的原因 ............................................. 5

　　一、发生原因条目的频次统计 ............................................................... 6

　　二、产生原因条目的网络分析 ............................................................... 7

　　三、产生原因条目的中心性分析 ........................................................... 7

　　四、产生原因条目的聚类分析 ............................................................... 9

　　五、产生原因的厘清 ............................................................................... 9

　　六、产生原因体系的构建 ..................................................................... 11

　第三节 危害医疗秩序失信行为治理制度的变迁 ................................... 13

　　一、危害医疗秩序失信行为治理制度的发展历程 ............................. 13

　　二、危害医疗秩序失信行为治理制度变迁特征与反思 ..................... 14

第二章 危害医疗秩序失信行为研究的相关理论阐述 ................................. 16

　第一节 互动仪式链理论 ......................................................................... 17

　　一、理论简介 ......................................................................................... 17

　　二、危害医疗秩序失信行为中的互动仪式现象 ................................. 17

　　三、互动仪式理论对危害医疗秩序失信行为的解释 ......................... 18

　第二节 动机与情绪理论和情绪 - 攻击理论模型 ................................. 20

　　一、理论简介 ......................................................................................... 20

　　二、危害医疗秩序失信行为中的动机与情绪理论、情绪 - 攻击理论模型 ... 21

　　三、动机与情绪理论和情绪 - 攻击理论对危害医疗秩序失信行为的解释 ... 21

　第三节 情绪感染与社会燃烧理论 ......................................................... 22

　　一、理论简介 ………………………………………………………………………… 22
　　二、危害医疗秩序失信行为中的情绪感染及社会燃烧现象 …………………… 23
　　三、情绪感染与社会燃烧理论对危害医疗秩序失信行为的解释 ……………… 23

　第四节　侵略动力理论与侵略模型 ……………………………………………… 24
　　一、理论简介 ………………………………………………………………………… 24
　　二、危害医疗秩序失信行为中的侵略动力理论与侵略现象 …………………… 24
　　三、侵略动力理论与侵略模型对危害医疗秩序失信行为的解释 ……………… 25

　第五节　社会冲突理论与突变理论 ……………………………………………… 26
　　一、理论简介 ………………………………………………………………………… 26
　　二、危害医疗秩序失信行为中的社会冲突与突变现象 ………………………… 26

第三章　危害医疗秩序失信行为对医疗机构的影响 …………………………… 28
　第一节　概述 ………………………………………………………………………… 28
　　一、研究意义 ………………………………………………………………………… 28
　　二、国外危害医疗秩序失信行为对医疗机构的影响概况 ……………………… 28
　　三、国内危害医疗秩序失信行为对医疗机构的影响概况 ……………………… 29

　第二节　危害医疗秩序失信行为对医务人员及诊疗秩序的影响 …………… 30
　　一、基本概念 ………………………………………………………………………… 30
　　二、对医务人员的影响 …………………………………………………………… 31
　　三、对诊疗秩序的影响 …………………………………………………………… 32

　第三节　危害医疗秩序失信行为对医疗机构经济效益的影响 ……………… 32
　　一、经济效益概念和内涵 ………………………………………………………… 32
　　二、一般危害医疗秩序失信行为对医院经济效益的影响 ……………………… 33
　　三、严重危害医疗秩序失信行为对医院经济效益的影响 ……………………… 33

　第四节　危害医疗秩序失信行为对医疗机构社会效益的影响 ……………… 34
　　一、社会效益概念和内涵 ………………………………………………………… 34
　　二、医院社会效益与经济效益的关系 …………………………………………… 35
　　三、危害医疗秩序失信行为对医院社会效益的影响 …………………………… 35

第四章　医院工作场所暴力现状研究 …………………………………………… 37
　第一节　研究概述 ………………………………………………………………… 37
　　一、研究的意义及价值 …………………………………………………………… 37
　　二、国外医院工作场所暴力的研究现状 ………………………………………… 37
　　三、国内医院工作场所暴力的研究现状 ………………………………………… 38

　第二节　大型综合医院工作场所暴力现状 …………………………………… 39
　　一、研究对象与研究方法 ………………………………………………………… 39
　　二、研究对象的基本信息 ………………………………………………………… 40
　　三、医务人员遭受医院工作场所暴力的暴力类型及发生率 …………………… 42
　　四、医院工作场所暴力特征分析 ………………………………………………… 42
　　五、大型综合医院工作场所暴力特征透视 ……………………………………… 44

　第三节　县级医院工作场所暴力现状 ………………………………………… 45

　　一、研究对象与研究方法 ·········································· 45
　　二、县级医院医务人员遭受医院工作场所暴力的调查结果 ·········· 45
　　三、县级医院工作场所暴力透视 ·································· 49
　第四节　儿童专科医院工作场所暴力现状 ···························· 50
　　一、研究对象与研究方法 ·········································· 50
　　二、调查对象基本情况 ············································ 51
　　三、儿童医院医务人员遭受医院工作场所暴力的发生率及特征 ······ 55
　　四、儿童医院工作场所暴力特征透视 ······························ 59

第五章　医院工作场所暴力对医护人员心理健康影响的研究 ············ 61
　第一节　研究概述 ·················································· 61
　　一、相关概念 ···················································· 61
　　二、创伤后应激障碍和焦虑抑郁的研究现状 ························ 62
　　三、研究医院工作场所暴力对医护人员心理健康影响的意义 ········ 63
　第二节　医护人员遭受医院工作场所暴力后抑郁与焦虑情绪及影响因素研究 ·· 63
　　一、研究对象与方法 ·············································· 63
　　二、医护人员遭受医院工作场所暴力后抑郁与焦虑情绪及影响因素分析 ·· 65
　　三、医护人员遭受医院工作场所暴力后抑郁与焦虑情绪及相关因素透视 ·· 69
　第三节　医务人员遭受躯体暴力后创伤后应激障碍及相关性分析 ········ 70
　　一、研究对象与方法 ·············································· 70
　　二、研究对象的基本特征 ·········································· 71
　　三、与创伤后应激障碍相关的特征 ································ 72
　　四、过去12个月中躯体暴力与创伤后应激障碍的发生率 ············ 74
　　五、特质应对方式、社会支持与创伤后应激障碍的相关性研究 ······ 74
　　六、创伤后应激障碍相关因素的线性回归分析 ···················· 74
　　七、医务人员遭受躯体暴力后创伤后应激障碍及相关性透视 ········ 76
　　八、医院工作场所暴力对医护人员心理影响的应对策略 ············ 77

第六章　医务人员遭受医院工作场所暴力心理动态响应过程研究 ········ 79
　第一节　研究概述 ·················································· 79
　　一、相关概念及理论 ·············································· 79
　　二、研究意义及价值 ·············································· 80
　　三、研究对象 ···················································· 80
　　四、研究方法 ···················································· 80
　第二节　医院工作场所暴力对医务人员心理动态响应过程研究结果 ······ 82
　　一、研究对象的基本情况 ·········································· 82
　　二、医务人员遭受医院工作场所暴力后7天的心理因素分析 ········ 84
　　三、医务人员遭受医院工作场所暴力后1、3、6个月的心理状况分析 ·· 88
　第三节　医务人员遭受医院工作场所暴力后心理健康变化过程透视 ······ 89
　　一、遭受医院工作场所暴力后医务人员心理健康变化结果 ·········· 89
　　二、"震撼"模型下透视医务人员遭受医院工作场所暴力心理健康状况 ·· 90
　　三、医务人员遭受医院工作场所暴力身心动态响应过程透视 ········ 90

**第七章 医院工作场所暴力对医务人员职业行为影响研究** ……………………………… 92

第一节 研究概述 ………………………………………………………………………… 92

一、相关概念 …………………………………………………………………………… 92

二、研究意义及研究价值 ……………………………………………………………… 93

三、国内外医院工作场所暴力对医务人员职业行为影响的研究现状 …………… 94

第二节 医院工作场所暴力对医务人员职业行为影响现状的研究 …………………… 95

一、研究对象与方法 …………………………………………………………………… 95

二、医院工作场所暴力现状调查结果 ………………………………………………… 96

三、不同医院工作场所暴力类型下职业行为的比较分析 …………………………… 97

四、医院工作场所暴力与医务人员职业行为之间的相关性分析 ………………… 99

五、医院工作场所暴力对医务人员职业行为影响的回归分析 …………………… 99

第三节 社会支持、组织支持感的中介作用 ……………………………………………… 101

一、社会支持在医院工作场所暴力对职业行为间的中介作用 …………………… 102

二、组织支持感在医院工作场所暴力对职业行为间的中介作用 ………………… 102

三、医院工作场所暴力通过社会支持和组织支持感影响职业行为的模型验证 … 103

第四节 医院工作场所暴力对医务人员职业行为影响透视 …………………………… 104

一、医院工作场所暴力对医务人员职业行为产生负面影响 ……………………… 104

二、医务人员职业行为状况透视 ……………………………………………………… 104

三、社会支持和组织支持感在医院工作场所暴力与职业行为的中介作用 ……… 106

**第八章 医院工作场所暴力对医护人员心理及职业行为的影响机制研究** ………… 108

第一节 相关概念界定及研究概述 ……………………………………………………… 108

一、相关概念 …………………………………………………………………………… 108

二、研究意义及价值 …………………………………………………………………… 109

三、研究对象与方法 …………………………………………………………………… 109

第二节 医护人员遭受医院工作场所暴力心理健康损耗的机制 …………………… 111

一、研究对象的基本情况 ……………………………………………………………… 111

二、医护人员遭受医院工作场所暴力心理健康的损耗机制研究 ………………… 112

三、医护人员遭受医院工作场所暴力心理健康损耗机制的透视 ………………… 117

第三节 医护人员遭受医院工作场所暴力心理健康变化对职业行为影响的机制 … 118

一、不同观测时间医护人员心理健康对职业行为影响 …………………………… 118

二、医护人员心理健康状态变化对职业行为的影响 ……………………………… 119

三、医护人员抑郁状态变化对职业行为的影响 …………………………………… 121

四、医护人员遭受医院工作场所暴力职业行为的变化 …………………………… 122

五、医护人员心理健康状态变化对职业行为的影响机制透视 …………………… 123

**第九章 医院工作场所暴力引发医患双方的情绪感染研究** ………………………… 124

第一节 研究概述 ………………………………………………………………………… 124

一、相关概念及内涵 …………………………………………………………………… 124

二、测量工具 …………………………………………………………………………… 125

三、情绪感染国内外研究现状 ………………………………………………………… 126

第二节　医患双方接触医院工作场所暴力的情绪维度 127
一、研究对象及内容 127
二、医院工作场所暴力对医务人员情绪维度的影响及差异 127
三、医院工作场所暴力对患者情绪维度的影响及差异 128

第三节　医患双方接触医院工作场所暴力情绪成分 129
一、研究对象及内容 129
二、医院工作场所暴力对医务人员情绪成分的影响及差异 129
三、医院工作场所暴力对患者情绪成分的影响及差异 130
四、医患双方接触医院工作场所暴力情绪成分影响因素分析 131

第四节　医务人员情绪感染易感性 132
一、研究对象及内容 132
二、医务人员情绪感染易感性现状 132
三、医务人员情绪感染易感性影响因素 133

第五节　医务人员遭受医院工作场所暴力情绪感染透视 134
一、医院工作场所暴力情绪感染对医患双方的影响 134
二、医院工作场所暴力情绪感染的传播效应 135

第十章　患者对医疗服务质量感知与期望研究 137

第一节　研究概述 137
一、研究意义及价值 137
二、相关理论 138
三、国内外研究现状 139
四、患者对医疗服务质量期望、感知与危害医疗秩序失信行为的关联 140

第二节　患者对医疗服务质量期望与感知现状 140
一、材料与方法 140
二、研究对象的基本情况 143
三、患者期望和感知的医疗服务质量总体情况 144
四、患者不同人口学特征与感知和期望的医疗服务质量情况 146

第三节　患者感知与期望的医疗服务质量差异分析 150
一、不同人口学特征与各维度医疗服务质量差距 Logistic 回归分析 150
二、各条目患者感知和期望的医疗服务质量差异分析 151
三、各维度患者感知和期望医疗服务质量差异分析 152
四、象限图分析 153

第四节　患者对医疗服务质量期望、感知的透视与应对策略 154
一、患者对医疗服务质量期望、感知透视 154
二、人口学特征与服务质量差异透视 155
三、应对策略 156

第十一章　医院工作场所暴力诱发因素研究 158

第一节　研究概况 158
一、研究的意义及价值 158

二、国外医院工作场所暴力事件诱发因素研究现状 ················································ 158

三、国内医院工作场所暴力事件诱发因素研究现状 ················································ 159

四、研究方法 ······························································································ 160

第二节　大型综合医院工作场所暴力诱发因素 ······················································ 160

一、资料来源与研究对象 ················································································ 160

二、调查对象的基本信息 ················································································ 161

三、医务人员视角下医院工作场所暴力诱发因素因子分析 ········································ 163

四、患者视角下医院工作场所暴力诱发因素因子分析 ············································· 165

五、医院工作场所暴力诱发因素公因子权重的计算 ··············································· 168

第三节　基于"破窗理论"的医院工作场所暴力诱发因素透视 ··································· 168

一、破窗理论的概述 ····················································································· 168

二、医务人员的沟通能力和服务态度诱发医院工作场所暴力"破窗" ···························· 169

三、患者的个性特征及就医观念引发医院工作场所暴力"破窗" ································· 169

四、医院环境、逐利心理等因素诱发医院场所暴力"破窗" ······································ 170

五、政策制度中的"破窗"因素 ········································································· 170

**第十二章　应对危害医疗秩序失信行为防控措施现状研究** ································ 172

第一节　研究概述 ························································································· 172

一、研究价值 ······························································································ 172

二、资料来源 ······························································································ 172

三、研究方法 ······························································································ 172

第二节　我国严重危害医疗秩序失信行为防控现状 ················································ 173

一、医院应对危害医疗秩序失信行为机构设置 ····················································· 173

二、应对危害医疗秩序失信行为所采取的措施 ····················································· 174

第三节　国外危害医疗秩序失信行为防控措施概述 ················································ 176

一、美国危害医疗秩序失信行为防控措施 ··························································· 177

二、澳大利亚危害医疗秩序失信行为防控措施 ····················································· 178

三、英国危害医疗秩序失信行为防控措施 ··························································· 179

四、日本危害医疗秩序失信行为防控措施 ··························································· 180

五、其他国家危害医疗秩序失信行为防控措施 ····················································· 180

六、世界卫生组织解决医疗机构工作场所暴力框架准则 ·········································· 182

第四节　国内外危害医疗秩序失信行为防控透视 ··················································· 182

一、调查样本危害医疗秩序失信行为防控现状透视 ··············································· 182

二、国外危害医疗秩序失信行为防控措施透视 ····················································· 183

**第十三章　危害医疗秩序失信行为应对措施及策略研究** ································ 187

第一节　研究概述 ························································································· 187

一、研究目标与研究意义 ················································································ 187

二、资料来源 ······························································································ 187

三、应对危害医疗秩序失信行为研究工具介绍 ····················································· 188

第二节　危害医疗秩序失信行为应对介入点及措施选择 ·········································· 189

一、研究方法 ……………………………………………………………… 189

二、危害医疗秩序失信行为原因及特征分析 ……………………………… 190

三、典型危害医疗秩序失信行为事件案例分析 …………………………… 191

四、危害医疗秩序失信行为应对介入点及措施筛选 ……………………… 195

第三节　危害医疗秩序失信行为应对策略建议 …………………………… 200

一、事前阶段 ……………………………………………………………… 200

二、事中阶段 ……………………………………………………………… 203

三、事后阶段 ……………………………………………………………… 204

参考文献 ……………………………………………………………………… 206

附录 1　医疗事故处理条例 ………………………………………………… 208

附录 2　最高人民法院 最高人民检察院 公安部 司法部 国家卫生和计划生育委员会
　　　　关于依法惩处涉医违法犯罪维护正常医疗秩序的意见 …………… 215

附录 3　中华人民共和国刑法修正案(九)(选摘) ………………………… 218

附录 4　医疗纠纷预防和处理条例 ………………………………………… 219

附录 5　关于对严重危害正常医疗秩序的失信行为责任人实施联合惩戒合作备忘录 …… 225

附录 6　中华人民共和国基本医疗卫生与健康促进法 …………………… 228

附录 7　中华人民共和国民法典(第七编　侵权责任) …………………… 238

附录 8　中华人民共和国医师法(选摘) …………………………………… 240

附录 9　课题组公开发表的与本书相关的学术论文索引 ………………… 241

附录 10　本书使用的问卷及量表 ………………………………………… 243

# 第一章　危害医疗秩序失信行为的概述

随着我国社会经济改革发展的不断深化和健康中国战略的制定实施,卫生健康事业的纵深发展更需要前瞻性、科学性、完整性和可行性。然而,我国医药卫生体制改革的滞后不能满足当前人民群众的健康需求,其可能变为危害医疗秩序失信行为(discreditable conduct undermining the normal order of medical services)的诱因。当前,危害医疗秩序失信行为已成为社会普遍关注的焦点议题,如何多视角、多立场、多元化、跨学科对危害医疗秩序失信行为展开研究已构成一个备具吸引力的研究命题。危害医疗秩序失信行为的发生是一个多阶段、复杂的动态变化过程,渗透着政策、法律、社会与文化的互动。因此,有必要对危害医疗秩序失信行为进行全方位回溯与剖析,这不仅能够更好地为危害医疗秩序失信行为的研究与防控提供理论依据,对于落实健康中国战略行动也有着重要的实践意义。

## 第一节　危害医疗秩序失信行为的界定

本节遵循基本的学术规范和逻辑,首先对危害医疗秩序失信行为的基本含义、分类及特征进行架构,来界定危害医疗秩序失信行为的概念。

### 一、危害医疗秩序失信行为相关概念

危害医疗秩序失信行为的概念理解起来似乎并不困难,但宛如现实生活经验所揭示,往往越是熟悉的可能越难描绘。比如时间,对于每个人来说都很熟悉,但真正让其描述时间究竟是什么,却很难说明。危害医疗秩序失信行为带给人们类似的感觉。传统意义上概念通常局限于某种定义的陈规,对形成理论基础的解读及可能暗示的方向归纳较少,而对概念进行评估与分析则需要持续地突破学科的壁垒。因此,界定概念对研究的衔接、剪裁与印证有着重要的作用。危害医疗秩序失信行为的概念构建流程如图 1-1 所示。

1. **暴力**　暴力(violence)是一个组合词,"暴"即

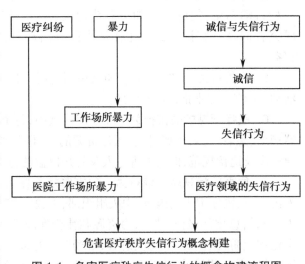

图 1-1　危害医疗秩序失信行为的概念构建流程图

突然而且猛烈,"力"即力量,从这两个词的含义可以看出,"暴"是对"力"的修饰,暴力即突然而且猛烈的力量。同时,暴力也是一个法律名词,从词源上来说,暴力意指对某物的"施加力量"。韦南·科希认为暴力至少包含侵犯和逾矩两层意思,其一是肢体上形成的生理暴力和言语上形成的心理暴力;其二是行动者打破现存秩序和规范。其中生理暴力的常见形式表现为通过拳打脚踢、打砸抢等形式造成受害人受伤与死亡等;与生理暴力相比,心理暴力表现在言语和情感上,通过辱骂、诽谤等形式给他人造成一种无形的伤害。

**2. 工作场所暴力**　2002 年,国际劳工组织联合其他组织对工作场所暴力进行重新整合与界定,定义工作场所暴力(workplace violence)为工作场域内,工作人员遭受辱骂、威胁和袭击,进而造成对其安全、福祉或健康的明确的或者含蓄的挑战。工作场所暴力主要包含躯体暴力和非躯体暴力两种类型,躯体暴力是专指使用身体力量的攻击行为,易造成他人生理或心理上的伤害,例如踢、捏、殴打、掌掴、推挤、刺等。非躯体暴力包括言语暴力、职场霸凌和性骚扰,非躯体暴力中的言语暴力包括言语辱骂、恐吓、恶意中伤等;职场霸凌主要以同事之间的霸凌为主;性骚扰是指与性相关的言语、肢体碰触、暴露生殖器等,使他人感到难堪、受到威胁。

基于施暴者与工作场域之间的关系,美国学者 Phillips 将工作场所暴力分为四类,分别是Ⅰ型暴力:施暴者与雇员不存在关系(如有犯罪意图的人进行武装抢劫);Ⅱ型暴力:施暴者是工作场所雇员的客户和患者(如醉酒患者殴打医护人员);Ⅲ型暴力:施暴者是工作场所现有雇员或前雇员(如现有雇员攻击主管领导);Ⅳ型暴力:施暴者与雇员有个人关系,但与工作场所无关(如前男友在前女友工作场所袭击前女友)。

**3. 医院工作场所暴力与医疗纠纷**　医院工作场所暴力大多是医患双方基于医疗服务关系产生的,按照 Phillips 的分类,属于Ⅱ型暴力。目前,我国大部分医院工作场所暴力事件可能源于医疗纠纷的激化,但医疗纠纷与医疗暴力是不同的概念。《医疗纠纷预防和处理条例》中提到,医疗纠纷是指医患双方因诊疗活动引发的争议。但"争议"与"暴力行为"并不等同。

我国学术界对医院工作场所暴力的概念界定到目前为止依旧存在着争议,仍未取得一致认同。尽管不同学者对医院工作场所暴力的定义不同,但定义中使用频次较高的词主要有医疗暴力、工作场所暴力、暴力伤医等。根据国际劳工组织等对工作场所暴力的定义,使其嵌套在医院工作场域内并进行修订,可以将医院工作场所暴力界定为:医务人员在医院或急救车等工作场域内受到辱骂、威胁甚至是攻击,从而造成对其安全、福祉或健康的挑战。基于此,医院工作场所暴力也被划分为躯体暴力和非躯体暴力两类,其中躯体暴力既包括以体力攻击造成躯体的伤害(打、踢、推、咬、扎等),也包含躯体上的性骚扰和强奸(含强奸未遂)。

**4. 诚信**　"诚信"一词最早来源于春秋战国时期。《尚书》中"诚"被认为是真诚地崇奉鬼神,随后泛指真诚,"信"指言行一致。而当今社会中,"诚"指一种道德规范,为人处世真诚善良,"信"则指一种行动指南,能够表里如一对待他人;诚信组合起来则指诚实守信,表里如一。而我国大部分法学研究者们将其解读为民事主体从事民事活动时,在追求自身利益的同时也需保护他人和社会的合法权益。

**5. 失信行为**　"失信行为"也是一个组合词。失信是指背约,不守信用;行为则指受心理支配的外部活动;失信行为则指言行不一致。

**6. 医疗领域的失信行为**　在医疗领域中,各个参与医疗活动的主体(医疗机构、医务人员、药商、医疗器械商、患者、患者家属、倒卖医疗资源的人、民间"医疗纠纷"代理人等)出于一定的目的,违反相关的法律法规及道德规范,做出损害他人及公共权益的行为。

**7. 危害医疗秩序失信行为**　危害医疗秩序失信行为首次被提及是在 2018 年国家发展改革委、中国人民银行、国家卫生健康委、中央组织部、中央宣传部、中央编办、中国文明办、中央网信办、最高人民法院、工业和信息化部、公安部、人力资源和社会保障部、自然资源部、住房和城乡建设部、交通运输部、商务部、文化和旅游部、国资委、海关总署、市场监管总局、银保监会、证监会、全国总工会、共青团中央、全国妇联、民航局、中医药局、铁路总公司等 28 部门联合签署的《关于对严重危害正常医疗秩序的失信行为责任人实施联合惩戒合作备忘录》。该备忘录中所提及的严重危害正常医疗秩序的失信行为是指倒卖医院号源等破坏、扰乱医院正常诊疗秩序的涉医违法犯罪活动,也包括以下情形:①在医疗机构内故意伤害医务人员、损毁公私财物的;②扰乱医疗秩序的;③非法限制医务人员人身自由的;④侮辱恐吓医务人员的;⑤非法携带枪支、弹药、管制器具或危险物品进入医疗机构的;⑥教唆他人或以受他人委托为名实施涉医违法犯罪行为的。结合以往的相关定义将危害医疗秩序失信行为界定为"医疗互动过程中,患方由于某些原因的不满意所采取的各种个体或群体性聚集极端行为,危害正常医疗秩序,甚至可能造成严重后果的冲突或胁迫行为",如暴力伤医、杀医以及医闹等负性事件。

## 二、危害医疗秩序失信行为分类的概述

在现实中,危害医疗秩序失信行为常呈现不同的形态,单一的防控措施对危害医疗秩序失信行为的预防与控制效果不太明显。而且危害医疗秩序失信行为表现为跨种类、混合型的特征,需要具体情况具体分析。因此,将危害医疗秩序失信行为按照不同种类进行划分,并提出有针对性的防控对策,对危害医疗秩序失信行为的预防有一定的借鉴与指导意义。

### (一) 医院型与医院工作场所型的危害医疗秩序失信行为

依据危害医疗秩序失信行为的针对对象可划分为医院型危害医疗秩序失信行为和医院工作场所型危害医疗秩序失信行为。

医院型危害医疗秩序失信行为指被施暴对象为医院,主要表现为施暴者不是对医院医务人员进行攻击,而是对医院进行打砸,破坏医疗与办公设施等,或表现为在医院设灵堂、拉横幅、堵医院大门等,对正常医疗秩序进行破坏。医院工作场所型危害医疗秩序失信行为通常被称为"医院工作场所暴力",而施暴对象则为医院医务人员,表现为施暴者对医务人员的伤害,造成医务人员心理损伤、轻微伤、轻伤、重伤甚至死亡。然而,在我国已有报道的危害医疗秩序失信行为的案例中,这两种类型的医疗秩序失信行为经常混合出现。

### (二) 躯体暴力、心理暴力和性暴力

按照危害医疗秩序失信行为类型进行划分,将针对医务人员的危害医疗秩序失信行为分为躯体暴力、心理暴力和性暴力三种。

躯体暴力指以体力伤害医务人员身体的攻击性行为,主要包括推、挤、踢、撞等直接接触的暴力行为,以及使用工具或武器的间接接触的暴力行为。躯体暴力一般会给医务人员带来轻微损伤、明显损伤、功能障碍或永久性障碍等不良后果。

心理暴力主要指对医务人员的辱骂、嘲讽、威胁、恐吓等言语暴力,也包括在微博等新媒体上进行造谣诽谤、恐吓威胁等。

"性暴力"是指对医务人员,尤其是对女性医务人员进行性相关的人身权利的侵犯,表现为性骚扰、强奸等行为。

在当前的研究中,大部分学者会将性暴力按照其行为的危害程度划分到躯体暴力和心理暴力中,本研究将其单独列出旨在更好地保护医务人员的合法权益,进而提出相应的防控对策。

### (三) 个体型与群体型危害医疗秩序失信行为

依据危害医疗秩序失信行为实施主体的数量,将其划分为个体型危害医疗秩序失信行为和群体型危害医疗秩序失信行为。个体型危害医疗秩序失信行为实施主体主要为个体或少数人,而群体型危害医疗秩序失信行为的行为实施主体人数众多,在我国这种行为又被称为"医闹"。目前,我国危害医疗秩序失信行为仍以个体型危害医疗秩序失信行为为主。

### (四) 激情型、潜伏型和索赔型危害医疗秩序失信行为

**1. 激情型危害医疗秩序失信行为**　主要指当医患双方发生纠纷时,患方由于情绪激动等原因突然实施的危害医疗秩序失信行为,该类危害医疗秩序失信行为由不同诱发原因致使患方从情感爆发到实施危害医疗秩序失信行为的周期较为短暂。激情型危害医疗秩序失信行为可以依据施暴者施暴时意识是否清

醒分为两种情况：第一，患方意识清楚情况下实施的危害医疗秩序失信行为，主要表现为患方期望的医疗服务与医院实际提供的医疗服务存在落差，如患者死亡等，患者家属可能一时情绪激动，进而可能产生危害医疗秩序失信行为；第二，患方意识模糊情况下实施的危害医疗秩序失信行为，可能是由于患方行为能力障碍或酗酒等原因造成意识模糊，当医方提供的服务不能满足患方需求时，患方可能实施的危害医疗秩序失信行为。

**2. 潜伏型危害医疗秩序失信行为**　一般指患方经过策划后蓄意报复医务人员的失信行为。该类危害医疗秩序失信行为对医务人员的危害一般较为严重，已有报道的多数案例显示潜伏型危害医疗秩序失信行为会对医务人员造成重伤甚至死亡。

激情型与潜伏型危害医疗秩序失信行为均是患方情感宣泄时造成的危害医疗秩序失信行为，因此，又可以合称为"情感宣泄型危害医疗秩序失信行为"。

**3. 索赔型危害医疗秩序失信行为**　即患方为了获得更多赔偿针对医院而实施的医疗秩序失信行为，此类行为最终目的是获得赔偿，因而在整个过程中更具有理性色彩。

## 三、危害医疗秩序失信行为特征的阐述

目前，国际上仍以医院工作场所暴力作为一种通用的称谓，为了能够从全球化的视野中详细阐述危害医疗秩序失信行为特征，本节以危害医疗秩序失信行为中较严重的行为"医院工作场所暴力"为例进行剖析。

### （一）医院工作场所暴力事件的普遍性

针对卫生服务专业人员的医院工作场所暴力已成为一个全球性的公共卫生问题，更是一个全球性的社会热点议题。因此，医院工作场所暴力的发生并不是某个医疗机构、某个国家或者地区偶然发生的事件，而是目前全球医疗行业内广泛存在的现象。

研究表明，医疗卫生服务行业的职员比其他行业的工作员工发生工作场所暴力的风险更高。世界卫生组织与国际劳工组织等联合进行了一项报告，统计医务人员在过去一年中至少遭受过一次躯体或心理暴力的发生率，报告显示澳大利亚医院工作场所暴力的发生率为 67.0%，南非、泰国和巴西医院工作场所暴力的发生率分别是 61.0%、54.0% 和 47.0%。此外，不同国家的护士经历医院工作场所暴力的发生率也不同，例如，希腊为 76.0%，意大利为 45.0%。埃塞俄比亚、韩国、约旦、德国和伊朗的护士遭受躯体暴力发生率在 18.2%~56.0%，言语虐待发生率在 63.8%~89.6%，性骚扰发生率在 4.7%~19.7%。医院工作场所暴力主要发生在医院的急诊科和精神科。以色列某大型精神卫生中心的研究表明，88.1% 的护士报告经历过语言暴力行为，58.4% 的护士经历过躯体暴力。在巴勒斯坦的公立医院，80.4% 的护士报告曾经遭受过医院工作场所暴力，20.8% 为躯体暴力。摩洛哥一项调查显示急诊科医生的医院工作场所暴力的发生率为 70.0%。英国医学学会的调查也显示，大约一半的全科医生和医院医生经历过言语虐待、威胁和躯体伤害。一项来自澳大利亚塔斯马尼亚州 2 400 人样本的护士调查表明，64.0% 的护士经历过冲突事件。印度一项对古吉拉特邦、卡纳塔克邦、泰米尔纳德邦和特兰加纳邦的调查则发现医院工作场所暴力的总体发生率为 67.9%，而躯体暴力的发生率为 58.0%，言语暴力为 59.8%。

医院工作场所暴力已经成为中国医疗行业领域的普遍现象，其发生率呈较高的态势，并带来恶劣的影响。根据中国医院协会报告，发生过医院工作场所暴力的医院所占比重从 2008 年的 90.0% 上升到 2012 年的 96.0%。一项大数据的挖掘结果显示，在 2000—2015 年，我国媒体报道了 290 起医院工作场所暴力事件导致医护人员伤亡。马元硕等学者检索 2000—2018 年我国媒体报道的典型医院工作场所暴力事件共 310 例。我国不同地区的相关研究结果也存在差别，广州和深圳地区的医院工作场所暴力发生率在分别为 58.2% 和 64.3%；北京市三甲医院的医院工作场所暴力率为 50.8%。中国医院协会面向全国 30 个省、自治区、直辖市的 316 家医院医务人员进行了暴力伤医的相关调查，2012 年医务人员受到躯体攻击且造成明显损伤事件的医院比重为 63.7%，并且每年发生 6 次及以上的医院占 8.3%。2016 年，中国一项对全国 16 个省份的 44 家三级医院 16 797 名医务人员调查发现医院工作场所暴力的发生率为 65.3%。一

项对全国 31 个省(直辖市、自治区)与新疆生产建设兵团的 136 家三级公立医院进行大样本横断面调查发现,医护人员每月至少经历一次以上的不同暴力类型,其发生的比例分别为躯体暴力(5.4%)、言语暴力(75.2%)和性暴力(1.8%)。

**(二) 医院工作场所暴力事件的相似性**

医院工作场所暴力发生因国家、地区、医院和科室而异。研究发现,在 2000—2011 年,美国医院共计发生 154 起枪击事件,发生在急诊科的有 45 起,住院处有 29 起。而统计我国 2000—2018 年媒体报道的 310 例典型医院工作场所暴力事件,住院部是最高发地点(46.8%),其次是门诊(24.8%)和急诊(22.3%)。王玲玲对 326 个典型事件的分析也发现急诊科是医院工作场所暴力的高发科室。

不同国家医院工作场所暴力的施暴主体多为患方(包括患者和患者家属),但具体施暴主体略有不同。基于我国相关研究对媒体报道的医院工作场所暴力事件的分析,施暴者主要是患者家属,其次是患者本人。而 Sullivan 等学者对美国洛杉矶医院工作人员的调查发现绝大多数医院工作场所暴力的施暴者为患者本人。

就施暴类型而言,心理暴力出现的频次比躯体暴力更高。杨可等学者对 2010—2015 年法院判决的典型案例分析发现,施暴者采取的暴力形式有言语辱骂、殴打医务人员以及破坏诊疗秩序与医院的设施。本研究团队对全国 136 家三级公立医院的研究表明医务人员经历言语暴力的频次明显高于躯体暴力。

就诱发原因而言,更是复杂多样。对 2000—2018 年我国媒体报道的典型医院工作场所暴力案例进行分析发现以下三个诱因位居前三位,分别是患者死亡、对诊疗效果不满意、对医护人员态度不满意。其他诱因还有施暴者神志不清、对医院收费不满、对医护人员的技术不满等。徐雯等对黑龙江省 85 家医院的医务人员和患者分别进行调查发现医方因素、患方因素和政策制度是诱发医院工作场所暴力事件的主要因素。此外,一项质性研究发现医院工作场所暴力主要受医疗组织、医疗环境、医患双方及其互动、客观事件、社会因素等主要因素的影响。

**(三) 医院工作场所暴力事件的危害性**

医院工作场所暴力不仅可能会直接导致医务人员的重伤死亡,也会造成正常医疗秩序的混乱。2000—2018 年媒体报道的 310 例典型医院工作场所暴力事件中,造成医护人员轻伤、轻微伤占 49.4%,医护人员重伤占 21.3%,医护人员死亡占 9.7%,导致医院严重财产损失占 7.4%。贾晓莉等对 2003—2012 年全国医院开展的调查发现医院管理人员、医务人员和患者认为恶性伤医行为属于刑事犯罪的分别占 84.0%、78.0% 和 51.2%。比如 2015 年,某医院患者使用事先准备好的汽油泼洒至医生胸、面部并点燃,被害医生全身多处被火焰烧伤,其损伤已构成重伤二级。

医院工作场所暴力也会带来其他负面影响。如医院工作场所暴力会对医务人员的自尊、工作绩效、工作满意度、工作压力、工作倦怠和离职倾向产生负面影响。另外,医院工作场所暴力还可能降低医护人员的生活质量。医院工作场所暴力也会引发负面情绪,包括抑郁和焦虑状态,并且可能间接地造成睡眠障碍,增加创伤后应激障碍的风险。

# 第二节 危害医疗秩序失信行为产生的原因

本节以"危害医疗秩序失信行为""工作场所暴力""医院工作场所暴力""医院暴力发生原因""医闹"等为关键词,在中国维普、万方、知网等数据库进行模糊检索。文献来源设置为中文核心期刊及 CSSCI,时间确定为 2000 年 1 月 1 日—2019 年 12 月 31 日,对所收集的文献进行整理,初步筛选并剔除重复文献后累计共有相关文献 197 篇。随后对文献进行精读,再剔除一部分与研究主题偏离、内容中未涉及医院工作场所暴力发生原因的文献,最终 160 篇文献纳入分析。

## 一、发生原因条目的频次统计

对危害医疗秩序失信行为每个原因在纳入研究文献中出现的频次进行降序排列,具体情况见表 1-1。其中,"医务人员沟通技巧欠成熟或缺乏沟通""医护人员工作态度差或主观服务意识不强""医院预警机制不健全""媒体、网络舆情的推波助澜"和"候诊时间过长",这些条目中的每一个均有 50 篇及以上的文献提及。

表 1-1　危害医疗秩序失信行为发生原因条目的频次统计

| 编号 | 原因条目 | 频次 |
| --- | --- | --- |
| X01 | 医务人员沟通技巧欠成熟或缺乏沟通 | 91 |
| X02 | 医护人员的工作态度差或主观服务意识不强 | 73 |
| X03 | 医院预警机制不健全 | 69 |
| X04 | 媒体、网络舆情的"推波助澜" | 64 |
| X05 | 候诊时间过长 | 50 |
| X06 | 医疗费用过高 | 49 |
| X07 | 暴力伤医犯罪缺乏有效的法律规制或有待完善 | 48 |
| X08 | 施暴者酗酒或药物滥用 | 46 |
| X09 | 施暴者自身有精神障碍 | 44 |
| X10 | 患方的期望过高 | 43 |
| X11 | 诊疗效果未达到预期 | 39 |
| X12 | 患者或家属不合理要求未满足 | 38 |
| X13 | 医院管理机制存在不足 | 33 |
| X14 | 医务人员诊疗技术不高 | 33 |
| X15 | 医保水平有待提高或体制存在不足 | 32 |
| X16 | 患者抢救无效死亡 | 26 |
| X17 | 医务人员少 | 25 |
| X18 | 医疗资源配置不均衡 | 24 |
| X19 | 施暴者受教育水平或素质较低 | 20 |
| X20 | 医患之间信息不对称 | 19 |
| X21 | 就诊环境差 | 19 |
| X22 | 法律意识淡薄或存在偏差 | 18 |
| X23 | 就诊流程烦琐 | 18 |
| X24 | 医护群体人文精神缺失 | 17 |
| X25 | 患方家庭较贫困 | 16 |
| X26 | 医患之间存在信任危机 | 16 |
| X27 | 患者得知病情后心情不好 | 14 |
| X28 | 医护人员存在失职或医疗事故 | 13 |

| 编号 | 原因条目 | 频次 |
|---|---|---|
| X29 | 医护人员自我保护能力欠缺 | 13 |
| X30 | 患方权益保护途径不畅 | 13 |
| X31 | 施暴者性格内向、孤僻 | 12 |
| X32 | 医院过度检查或医疗 | 12 |
| X33 | 医院科室布局不合理 | 12 |
| X34 | 政府监管缺位 | 10 |
| X35 | 社会转型期无法避免矛盾 | 9 |
| X36 | 家属心疼患者 | 8 |
| X37 | 医院公益性与社会责任缺失 | 8 |
| X38 | 医院薪酬制度设计不科学、不合理 | 7 |
| X39 | 患方追求经济赔偿 | 7 |
| X40 | 缺乏健全有效的汇报系统 | 7 |
| X41 | 蓄意报复社会 | 6 |
| X42 | 施暴者家庭不幸 | 6 |
| X43 | 不满病房安排或探视制度 | 5 |
| X44 | 政府卫生费用投入不足 | 5 |
| X45 | 其他矛盾迁怒医护人员(如家庭矛盾) | 4 |
| X46 | 企图限制肇事者的行为(吸烟、饮酒等) | 4 |
| X47 | 患方缺乏知情权 | 4 |
| X48 | 患者数量多 | 3 |
| X49 | 患者对医学鉴定结果有异议 | 2 |
| X50 | 医生存在性骚扰 | 1 |
| X51 | 医院附近交通、安全问题 | 1 |

## 二、产生原因条目的网络分析

我们对上述 51 个原因条目中的任意两个在同一文献中被提及的文献篇数进行统计,构建出 $51 \times 51$ 原因条目的共现矩阵。通过对原因共现矩阵进行可视化分析,可以得到危害医疗秩序失信行为原因的网络关系图,如图 1-2 所示。图中每个蓝色节点代表每个原因条目,越接近中心位置且方块比较大的节点代表该原因比较重要,而各个节点之间的连线暗示两个原因同时呈现在同一篇文献中的频次。图中相对处于中心位置的 9 个原因分别是"医护人员的工作态度差或主观服务意识不强""候诊时间过长""医疗费用过高""施暴者自身有精神障碍""患方期望过高""诊疗效果未达到预期""医务人员诊疗技术不高""医保水平有待提高或体制存在不足""医患之间信息不对称",这些原因与其他原因相互交错关联贯穿于不同文献中,同时也表明这些原因是当前导致危害医疗秩序失信行为产生的核心。

## 三、产生原因条目的中心性分析

中心性分析是整个网络中心化程度较为关键的测量指标,同时也是社会网络分析中比较常用的方法之一。

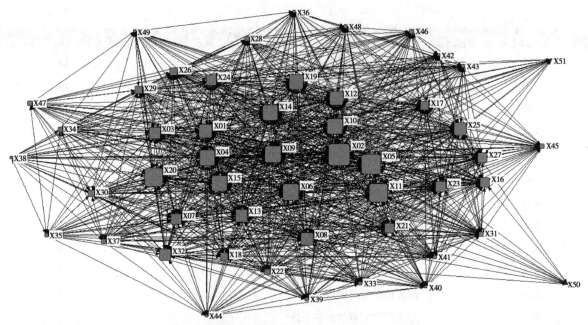

图 1-2 危害医疗秩序失信行为产生原因的网络图

（一）节点的度数中心性分析

节点的度数中心性代表某成员与其他成员在其社会网络中可以直接发生联结的点数,可分为绝对中心度（Degree）与相对中心度（NrmDegree）。通过对医院工作场所暴力产生的原因进行节点的度数中心性分析,其中中心性份额（share）表示点数所占的权重,中心性份额越大代表危害医疗秩序失信行为产生原因在整个网络中的关键性与被关注度的程度越高,排在前 10 位的见表 1-2。

表 1-2　医院工作场所暴力产生原因的节点度数中心性分析

| 排序 | 原因 | 绝对中心度 | 相对中心度 | 中心性份额 |
|---|---|---|---|---|
| 1 | X02 医护人员的工作态度差或主观服务意识不强 | 690 | 30.667 | 0.075 |
| 2 | X01 医务人员沟通技巧欠成熟或缺乏沟通 | 627 | 27.867 | 0.068 |
| 3 | X04 媒体、网络舆情的"推波助澜" | 468 | 20.800 | 0.051 |
| 4 | X05 候诊时间过长 | 399 | 17.733 | 0.043 |
| 5 | X06 医疗费用过高 | 370 | 16.444 | 0.040 |
| 6 | X03 医院预警机制不健全 | 355 | 15.778 | 0.039 |
| 7 | X08 施暴者酗酒或药物滥用 | 354 | 15.733 | 0.039 |
| 8 | X09 施暴者自身有精神障碍 | 342 | 15.200 | 0.037 |
| 9 | X10 患方的期望过高 | 325 | 14.444 | 0.035 |
| 10 | X11 诊疗效果未达到预期 | 323 | 14.356 | 0.035 |

（二）节点的中间中心性分析

节点的中间中心性表示某成员位于其他成员中间的程度,即"中介"的作用。节点中间中心性包括中间中心度和相对中间度。表 1-3 中为排在前 10 位的节点中间中心性,中间中心度越高,可以进一步说明此类原因在整个网络中处在掌控交互关系的核心位置。而"医生存在性骚扰""医院附近交通、安全问题"中间中心度为 0,则表示这些原因在整个网络中不具备控制交互关系的能力,为普通原因。

表 1-3 医院工作场所暴力产生原因中间中心性分析结果

| 排序 | 原因 | 中间中心度 | 相对中间度 |
|---|---|---|---|
| 1 | X02 医护人员的工作态度差或主观服务意识不强 | 32.809 | 1.339 |
| 2 | X05 候诊时间过长 | 30.339 | 1.238 |
| 3 | X11 诊疗效果未达到预期 | 27.750 | 1.133 |
| 4 | X20 医患间信息不对称 | 27.567 | 1.125 |
| 5 | X06 医疗费用过高 | 25.136 | 1.026 |
| 6 | X09 施暴者自身有精神障碍 | 25.136 | 1.026 |
| 7 | X04 媒体、网络舆情的"推波助澜" | 22.725 | 0.928 |
| 8 | X15 医保水平有待提高或体制存在不足 | 22.725 | 0.928 |
| 9 | X14 医务人员诊疗技术不高 | 22.393 | 0.914 |
| 10 | X10 患方的期望过高 | 22.208 | 0.906 |

## 四、产生原因条目的聚类分析

聚类分析主要是用于将已有的数据依据相似程度归为不同的维度,每个维度的各条目中关键词相似性较高,但不同维度中各条目关键词之间的差异较大。通过对 51 个危害医疗秩序失信行为产生原因的条目进行聚类,结果较为明显的归类为四个维度(具体见图 1-3)。

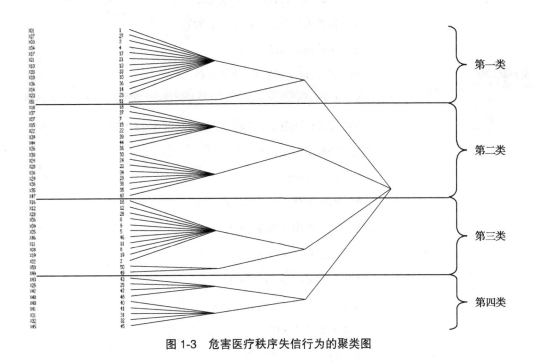

图 1-3 危害医疗秩序失信行为的聚类图

## 五、产生原因的厘清

基于聚类分析的结果,再结合专业知识,进一步对危害医疗秩序失信行为产生原因进行主题归纳。第一类主要是医院及医务人员方面的原因,可以归结为"医方原因";第二类集中于社会体制、政府监管缺失等原因,可归结为"社会制度原因";第三类、第四类集中于患者及患者家属方面的原因,可以归结为"患方原因"。因此,危害医疗秩序失信行为产生原因最终划分为 3 个维度,分别为医方原因、社会制度原因和患方原因。根据专业知识,各维度中某些条目需要调整,如医方原因维度中"媒体、网络舆情的'推波助澜'"调整到社会制度原因维度,以此类推最终完成微调。依据各条目的节点度数中心性分析结果对每个维度中各条目进行排序,最终确定医院工作场所暴力产生原因维度及包含条目,见表1-4。

表 1-4 危害医疗秩序失信行为维度及条目

| 一级维度 | 条目 | 排序 |
|---|---|---|
| 医方原因 | X02 医护人员的工作态度差或主观服务意识不强 | 1 |
| | X01 医务人员沟通技巧欠成熟或缺乏沟通 | 2 |
| | X03 医院预警机制不健全 | 3 |
| | X10 诊疗效果未达到预期 | 4 |
| | X14 医务人员诊疗技术不高 | 5 |
| | X13 医院管理机制存在不足 | 6 |
| | X21 就诊环境差 | 7 |
| | X17 医务人员少 | 8 |
| | X23 就诊流程烦琐 | 9 |
| | X32 医院过度检查或医疗 | 10 |
| | X29 医护人员自我保护能力欠缺 | 11 |
| | X28 医护人员存在失职或医疗事故 | 12 |
| | X33 医院科室布局不合理 | 13 |
| 社会制度原因 | X04 媒体、网络舆情的"推波助澜" | 1 |
| | X15 医保水平有待提高或体制存在不足 | 2 |
| | X07 暴力伤医犯罪缺乏有效的法律规制或有待完善 | 3 |
| | X18 医疗资源配置不均衡 | 4 |
| | X20 医患之间信息不对称 | 5 |
| | X24 医护群体人文精神缺失 | 6 |
| | X22 法律意识淡薄或存在偏差 | 7 |
| | X30 患方权益保护途径不畅 | 8 |
| | X26 医患之间存在信任危机 | 9 |
| | X40 缺乏健全有效的汇报系统 | 10 |
| | X34 政府监管缺位 | 11 |
| | X39 患方追求经济赔偿 | 12 |
| | X37 医院公益性与社会责任缺失 | 13 |
| | X35 社会转型期无法避免矛盾 | 14 |
| | X38 医院薪酬制度设计不科学、不合理 | 15 |
| | X44 政府卫生费用投入不足 | 16 |
| | X47 患方缺乏知情权 | 17 |

续表

| 一级维度 | 条目 | 排序 |
|---|---|---|
| 患方原因 | X05 候诊时间过长 | 1 |
| | X06 医疗费用过高 | 2 |
| | X08 施暴者酗酒或药物滥用 | 3 |
| | X09 施暴者自身有精神障碍 | 4 |
| | X11 患方的期望过高 | 5 |
| | X12 患者或家属不合理要求未满足 | 6 |
| | X16 患者抢救无效死亡 | 7 |
| | X19 施暴者受教育水平或素质较低 | 8 |
| | X25 患方家庭较贫困 | 9 |
| | X27 患者得知病情后心情不好 | 10 |
| | X31 施暴者性格内向、孤僻 | 11 |
| | X36 家属关心患者 | 12 |
| | X43 不满病房安排或探视制度 | 13 |
| | X41 蓄意报复社会 | 14 |
| | X42 施暴者家庭不幸 | 15 |
| | X45 其他矛盾迁怒医护人员(如家庭矛盾) | 16 |
| | X46 企图限制肇事者的行为(吸烟、饮酒等) | 17 |
| | X48 患者数量多 | 18 |
| | X49 患者对医学鉴定结果有异议 | 19 |

## 六、产生原因体系的构建

综上所述,基于内外因素整合视角,进一步挖掘并梳理危害医疗秩序失信行为产生的各类原因及其内在关系,从而构建危害医疗秩序失信行为产生的多元原因体系。内因和外因(本章简称为"内外因")属于哲学范畴,是马克思主义哲学的重要命题。唯物辩证法中认为事物的内因是事物自身运动的源泉和动力,是事物发展的根本原因。外因是事物发展、变化的第二位的原因。内因是变化的根据,外因是变化的条件,但外因通过内因而起作用。

### (一) 危害医疗秩序失信行为产生的内因

**1. 患方原因** 患方原因对危害医疗秩序失信行为产生起着加速作用。候诊时间过长、医疗费用过高、施暴者酗酒或药物滥用、施暴者自身有精神障碍、诊疗效果未达到预期等原因是患者、患者家属及患者同伴实施危害医疗秩序失信行为的主要原因。

施暴者酗酒或药物滥用、施暴者自身有精神障碍是最易引发危害医疗秩序失信行为的两个主要原因,该结果已得到先前研究的证明。这两个原因的共同点是施暴者可能在施暴的过程中意识不清或模糊、精神亢奋,进而更容易发生躯体暴力。因此,医务人员在面对此类患者、患者家属及患者同伴需要特别关注,并加强防范意识。此外,文献中显示候诊时间过长、医疗费用过高、诊疗效果未达到预期也是患方实施危害医疗秩序失信行为的重要因素。当前,我国大部分医院已经开通网上预约、电话预约等挂号渠道,减少挂号排队的时间,但候诊时间过长的问题还没有得到有效的解决。候诊时间的长短对于患者来说是相对的,部分患者可能挂号的顺序比较靠后,过早到医院排队,这样可能就增加了候诊时间,医院候诊厅的工作人员可以通过管理和简单的问候,从而降低患者候诊过程中的烦躁心理。同样,大多数医疗费用过高和诊疗效果未达到预期对患者来说也是相对的。家庭经济收入较低的患者去三甲医院就医,可能主观上就认为医疗费用比较高。而诊疗效果未达到预期大多数也是患方的主观判断,疾病本身很复杂,疾病的分类很多,即使是同类疾病的治疗效果差异与患者体质、心理等方面都有关系。因此,需要提高公众对基本医疗常识的了解,使其理解医学的复杂性以及可能存在的高危性,引导他们更多的依靠客观资料来判断疾病的治疗效果,缩小患方期望与实际医疗效果之间的差距。

**2. 医务人员原因**　已有研究表明语言暴力在医院工作场所暴力中所占比重最大,而语言暴力发生后只有少部分可能会演变为躯体暴力事件,大多数语言暴力会在一方或双方的退让中结束,而这一环节最为关键的是医务人员本身,良好的沟通技巧可以极大降低医患双方矛盾的激化。

医务人员的工作态度差或主观服务意识不强、医务人员沟通技巧欠成熟或缺乏沟通、医务人员诊疗技术不高等医务人员原因是可能导致危害医疗秩序失信行为产生的主要原因,即第一位原因。随着时代发展,人们已不满足仅仅追求生理和安全的需求,转向追求情感、归属、尊重的需求,这一阶段更侧重于精神上的需求。而现实中大多数医学院校对沟通以及人文精神课程开设课时较少或重视程度不够,加之医学生课业比较繁重可能忽略了这些课程,而这些恰恰是执业医师考试的考核难点。同时,大多数医务人员的沟通技巧与人文精神是在工作实践中逐渐培养的,在这个过程中可能存在着工作态度差或主观服务意识不强、沟通技巧欠成熟或缺乏沟通等,加之大多数青年医务人员性格及自尊心较强,上述各类因素的相互交织可能成为诱导危害医疗秩序失信行为产生的根本原因。

**(二) 危害医疗秩序失信行为产生的外因**

媒体负面报道、网络舆情的"推波助澜"与社会制度原因是危害医疗秩序失信行为产生的外因,对危害医疗秩序失信行为产生起着加速或延缓作用。

**1. 媒体的负面报道**　文献中提及媒体的负面报道可能加剧了医患关系的紧张,甚至可能导致医院危害医疗秩序失信行为产生的频次增多,有的媒体"出于同情弱者",吸引大众眼球,片面报道危害医疗秩序失信行为事件,损害了医务人员及医疗机构的形象。有的患方人员通过新媒体平台传播不实视频和言论等误导大众,造成人们对医务人员的印象不佳。因此,要规范媒体的职业行为,同时提高公众对事件的正确认知,并强化大众的法律意识。

**2. 网络舆情的"推波助澜"**　网络舆情的"推波助澜"可以将某事件上升为热点话题,但在这个过程中消息的真假比较难辨,可能诱发媒体的片面报道。潘嫣宝和花菊香对某医院工作场所暴力事件发生后的网络舆情进行调查发现网络论坛中语言暴力化的倾向比较明显。因此,大众不仅要学会甄别信息真假,不随波逐流,降低虚假新闻消息的传播,同时也要遵守网络相关规范。

**3. 社会制度原因**　社会制度原因在整个危害医疗秩序失信行为成因体系中也占有重要地位。当前我国处于社会转型期,医患矛盾是无法避免的矛盾之一,尚属于正常的社会矛盾与冲突。面对矛盾应该理性对待,在法律的框架下合理解决,而非诉诸暴力。医患矛盾的不断加深,促使国家不断完善相关法律法规,从而能够减少医院工作场所暴力的发生频次。《基本医疗卫生与健康促进法》的颁布弥补了我国卫生健康领域基础性、综合性法律的空缺。该法律首次明确将医院正式列入公共场所的范围,其关键的意义在于医闹问题从单位内部的安全问题上升为社会公共安全问题,医院治安主体也随之变化,国家可以采用刑法手段来治理医闹行为。这是对涉医违法行为惩罚力度的进一步强化,也是对当前存在执法不严、消极执法问题的有力回应,同时该法律的出台有利于有关暴力伤医法律法规的逐步完善。国家应加强相关法律知识的宣传,增强大众的法律意识,使其做到知法、守法。

总之,危害医疗秩序失信行为的产生是内外因共同作用的结果,且成因呈现出复杂多元的特点,涉及医方、患方、社会制度等。基于内外因辩证分析构建的危害医疗秩序失信行为产生原因,阐释了其成因体系是一个复杂的网络系统,内外因交互作用,因此危害医疗秩序失信行为的防控与治理不是单一角度的问题,还需从内外因素整合的视角出发,各方面的解决措施需步调一致,才有可能解决危害医疗秩序失信行为这一社会议题。

# 第三节　危害医疗秩序失信行为治理制度的变迁

## 一、危害医疗秩序失信行为治理制度的发展历程

### （一）治理制度初步形成期

1984 年 4 月，卫生部和财政部联合发出《关于进一步加强公费医疗管理的通知》提出要积极慎重地改革公费医疗制度，开始了政府对传统公费医疗制度改革探索的新阶段。1985 年 4 月，为了开创卫生工作新局面，解决医疗设备落后等问题，卫生部提出"放宽政策，简政放权，多方集资，开阔发展卫生事业的路子，把卫生工作搞活"，医药行业顺应改革大潮，由计划经济模式迈入市场经济模式，医疗纠纷也随之增加，危害医疗秩序失信行为等现象初见端倪。为了解决医疗纠纷，维护医患双方的合法权益，国务院于 1987 年颁布了《医疗事故处理办法》，对医疗纠纷处理进行了规范。同年，全国人民代表大会常务委员会颁布了《中华人民共和国治安管理处罚条例》，规定了扰乱医疗秩序，导致医疗工作不能正常进行，尚未造成严重损失不构成刑事处罚的，处十五日以下拘留、二百元以下罚款或者警告。1992 年 9 月，卫生部颁发《关于深化卫生改革的几点意见》以来，政策场域中各政策制定机构聚焦点开始发生变化，由计划经济体制下医疗资源分配向市场化的医疗体制改革转变，药费、检查费、治疗费等医疗费用却不断增长。资料显示 1997 年的药费、检查费、治疗费分别是 1992 年的 5.01 倍、4.11 倍和 3.34 倍。由于认知因素，导致一些人认为医生和医院注重经济效益，患者就医感受不佳、满意度下降，医疗行业负面事件不断出现。1997 年，《中华人民共和国刑法》第 290 条规定聚众扰乱社会秩序，情节严重，致使工作、生产、营业和教学、科研无法进行，造成严重损失的，对首要分子，处 3 年以上 7 年以下有期徒刑；对其他积极参加者，处 3 年以下有期徒刑、拘役、管制或者剥夺政治权利。1999 年，《中华人民共和国执业医师法》中规定阻碍医师依法执业，侮辱、诽谤、威胁、殴打医师或者侵犯医师人身自由、干扰医师正常工作、生活的，依照《中华人民共和国治安管理处罚条例》的规定处罚；构成犯罪的，依法追究刑事责任。上述法律法规并未单独对危害医疗秩序失信行为进行界定，而是将其归入扰乱治安秩序，自由裁量范围较大，裁判标准模糊，惩罚手段单一。由于危害医疗秩序失信行为问题初步显现，该阶段社会对此问题的重视度不够，但政府已经开始出台相关规定。

### （二）治理制度调整期

21 世纪初，随着经济的发展和"看病难、看病贵"等问题日益凸显，危害医疗秩序失信行为事件发生频率激增，其中影响较大的有：2001 年北京某医院医生被毒打，并被逼向死者遗体下跪；2001 年重庆市某医院眼科患者制造爆炸事件造成 5 死 35 伤；2002 年贵州省贵阳市某医院医生被患者砍死等。这些危害医疗秩序失信行为事件迅速让医疗纠纷上升为社会热点。为了缓解高度紧张的医患关系，2002 年国务院颁布并实施了《医疗事故处理条例》规定"以医疗事故为由，寻衅滋事、抢夺病历资料，扰乱医疗机构正常医疗秩序和医疗事故技术鉴定工作，依照刑法关于扰乱社会秩序罪的规定，依法追究刑事责任；尚不够刑事处罚的，依法给予治安管理处罚"。

2009 年全国人大常委会颁布了《中华人民共和国侵权责任法》，2010 年司法部、卫生部、保监会联合发布了《关于加强医疗纠纷人民调解工作的意见》，2012 年卫生部和公安部联合发布了《关于维护医疗机构秩序的通告》，这些政策文件的出台表明卫生行政部门与执法部门逐渐加深配合，并要求执法部门积极介入医疗纠纷的处理，以更有效地预防和控制危害医疗秩序失信行为的发生。这一阶段危害医疗秩序失信行为治理制度主要是在原有基础上进行局部调整，力求妥善解决医疗纠纷，控制危害医疗秩序失信行为的上升趋势，并取得了一定的成效。

### （三）全面深化治理期

2013 年"温岭袭医案"造成医务人员一死两伤，李克强总理高度关注并做出重要批示，要求有关部门

高度重视因医患矛盾引发的暴力事件,采取切实有效的措施维护医疗秩序。随后,国家出台一系列政策防控危害医疗秩序失信行为。2013年12月20日,国家卫生计生委、公安部、中央综治办等11部委联合发布《关于印发维护医疗秩序打击涉医违法犯罪专项行动方案的通知》。2014年最高人民法院等5部委联合发布《关于依法惩处涉医违法犯罪维护正常医疗秩序的意见》;国家卫生计生委发布了《公安机关维护医疗机构治安秩序六条措施》。2015年,国家卫生计生委、中央综治办、公安部发布《关于深入开展创建"平安医院"活动依法维护医疗秩序的意见》。这些政策文件的发布侧面印证了危害医疗秩序失信行为的防控政策呈高压化态势。

2015年,全国人民代表大会常务委员会公布《中华人民共和国刑法修正案(九)》明确了医闹首要分子处以3~7年有期徒刑,其他积极参加者处3年以下有期徒刑、拘役、管制或者剥夺政治权利;2016年,国家卫生计生委、中央综治办、公安部、司法部四部委发布了《关于进一步做好维护医疗秩序工作的通知》明确规定了滋事扰序人员违法行为未得到制止之前,公安机关不得进行案件调解;2016年,国家卫生计生委、中央综治办、中宣部等9部委发布了《关于印发严厉打击涉医违法犯罪专项行动方案的通知》,保障医务人员和患者人身安全,营造安全、有序的诊疗环境。2016年,在全体中央政治局常委出席的全国卫生与健康大会强调:"要严厉依法打击涉医违法犯罪行为,特别是伤害医务人员的暴力犯罪行为,保护医务人员的安全。"上述政策的制定展现出政府对危害医疗秩序失信行为惩罚力度持续增加。

2018年6月20日,国务院第13次常务会议通过《医疗纠纷预防和处理条例》,对预防和妥善处理医疗纠纷,保护医患双方的合法权益,维护医疗秩序,保障医疗安全,起到了重要作用。2018年10月16日,为加快推进医疗服务领域信用体系建设,打击暴力杀医伤医以及在医疗机构寻衅滋事等严重危害正常医疗秩序的失信行为,建立健全失信联合惩戒机制,国家发展改革委、中国人民银行、国家卫生健康委等28部门联合签署了《关于对严重危害正常医疗秩序的失信行为责任人实施联合惩戒合作备忘录》。2019年2月25日,国家卫生健康委根据公安部提供的相关信息,首次将193人列为严重危害正常医疗秩序失信行为人,同时,将这些失信人员的个人信息,经由全国信用信息平台推送给参与联合惩戒各部门,由这些部门共同落实对此类人群的联合惩戒措施,惩戒期限自行政处罚结束之日起计算,为期5年。政府将持续对危害医疗秩序失信行为进行深入治理。2021年8月20日,全国人民代表大会常务委员会通过了《中华人民共和国医师法》。该法规定有关部门应当积极预防和处理医疗纠纷事件,提供安全保卫措施,有效防范和打击涉医违法犯罪行为,同时强调,任何阻碍医师依法执业,侵犯医师人格尊严、人身安全的违法行为均将给予相应的惩罚。

## 二、危害医疗秩序失信行为治理制度变迁特征与反思

### (一)治理制度变迁特征

危害医疗秩序失信行为治理制度变迁体现出以下特征:①治理制度制定主体由单一决策场域到多部门联合场域。②防控制度惩罚力度逐步加大,惩罚范围不断扩大。③防控制度由"重控轻防"转为"防控并重"。④危害医疗秩序失信行为的治理制度实现从无到有;治理难度由简单向复杂演变;治理方式由粗放治理转向精细治理;治理模式由单一到多元转变,从注重保护个体上升到注重群体的防护。

### (二)治理制度的思考

我国危害医疗秩序失信行为治理制度从1987年开始逐渐调整更新,惩治力度由初始治安处罚到刑事处罚,再到诚信处罚,处罚力度与范围不断扩大,显露出决策层对于惩罚危害医疗秩序失信行为、维护医疗秩序和谐的坚决态度。笔者认为危害医疗秩序失信行为是一定历史时期的产物,其源头在于紧张的医患关系,是一种医患双方纷繁复杂而持久的矛盾困境。作为危害医疗秩序失信行为当事利益主体,治理制度的制定应斟酌医患双方利益的平等表达,使其在此困境中维持动态平衡,构建和谐医患关系。

# 本 章 小 结

本章首先从暴力、工作场所暴力、医疗纠纷与医院工作场所暴力,诚信与失信行为、医疗领域的失信行为入手,对危害医疗秩序失信行为概念进行了界定,即"在医疗互动过程中,患方由于某些原因不满意所采取的各种个体或群体性聚集极端行为,危害正常医疗秩序,甚至可能造成严重后果的冲突或胁迫行为。"其次,按照针对对象,将其划分为医院型与医院工作场所型的医疗秩序失信行为;按照行为类型,将其划分为躯体暴力、心理暴力和性骚扰;依据行为实施主体的数量,将其划分为个体型和群体型危害医疗秩序失信行为;依据行为的目的性,可分为激情型、潜伏型和索赔型危害医疗秩序失信行为。并对危害医疗秩序失信行为特征中的普遍性、相似性和危害性进行了阐述。再次,对危害医疗秩序失信行为产生的原因进行剖析后发现,其原因主要包含内因(患方和医务人员的原因)和外因(媒体的负面报道、网络舆情的"推波助澜"和社会制度原因)。最后,系统地阐述了危害医疗秩序失信行为治理政策变迁的过程,并依据治理制度的演变特征提出危害医疗秩序失信行为的根源在于紧张的医患关系,治理制度的制定应斟酌医患双方利益的平等表达,使其在此困境中维持动态平衡,构建和谐医患关系。

(石　磊　王永晨　郝佳彤)

# 第二章　危害医疗秩序失信行为研究的相关理论阐述

近年来,医患关系紧张,医患暴力冲突呈"井喷式"爆发。暴力伤医案件的屡屡发生使医患关系如履薄冰,影响了新医改的进程。假设将暴力伤医事件视为一个过程事件,在对整个事件进行理论解释的过程中,发现其具有复杂的社会、环境以及制度的成因。本章尝试以探索医疗场域中的多主体之间的互动关系为出发点,在医疗服务场域以互动仪式链理论为统领。按照互动仪式链理论对情绪能量的关键提示,进一步利用动机与情绪模型来重点描述患方产生暴力行为的内部与外部动机,利用外在情绪的表达来判断医患双方互动的走势,情绪-攻击模型被引入到情绪与攻击行为的理论范畴。互动仪式链还进一步提示我们正向情绪能量不断消耗会引起负向情绪的积聚,患方负向情绪的持续溢出会产生情绪感染的现象,进而为暴力攻击行为的实施提供了条件。社会物理学中的社会燃烧理论能够很好地解释患方在一定的情绪点以及物质条件下(例如拥挤、高温、病情恶化等条件)会实施暴力攻击行为。患方的严重危害医疗秩序的失信行为以暴力特征为主要的外在表现形式。暴力行为的不同阶段可以用一个相对简洁的理论来解释(图2-1),若干利益相关者互动的主要过程,加以不同强度,在负向情绪能量的传递下,便达成了不同形式的暴力在特定时间和情景下发生的条件。暴力行为发生的过程中侵略动力理论与侵略模型有助于解释患方的施暴动机、施暴形式和施暴后果,此外,基于宏观视角的社会冲突理论和应激应变理论可以进一步分析和预防恶性暴力伤医事件带来的次生危害。

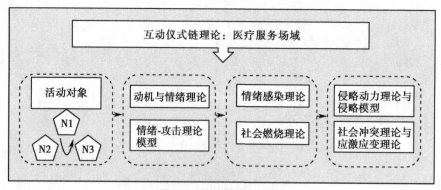

图 2-1　理论基础概念图

# 第一节　互动仪式链理论

## 一、理论简介

互动仪式链理论最早起源于中国思想家孔子。孔子曾提出礼仪表现对于社会秩序至关重要。人类本性的根本是善和道义，而仪式在道德形成的过程中扮演着不可或缺的角色。后来美国当代社会学家柯林斯提出"互动仪式链"，试图把微观社会学和宏观社会学统一起来。微观社会学是宏观社会学的重要组成部分，而仪式是微观社会学中人们最基本的社会活动，是一切社会学研究的基础。因此，小范围的即时即地发生的面对面的互动是行动场景和社会行动的基点。人们的一切互动都发生在一定的情境之中，其中至少包括两个个体所经历不同的境遇。这个微观情境是互动仪式链理论研究的操作空间，微观情境不是指单个的人，而是经由个人所形成的社会关联或网络。因此该理论的出发点之一是研究情境而不是个体，人类社会的全部历史都由情境构成。每一个人都生活在局部工作环境中，我们关于世界的一切看法以及所积累的一切素材都来源于这个情境。事件的宏观过程来源于局部际遇所形成的链条关系——互动仪式链。

互动仪式是际遇者由资本和情感的交换而进行的日常程序化活动。互动仪式主要包括以下四方面要素：第一，两个或两个以上的人聚集在同一个场所，无论他们是否能在自己的视野中关注到对方的行为状态，都能通过他人身体在场而被潜移默化地影响；第二，这个理论把情景中的局外人进行了设定，每个个体的内心都会有个较为清晰的轮廓，知晓参与情景和推动事件发展的核心对象有哪些，边缘对象有哪些；第三，人们将他们的注意力集中在情景中共同的对象或者活动上，并且通过相互之间的沟通知晓彼此关注的焦点；第四，人们分享彼此共同的情绪或情感体验。

在互动仪式的分析中，情感能量的概念是互动仪式运行与演进的核心要素和结果。这里提及的情感不是指传统意义上的个体情感，而是一种长期稳定的社会情感，情感能量是一个连续系统，从高端的自信、热情、自我感觉良好，到中端的平淡常态，再到末端的消沉、缺乏主动性与消极的自我感觉。情感能量是具有一定社会取向的驱力概念。互动仪式链理论综合了符号互动理论、拟剧论、常人方法论、社会构建论和情感社会学以及有关的社会心理学理论，强调了社会学微观分析的基础性和优先性，该理论把情感能量看作是社会互动和社会现象的根本动力。通过互动仪式链模型我们不仅可以从微观分析拓展到宏观分析，还能为中国本土化的社会分层、社会冲突等问题提供一个崭新的分析视角。

## 二、危害医疗秩序失信行为中的互动仪式现象

基于互动仪式链理论对危害医疗秩序失信行为可以进行全方位的分析。首先，医疗活动是一种特殊的仪式（一种追求健康的仪式），即在医院这样一个固定的空间下，患方和医方共同围绕疾病要素所展开的一系列的互动，包括从入院挂号、问诊与开具处方、缴费、检查、取结果等，以及当这一系列的情景链在医院的就诊流程的指引下形成一个闭环反馈的时候，再次返回医生处寻求诊疗方案的过程。在医疗机构提供医疗服务的过程中，患方和医方产生了一定的互动情景，这些情景在医疗机构中几乎每天都重复发生着。医务人员是一部分相对稳定的群体，但是患方却每天不断变化，在这样一个大基数流动的患方群体中必定会存在一些对医疗活动存在质疑，对医院的医疗环境、医疗设施和诊疗秩序不满意者，在自身疾病所带来的焦虑和不安的情况下，在医疗服务过程中可能会对医务人员存在一些不信任的感受。因此，患方在整个诊疗互动的仪式中的情感能量会被逐渐消耗，当情感能量不能得到及时补给的时候，患方就有可能实施非理性的行为。患方视医院的管理规定而不见，完全沉浸在自己被剥夺和被忽视的不公的际遇中，内心由原本病痛带来的挫折转变成医患之间的矛盾与怨恨。在这个过程中医方和患方为抵抗同一疾病而联结的情

感纽带发生了破裂,因此,此时的医患关系是危险的、脆弱的,易受第三方影响的。因此,本书将在患方发生的危害医疗秩序失信行为倾向的互动仪式现象的理论框架下,辅以互动仪式现象中的不同阶段的微观性理论,共同指导本书对危害医疗秩序失信行为的深刻解读。

## 三、互动仪式理论对危害医疗秩序失信行为的解释

### (一)产生的行为环境

在本书中我们以医院工作场所暴力事件为例,来探讨危害医疗秩序失信行为产生的深层次原因以及事件本身行为特征和事件发生之后给医务人员、医院以及社会带来的不良影响。首先在危害医疗秩序失信行为产生的环境剖析中可分为客观环境和人文环境两个方面。

1. **客观环境中优质医疗资源分布严重不均** 根据国家卫生健康委公布的数据,2019年,我国年诊疗人次数达到了85.2亿,但全国只有382万名注册医师,每千人口医师数为2.73人。执业医师总量严重不足是目前我国医疗行业的突出问题,且这个问题在一段时间内将持续存在。在健康服务供给方面,我国长期存在优质卫生资源总量相对不足且分布不均衡等短板。公立医疗机构在维持公益性和追求经济利益之间寻求最佳平衡点,在资源获得与市场最优效率选择之间存在着"效率矛盾"。尽管政府卫生支出占政府总支出比重从2008年的5.7%上升到2017年的7.5%,在2013年也实现了全国95%以上的人口享有医疗保险,但是仅仅依托于大量的政府财政投入而缺乏整体性的系统规划,可能造成了大量卫生资源的低效使用。究其原因,医生的培养周期长,培养质量要求高,专业性极强,不同于其他行业,不能像工厂流水线般批量"生产"。虽然我国的基层医疗卫生条件和能力都在不断改善和提高过程中,经济发展水平较高地区的基层医疗机构的硬件水平已经可以支撑其诊疗需求(当然,很多乡镇卫生院仍然面临医疗设备不完善甚至陈旧的现状),但这种发展效应却明显被大型公立医院的虹吸作用冲淡了,优质医师资源仍然源源不断地向大医院集中,基层医疗机构的人才流失难以遏止。三级甲等医院每天都是"熙熙攘攘、人满为患",每名医生每天要面对数以十计,甚至数以百计的患者,体力与智力的严重透支导致一颗颗"仁心"可能"变冷、变硬"。基层医疗卫生机构由于人员素质、技术水平、服务能力偏低,缺乏患者信任。加之基层医疗机构的薪资水平较低、职业发展前景和工作晋升平台受限,因此很难留住优质的医疗卫生技术人员,卫生技术人才外流情况严重。如此现状造成了医患关系走入"冰期",一堵"信任危机"的高墙也竖于医患之间。政府部门出于对医保基金收不抵支、试点城市的医改体制机制创新不足等的担忧,在"健康中国战略""党委领导下的院长负责制"等政治势能的高位推动下,开始从医保整合、药品战略性采购、现代医院管理等方面着手寻求新的突破。但是,面对公众健康的普惠性、多元主体的利益诉求、医疗机构间的权利与资源不对等情况,多元参与者之间又普遍存在着不同的"利益错位矛盾"。从屡屡发生的医患冲突中不难看出,这场冲突没有赢家,最终是两败俱伤。所以,消除医患矛盾,仅仅只有"管理"的单向思维是远远不够的,靠"医疗制度改革"也很难从根本上解决医患关系恶化的问题。

因此,消除医疗资源分配的不均衡状态,合理引导人们理性处理医患纠纷,让医患关系在法律的轨道上运行,既需要制度的"顶层设计"的刚性约束,又需要在发展的实践中"摸着石头过河"的人性化思维,才能从根本上解决医患之间的矛盾。

2. **人文环境中医患之间的信任危机持续存在** 医学是通过科学或技术的手段处理生命的各种疾病或病变的一种学科,然而由于认知的局限性和人类发展的有限性,在解决疾病的过程中仍存在着相当大的风险。一般来说,风险和收益成正比。医生越是敢冒风险,患者的收益就越大。如果患者给予医生理解和信任,愿意跟医生共担风险"赌一把",医生就会迎"险"而上,为患者赢得一线生机。但是,人体受遗传、体质等影响存在着较大的个体差异,同样的方法、同样的药物,有人安然无恙,有人则会出现意外,这就是生命的复杂性和医学的风险性。面对复杂多变的病情,医生的决策不可能永远完美无缺。其中,既有客观因素,也有主观因素。也许,医生是一个最不应该出错的职业,但又是一个难以避免不出现缺陷的职业。患者对医生最大的误解,就是把医生当成神。事实上,一名医生,无论技术多么精湛,都不能保证自己永远

处于最佳状态。当然,医生的失误也分很多情况,有的是可以避免的,有的是难以避免的。在评判医生的失误时,理应分清原因和性质,不能一概而论。医学是爱的产物,医生之所以敢冒风险,既缘于对生命的敬畏,更缘于对人性善良的笃信。在就医过程中,患方对医生所抱有信任,给予医生"信任"的表现,是对医生诊治疾病的最好支持,这是一种建立于对患者生命的珍视和心理的信任。人们原本就不愿将自己亲近的人的生命交到一个陌生人手中,这种依靠职业道德联系双方的纽带原本就不甚牢固,加之当前医疗商业化的现状更使患者对医院缺乏信任。于是,为了加强这种纽带,患者去寻找额外的联系方式——"托关系",给红包就是这一心理的具体表现。而一旦患者生命出现危机,这种信任便会产生一种戏剧化的完全反转,形成"病好了,万事大吉;病没好,立刻翻脸"的现象。与此同时,患方认为医疗费用过高成为了这种反转的催化剂,一切之前表现出不信任的伏笔便一同爆发,形成了医患矛盾常见的激烈性与暴力性特征。

### (二) 产生的利益条件

在剖析危害医疗秩序失信行为的过程中,医院的不同情景链条包含着一条核心的利益链,这条利益链对于患方实施危害医疗秩序失信行为具有一定的催化作用。从利益相关者理论的基本概念及其特征可以发现,该理论的核心是通过合理协调和管理多个相关利益主体的利益分配,来实现组织的目标。利益相关者理论的实质,是科学合理地安排和协调利益相关者的多重利益,以促进组织目标的实现,因此这个理论非常适合暴力伤医问题的研究。暴力伤医问题涉及多个利益相关者,主要包括医方、患方、社会和政府四个不同领域或层级的群体或个人。暴力伤医问题所研究的目标,是构建和谐的医患关系,减少甚至消除暴力伤医事件的发生。结合利益相关者理论,可以从更为宏观的视野审视暴力伤医问题,分析医患利益相关者各自的利益与诉求,从整个国家层面进行医患利益相关者利益的调整与制度的构建。可见,将利益相关者理论运用于暴力伤医问题的研究,具有理论上的适用性和现实的有效性。由此,可以延伸出"医患利益相关者利益"这一概念,即在医患诊疗互动过程中,医患利益相关者在客观规律的制约下为满足自己生存和发展而产生的对一定现象的各种需求。医疗机构的根本诉求是救死扶伤,而市场经济下医疗机构也要考虑经济效益来维持医院的发展和运营,医务人员有治疗的决定权、相应的报酬和待遇以及一定的社会地位和受到尊重的需求。相对应地,患者有被治疗权、医疗保障权、知情同意权、受到同情和关爱的需求。在这一过程中,每一方都在强调自己的权益,期望自己利益的最大化。从利益相关者理论的视角,医患之间关系的演变不仅仅局限于医患双方之间,还处于与第三方和国家之间构成的复杂利益关系网之中。暴力伤医是众多社会矛盾和纠纷的一种具体表现形式。社会中的矛盾和纠纷,虽然发生的原因众多,表现形式各异,但都是源于主体与主体之间的利益冲突。这种利益之间的冲突,通过一定的媒介予以折射,最终演化成错综复杂的社会纠纷。从这个角度来说,任何社会纠纷都是一种利益占有与再分配的纠纷。如果对主体与主体之间的这种利益占有与再分配作出合理平衡,纠纷和矛盾也就自然迎刃而解了。由此,如果对处于利益关系网中的医方、患方、第三方以及国家的利益占有与再分配作出合理的平衡与协调,暴力伤医问题自然也就找寻到了有效的解决方式。而利益的平衡与协调的关键,在于要进一步分析处于利益关系网中的医患利益相关者的诉求和其相互之间利益的冲突与矛盾。

### (三) 产生的利益主体

危害医疗秩序失信行为的利益主体包括患方、医方和第三方。患方主要包括患者和家属。患者利益诉求具体表现在对医疗技术服务、医疗信息公示、合理医疗费用、医疗服务态度、医疗服务形象、医疗辅助服务的诉求,希望医方有较高的专业水平以保障其被治疗权、公示收费标准提供项目清单、严格按照政策收费、能及时有效地沟通以保障其知情同意权和得到关心与爱护、有良好的医疗环境和医德医风以及优质的术后恢复治疗和住院护理等服务。患者家属的利益诉求与患者利益诉求方向一致,希望患者得到最好救助的同时不造成过大的经济负担,令患者的就医体验良好、满意度高。医方主要包括医疗机构及其工作人员。作为"健康所系,性命相托"医方,其最根本的诉求在于救死扶伤。改革开放后,医疗行业进入市场经济的竞争之中,医疗机构也需要寻求适当的经济效益以保障自身的发展。同时医院也希望自己有很好的社会认可度和接受度,能成为业界的佼佼者。医护人员的根本诉求在于祛除疾病或缓解疼痛,行使自己的治疗权,为患者解决问题;其次是希望有安全的工作环境、与付出相当的薪资待遇、足够的休息时间以保障生活质量,也期待自己的付出与努力可以得到患者的认可和社会的尊敬。医疗行业具有高度的专业性,医护人员需要得到广泛的理解与支持,尤其是患者的认可与配合。第三方主要包括医疗用品供应商、媒体等。医疗用品供应商最直接和最根本的追求就是利润。医疗用品供应商致力于提高商品价格、控制商品成本,以实现利益最大化。同时,供应商也希望在竞争激烈的行业中发展壮大。媒体是社会监督的中坚力量,需要考虑扩大自己的影响力,能够吸引大众眼球;其次是希望自己是正义的化身、社会的良心,同时也需要直接的经济收益来保证组织的正常运行和发展。

医方、患方、第三方同属于微观层面的医患利益相关者,在目前的医疗生态系统中,各方的利益诉求存在直接的冲突与对立。

我国医疗机构以公立医院为主,改革开放以后,医疗服务市场竞争日益激烈,医院想要更好的在激流中生存与发展,必须不断地巩固与发展自己的市场,经济效益就成为一个标杆,这与患方希望"少花钱、看好病"的诉求存在着直接的利益冲突。目前,我国对医疗机构缺乏相应的经济支撑,医务人员合理的收入相对较低,由此一些医生过度用药、过度检查的不良行为,增加了患者及家属的经济负担;或者为避免医疗责任,对危急重患者不接收或建议转院,导致患者的被治疗权未能得到相应保障;或者因为就诊人员较多以及缺乏沟通意识,欠缺与患者充分深入的交流沟通,导致患者知情同意权无法得到尊重与实现,也无法得到足够的关心与爱护;还存在因医疗人员较少所导致的医疗服务不到位的问题。

从患者方面来看,由于患者缺乏对医学知识的基本了解,可能会出现患者不理解、不配合医生的情况,医生的治疗权得不到保障。同时患者处于特殊时期,患者的自尊心和猜疑心增强,更加敏感,使医护人员有时无故受到指责和辱骂,得不到应有的认可和尊重。特别是"医闹"或暴力伤医事件发生时,医护人员的生命健康权受到直接的威胁。

患方和第三方利益冲突。由于价格的最终承担者不是医方而是患方,因此主要是患方与第三方中的医疗用品供应商存在利益冲突。医疗用品供应商的目的就是追逐利益的最大化,导致医疗器械昂贵、药价居高不下、"看病贵"进一步加剧等,成为患者不能承受之痛,这与患者希望少花钱看好病产生直接的利益冲突。另外,个别医药经营者的产品质量低劣,效果难以保障,临床上大量使用势必会增加医疗事故发生的可能性,将会造成患者的人身损害,与患者治愈疾病维护生命健康的诉求发生冲突,也增加了医患纠纷乃至暴力伤医发生的可能性。

# 第二节 动机与情绪理论和情绪-攻击理论模型

## 一、理论简介

### (一)动机与情绪理论

情绪并不是伴随着其他心理活动产生的一种副现象,而是一种独立的心理过程。情绪有独特的机制,并在人的心理生活中起着适应环境的独特作用。把情绪看作是动机,内驱力的信号需要通过一种放大的媒介,才能激发有机体去行动,而情绪正是起着这种放大作用的心理过程之一。情绪是动机的源泉,是动机系统的一个基本成分。它能激励人的活动,提高人的活动效率。适度的情绪兴奋,可以使身心处于活动最佳状态,推动人们有效地完成任务。研究表明,适度的紧张和焦虑能促使人积极地思考和解决问题。赫布认为唤醒水平和绩效之间存在着倒 U 形曲线的关系。即太低或太高的唤醒水平都会损害工作效率。同时,情绪对生理内驱力(drive)也具有放大信号的作用,成为驱使人行为的强大动力。如人在缺氧的情况下,产生了补充氧气的生理需要,这种生理驱力可能没有足够的力量去激励行为,但是,这时人的恐慌感和急迫感就会放大和增强内驱力,使之成为行为的强大动力。

### (二)情绪-攻击理论模型

20 世纪 20 年代,社会心理学家开始研究人类的攻击行为,从早期的生物决定论到以多拉德、米德为代表的挫折-攻击理论、以班杜拉为代表的社会学习理论,再到如今比较全面的一般情绪-攻击理论。一

般情绪 - 攻击模型（general affective aggression model，GAAM）由 Anderson 等提出，该模型整合了前人研究的理论基础，认为攻击行为的产生主要受到个体的生理、心理、社会，环境等因素影响，并强调其是一个动态循环的过程。GAAM 理论包含四个要点：输入变量—当前内部状态—评估过程—行为结果。①输入变量：包括人格和情境变量。人格变量包括生物因素、态度、信念等固有的人格特征；情境变量是指当前情景中那些有影响作用的情景特征，包括他人挑衅、挫折体验、厌恶性刺激等。②当前内部状态：包括认知、情绪和唤醒，受到输入变量直接或间接的影响，"人格 + 情景→认知""人格 + 情景→情绪""人格 + 情景→唤醒"三条路径可同时起作用，也可只通过其中一条产生影响。③评估过程：包括自动评估和控制再评估。前者是根据内部状态或经验自动进行评价或反应（如"攻击"或"逃跑"），这个过程可以是无意识的；后者比前者反应速度更慢且需要更多认知资源和过程，因此个体产生攻击行为时可能会因为缺乏再评估的过程而冲动行事，导致不良后果。④行为结果：是前三个过程的直接后果，同样它又能作为新的输入变量影响接下来的行为，形成一个动态循环的过程。

## 二、危害医疗秩序失信行为中的动机与情绪理论、情绪 - 攻击理论模型

我国的医药卫生体制改革已经进入了深水区，尽管"医改"已经取得了一定效果，但"看病难、看病贵"的问题仍然没有得到彻底解决。在不完善的医疗服务体系下，恶劣的医患关系是由多重复杂原因造成的。一般情绪 - 攻击模型从个体内部信息加工过程角度出发，探讨危害医疗秩序失信行为的影响因素及其作用过程，例如，××市人民医院四名壮汉共同殴打急诊女医生致意识不清，严重扰乱急诊室秩序；××市儿童医院的患儿母亲对术前检查项目及手术麻醉方式产生异议后，情绪激动，恶意打砸病区公共物品，掌掴接诊医生。

## 三、动机与情绪理论和情绪 - 攻击理论对危害医疗秩序失信行为的解释

### （一）产生的主体情绪

首先，不同人格特质的个体行为特点有所不同，具有冲动性攻击倾向特质的人群是实施暴力行为的主要群体。对于那些较冲动、易激惹的患者或家属来说，在就诊过程中，即使受到微小的刺激也容易产生愤怒，且难以自控以至于产生暴力行为。其次，患者在就医过程中经历挫折体验：攻击行为是由愤怒情绪引发的，而愤怒通常是挫折体验所导致的，患者就医体验差是暴力行为的直接诱发因素。医疗市场是特殊的市场，在医患双方信息不对称的情况下，患方支付了高额的医疗费用，自然对诊疗效果抱有很高的期望值，当效果不尽人意尤其是出现病危、死亡时，患者或家属体验到的是强烈的挫折感。此外，个别医护人员冷漠或不耐烦的恶劣态度造成医患双方沟通不畅，也会给患者带来极大的挫折体验。就医环境中存在厌恶性刺激，即我国医疗资源分配不均，公立医院占主导地位，往往使三甲医院人满为患，小医院"门可罗雀"。患者就诊流程中充斥着会带来不良体验的厌恶性刺激，如：候诊时间过长，但是诊断时间却很短；候诊区人潮拥挤、闷热、异味、嘈杂等；个别医护人员缺乏耐心、态度冷漠等。这些厌恶性刺激会引发人的不适感，当患者产生愤怒情绪时，提高生理唤醒水平，也就是心理学上常被提到的"易激惹"状态。最后，媒体不实渲染带来的"榜样效应"，有些研究通过实验发现，长时间暴露在暴力情境中将导致攻击行为的增加，暴露在暴力情境中的时长与现实生活中出现攻击行为的发生时间呈显著的正相关。社会媒体是大众日常接收信息的一个重要渠道，经由媒体传播的暴力行径可能会成为个体潜意识当中的攻击行为"榜样"。如果媒体报道的重点集中在暴力伤医的过程以及死伤结果，对暴力行为的反复描述会成为攻击倾向者的学习材料。媒体长期的片面报道，加上现阶段我国医疗机构工作场所暴力预警机制尚未建立，会使部分施暴者认为暴力攻击医护人员是一条实施成功率高且能快速得到各界关注的捷径，甚至是得到社会声援的捷径。因此，当诊疗效果不能满足患方的期望时，就产生了挫折的就医体验，加之以厌恶性刺激等诱发因素和长期以来对医生的负面认知，此时个体容易被激起愤怒情绪。通常在出现医疗缺陷、患者死亡事件时，愤怒情绪都伴随着高生理唤醒水平，此时，即便是轻微的刺激都能使其体验到强烈的愤怒感。

### （二）产生的主体认知

医疗服务市场具有其特殊性，作为"商品"的医疗服务具有不可预测性和不确定性，难以用货币来衡量。但是对于患者来说，"就医"被当作一种购买行为，认为付出相应的代价就必须获得相同的健康产出，使患者进入认知误区。此外，个别媒体的不实负向渲染容易使患方产生负面的认知。调查显示，社会媒体主要依靠间接途径（如患方单方面自述、记者到医院暗访或到有关部门走访）来获取医疗纠纷事件的相关信息，医疗纠纷事件报道的客观真实性受媒体方的主观因素影响，会存在一定的偏差，导致了公众对医疗机构及其医务人员的认知偏差。加之当产生医疗纠纷时，为了维护正常医疗秩序，医院对患方"缠""闹""逼"等非常规手段，往往采取"息事宁人"的态度选择妥协。久而久之，患方会形成"采取极端方法比诉诸法律更有效"的错误认知。

### （三）产生的主体攻击行为

在不良认知、愤怒情绪、高唤醒水平的相互作用下，评估过程分为自动评估和控制再评估。暴力攻击行为通常是自动评估的产物，当出现不尽如人意的诊疗结果时，患方即刻将之评估为医生的过错，随即产生暴力伤医的行为。但是如果再摄入更多考量，或者在认知资源较多、愤怒情绪和唤醒水平低的状态下，个体经过理智分析"前因"或者"后果"，可能会产生与暴力攻击不同的行为，如理解医生或劝解家人。在GAAM模型中，从"输入变量"到"行为结果"是动态循环的过程，患方实施暴力行为的情景、行为结果又成为新的输入变量影响新的评估过程。

# 第三节　情绪感染与社会燃烧理论

## 一、理论简介

### （一）情绪感染理论

情绪感染由最初的仅仅指原始性情绪感染，发展成囊括意识性情绪感染，又进而扩展为意识层面上所有的情绪传递与调节。McDougall（1923年）最早定义了情绪感染"通过原始性交感神经反应产生的情绪直接感应法则"。随后有关情绪感染的定义很多，所有的定义都大致可认为是由他人情绪引起的并与他人情绪相匹配的情绪体验，是一种情绪传递的过程。但是就"情绪感染是自动化的还是有意识努力的"这一问题莫衷一是，由此可将情绪感染区分为"原始性情绪感染"和"意识性情绪感染"。

### （二）社会燃烧理论

社会燃烧理论认为，自然燃烧需要具备"燃烧材料""助燃剂""点火温度（导火索）"三个条件，同样的，社会系统由有序到无序、平衡到失衡的演变也需要具备"燃烧材料""助燃剂""点火温度"三个条件。医疗场域作为一个特定的社会空间，同样有各种客观关系交织在一起，信任即为该场域中一种重要的社会关系。该场域的信任有两种表现形式：场域外部信任，即在和其他社会场域的关联中，社会民众对医务人员及医疗机构产生的信任；场域内部信任，即医患主体之间产生的信任。社会物理学将此原理（社会燃烧理论）运用至危害医疗秩序失信行为的治理中，用以分析社会中失衡混乱的现象：随时随地发生的"人与自然""人与人"关系的不和谐是引发社会不稳定的"燃烧物质"，是引起社会无序的基本动因；过分夸大、非理性推断的刻意追逐、社会心理失衡的剧烈放大，构成"助燃剂"；具有一定规模和影响的突发性事件则成为其中的"点火温度"。随着社会的转型和经济的快速发展，我国医患矛盾日益激化，出现了一系列的医患暴力冲突事件。医患暴力冲突是医患冲突中一种极端的表现形式，是社会失范的表现。医患暴力冲突不仅破坏了医生的执业环境和患者的就医环境，给医生带来了身心伤害，降低了很多医生的职业认同感，而且严重干扰了正常的医疗秩序和社会秩序，影响和谐社会的健康发展。从法治的角度来讲，医患暴力冲突损害了医生的生命健康权、人格尊严权等，属于违法犯罪行为。

### 二、危害医疗秩序失信行为中的情绪感染及社会燃烧现象

医患暴力冲突成为社会不和谐的主要因素之一,成为迫切需要解决的严重社会问题之一。医患间信息不对称、利益冲突和认知差异、信任缺失导致的医患矛盾,利益表达渠道不畅通、纠纷解决机制不完善、医疗卫生资源的供需矛盾是医患暴力冲突发生的"燃烧材料";社会舆论导向失范,新闻报道不客观,施暴者"相对剥夺感"心理的放大,公众的法律维权意识薄弱等是其发生的"助燃剂";施暴者非理性的效仿行为,医患双方情绪和行为的失控,医患冲突中来自第三方的非理性诱导和劝说(社会网络中"懂医"亲友的建议)等共同构成了医患暴力冲突事件"燃烧"的"点火温度",即"导火索"。相应地,杜绝医患暴力冲突,构建和谐的医患关系,需要从消除"燃烧材料"、掌控"助燃剂"、切断"导火索"三个层面分别设计医患暴力冲突的具体治理路径。

### 三、情绪感染与社会燃烧理论对危害医疗秩序失信行为的解释

#### (一) 产生的主体情绪感染

暴力犯罪最显著的特征就是攻击行为的实施。攻击行为是反社会行为的一种,而影响这种行为的因素有很多,既包括外部的社会文化因素,又包括个体内部的认知、人格、情绪和生理过程。有研究发现情绪和个体的攻击性可能是犯罪或者暴力犯罪的重要诱发因素。医务人员遭受医院场所暴力后的应激反应深度体验为情绪复杂、渴望帮助;心理调适需内外结合;不同应激反应影响心理状态。笔者认为要密切关注暴力受害者的心理健康,及时有力地进行心理疏导,引导受害者正确看待应激源,最终将暴力的后遗损害降到最低程度。

#### (二) 产生的主体非理性行为

需要注意的是,利己主义思想本身是一种典型的工具理性,即"将他人的利益视为自身牟利活动的中介"的理性思维模式。这种理性虽然道德成色很低,但就定义而言依然是一种"理性",因为它与别的样式理性一样,都包含着对于情绪的基本管控能力。譬如,一个以自我为中心的人,只要他是"工具理性人",并且假设他的理性足以使得他计算出他目前还没有能力得罪某人,那么,他就不敢对某人动粗——尽管他内心或许一直是非常厌恶此人的。2019 年年末北京市某三甲医院内,患者亲属孙某因对诊疗方案的不满,使用刀具残忍地将主治医生割颈杀害。该事件的肇事人显然是基于心中的愤懑情绪(而不是基于利益计算)而实施的恶性杀医行为,因为最简单的利益计算就会告诉他杀人的后果。于是,一个让人困惑的问题就浮现了出来:不管一个人的文化程度高低,只要其精神状态正常,都应当能看到自己当众杀人的后果,而孙某为何看不到呢?哈佛大学的心理学家平克曾经在《人性中的善良天使》一书中讨论过此类非理性的暴力行为背后的心理产生机制。他的解释是:促发此类暴力行为的实际动力,并不是可以计量的实际经济利益,而是貌似虚幻的心理利益,也就是心理的满足感。换言之,即使杀人者知道其杀人肯定会受到法律的惩罚,他也会基于"毕竟我是用自己一条卑微的命换了对方一条更昂贵的命"这样的考量,而觉得自己在这场"生命交易"中占了上风。这种考量当然是荒谬的,但是对于这种考量的心理学分析却可以是符合逻辑的。具体而言,对于作为"工具理性人"的利己主义者来说,无论其如何加害别人,牺牲自己的生命永远不会成为自己的选项,因为自己的生命其实就是自己所追求的所有财富与社会地位的"下锚点"——一旦"下锚点"失手,财富与地位也将逝去。而对于陷入非理性思维的情绪发泄者来说,既然他们的生命中没有什么值得保卫的东西,他们就不会太珍惜生命本身,相反,他们还会通过攻击乃至剥夺别人的生命来为自己找到"自己曾经活过"的证据。从上面的分析来看,我们现行的教育体系与社会运作体系,其实存在一个巨大缺陷,即这些体系可能高估了社会中存在的"理性人"的比例,而对非理性的行为人却缺乏有效的识别与隔离机制。

本书在利用数据具体分析我国医患暴力冲突现状及发展趋势的基础上,拟运用社会物理学的理论之一——社会燃烧理论作为分析框架,结合社会冲突理论,对医患暴力冲突的成因进行综合分析,并提出相

应的治理对策,为缓解紧张的医患矛盾,杜绝医患暴力冲突提供一种新的治理思路。

# 第四节 侵略动力理论与侵略模型

## 一、理论简介

### (一)侵略动力理论

侵略动力理论认为侵略是本能驱动的产物,预防暴力行为依赖于在特定时间点测量侵略本能强度。侵略并非自发产生,而是作为一个驱动力量,"侵略"是为了减少目标行为受阻时的持续挫折感而产生的替代性行为。尽管并非所有的挫折感都会诱发侵略行为,但人们试图对攻击行为所致的挫折刺激做出反应而促发了侵略行为的可能。已经有研究证实了挫折的数量与破坏性的人际侵略行为的数目显著相关。而且,挫折感容易诱发对管理者的言语攻击。医院暴力的一个重要诱因是患者及家属体验到的挫折感刺激,当患者及家属对医院医疗技术期望过高时,他们可能体验到的挫折感越强烈。所以,在医患沟通过程中适当调低患者及家属的医疗期望,将会降低他们可能发生的挫折感强度,进而减少医院暴力的发生。

### (二)侵略模型

Joel H 提出的侵略模型(图 2-2),在帮助理解暴力原因的基础上,通过讨论模型中每个阶段的相关变量,针对性地提出预防暴力的有效策略,包括员工筛选、职前测试、安全性(情境前因)、工作场所攻击/暴力的政策(情境/社会前因和认知评价)、组织气候(社会、情境、环境前因)、员工支持(所有阶段)等。该模型主要解释了职场内员工之间的暴力行为,而且该理论对暴力发生前的归因和认知的诠释也值得医院工作场所暴力研究的借鉴。纠正患者及家属的不切实际的认知、及时缓解他们在认知前不愉快的心理状态、消除他们的敌意或侵略性想法将会极大地减少医院工作场所暴力发生的可能。

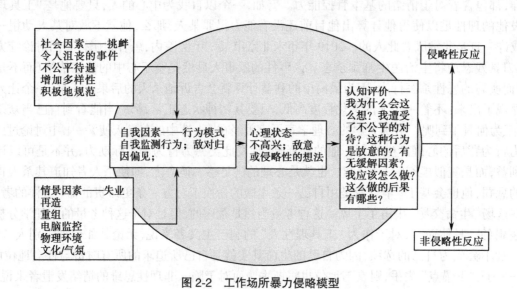

图 2-2 工作场所暴力侵略模型

## 二、危害医疗秩序失信行为中的侵略动力理论与侵略现象

社会信任缺失是当下中国社会的一个基本现状,医患信任危机只是整体社会信任危机的一个具体

体现。信任具有典型的"不对称性",即信任的丧失比信任的建立更容易。医患关系本身是一种不对等的关系,医方在专业知识和技术手段方面占据着近乎垄断的权力,患方对病情的判断、治疗方案的选择方面处于弱势地位。当社会整体信任水平较低时,这种不对等性更容易放大医患信任中的脆弱性和风险性。一旦一方出现信任违背行为,其负面影响就会迅速放大,导致医患双方在认知、情绪、动机等个体心理机制方面产生变化。同时,在某些文化价值背景下,个体行为具有较高的关系取向,关系就医现象在当下的医患关系中普遍存在。患者在就医过程中往往试图利用关系网或人情馈赠来降低信息不对称的风险,快速地建立起医患初始信任,这种信任的建立与维护方式与西方国家职业式的医患信任关系有着明显的不同,极具中国特色。有些患者在关系就医的模式下平衡着和医生之间的信息交换,增进彼此的信任,但是这对于其他无法关系就医的患者来说却破坏了卫生服务诊疗的公平性,一些插队、特殊照顾的情形在医院场所屡见不鲜,这类事件更增大患方群体对医疗机构以及医务人员的信任鸿沟,引发患方的一些相对剥夺感的感受和情绪,他们不公平、愤懑的情绪无处发泄,便有可能在医疗机构产生侵略现象。

### 三、侵略动力理论与侵略模型对危害医疗秩序失信行为的解释

危害医疗失信行为产生的主体侵略动机主要来源于患方。侵略动力理论提示患方在就医过程中的挫折体验和攻击行为是由愤怒情绪引发的,而愤怒通常是挫折体验所导致的。当人们说存在医患信任危机时,不是对医学技术水平的不信任,而是对医疗服务水平的不满意。如果一个外科大夫医术高超但态度粗劣,仍然可能引发患者的不满,认为该医生不通人情、性格冷漠。这可能代表了人际关系中的"人情冷暖"的敏感。现实中不难发现,代表着高医疗水准的三级医院一直人满为患,各种专家号总是供不应求甚至催生了挂号"黄牛"的产业。然而三级医院的医患关系也显得非常紧张,爆发的医患冲突事件也比较多。相反,医患关系的紧张并未从根本上阻止患者涌向三级医院求诊,在选择医院的时候,通常情况下,患者首先考虑的是医疗技术水平,其次才是服务态度。患者对于大医院的服务态度虽然不满,但遇到大病或疑难病症,仍倾向于选择大医院就诊;相反,小医院(如社区医院、乡镇卫生院)虽然可能提供较好的人性化服务,仍然不能吸引足够的病源,导致医院的门诊量较低、病床空床率较高等医疗资源未充分利用的尴尬情况。从空间分布看,由于三级医院较多地集中在城市地区,从而使得医患关系的紧张水平也呈现出城市高于农村的状态。这种客观医学技术水平越高,患者信任度和满意度越低的"倒挂"现象,实际上反映出医患信任问题的两面性。医患信任当然包括患方对医方的信任和医方对患方的信任两个层面,其中的主体层面应当是患方信任。而单就患方信任而言,大体可归纳为两种维度的信任:一是针对医方的职业能力,或传统所谓"医术"的技术信任;二是针对医方的职业道德,或传统所谓"医德"的道德信任。这两种信任共同维系着患方信任,缺少其中任意一个维度,都无法使患者获得圆满的就医体验。但是,这两种信任虽相互影响但不必然相互转化,即技术信任并不必然产生道德信任,反之亦然。这是由于这两种信任的信任对象与达成方式存在重要区别。

此外,患者的心理会因为自身所患疾病而产生偏移,导致自身的心理朝着特殊的方向发展,所以可以说这种社会角色的特殊性导致其心理的特殊性。一部分患者因为自身的经济能力无法承担高额的医药费用而不得不延误治疗,因为错过了治疗的黄金期,所以其在治疗之后难以取得理想的治疗效果,于是患者会出于心理上的不平衡而将问题出现的责任归咎到医生身上,质疑医生的诊疗技术导致其诊疗效果不佳。同时部分患者对疾病的治疗到康复这一过程产生了错误的认识,他们认为治疗疾病应该是立竿见影的,因此他们会在康复期中形成严重的焦虑和恐惧心理,忽视了治疗需要长时间的康复期这一基本的医学知识。患有疾病的人往往会因为病痛的折磨而导致消极、负面情绪居多,因此他们极易在就诊过程中因为烦琐的程序和不周到的服务而引发暴躁、易怒情绪,于是他们会将情绪固定到某一个发泄点,进而爆发医患纠纷。对于这些患者而言,处于疾病困扰中的他们更加希望医院和医务工作者给予他们尊重和帮助,使他们早日摆脱病魔。患者有意识地去选择更加优质化的医院、医生和治疗方案,保证自身的生命安全。

# 第五节　社会冲突理论与突变理论

## 一、理论简介

### (一) 社会冲突理论

美国社会学家 L. A. Coser 解释说,冲突是价值观、信仰以及对于稀缺的地位、权利和资源的分配上的争斗。冲突产生于社会报酬的分配不均以及人们对这种分配不均表现出的失望,只要不直接涉及基本价值观或共同观念,那么,它的性质就不是破坏性的,而只会对社会有好处。这就是 Coser 强调的冲突的正面功能,他提出了冲突的五项正功能:冲突对社会与群体具有内部整合的功能;冲突对社会与群体具有稳定的功能;冲突对新社会与群体的形成具有促进功能;冲突对新规范和制度的建立具有激发功能;冲突是一个社会中重要的平衡机制。Coser 认为,弹性比较大、比较灵活的社会结构容易出现冲突,但对社会没有根本性的破坏作用,因为这种冲突可以导致群体与群体间接触面的扩大,也可以导致决策过程中集中与民主的结合及社会控制的增强,它对社会的整合和稳定起着积极的作用。相反,僵硬的社会结构采取压制手段,不允许或压抑冲突,冲突一旦积累、爆发,其程度势必会更加严重,将对社会结构产生破坏作用。为此,Coser 提出,要建立完善的社会安全阀制度,这种制度一方面可以发泄积累的敌对情绪,另一方面,可以使统治者得到社会信息,体察民情,避免灾难性冲突的爆发,破坏社会整个结构。医生与患者双方利益博弈过程中的偏差导致了矛盾加剧。在诊疗过程中,患者多处于被动状态,患者和医生沟通诊疗方案和诊疗决策有赖于医生的专业判断,患者对于自己的健康状况缺乏掌控感。此外患者在疾病的折磨下身体和心理变得相对脆弱,当付出金钱也无法换来"健康与生命"之时,有的患者及家属心态失衡,引发了暴力伤医事件。

### (二) 突变理论

突变理论研究的是从一种稳定组态跃迁到另一种稳定组态的现象和规律。它指出自然界或人类社会中任何一种运动状态,都有稳定态和非稳定态之分。在微小的偶然扰动因素作用下,仍然能够保持原来状态的是稳定态;而一旦受到微扰就迅速离开原来状态的则是非稳定态,稳定态与非稳定态相互交错。非线性系统从某一个稳定态(平衡态)到另一个稳定态的转化,是以突变形式发生的。突变理论作为研究系统有序演化的有力数学工具,能较好地解说和预测自然界和社会上的突然现象,在数学、物理学、化学、生物学、工程技术、社会科学等方面有着广阔的应用前景。结合本课题的研究主题,常态下的医疗秩序是井然有序的,但是在诊疗和救治的过程中,经常会出现一些刺激成为非常规失信行为产生的突变点,例如:患者突然死亡、"懂医者"介入、政策的刚性、认知偏差、巨额医疗费用等。这些"导火索"事件的发生都有可能打破稳定的医疗秩序,触发患方的严重医疗失信行为。因此,在布满道德风险和逆向选择的医疗领域,利用突变的理论视角剖析危害医疗秩序失信行为的发生具有较好的适用性和解释力。

## 二、危害医疗秩序失信行为中的社会冲突与突变现象

通常医患之间的矛盾和纠纷会在医患暴力冲突事件还未发生之时就逐渐地显露出来,同时矛盾和纠纷要经过一段时间的孕育和发展才能成为暴力冲突。通过社会冲突的积攒和患方的行为突变,不断增多的矛盾会使得这一事件由量变达到了质变,进而引起严重的暴力冲突,但是我们无法准确地预测和把握这一冲突事件可能发生的时间、地点,也无法得知它会以什么样的方式展现出来,由此可以发现医患暴力冲突事件带有突发性特点。此类事件一经发生便会迅速传播和扩散,引起人们的关注和重视。我国尚未建立完善的法律制度和相关体制机制来解决医患暴力冲突问题,所以大部分医院在面临暴力冲突问题时会采取"给钱了事"的方式来防止这一事件的不断升级和发酵,同时政府部门会基于维护社会稳定的角度来

让医院以资金的形式给予施暴者相应的补偿。实际上这种解决方式反而会导致错误观念的形成,进而引发更多暴力冲突事件的发生,因为暴力发起者觉得引发暴力冲突可以受到政府的关注,在公众舆论中可以切实的维护自身利益。当这一行为起到了实效之后便会获得他人的效仿,引起暴力伤医事件的频繁发生。医患冲突在现实情况下就表现为患方和医方群体因为医疗纠纷而产生的一些冲突和矛盾,所以由此而导致的一连串暴力事件往往带有很强的连锁性。这种暴力行为产生的主要原因是患者认为医生和医院的某些行为损害了其权益,同时当前建立的纠纷解决机制和患者投诉响应机制带有很大的滞后性,难以及时和有效地帮助患者解决自身所面临的问题,因此他们不得不采用暴力行为来宣泄自己的不满,获取"赔偿"。患者因为自身的不满而引发的暴力冲突事件会对医务工作者的生活和工作造成消极的影响,这种不良的影响随之发展成为一系列的连锁反应。医务工作者为了保证自身的安全便会寻求私力救济、采用更加具有防御性和保守性的医疗手段来治疗患者,这种方法虽然有效地维护了自身的权益,但是实际上对医疗秩序和医疗事业的健康发展产生了严重的阻碍,造成医疗卫生资源得不到优化配置而产生极大的浪费。医务工作者同时也是社会公众的重要组成部分,所以他们同样享有人权、生命健康权等在内的各项权利。医务工作者在医疗纠纷事件中可能负有责任,也可能不负有责任,但是无论其是否具有责任都有权受到法律的保护,确保自身的生命健康、人格尊严权不受侵犯。患者在医疗纠纷中扮演着弱势群体的角色,他们在这场纠纷中遭受严重的伤害,有权提出自身合理的诉求,同时采用合理的维权途径来维护自身合法权益,实现自身利益的最大化。

## 本章小结

　　本章主要阐述了危害医疗秩序失信行为的理论研究。即以医疗服务场域下的互动仪式链理论框架为统领,辅以互动仪式现象中的不同阶段的微观性理论,分别剖析了在利益相关者与博弈理论下多个利益相关主体的互动规律和矛盾冲突,在动机与情绪理论和情绪 - 攻击模型中医患双方主体情绪、主体认知和主体攻击的产生现象和原因解释,在情绪感染理论和情绪燃烧理论中危害医疗秩序失信行为的主体情绪感染现象和主体非理性行为的传播途径和作用过程,在侵略动力理论与侵略模型下危害医疗秩序失信行为的驱动过程和应对策略,以及在社会冲突理论与应激应变理论中对危害医疗秩序失信行为的冲突认知和突变特征认识。相信在本章的理论研究指导下,读者对深刻理解危害医疗秩序失信行为的发生、发展和变化规律会有更好的把握。

（时　宇　倪　鑫　孙　涛）

# 第三章　危害医疗秩序失信行为对医疗机构的影响

随着新医改的深入推进，我国医疗机构得到了长足发展，但也存在着医疗资源分布不均、人文服务缺失、质量安全问题突出、技术更新较慢、医疗费用高、精细化管理欠缺等问题，导致医疗服务与患方期望存在较大差距，引起患者不满。再加上患方个性化需求提升、维权意识增强和就医体验提高，医疗纠纷不断发生，医患关系日益紧张，危害医疗秩序失信行为事件频发。短期来讲，危害医疗秩序失信行为不仅严重损害了医务人员的人身安全和身心健康，一定程度上干扰了医院正常工作秩序和环境，并且对医院的社会效益及经济效益均构成了威胁和挑战；长远来看，危害医疗秩序失信行为事件，尤其是严重危害医疗秩序失信行为事件在一定程度上也阻碍了医疗行业进步与发展，最终进一步加重损害了患者的健康权益。

## 第一节　概　　述

### 一、研究意义

医疗机构承担着医疗救治、预防保健、健康管理、教学科研等重要职责，是政府卫生政策、措施的执行者和落实者，是保障全民健康不可或缺的载体。危害医疗秩序失信行为的发生严重影响了医疗机构正常的诊疗秩序、医务人员的身心健康。研究危害医疗秩序失信行为对医疗机构的影响，能够引起政府相关部门以及医疗机构对危害医疗秩序失信行为造成负面影响的重视，从而不断完善医院规章制度，积极主动的采取针对性措施，达到有效预防危害医疗秩序失信行为发生的目的。保证医疗机构在平稳安全有序的环境下运行，促进医疗机构的健康发展。

### 二、国外危害医疗秩序失信行为对医疗机构的影响概况

国际上未见明确的关于危害医疗秩序失信行为的报道和研究，大多是以医院暴力的形式来呈现的。国际上最早研究医院暴力的文献始见于20世纪80年代。自1992年起，每年发表的论文数呈增长趋势，20世纪90年代中期增长趋势明显。总体来看，医院暴力具有区域分布的普遍性，即便在法律法规相对完善、医疗保险制度相对成熟的欧美发达国家，涉及医院暴力行为和伤医事件也并不少见。

2016年,世界卫生组织在《594起暴力袭医事件除了谴责,我们还应做些什么?》报告中表示:在2014—2015年,全球19个国家或地区医疗机构急诊室的594起暴力袭医事件中,62%的医院暴力事件为施暴者预谋袭击,共造成959人死亡,1 561人受伤。2018年,美国急诊医师协会调查发现,47%的急诊医师曾遭受过身体攻击。英国国家医疗服务体系(NHS)员工2018年年度调查中发现,14.5%的员工经历过来自患者、患者家属或公众的身体暴力。NHS医院员工在2016—2017年遭受的人身攻击比例,较2015—2016年上升了9.7%,平均每日有200多起暴力攻击。2019年,韩国医学协会调查发现,71.5%的受访者表示在过去三年里曾经历过身体和心理的暴力,其中,15.0%遭受过人身攻击;10.4%遭受过身体伤害,或接受手术治疗,或住院观察,更有一些医护因暴力伤害而危及生命。由此可见,世界各国的危害医疗秩序失信行为都普遍存在,日益严重的医院暴力行为对医务人员健康状态、医院管理的经济效益和社会效益均带来了消极影响和破坏作用。

关于医务人员健康状态,国外研究发现经历过暴力事件的医生,会出现恐惧、羞愧、脆弱、不适、不公平感、孤独无助感等长期心理创伤。德国学者发现,在过去一年经历过医疗暴力的116名医护人员中出现了明显的压力感,36.2%具有轻微压力,36.2%感到中度压力,27.6%具有重度压力。美国关于医院暴力调查的一项研究中发现,539名助理护士中,58.1%的人因暴力事件造成了身体严重瘀伤或出血,而在这群人中,16.0%的人有持续一年以上创伤后反应,心理健康受损严重,此外,部分人甚至因暴力改变工作行业。

在医院暴力造成的经济效益损失上,主要包括它给受害者个人及卫生机构所带来的负担。美国新泽西州一家精神病医院因医院暴力事件,每年财政损失高达76万美元,平均每起伤害事件损失5 719美元。部分医院暴力事件看似没有带来明显经济损失,但受害医务人员因身心创伤可能造成的医疗服务质量下降或离职会带来间接的经济损失。Eker研究发现50.8%遭受医疗暴力的医务人员会改变他们对待患者的方式,而Rache和Lawoko均发现,遭受医疗暴力会导致医务人员的医疗服务质量下降。澳大利亚的一项研究表明,43.1%的受调查者可能在未来5年内减少其临床工作量,甚至离开该行业。同时,医院暴力事件的发生也会带来一些负面社会影响。患者或家属在目睹了暴力事件后,会干扰他们对事件行为的正常接受能力,增加他们攻击行为及焦虑的概率,引起另外暴力事件的发生。医院暴力对医务人员和医疗机构的伤害,间接影响了受害者的医疗质量声誉,打击了医疗机构的社会形象,给医疗机构带来经济效益和社会效益的双重损失。

## 三、国内危害医疗秩序失信行为对医疗机构的影响概况

### (一)医院正常的工作秩序遭到破坏

发生医疗纠纷或医疗不良事件后,患者方基于经济因素考量,不按法律途径解决,而是采用暴力的方式,用打、砸、抢、闹的方式施压,有的在医院内聚众闹事,或是跟踪医务人员并用打伤医务人员等危害医疗秩序失信行为,影响了医疗机构工作的正常进行,直接威胁医务人员的生命安全,有的也会到医院静坐。中华医院协会对此进行了一项调查,患者、家属对医疗纠纷基本持有统一的看法,选择激化矛盾、影响正常秩序的方式的百分比是72.4%;我国超过70%的医院都出现过家属到医院闹事的情况,超过60%的医院都被设置过灵堂,接近90%的医院都发生过因小的医疗纠纷导致医药费无法及时收回的情况,这些都会影响医院的正常工作。

### (二)威胁医务人员的身心健康,降低工作满意度

国家卫生健康委的调查表明,近年来发生在医院的严重危害医疗秩序失信行为事件呈几何增长,每年都有接近1万名医务人员因为不同的纠纷而受伤,成为医院、患方两者矛盾的直接受害者,严重影响了医务人员的身体与心理健康。某项社会调查显示,发生暴力伤医的医院从2012年的47.5%上升到2017年的62.4%。而国家卫生健康委统计出2012年,共发生11起伤医事件,包括院长被殴打导致多根肋骨骨折,医护人员因颈部砍伤救治无效死亡等,这些都映射出当下医务人员工作的窘境。危害医疗秩序失信行为会使原本工作压力较大医务人员雪上加霜,他们担心自己的工作会引起患者的不满,担心自己的沟通会引发医患矛盾,担心可能出现的医疗风险会导致医疗纠纷的产生等。很多医生、护士的精神状态受到严

重影响,出现失眠、焦虑、精神衰弱等不良症状,不能在工作中集中精力,致使其工作效率下降,工作失误增多,不能给予患者最佳的医疗服务,进而出现恶性循环。此外,对于医生个人来说,工作所导致的身心负荷会导致工作满意度下降,出现寻找其他工作的想法,甚至出现离职倾向。

### (三) 增加医院的经济负担,损害医院的社会形象

在利益相关者与博弈理论视域下,如果医疗机构发生了危害医疗秩序失信行为,负责的医生、科室、行政部门职工以及医院的院长,都必须与患者协商,大量人力、物力被消耗。很多危害医疗秩序失信行为都需要经济赔偿,特别是近年来出现的,只要是由医疗引起的纠纷,不论是否是由医方造成,患方都会提出经济赔偿的要求,需赔偿的金额也随之增加,增加了医院的经济负担。而医院除需支付赔偿的费用外,也要支付医院的日常支出,即为处理危害医疗秩序失信行为,医院在内部设置了相应职能部门,并配备专职人员,如患方提出诉讼,医院还需支付鉴定费、律师费等。据国内几个省份公立医院的调查结果显示,接受调查的 27 家医院中,2011—2013 年,支付的危害医疗秩序失信行为赔偿资金超过了 2 400 万元,其中医保赔偿的费用是 614 万元。

除以上原因外,危害医疗秩序失信行为发生后,一些媒体的不良报道对医院形象的损害也起到了"推波助澜"的作用,极易引发医院的社会信任危机,破坏医院原有的社会形象。医院形象受到损害,一方面会对医院原有的相对固定患者群造成影响,降低人们对医院的信任度;另一方面对医院潜在患者群也会造成损害,影响医院可持续发展。如果危害医疗秩序失信行为进一步加剧,或者事件进一步发酵,而医院未采取及时、有效的应对措施,那么医院的声誉损失会进一步加重,陷入更大的危机。

## 第二节　危害医疗秩序失信行为对医务人员及诊疗秩序的影响

相关研究表明,我国危害医疗秩序失信行为的发生率高,对医务人员产生了严重不良影响,如何妥善预防和处理危害医疗秩序失信行为事件已经成为医疗卫生部门,尤其是医疗机构亟待解决的难题。医务人员承担着治病救人、救死扶伤的重任,是医疗卫生系统最宝贵的资源。危害医疗秩序失信行为事件不仅直接损害医务人员健康,降低其工作积极性,也会扰乱医疗工作秩序,影响工作质量和效率。

### 一、基本概念

1. **医疗机构**　医疗机构是指依法定程序设立并取得"医疗机构执业许可证",从事疾病预防、诊断、治疗等活动的机构总称。我国医疗机构较多,根据不同的原则和内容有三种分类方式:第一,按准入管理,分为医院、妇幼保健院、卫生院、门诊部等 13 类;第二,按经营性质,分为营利性和非营利性两类;第三,按医院的性质、任务、技术发展、科学管理和医疗质量的综合水平,分三级十等,即三级特等、三级甲等、三级乙等、三级丙等、二级甲等、二级乙等、二级丙等、一级甲等、一级乙等、一级丙等 10 类。本章所提及的"医院"泛指各级各类医疗机构,与其概念等同。

2. **医务人员**　医务人员是指经过考核和卫生行政部门批准承认,取得相应资格及执业证书的各级各类卫生技术人员。依业务性质,医务人员可分为医疗防疫人员(包括中医、西医、卫生防疫、妇幼保健等技术人员)、药剂人员(包括中药、西药技术人员)、护理人员(包括护师、护士、护理员)和其他技术人员(包括检验、理疗、病理、口腔、同位素、放射、营养等技术人员)。

3. **诊疗秩序**　诊疗秩序是根据国家卫生法律、法规和相关文件规定,结合医院实际情况,为诊断、治疗患者需要而设定工作流程和先后次序,是保证诊疗行为顺利进行的基本遵循。

## 二、对医务人员的影响

### (一)身体影响

躯体暴力的发生率仅次于语言暴力,相关研究表明其发生率一般为 10% 至 40% 不等,轻者损伤小,严重者可致人死亡。在诊疗过程中,施暴者往往因患者病情恶化,误认为自己或自己亲人未得到及时有效的治疗,心理落差大,无法接受现实,导致情绪激动,将患者病情恶化的责任完全归咎于医护人员,进而发生言语纠纷和肢体接触。面对躯体暴力,医务人员通常先通知医院安保人员,但因其无执法权,缺少专业的设备设施,无法对施暴者采取强制措施,制止暴力的力度和程度有限。接下来医院一般会通知辖区派出所,民警会根据伤害严重程度进行处理,如果构成轻伤害及以上程度的损伤,则对施暴者进行拘留直至判处相应刑罚。但是一般民警到达时间较长,不能及时对暴力行为进行制止;另外,对未达到轻伤害程度的损伤,没有法理依据,往往通过和解方式解决。因为以上原因,医务人员遭受躯体暴力,尤其是打、踢、拍、推、扯、拽等冲突较小的暴力时有发生。医务人员因此会感到气愤、沮丧、委屈、抱怨,认为自己的人格尊严受到侵犯而没有得到公正、合理的处理。这种心理上的不满和压抑积压后,会反映到身体层面,感到疲惫、倦怠、缺乏安全感。如果发生严重或恶劣的暴力伤医事件,当事医务人员会遭受重伤甚至死亡,则身体功能会严重受损甚至无法再从事医疗工作,对其个人、家庭和单位的损失巨大。

### (二)心理影响

医务人员遭受口头辱骂、侮辱、威胁或其他有损个人尊严的语言,或遭受包括打、踢、拍、推以及其他暴力行为,或性骚扰、性袭击甚至强奸时,都会不同程度地对医务人员心理造成伤害。暴力较轻者,心理影响相对较轻,持续时间短,一般不需专业心理干预也可在短时间内恢复;暴力较重者,心理影响较严重,持续时间长,一般需要专业心理医生给予心理干预或治疗才可恢复。某些恶性伤医事件的当事医务人员,因遭受心理创伤非常重,常常伴有噩梦、失眠、焦虑、抑郁、惊恐等症状,难以从伤害的阴影中"走出来",甚至因此不能再从事直接接触患者的一线医疗工作,断送自己的职业生涯。此外,危害医疗秩序失信行为对医护人员心理的影响在本书第六章进行了阐述。

### (三)职业行为影响

医务人员在遭受医院暴力后,无论是身体受到伤害,还是心理受到影响,均会不同程度的反映到职业行为中。每一名医务人员在进入职场前,均要经过正规的专业医学教育、技能培训和数十场至上百场不等考试,并取得相应执业资格证书,才具备从业的基本要求。他们都是怀揣着治病救人的梦想,克服诸多学业上艰辛和生活上的压力,一步一步走向工作岗位的。他们大多对自身工作的岗位充满热爱、崇敬,并为之辛勤地奉献着。当医院暴力发生时,会使他们产生愤恨、不满、压抑、痛苦、失望等负面情绪,如不及时疏导,进而就会影响到职业行为,导致工作积极性、主动性下降。随着负面情绪的累积,甚至出现防御性医疗行为,遭受过医院工作场所暴力的医生可能会出现"一朝被蛇咬十年怕井绳"的情况,为了避免风险产生,宁可对患者过度的检查、诊疗、开药;或是为保证治疗上的稳妥,则要求各科室都参与会诊治疗;为规避责任,考虑到医疗风险因素,本来自己能处理的疾患让其他人处理,本来自己科室该承担的风险让其他科室分担;在诊疗方案的选择方面,为规避医疗风险,医务人员会更倾向于成熟、传统、风险可控的方案,而非患者病情诊疗最佳的方案,因担心潜在风险,医务人员在新技术、新药品、新器械实验试用方面更趋保守,不利于医学的发展和进步。在医患沟通方面,医务人员更是谨慎对待,规定告知的反复告知,没有规定告知的不愿意多说一句话,唯恐说错。有学者研究发现,在美国有 90% 的高风险医务人员采取过防御性医疗,在意大利调查中也发现有近一半的医生曾在诊疗过程中为了避免诉讼等风险采取过度检查与治疗等。有学者对中国山东某市的调查中也发现,69.7% 医生扩大过检查范围和项目,89.6% 反复告知知情同意。防御性医疗会导致人力、物力、财力的很大浪费,形成恶性循环,影响医疗服务的可获得性,也给国家、患者及其家属造成经济负担,影响了和谐医患关系的建立。因此,科学预防和管理医疗失信行为十分必要。有关危害医疗秩序失信行为对医护人员职业行为的影响还将在本书第七章进行深入阐述,请参阅。

### 三、对诊疗秩序的影响

#### (一) 直接影响

危害医疗秩序失信行为包括:在医疗机构内故意伤害医务人员、损毁公私财物的;扰乱医疗秩序的;非法限制医务人员人身自由的;侮辱恐吓医务人员的;非法携带枪支、弹药、管制器具或危险品进入医疗机构的;教唆他人或以受他人委托为名实施涉医违法犯罪行为。从以上行为中,能够看出,无论哪一种危害医疗秩序失信行为,均会对正常诊疗行为及诊疗秩序造成影响。这些行为大致又可分为一般危害医疗秩序失信行为和严重危害医疗秩序失信行为两种类型。一般危害医疗秩序失信行为通常是指对物品、财产的损害影响较小,对医务人员的伤害较轻,持续时间较短,诊疗秩序能够在短时间内恢复。当事医务人员受到的影响一般会通过自我心理疏导和社会支持而逐渐减轻直至消除。损害物品也可通过正常处理途径得到赔偿或医院自行补充完善而恢复。严重危害医疗秩序失信行为则对物品、财产的损害大,对医务人员的伤害较重,持续时间较长,影响深远,诊疗秩序一般需相对较长的时间才能恢复。当事医务人员也将因身体伤害或心理巨大压力而不得不停止执业,甚至中断执业生涯。损害财物方面也会较一般失信行为严重,医疗机构往往先行补充、完善,以尽快保证继续诊疗的需要。然后,再通过正规途径予以追讨。

#### (二) 间接影响

一般危害医疗秩序失信行为对医疗机构所造成的间接影响较小,医务人员心理方面的打击较身体方面更突出,一般通过医院积极干预和管控能够化解和消除。严重危害医疗秩序失信行为则不然,甚至间接影响远远大于其直接的经济损失和人员伤害,当事医务人员可能因此在一定时间内不能正常从事诊疗工作,所在科室的正常运转也会受到影响和冲击,被迫调整,医疗机构也因此面临着危机。如何快速有效地救治受伤害的医务人员,有力地惩处施暴方,防止其他人员的群体过激行为,采取有效措施减低医院的负面影响等,将成为医疗机构及其管理者不得不面对的问题。此外,由于媒体及相关人员的报道和传播,社会公众对医疗机构的态度会产生变化,批评者、同情者、推波助澜者均有,无形中也会影响部分患者的就医选择,从而对医院诊疗秩序产生间接影响。近几年,我国的恶性伤医事件频发,不良影响已不单单限于当事人及医疗机构本身,而是扩大到一定区域或卫生行业,甚至是整个社会层面。某些典型的恶劣伤医事件,引发了医务人员群体的强烈不满,越来越多的人站出来,要求其职业环境、人身安全应该得到切实重视和保障,更加凸显了这一问题的紧迫性和严峻性。

## 第三节　危害医疗秩序失信行为对医疗机构
### 经济效益的影响

我国卫生事业的性质是政府实行一定福利政策的社会公益事业,在社会主义市场经济体制下,医疗机构是由国家、集体或个人投资的公益事业,同时政府对其给予一定的福利政策。随着公立医院改革的深入,医疗机构的药品加成收入已被取消,其收入渠道主要有服务收入和政府补助两部分。因不同区域、经济状况的差别,政府补助占医疗机构总收入不同,但从总体上看,这部分投入占医院总收入的比重是较小的。因此,医疗机构要在竞争激烈的市场上获得生存和发展,必须在注重医疗质量的基础上,不断追求其自身经济效益的提升。危害医疗秩序失信行为直接表现为对当事医务人员身体、心理和职业行为的影响,对正常医疗秩序造成了破坏,反映到医院经济层面,自然也对其产生影响和挑战。

### 一、经济效益概念和内涵

经济效益是投入与产出的比较,是活劳动和物化劳动的消耗同以使用价值或价值表现的经济活动成果的比较。医院的经济效益是指医院在为患者提供医疗服务时，所投入与支出的相关比例，是劳动耗费或资金占用与劳动成果之间的关系。各医院设有专门的财经管理部门，如财务科、经济管理办公室、物价科、收费结算办公室、审计科、国有资产办公室等，这些部门间各有分工并相互合作，共同对医院的整个经营业务进行专门管理。我国不同省份以及同一省份的不同地域，医院财经管理方面不尽相同，呈现出较大的差异。一般来讲，医院所在的区域经济越发达、信息化程度越高、领导越重视，其财经管理越科学和精细，对促进医院经济效益影响越大。医院经济效益的优劣是可比较、可数字化、可衡量的，如某医院年收入、每位职工平均业务收入、医疗收入占业务收入的比例、百元业务收入的业务支出、资产负债率、固定资产增长率、固定资产收益率、流动资产收益率、流动比率、速动比率等。

## 二、一般危害医疗秩序失信行为对医院经济效益的影响

一般危害医疗秩序失信行为对医疗机构的损害较小、程度较轻、作用时间较短。为便于叙述，现从直接损失和间接损失两方面来简要论述一般危害医疗秩序失信行为对医疗机构经济效益的影响。

（一）直接损失

直接损失是指一般危害医疗秩序失信行为发生后，医疗机构因物品损坏、人员伤害、秩序破坏而导致经济损失，包括财物损失和医务人员影响两方面：①在财物损失方面，服务对象因各种原因产生不满情绪，而不配合医务人员诊疗行为，通过故意扔东西、损害物品，干扰及破坏诊疗秩序进行发泄。从媒体报道及医院实际工作情况来看，该现象较为普遍，例如患者摔血压计、扔听诊器、踹桌椅、撕病历本、拍打电脑、踢垃圾箱、乱扔垃圾、堵塞路口、把持房间门等各种破坏行为。发生以上事件后，医院管理部门、保卫部门会及时介入，对冲突过程进行调查处理，相关财物损失依据调查结果及责任大小予以赔偿，患方不同意或不接受调查处理意见的，则由患方依照相关程序和规定向医院上级部门反映或投诉。②在医务人员影响方面，服务对象也是在不满情绪影响下，针对医生、技师、护士、保安、管理人员等进行威胁、侮辱、责骂、推扯、踢踹、挑唆、打耳光、故意激惹等不理智行为，以期得到情绪的发泄。以上行为发生后，医务人员会立即向主管行政部门和保卫部门反映，以求其及时介入，对冲突行为进行调节或处理。在当前的医疗环境下，医务人员未遭受明确损伤时，医院自行与患方协商处理，结果以道歉、小额赔偿而了事；部分事件也会上报公安机关，公安机关在医务人员未遭受明确损伤时，往往对患方进行笔录，获取调查材料，然后对当事人进行调节或口头警告而结束。在此过程中，医务人员工作状态受到干扰，正常诊疗秩序遭到破坏，其他患者的诊疗因此延误，部分患者选择退院，使医院正常工作质量和效率均受到不同程度影响，从而降低医院经济收入。

（二）间接损失

间接损失是指一般危害医疗秩序失信行为发生后，医疗机构因医务人员身体、心理受到伤害而造成的间接经济损失。间接经济损失意味着医务人员有效工作时间的减少和工作能力的下降。在发生一般危害医疗秩序失信行为后，相对于身体伤害来讲，医务人员心理伤害较为严重，它们往往觉得委屈、愤懑、压抑，对事件处理结果不满意，进而导致工作效率和质量下降，甚至不得不休假进行调整。如因此休假，将不会占用医务人员正常假期时间，医疗机构也应正常支付其工资和绩效收入，从而对医院经济收入造成损失；如工作效率下降，那么少承担的工作无疑将由其他同事代为完成，会对其个人和科室造成一定影响；如工作质量下降，轻则会使工作效果难以达到预期，重则将对患者的安全产生严重影响，甚至造成无法弥补的后果。此外，基于趋利避害的心理，此类事件会使医务人员选择更传统、稳妥、易于患者接受的诊疗方案，而不是创伤更小、恢复更快、技术更新的最佳诊疗方案。

## 三、严重危害医疗秩序失信行为对医院经济效益的影响

与一般危害医疗秩序失信行为对医疗机构经济效益影响一致，严重危害医疗秩序失信行为对医疗机构经济效益的影响也可以从直接损失和间接损失两方面论述。

### (一) 直接损失

在物品损坏、人员伤害和秩序破坏方面,无论是范围、程度,还是广度、深度,严重危害医疗秩序失信行为均显著强于一般危害医疗秩序失信行为。在物品损害方面,患方行为更为激烈,较多表现为用重物砸毁医院门玻璃、掀翻诊疗床、打砸工作电脑、损毁医院重要标识、撕毁医疗文书、踹砸医疗车及破坏急救车、心电仪、监护仪、超声等医疗设备,导致医疗行为很难或无法进行。患方人员多,群体人员集体施暴时,物品的损害更为恶劣、严重。患方经济条件好者,可以全部或部分赔偿医院物品损失;经济条件一般的人员,即使患方有错在先,也无法赔偿损失,不得不由医院来承担。在人员伤害上,患方由于强烈的不满情绪,常常通过故意殴打、限制人身自由、威逼下跪、侮辱恐吓及利用枪支弹药、管制器具或危险物品等进行加害,甚至追杀医务人员,导致医务人员的身体健康和生命安全受到严重威胁。医务人员受到身体损害和心理打击巨大,因而产生多种严重不利影响,如被迫休假进行调整,或短时间无法从事本职工作,或不能在原岗位工作,或无法继续工作,或死亡等。医疗机构则可能要承担医务人员的治疗费、护理费、食宿费、交通费、营养保健费、工资绩效损失等,从而致使本单位经济效益受到影响。在诊疗秩序破坏方面,失信者通过拉条幅、摆花圈、停尸体、堵通道、拍视频、采用社交平台等方式,干扰或阻断正常诊疗秩序,导致医疗机构终止部分或整个诊疗行为。对于门诊部门来讲,日常的挂号、候诊、看诊、缴费、检查、检验、取药等部分环节在一定时间内中断,干扰其他患者诊疗过程,从而影响门诊工作绩效;对于住院部门来讲,同病房或相邻病房的其他患者的正常诊疗过程部分遭到破坏,降低了工作的质量和效率,从而影响了住院部的工作绩效。

### (二) 间接损失

与一般危害医疗秩序失信行为相似,严重危害医疗秩序失信行为所造成的间接损失也包括工作年限缩短、日工作时间减少、工作质量下降、工作效率降低所造成医疗机构经济收入的减少。此外,因严重危害医疗秩序失信行为导致当事医务人员无法履行其家庭角色时,医疗机构也要对此给予一定的经济上的帮助。需特别指出的是,严重危害医疗秩序失信行为所造成的间接损失远远高于一般危害医疗秩序失信行为,有时甚至是无法估量的。严重危害医疗秩序失信行为不仅对当事医务人员造成损害,而且对本科室、本单位、本区域、本行业的其他人也会造成影响和波动,甚至一定程度上影响社会的和谐稳定。例如,当杀医事件发生时,行业内的人员往往非常激动、愤怒,甚至对医生行业感到悲观失望,部分医学院校的学生走上街头,严重抗议医院暴力事件,呼吁医务人员应得到社会应有的尊重和认可。当这些涉及面较大的行为发生时,会影响到整个人群和社会,其影响是广大、持久且深远的,所造成的经济损失不可估量。

## 第四节  危害医疗秩序失信行为对医疗机构社会效益的影响

医院是面向社会人群提供医疗、预防、保健、康复、健康教育和健康促进的服务机构,从而满足人们对医疗卫生保健服务的需求。医院提供服务功能的过程就是社会效益发挥的过程。危害医疗秩序失信行为能够破坏医院正常医疗秩序,对医务人员身心健康造成威胁而影响医院功能的发挥,进而影响医院的社会效益。

### 一、社会效益概念和内涵

医院的社会效益是指医院为社会提供医疗服务的质量、数量、服务态度等得到社会认可程度,也可以理解为公众对医院的评价或医院在人们心中的威信。一般来讲,医院具备五方面的功能:一是诊疗功能,即通过对生老病死等自然过程的科学干预,提高人群健康水平,修复和保护社会劳动力,促进经济社会发展;二是预防保健功能,即控制传染源,提高人群免疫水平,进行健康教育和咨询,提高人群的自我保健能力；三是教育培训功能，即对相关人员进行医学教育和培训，提高医疗卫生行业人员业务能力和水平；四是科学研究和技术开发功能；五是物质生产功能，即医药用品的加工生产，生物医学工程产品的设计与制造，参与社会商品流通的劳务活动等。医院社会效益的大小，或者医院对社会贡献的多少，主要取决于医院以上功能的发挥程度。

## 二、医院社会效益与经济效益的关系

### (一) 社会效益

社会效益是医院的根本。医院之所以存在，是为了满足人们医疗卫生保健需求，达到治疗疾病、减轻痛苦、延长生命、提高生活质量的目的。为了实现这一目标，医院应努力提高自身的医疗技术，保障患者诊疗安全，营造良好就医环境，培养更多的高质量医学人才，不断推动医学的进步与发展。中华人民共和国成立以来，我国医院在性质上都是公益性，不断地提高、改善医疗服务来满足人们对卫生健康的需求，从而更好地服务于社会主义政治、经济、文化等各项事业。近些年，国家卫生行政部门主导开展的"等级医院评审""医院管理年""医疗质量万里行""大型公立医院巡查""三好一满意""优质护理服务""医联体建设""分级诊疗"等活动，都是秉承"以患者为中心"的理念，以回归医院公益性、保证患者安全、提高医疗质量、改善医疗服务等为目标。

### (二) 经济效益

经济效益是医院生存发展的基础。我国政府对医院实行一定的福利政策，能够给医院减轻一部分经济负担。但是医院生存和发展所需的主要经济来源仍然来自作为市场经济主体的医院本身经营和管理。首先，医院的运行成本高，包括人员工资、绩效薪酬、基本建设、医疗设备、药品使用、卫生材料、行政业务、科研管理、教学投入、医院环境、后勤消耗等各个方面。其次，医院的进一步发展离不开经济基础的支持。从总体来看，各地医疗市场竞争较为激烈，医院发展普遍较快，如果医院自身不寻求突破和提升，很难占有一席之地。提升医院品牌、加强学科建设、完善人才培养、开展高新医疗技术、购买先进设备、改善医院环境等无一不需要强有力的资金作为保障。此外，随着医疗卫生体制改革的推进，医院的外部环境不断发生变化，一方面医院要紧跟医改步伐，执行、落实相关的医改政策和要求；另一方面，医院本身发展也存在着诸多矛盾，还要不断解决医院自身的问题。这些问题的解决，也都依赖于医院的经济效益情况，依赖于医院的经济管理能力和水平。

### (三) 社会效益和经济效益的关系

医院的社会效益与经济效益是辩证统一的关系。社会效益是无形的、长远的、无限的：社会效益是医院的品牌、声誉、形象，是无形的；社会效益是百姓心中的威信和认可程度，这种威信和认可程度一经形成，便可较长时间存在；社会效益的价值又是难以评价的，一所好的医院能够成为一定区域内的标志，甚至是行业内的标杆，其影响将是深远的、无限的。经济效益是有形的、短期的、有限的：经济效益可以从医院的资产、负债等货币形式来衡量，能够互相比较；经济效益又是短期的，它反映的是一段时间经营状况的好坏，不代表一直会是这样；无论一家医院的经营好还是不好，其经济效益都是有限的。从根本上说，社会效益与经济效益是一致的，应该同步增长。坚持社会效益为第一位，以提高社会效益来提高经济效益；通过提高经济效益，增进经济实力，扩大再生产和发展医学科学技术，进一步提高社会效益。

## 三、危害医疗秩序失信行为对医院社会效益的影响

由于一般危害医疗秩序失信行为对医院社会效益影响较小，该部分仅论述严重危害医疗秩序失信行为对医院社会效益产生的影响。

### (一) 严重损害了医院的声誉

医院的声誉是医院一种重要的无形资源。经媒体的宣传和人群的信息传递，严重危害危害医疗秩序失信行为会产生较大的社会舆论，从而对医院声誉造成影响。这类事件发生后，社会便会关注整个事件的

过程,一方面是患方的行为是否存在问题或过错,另一方面医院是否有质量、安全、服务等方面的不足或差错。而一旦医院有责任,会被社会无限放大,导致医院形象严重受损。此外,除了关注事件本身外,社会还会关注医院对该事件的处理情况,包括是否及时采取了措施,措施是否有效,对患者的处理是否尽到应有义务,事件处理结果是否得到社会多数人的认可等。在此过程中,如果医院的危机处理或管理不到位,医院形象会进一步受损。从近些年已发生的严重危害医疗秩序失信行为案例来看,有些舆论是正面的,对维护医院声誉起到一定的促进作用;而也有一些舆论是负面的,甚至演变成了人们对医院,乃至对医疗卫生系统的集体声讨和谴责,造成了较坏的社会影响。

### (二)降低了大众对医疗行业的尊崇感

在我国,长期以来人们是非常尊崇医疗行业的,"医乃仁术""不为良相,便为良医""悬壶济世""杏林春暖""救死扶伤"等是社会对行业认同的真实写照。很多学子也怀揣着"济世救人"的崇高理想,积极投身于医疗卫生事业,有效促进和保障了人民群众的生命安全和身体健康。但因严重危害医疗秩序失信行为事件,救人生命于危难的医务人员,不但没有得到人们最高的赞誉和认可,反而遭受了"骂医""辱医""打医""伤医",甚至"杀医"的危害,其内心遭受创痛可想而知。同时,相对于社会其他行业来讲,医务人员平均学历、日工作时间、工作压力要显著高于社会其他行业平均水平。由于部分医务人员的失范行为及部分媒体对医疗纠纷的不实报道,加深了大众对医疗行业的认知偏差,导致大众对于医疗行业尊崇感的降低。

根据中国医师协会发布的《中国医师执业状况白皮书》,2011年被调查医师中不愿意子女从医的比例为78.0%,2014年占比为64.5%,2018年占比为45.0%,尽管百分比呈逐年下降的趋势,这也从一定程度上反映了从医效用下降,我国医师对医疗行业的信心与展望不容乐观。

### (三)影响了社会人群的就医选择

社会人群就医选择受多种因素影响,既有主观因素,也有客观因素。主观因素包括就医者的性格、病情、就医习惯、经济条件、工作性质、家人意见、社会关系网络、对医院熟悉程度等;客观因素包括医院声誉、位置、级别、规模、技术能力、诊疗质量、服务环境、社会认可程度等。严重危害医疗秩序失信行为通过对医院声誉、环境、秩序、社会评价等方面造成的影响,进一步影响社会人群的就医选择倾向。例如,当某医院发生了严重危害医疗秩序失信行为,尤其医院的某些不足和差错导致或促使了事件的发生,或者经媒体和人群的社会放大作用,人们基于"趋利避害"考量,往往拒绝选择当事医院就医,转而到其他医院接受诊疗,这样就导致了医院潜在患者源的损失,一定程度上影响医院的社会效益。

## 本章小结

本章主要探讨了危害医疗秩序失信行为对医疗机构的影响,并从三个方面系统地阐述了对医疗机构的医务人员及诊疗秩序、经济效益和社会效益的影响。危害医疗秩序失信行为普遍存在且日益严重,不仅直接破坏医疗机构正常的诊疗秩序,威胁医务人员的身心健康,降低工作满意度,出现离职倾向,另外还增加了医院的经济负担,损害了医院的社会形象。此外,严重危害医疗秩序失信行为对医院经济效益的直接损失和间接损失不可估量,对医院社会效益产生的影响主要包括损害医院声誉、降低医生职业的尊崇感和影响就医选择等。

(王立成 王永晨 孙兴元)

# 第四章　医院工作场所暴力现状研究

医院工作场所暴力已经成为备受各国关注的全球性公共卫生问题,其作为患方失信行为中较为严重的一种表现形式,对医务人员以及医院产生了严重的负面影响,了解其发生现状对有效防控此类事件的发生至关重要。本章将在互动仪式链理论背景下以医院工作场所暴力发生现状为切入点对严重危害医疗秩序失信行为进行深入的研究,进一步阐述不同类别医院工作场所暴力的发生率、特征及规律,为有效预防和控制医院工作场所暴力的发生寻找切入点。

## 第一节　研究概述

### 一、研究的意义及价值

患者在医院场所获得诊疗服务的,过程中伴随着医患双方的仪式互动,常规情况下患者经过挂号、问诊、检查和复诊的基本流程和仪式满足自身的卫生服务需求。但是,在我国的医疗场所中却频繁发生患方的暴力伤医事件,破坏了诊疗互动仪式的平衡,打破常规,突破法律规范,破坏了正常的医疗秩序,产生了非常恶劣的社会影响。医院工作场所暴力不单单在中国出现,现在已经成为一个全球问题。迄今为止,关于医院工作场所暴力达成五点一致意见:医院工作场所暴力可分为躯体暴力,言语暴力以及性骚扰;施暴者可以是住院的患者以及陪护的家属;造成医院工作场所暴力其中一个重要因素是医院工作环境;医院工作场所暴力可以导致医患关系紧张和患者的不良预后;对医务人员身体和心理造成一定程度的负面影响,如降低工作满意度,增加离职倾向。

频繁发生的医闹、用暴力解决医患纠纷,使得正常的就医秩序受到严重的干扰,医务人员的身心健康受到了极大的危害。构建和谐的医患关系,形成医患互信的良好氛围是全社会共同追求的目标。因此,本研究通过对医院工作场所暴力现状的调查,了解医院工作场所暴力的特征,分析其影响因素,为医院预防和控制医院工作场所暴力提供依据,为卫生行政部门制定相关政策提供参考。

### 二、国外医院工作场所暴力的研究现状

在许多国家,医疗活动中患者及其家属引发的工作场所暴力已经成为一个日益严重的问题。在巴基斯坦拉合尔的两所医院中研究者调查了 309 名护士,其中 57.3% 遭受过语言暴力,53.4% 的人遭受过躯体暴力,26.9% 的人遭受过性暴力,患者以及患者家属和同事是医院工作场所暴力的主要实施者。这可能与

巴基斯坦护士的社会地位较低有关。研究结果还表明,巴基斯坦的未婚护士面临更多类型的暴力,更容易遭受性暴力。年轻和未婚的女性极易受到伤害,但一般不愿主动上报,因为报告性暴力可能导致道德的指责,损害家庭的荣誉。国际相关研究表明,少数族裔地区的护士会面临各种形式的暴力,尤其在晚上加班的护士会面临更高的风险。Masoud 等人也在伊朗全国范围内进行了关于医务人员遭受医院工作场所躯体暴力的研究。研究结果显示,23.5% 的医务人员遭受了躯体暴力,护士是躯体暴力的主要受害者(78%),患者家属是暴力的主要实施者,占 56.0%,其中 45.0% 遭受医院工作场所暴力的医务人员最普遍的反应是要求施暴者停止暴力。

一项在澳大利亚对参加临床实习的护理学生和助产学生遭受医院工作场所暴力现状的调查研究发现,在 393 名学生中遭受医院工作场所暴力的主要形式是语言暴力,其中有 17.0% 的学生遭受过患者及其家属的恐吓。Simone 等人在悉尼两所医院进行调查研究,用来确定急诊科医务人员遭受医院工作场所暴力事件的特点和模式。调查结果显示,过去 12 个月内共发生 34 起医院工作场所暴力事件,作案者多为男性,占总人数的 53.0%,平均年龄为 34.5 岁,其中有 33 起语言暴力伤医事件。

美国学者采用横断面研究方法对纽约多所医院急诊科的医务人员进行了调查,大多数医务人员(65.5%,78/119)经历了至少一次医院工作场所暴力事件。几乎所有的急诊科医务人员(96.6%,115/119)都遭受过语言骚扰,78.2%(93/119)的急诊科医务人员遭受过口头威胁和恐吓,52.1%(62/119)的急诊科医务人员遭受到患者或其家属的性骚扰。它导致了急诊科医务人员安全感降低,出现职业倦怠等问题。

瑞士研究者 Sabine 等人,调查了 4 845 名医务人员,其中有 82% 的医务人员为女性。采用多元回归分析的方法分析了医院工作场所暴力的危险因素,其中在急诊室、门诊部、重症监护室、康复室工作的医务人员经常遭受医院工作场所暴力。芬兰学者研究了医务人员遭受医院工作场所暴力与身体肌肉骨骼疼痛的关系,在这项连续三年的调查研究中,344 名医务人员中有 34% 的医务助手报告频繁遭受医院工作场所暴力。德国研究者对医疗和福利中心医务人员遭受医院工作场所暴力的频率和后果进行了一个横断面研究,共调查来自 39 个医疗和福利中心的 1 973 名医务人员,有 78% 的医务人员遭受了语言暴力,56% 的医务人员遭受了躯体暴力,躯体暴力发生率最高的是对住院老年人承担护理工作的医务人员,达到了 63%。研究发现提供预防医院工作场所暴力的培训与建立预防设施对缓解医院工作场所暴力有积极的影响。

刚果民主共和国学者对 436 所医疗机构 2 210 名注册医疗工作人员进行了医院工作场所暴力现状调查,约 80.1% 的医疗工作者经历了一种或多种类型的医院工作场所暴力,医院工作场所暴力的发生率依次为语言攻击(57.4%)、性骚扰(15.2%)和躯体暴力(7.5%)。患者是语言攻击和性骚扰的主要施暴者,而患者的家属主要对医务人员实施躯体暴力。男性医务工作者遭受躯体暴力较多,而女性医务工作者则是性骚扰的主要目标。其中,只有 34.3% 的医院工作场所暴力事件上报给医院管理部门。在刚果的社会文化中,医务人员历来受到高度尊重,但频繁在刚果医院出现医院工作场所暴力事件,推动了刚果医院加大力度打击医院工作场所暴力的行动。加纳研究者对 24 名护士进行半结构式深入访谈分析后发现遭受医院工作场所暴力的原因,包括无效的沟通,漫长的候诊时间和探视时间过于苛刻等。

## 三、国内医院工作场所暴力的研究现状

陈祖辉等研究者对医院工作场所暴力做了一系列的研究,如 2003 年在广州市两所医院进行调查,结果显示医务人员遭受医院工作场所暴力的发生率为 65.0%,其中心理暴力为主要的暴力类型。医生比护士更容易遭受患者及其家属的暴力侵袭,医生和护士遭受医院工作场所暴力的比率分别为 70.3% 和 67.7%。男性比女性更容易遭受躯体暴力,护士最容易遭受性暴力。在 2004 年,研究者首先对广州 10 所不同级别的医院进行了医院工作场所暴力的流行病学研究,并分析了导致医院工作场所暴力的危险因素。随后对广州市 16 所医院急诊科护士遭受医院工作场所心理暴力的现状进行了调查,结果发现有 87.91% 的急诊科护士遭受过医院工作场所暴力,发生率高于在其他科室工作的护士。同年的 11 月研究者又对比分析了精神病医院与综合医院发生医院工作场所暴力的现状与特点,调查结果显示出两所医院发生医院

工作场所暴力的危险因素不同,精神病医院施暴的患者多存在精神障碍,而综合医院的患者及其患者家属多因要求没有得到满足进而激发矛盾引发医院工作场所暴力。研究者在 2009 年调查了广州、揭阳、深圳和东莞 4 市的综合医院护士遭受医院工作场所暴力的现状,发现男护士较女护士更易遭受医院工作场所暴力的侵害,年龄较小经验较少的护士较其他资历较老的护士更易遭受医院工作场所暴力。2011 年研究者又分析研究了广州 10 所综合医院儿科护士遭受医院工作场所暴力的现状,发现遭受医院工作场所暴力的儿科护士发生率高于同一地区的一般医院其他科室的医务人员。

张鼎、陆丹等人研究分析了医院工作场所暴力与护士职业倦怠的关系,发现护士遭受医院工作场所暴力多数为语言暴力,其次为刻意刁难。林少炜等学者采用多阶段分层整群抽样的研究方法对 1 950 名医务人员进行调查发现,情感虐待占 65.4%,成为医务人员遭受医院工作场所暴力最高的暴力类型,其次为躯体攻击占 51.3%,威胁恐吓占 45.1%。

樊立华研究团队在 2016 年对黑龙江的医院进行调查研究,受访者表示在过去的 12 个月里,他们在工作中遭到医院工作场所暴力。其中最常见的暴力类型是语言暴力(46.0%)。回归分析显示,35 岁以上,受教育程度低,工作经验少,夜班等与医院工作场所暴力相关。

邹湘君等人调查研究了西安 15 所综合医院的医务人员遭受医院工作场所暴力的现状,医务人员遭受医院工作场所暴力的发生率为 67.7%,其中有 66.2% 的医务人员遭受了语言暴力,有 8.7% 的医务人员遭受了躯体暴力,有 2.7% 的医务人员遭受了性骚扰。在调查的 15 所综合医院中,二级综合医院暴力发生率高于一级和三级综合医院的暴力发生率。

单春雨等人对厦门某医院急诊部 98 名医务人员进行调查,发现患者死亡、病情突变以及候诊时间过长是导致医院工作场所暴力的主要原因,并提出了"平安急诊"的理念和相对应的措施。

# 第二节 大型综合医院工作场所暴力现状

近年来,医院工作场所暴力频繁出现在公众的视野中,受到了较多的关注度,使得医院工作场所暴力成为国内外学者重点研究的课题。20 世纪 80 年代国外就已经出现了有关医院工作场所暴力的相关研究文献,而我国学者则在 2003 年开始发表有关医院工作场所暴力的文献资料。根据相关媒体报道,从 2000 年开始到 2015 年共发生 290 起暴力伤医事件,这 16 年间医院工作场所暴力的发生率总体呈上升趋势。在 2005 年和 2013 年达到了两个高峰,在随后的 2014 年和 2015 年较 2013 年有所减少,出现缓和趋势,但在 2016 年和 2017 年又出现了增长的趋势。在这期间,发生在大型综合医院的工作场所暴力最为常见,共有 196 例。由此可见,逐年增长的医院工作场所暴力是非常令人担忧的。

本章通过对大型综合医院工作场所暴力事件的调查,了解大型综合医院工作场所暴力的现状并对其影响因素进行分析,从而为医院预防和控制医院工作场所暴力提供依据,并为卫生行政部门制定相关政策提供参考。

## 一、研究对象与研究方法

### (一)研究对象

2016—2017 年,采用分层抽样的调查方法在中国东、中、西部地区的 16 个省抽取 44 所大型综合医院,每所医院按照医务人员 15.0% 比例抽样,平均抽取 480 人,包括全部诊疗科室,在知情同意的情况下对医务人员展开问卷调查,共发放问卷 21 120 份,收回问卷 18 900 份,有效问卷 16 979 份,有效回收率为 80.39%。

### (二)研究方法

**1. 文献研究法** 通过图书馆网络查询相关文献,检索的数据库主要有 PubMed、CNKI、万方和维普等数据库。了解国内外对医院工作场所暴力事件研究的进展,了解我国医院工作场所暴力的现状、医院工作场所暴力的影响因素以及医院工作场所暴力对医生和护士的影响等资料,为课题的研究奠定基础。

**2. 问卷调查法** 医院工作场所暴力现状的调查问卷,是在总结借鉴已往研究使用的调查表基础上所制定的。我们借鉴 Hahn 等人开发的员工暴力调查表(the revised survey of violence experienced by staff, SOVES-G-R),并根据国际劳工组织和国际公共服务组织联合制定的调查表来修改我们的问卷。我们选取黑龙江省三所大型综合医院进行预调研,根据预调研的结果对问卷进行完善。此外,我们还邀请了 18 名与卫生领域相关的专家,以评估调查问卷的准确性、全面性。最后,确定本次研究的调查问卷。

**3. 专题小组讨论法** 课题组内所有成员展开讨论,主要针对调查问卷的设计与开发,成员提出意见或想法,课题组再对新提出的意见或想法进行讨论,使得问卷得到进一步完善。

**4. 数据处理方法** 将收集到的数据录入到 EpiData 3.1 建立数据库,运用 SPSS 24.0 软件对数据进行分析。采用描述性统计分析和 $\chi^2$ 检验,建立 Logistic 模型,对三级医院医务人员工作场所暴力发生的现状进行深入分析。

**(三) 质量控制**

**1. 问卷设计阶段** 本问卷在哈尔滨医科大学附属第一医院、第二医院、第四医院进行预调查,经过专题小组讨论法进一步完善问卷。将完善后的问卷再次进行预调查和专家咨询,最终确定调查问卷,确保了调查问卷的效度和信度。

**2. 调查实施阶段** 课题组进行现场调查前,需要确定统一的标准,依据此标准对调研人员进行规范化培训,并与医院行政管理部门进行沟通取得其同意后再进行问卷调查。在问卷填写前,与医务人员和患者进行沟通,表明调查者的身份与调查的目的,并采用匿名的方式进行调查,以消除医务人员及患者心理上的疑虑与抗拒,使他们认真填写问卷,从而得到真实的数据。

**3. 资料处理阶段** 将收集到的问卷进行筛选,确定统一剔除标准,将问卷筛选后,建立编码体系对合格的问卷进行编码,数据的录入采用双录的方式,以确保数据的正确性,避免因数据录入错误造成分析结果上的不准确。

## 二、研究对象的基本信息

本次调查的医务人员共计 16 979 人。其中受访者大多数是女性,学历主要以本科为主,有 13 697 名医务人员每天与患者接触 6h 以上。医务人员具体特征见表 4-1。

表 4-1 大型综合医院医务人员基本情况

| 基本情况 | 人数 / 人 | 百分比 /% |
|---|---|---|
| 性别 | | |
| 男 | 4 320 | 25.4 |
| 女 | 12 659 | 74.6 |
| 年龄 / 岁 | | |
| <30 | 7 055 | 41.6 |
| ≥30~50 | 9 033 | 53.2 |
| >50 | 891 | 5.2 |
| 受教育程度 | | |
| 大专及以下 | 3 543 | 20.9 |
| 本科 | 9 501 | 56.0 |
| 硕士及以上 | 3 935 | 23.1 |

| 基本情况 | 人数 / 人 | 百分比 /% |
| --- | --- | --- |
| 婚姻状况 | | |
| 已婚 | 11 915 | 70.2 |
| 未婚 / 离异 / 丧偶 | 5 064 | 29.8 |
| 职称 | | |
| 初级 | 9 238 | 54.4 |
| 中级 | 4 733 | 27.9 |
| 高级 | 3 008 | 17.7 |
| 聘用形式 | | |
| 正式职工 | 11 883 | 70.0 |
| 临时职工 | 5 096 | 30.0 |
| 月平均收入 | | |
| 5 000 元以下 | 14 292 | 84.2 |
| 5 000 元 ~<1 万元 | 2 455 | 14.5 |
| 1 万元及以上 | 232 | 1.4 |
| 工作岗位 | | |
| 医生 | 7 025 | 41.4 |
| 护士 | 9 144 | 53.9 |
| 医技人员 | 810 | 4.8 |
| 科室 | | |
| 急诊科 | 883 | 5.2 |
| 内科 | 4 777 | 28.1 |
| 普外科 | 1 755 | 10.3 |
| 肿瘤科 | 592 | 3.5 |
| 骨科 | 1 120 | 6.6 |
| 妇科 | 830 | 4.9 |
| 儿科 | 915 | 5.4 |
| 口腔科 | 351 | 2.1 |
| 五官科 | 665 | 3.9 |
| 影像检查科 | 754 | 4.4 |
| 其他 | 4 337 | 25.5 |
| 医院的诊疗时间 | | |
| 4h 以下 | 726 | 4.3 |
| 4~<8h | 6 225 | 36.7 |
| 8h 及以上 | 10 028 | 59.1 |
| 与患者接触时间 | | |
| 4h 以下 | 1 406 | 8.3 |
| 4~6h | 1 876 | 11.0 |
| 6h 及以上 | 13 697 | 80.7 |

### 三、医务人员遭受医院工作场所暴力的暴力类型及发生率

本次调查的医务人员共计 16 979 人,在过去 12 个月中,遭受医院工作场所暴力事件有 11 082 名,总发生率为 65.3%,其中语言暴力发生率为 60.1%(10 196/16 979),躯体暴力发生率为 17.7%(3 012/16 979),性骚扰发生率为 3.73%(634/16 979),具体情况见表 4-2。

表 4-2 医务人员过去 1 年中遭受暴力事件类型的构成

| 类型 | 例数 / 人 | 百分比 /% |
| --- | --- | --- |
| 语言暴力 | | |
| 责骂、谩骂、辱骂 | 6 328 | 57.1 |
| 威胁人身财产安全 | 3 901 | 35.2 |
| 躯体暴力 | | |
| 没有造成损伤 | 2 183 | 19.7 |
| 造成轻度损伤 | 1 053 | 9.5 |
| 造成明显损伤 | 299 | 2.7 |
| 造成严重后果 | 133 | 1.2 |
| 性骚扰 | | |
| 性骚扰、性挑逗 | 587 | 5.3 |
| 性袭击 | 133 | 1.2 |
| 强奸或强奸未遂 | 55 | 0.5 |

### 四、医院工作场所暴力特征分析

#### (一)医务人员遭受医院工作场所暴力人口学特征分析

研究结果显示男性遭受医院工作场所暴力的发生率高于女性($\chi^2$=9.753,$P$=0.002);30~50 岁较其他年龄段更易遭受医院工作场所暴力($\chi^2$=51.671,$P$<0.001);本科学历的医务人员暴力发生率高于其他学历层次的医务人员($\chi^2$=31.097,$P$<0.001);初级职称暴力发生率低于其他职称($\chi^2$=29.455,$P$<0.001)。不同的月收入和聘用形式与医院工作场所暴力的发生率之间差异无统计学意义。详情见表 4-3。

表 4-3 不同人口学特征医务人员遭受暴力情况分析

| 人口学特征 | 遭受暴力人数 / 人 | 暴力发生率 /% | $\chi^2$ | $P$ |
| --- | --- | --- | --- | --- |
| 性别 | | | | |
| 男 | 2 904 | 67.22 | 9.753 | 0.002 |
| 女 | 8 178 | 64.60 | | |
| 年龄 / 岁 | | | | |
| <30 | 4 412 | 62.54 | 51.671 | <0.001 |
| 30~50 | 6 118 | 67.73 | | |
| >50 | 552 | 61.95 | | |

续表

| 人口学特征 | 遭受暴力人数 / 人 | 暴力发生率 /% | $\chi^2$ | $P$ |
|---|---|---|---|---|
| 受教育程度 | | | | |
| 专科及以下 | 2 172 | 61.30 | 31.097 | <0.001 |
| 本科 | 6 306 | 66.37 | | |
| 硕士及以上 | 2 604 | 66.18 | | |
| 婚姻状况 | | | | |
| 已婚 | 8 018 | 67.29 | 72.228 | <0.001 |
| 未婚 / 离异 / 丧偶 | 3 064 | 60.51 | | |
| 职称 | | | | |
| 初级 | 5 863 | 63.47 | 29.455 | <0.001 |
| 中级 | 3 204 | 67.69 | | |
| 高级 | 2 015 | 66.99 | | |
| 聘用形式 | | | | |
| 正式职工 | 7 807 | 65.70 | 3.230 | 0.072 |
| 临时职工 | 3 275 | 64.27 | | |
| 月平均收入 | | | | |
| 5 000 元以下 | 9 373 | 65.58 | 5.099 | 0.078 |
| 5 000 元 ~<1 万元 | 1 569 | 63.91 | | |
| 1 万元及以上 | 140 | 60.34 | | |

### (二）医院工作场所暴力与工作相关情况分析

医生和护士较医技人员更易遭受到医院工作场所暴力（$\chi^2$=30.733，$P$<0.001）；接触患者 6h 以上的医务人员更易遭受医院工作场所暴力（$\chi^2$=101.350，$P$<0.001）；急诊科相比其他科室是医院工作场所暴力高发的科室（$\chi^2$=240.016，$P$<0.001）。详情见表 4-4。

表 4-4　医务人员遭受医院工作场所暴力与工作相关情况

| 工作情况 | 遭受暴力人数 / 人 | 暴力发生率 /% | $\chi^2$ | $P$ |
|---|---|---|---|---|
| 工作岗位 | | | | |
| 医生 | 4 660 | 66.33 | 30.733 | <0.001 |
| 护士 | 5 964 | 65.22 | | |
| 医技人员 | 458 | 56.54 | | |
| 科室 | | | | |
| 急诊科 | 690 | 78.14 | 240.016 | <0.001 |
| 内科 | 3 152 | 65.98 | | |
| 普外科 | 1 133 | 64.56 | | |
| 肿瘤科 | 345 | 58.28 | | |
| 骨科 | 833 | 74.38 | | |
| 妇科 | 575 | 69.28 | | |
| 儿科 | 652 | 71.26 | | |

续表

| 工作情况 | 遭受暴力人数/人 | 暴力发生率/% | $\chi^2$ | $P$ |
|---|---|---|---|---|
| 口腔科 | 180 | 51.28 | | |
| 五官科 | 420 | 63.16 | | |
| 影像检查科 | 521 | 69.10 | | |
| 其他 | 2 581 | 59.51 | | |
| 医院的诊疗时间 | | | | |
| 4h 以下 | 404 | 55.65 | 90.543 | <0.001 |
| 4~<8h | 3 862 | 62.04 | | |
| 8h 及以上 | 6 816 | 67.97 | | |
| 与患者接触时间 | | | | |
| 4h 以下 | 749 | 53.27 | 101.350 | <0.001 |
| 4~<6h | 1 206 | 64.29 | | |
| 6h 及以上 | 9 127 | 66.64 | | |

## 五、大型综合医院工作场所暴力特征透视

### （一）医院工作场所暴力的发生率

本研究显示在过去一年内,医务人员遭受医院工作场所暴力事件的总发生率为 65.3%,语言暴力发生率为 64.5%,躯体暴力发生率为 12.8%,性骚扰发生率为 3.2%,可见语言暴力是医院工作场所暴力最常见的暴力类型。这与国内外文献报道的研究结果相接近。

### （二）性别、受教育程度与医院工作场所暴力

本研究结果显示性别、受教育程度是医院工作场所暴力的影响因素,其中男性医务人员较女性医务人员更易遭受医院工作场所暴力,认为这可能与男性医务人员沟通能力不足,缺乏耐心有关。受教育程度越高的医务人员遭受医院工作场所暴力的概率越大,学历高、技术好的医务人员承担的工作任务更为繁重,所接诊患者的病情也更为严重复杂,繁重的工作任务造成沟通时间的减少,加之患者家属焦急的心情更易导致医院工作场所暴力事件的发生。

### （三）工作岗位、接触患者时间与医院工作场所暴力

调查结果显示护理是医院工作场所暴力高风险岗位,由于护士本身的工作性质需要长时间与患者接触,对患者进行长时间的护理工作,发挥着医生和患者的桥梁媒介作用。患者对治疗结果的过高期望值以及一些不合理的要求,使护理人员无法达到患者及患者家属的心理预期,进而发生医院工作场所暴力行为。另外,医务人员接触患者时间越长,接触到情绪激动暴躁的患者及患者家属概率就越大,暴露于医院工作场所暴力的危险越大。另一方面由于医务人员长时间的工作导致身心疲惫,工作热情下降,与患者及患者家属沟通交流不畅,导致患者及患者家属的不满,进而也增加了医院工作场所暴力的发生概率。

### （四）科室类型与医院工作场所暴力

本研究结果显示急诊科医院工作场所暴力发生率最高,这与国内外的研究相一致。急诊科面对的患

者大多是危重症患者,患者家属心情焦虑压力较大,如果就诊等待的时间长、就诊环境拥挤,就会导致患者家属情绪暴躁,极易发生医院工作场所暴力事件。另外,由于急诊科工作的特殊性,医务人员经常加班工作,夜晚工作的医务人员少于白天工作的医务人员,繁重的工作量消耗了医务人员的同情心和耐力,增加了与患者及家属发生摩擦的概率。

# 第三节　县级医院工作场所暴力现状

随着我国经济社会的持续发展,医药卫生体制改革的不断深化,县级医院作为农村三级医疗卫生服务网络的龙头和城乡医疗体系中承上启下的枢纽,正在迎来机遇与挑战。然而,与三级医院相比,县级医院由于医疗技术水平不高、医院规模不大以及医疗设备陈旧,医院工作场所暴力事件时有发生。目前,大多数学者都将研究重心放在三级医院工作场所暴力事件上,忽略了县级医疗卫生机构的暴力问题。本节通过对全国 99 家县级医院医务人员遭受工作场所暴力的情况进行调查研究,总结出县级医院工作场所暴力高发的时间及地点、高危科室以及危险因素等,为我国县级医院工作场所暴力事件的防控提供依据。

## 一、研究对象与研究方法

### (一)研究对象

2016—2017 年,本研究采用整群抽样的研究方法,共涉及全国 99 家县级医院,共 13 272 名医务人员(包括医生、护士、医技人员和行政人员),对其在过去一年内是否遭受过工作场所暴力情况进行现状调查。同时,分析暴力事件发生的类型、科室、时间、地点、暴力事件发生后医务人员采取的措施,以及对医务人员造成的身心影响等信息。

### (二)研究方法

1. **调查问卷设计**　采用自编的《医务人员遭受患者及家属暴力事件调查问卷》,对全国 99 所县级医院医务人员进行问卷调查。调查问卷主要包括被调查者性别、年龄、学历等基本信息,还包括暴力事件发生的时间、地点、科室和类型。

2. **数据处理**　运用 EpiData 3.1 建立数据库并进行数据录入。使用 SPSS 24.0 软件进行数据分析。采用描述性统计分析、$x^2$ 检验和多元回归等统计学方法来分析全国 99 所县级医院医务人员遭受医院工作场所暴力的现状。

## 二、县级医院医务人员遭受医院工作场所暴力的调查结果

### (一)研究对象基本信息

接受本次调查的县级医院医务人员共 13 272 人。包括医生 5 854 名(44.1%)、护士 6 828 名(51.4%)、医技人员 504 名(3.8%)和行政人员 86 名(0.6%)。其中,受访者以女性为主(71.8%),30 岁以下年龄居多(42.6%),本科学历占多数(57.6%),初级职称较多(57.2%),有 66.6% 的正式职工,月平均收入在 3 000 元以下医务人员人数最多,达到 61.0%,与患者直接接触时间达到 6h 及以上的医务人员有 10 902 人,占总数的82.1%。

### (二)医务人员遭受医院工作场所暴力事件频度、类型

按照暴力发生的类型对调查结果进行统计分析,结果显示,语言暴力的发生频率最高,其次是躯体暴力,性骚扰发生率较低。具体情况见表 4-5。

表 4-5　县级医院医务人员过去 1 年中遭受暴力事件类型的发生率

| 类型 | 例数 / 人 | 发生率 /% |
|---|---|---|
| 语言暴力 | | |
| 　责骂、谩骂、辱骂 | 8 777 | 66.1 |
| 　威胁人身财产安全 | 4 272 | 32.2 |
| 躯体暴力 | | |
| 　没有造成躯体损伤 | 1 826 | 13.8 |
| 　造成轻度损伤 | 972 | 7.3 |
| 　造成明显损伤 | 324 | 2.4 |
| 　造成严重后果 | 115 | 0.9 |
| 性骚扰 | | |
| 　性骚扰或性挑逗 | 284 | 2.1 |
| 　性袭击 | 81 | 0.6 |
| 　强奸或强奸未遂 | 45 | 0.3 |

### （三）医务人员的人口学特征与遭受不同类型暴力的 $\chi^2$ 检验

表 4-6 显示了过去一年内,被调查者的人口学特征与遭受过躯体暴力以及非躯体暴力的关联性。结果显示,不论是躯体暴力还是非躯体暴力,男性遭受的比例均高于女性。年龄在 30~50 岁的医务人员相较于其他年龄更容易暴露于危险之中。急诊科和骨科是县级医院躯体暴力和非躯体暴力的高发科室,躯体暴力高发科室其次为普外科(19.7%),而非躯体暴力高发科室其次为儿科(75.0%)。此外,与患者接触时间 ≥ 6h,发生非躯体暴力的比率就越高。

表 4-6　医务人员的人口学特征与遭受不同类型暴力的 $\chi^2$ 检验

| 项目 | 总人数 / 人 | 躯体暴力 | | | | 非躯体暴力 | | | |
|---|---|---|---|---|---|---|---|---|---|
| | | 发生数 / 人 | 发生率 /% | $\chi^2$ | P | 发生数 / 人 | 发生率 /% | $\chi^2$ | P |
| 性别 | | | | | | | | | |
| 　男 | 3 739 | 976 | 26.1 | 315.179 | <0.001 | 2 706 | 72.4 | 64.741 | <0.001 |
| 　女 | 9 533 | 1 265 | 13.3 | | | 6 204 | 65.1 | | |
| 年龄 / 岁 | | | | | | | | | |
| 　≤30 | 5 649 | 800 | 14.2 | 67.383 | <0.001 | 3 700 | 65.5 | 98.732 | <0.001 |
| 　>30~40 | 4 132 | 797 | 19.3 | | | 2 979 | 72.1 | | |
| 　>40~50 | 2 758 | 542 | 19.7 | | | 1 820 | 66.0 | | |
| 　>50~60 | 688 | 98 | 14.2 | | | 395 | 57.4 | | |
| 　>60 | 45 | 4 | 8.9 | | | 18 | 40.0 | | |
| 教育程度 | | | | | | | | | |
| 　专科及以下 | 5 474 | 741 | 13.5 | 75.723 | <0.001 | 3 442 | 62.9 | 78.072 | <0.001 |
| 　本科 | 7 649 | 1 476 | 19.3 | | | 5 363 | 70.1 | | |
| 　硕士及以上 | 149 | 24 | 16.1 | | | 105 | 70.5 | | |

续表

| 项目 | 总人数/人 | 躯体暴力 | | | | 非躯体暴力 | | | |
|---|---|---|---|---|---|---|---|---|---|
| | | 发生数/人 | 发生率/% | $\chi^2$ | $P$ | 发生数/人 | 发生率/% | $\chi^2$ | $P$ |
| 婚姻状况 | | | | | | | | | |
| 已婚 | 9 743 | 1 720 | 17.7 | 17.085 | 0.001 | 6 627 | 68.0 | 14.323 | 0.002 |
| 未婚/离异/丧偶 | 3 529 | 521 | 14.8 | | | 2 283 | 64.7 | | |
| 职称 | | | | | | | | | |
| 初级 | 7 588 | 1 132 | 14.9 | 64.497 | <0.001 | 5 038 | 66.4 | 7.544 | 0.023 |
| 中级 | 3 672 | 663 | 18.1 | | | 2 467 | 67.2 | | |
| 高级 | 2 012 | 446 | 22.2 | | | 1 402 | 69.7 | | |
| 聘用形式 | | | | | | | | | |
| 正式职工 | 8 845 | 1 606 | 18.2 | 30.570 | <0.001 | 5 986 | 67.7 | 3.541 | 0.060 |
| 临时职工 | 4 427 | 635 | 14.3 | | | 2 924 | 66.0 | | |
| 月平均收入 | | | | | | | | | |
| 3 000 元以下 | 8 100 | 1 259 | 16.0 | 12.641 | 0.005 | 5 415 | 66.9 | 5.253 | 0.154 |
| 3 000~<5 000 元 | 4 828 | 887 | 18.4 | | | 3 275 | 67.8 | | |
| 5 000 元及以上 | 344 | 59 | 17.2 | | | 220 | 64.0 | | |
| 工作岗位 | | | | | | | | | |
| 医生 | 5 854 | 1 219 | 20.8 | 119.679 | <0.001 | 4 504 | 69.3 | 36.659 | <0.001 |
| 护士 | 6 828 | 958 | 14.0 | | | 4 498 | 65.9 | | |
| 医技人员 | 504 | 55 | 10.9 | | | 317 | 62.9 | | |
| 行政人员 | 86 | 9 | 10.5 | | | 41 | 47.7 | | |
| 所在科室 | | | | | | | | | |
| 急诊科 | 854 | 309 | 36.2 | 397.804 | <0.001 | 708 | 82.9 | 373.536 | <0.001 |
| 内科 | 3 591 | 549 | 15.3 | | | 2 400 | 66.8 | | |
| 普外科 | 1 398 | 276 | 19.7 | | | 985 | 70.5 | | |
| 肿瘤科 | 178 | 10 | 5.6 | | | 100 | 56.2 | | |
| 骨科 | 1 017 | 262 | 25.8 | | | 791 | 77.8 | | |
| 妇科 | 1 039 | 90 | 8.7 | | | 654 | 62.9 | | |
| 儿科 | 1 096 | 158 | 14.4 | | | 822 | 75.0 | | |
| 口腔科 | 266 | 26 | 9.8 | | | 137 | 51.5 | | |
| 眼科 | 301 | 30 | 10.0 | | | 194 | 64.5 | | |
| 影像检查科 | 984 | 146 | 14.8 | | | 685 | 69.6 | | |
| 其他 | 2 548 | 385 | 15.1 | | | 1 434 | 56.3 | | |

| 项目 | 总人数/人 | 躯体暴力 | | | | 非躯体暴力 | | | |
|---|---|---|---|---|---|---|---|---|---|
| | | 发生数/人 | 发生率/% | $x^2$ | $P$ | 发生数/人 | 发生率/% | $x^2$ | $P$ |
| 工作年限 | | | | | | | | | |
| 　1 年以下 | 835 | 70 | 8.4 | 88.743 | <0.001 | 442 | 52.9 | 139.097 | <0.001 |
| 　1~<5 年 | 3 918 | 578 | 14.8 | | | 2 593 | 66.2 | | |
| 　5~<10 年 | 3 067 | 555 | 18.1 | | | 2 218 | 72.3 | | |
| 　10~<20 年 | 2 781 | 577 | 20.7 | | | 1 950 | 70.1 | | |
| 　20 年及以上 | 2 671 | 461 | 17.3 | | | 1 707 | 63.9 | | |
| 诊疗时间 | | | | | | | | | |
| 　0~<2h | 99 | 14 | 14.1 | 100.216 | <0.001 | 56 | 56.6 | 238.140 | <0.001 |
| 　2~<4h | 218 | 31 | 14.2 | | | 124 | 56.9 | | |
| 　4~<6h | 239 | 27 | 11.3 | | | 132 | 55.2 | | |
| 　6~<8h | 5 013 | 656 | 13.1 | | | 3 018 | 60.2 | | |
| 　8h 及以上 | 7 703 | 1 513 | 19.6 | | | 5 580 | 72.4 | | |
| 与患者直接接触时间 | | | | | | | | | |
| 　0~<2h | 299 | 42 | 14.0 | 4.843 | 0.184 | 145 | 48.5 | 81.077 | <0.001 |
| 　2~<4h | 679 | 114 | 16.8 | | | 404 | 59.5 | | |
| 　4~<6h | 1 392 | 213 | 15.3 | | | 890 | 63.9 | | |
| 　6h 及以上 | 10 902 | 1 872 | 17.2 | | | 7 471 | 68.5 | | |

### (四) 医院工作场所暴力的发生时间、发生地点

表 4-7 显示暴力事件发生的时间以及发生地点。结果表明,与门诊、医生办公室等科室相比较,暴力事件在病房(32.4%)的发生率较高,白班的(69.0%)发生率高于夜班和下班后,事件发生时大多数有其他同事在场(64.5%)。

表 4-7　暴力事件发生时间、地点

| 项目 | 人数/人 | 百分比/% |
|---|---|---|
| 事件发生地点 | | |
| 　门诊 | 1 940 | 21.6 |
| 　病房 | 2 913 | 32.4 |
| 　医生办公室 | 2 021 | 22.5 |
| 　护士站/办公室 | 1 469 | 16.3 |
| 　治疗室 | 288 | 3.2 |
| 　其他 | 357 | 4.0 |
| 事件发生时间 | | |
| 　白班 | 6 204 | 69.0 |
| 　夜班 | 2 670 | 29.7 |
| 　下班后 | 114 | 1.3 |
| 事件发生时 | | |
| 　独自一人 | 2 958 | 35.5 |
| 　有其他同事在场 | 5 372 | 64.5 |

### (五) 县级医院医务人员遭受医院工作场所暴力的影响因素分析

Logistic 回归模型结果显示,性别、年龄、受教育程度、所在科室、工作年限、在医院的诊疗时间、与患者直接接触的时间以及所在医院是否开展培训是医务人员遭受工作场所暴力的影响因素。具体情况见表 4-8。

表 4-8 县级医院医务人员遭受医院工作场所暴力 Logistic 回归分析

| 变量 | B | S.E. | Wald | P | OR | 95% CI |
|---|---|---|---|---|---|---|
| 性别 | −0.417 | 0.049 | 72.512 | <0.001 | 0.659 | (0.598, 0.725) |
| 年龄 | −0.310 | 0.038 | 65.373 | <0.001 | 0.733 | (0.680, 0.791) |
| 受教育程度 | 0.192 | 0.042 | 20.764 | <0.001 | 1.212 | (1.116, 1.316) |
| 婚姻状况 | −0.063 | 0.043 | 2.140 | 0.144 | 0.939 | (0.863, 1.022) |
| 职称 | −0.073 | 0.040 | 3.361 | 0.067 | 1.076 | (0.995, 1.164) |
| 聘用形式 | 0.047 | 0.050 | 0.879 | 0.349 | 1.048 | (0.950, 1.158) |
| 月平均收入 | −0.046 | 0.041 | 1.266 | 0.260 | 0.955 | (0.881, 1.035) |
| 工作岗位 | 0.076 | 0.038 | 3.948 | 0.047 | 1.079 | (1.001, 1.163) |
| 所在科室 | −0.048 | 0.005 | 100.718 | <0.001 | 0.953 | (0.944, 0.962) |
| 工作年限 | 0.192 | 0.029 | 45.158 | <0.001 | 1.212 | (1.146, 1.281) |
| 在医院的诊疗时间 | 0.263 | 0.029 | 84.308 | <0.001 | 1.300 | (1.229, 1.375) |
| 与患者直接接触时间 | 0.152 | 0.029 | 26.975 | <0.001 | 1.164 | (1.099, 1.233) |
| 所在医院是否开展培训 | −0.229 | 0.038 | 36.275 | <0.001 | 0.795 | (0.738, 0.857) |

## 三、县级医院工作场所暴力透视

### (一) 年轻医务人员更易遭受医院工作场所暴力

调查显示,年龄在 30 岁以下的医务人员更容易遭受医院工作场所暴力。这可能是年轻的医务人员由于工作时间短,缺乏与患者以及患者家属沟通技巧和工作经验。

### (二) 医务人员工作时间长更容易遭受医院工作场所暴力

诊疗时间在 8h 以上、与患者直接接触时间达到 6h 及以上的医务人员更容易遭受医院工作场所暴力。这可能是由于以下两种原因:首先,长时间处于工作状态,加班加点进行工作会导致疲倦、焦虑以及工作压力大,容易造成诊疗失误,进而引发医疗纠纷。其次,长时间的工作及与患者直接接触、诊疗效果和医疗服务质量没有达到患方预期、患者长时间的排队引起的负面情绪,更增加了暴力事件发生的可能性。

### (三) 护士更容易遭受医院工作场所暴力

在实际的诊疗活动中,护士要完成发药、注射等工作内容,因此与患者及患者家属的直接接触更频繁。此外,护理工作本身的性质就要求护理人员要来回奔波,因此可能无法及时给予患者指导和沟通,此时患者的需求一旦得不到满足,护理人员往往会被迁怒,而遭受医院工作场所暴力。

### (四) 急诊科是医院工作场所暴力高发科室

急诊科是县级医院医务人员躯体暴力和非躯体暴力的高发科室,急诊科通常是医院救治患者的前沿科室,患者的病情通常较为紧急,患者及患者家属的情绪较为激动和焦虑,因此常常成为暴力事件发生的高发科室。

# 第四节　儿童专科医院工作场所暴力现状

近年来,随着我国医药卫生事业的逐步发展,一些医院工作场所暴力进入公众视线。急诊科、外科、儿科医务人员成为暴力伤医事件的重灾区。由于儿科医疗资源较为缺乏,就诊人群特殊等原因,儿科的工作场所暴力发生率更高。本节通过对儿童医院工作场所暴力事件的调查研究,揭示儿童医院工作场所暴力事件发生率、暴力类型及特征,施暴者特征等,为我国卫生行政部门和儿童医院制定预防工作场所暴力的对策提供依据。

## 一、研究对象与研究方法

### (一) 资料来源

本次调查在北京儿童医院集团进行,包括 12 家儿童医院。这 12 家医院均为三级甲等医院,且分布在中国的东、中、西部。其中广西壮族自治区柳州市儿童医院、山西省儿童医院、贵州省贵阳市儿童医院以及湖北省武汉市儿童医院(又为当地的妇幼保健院,包括儿童部和妇女医疗保健部)。具体情况详见表4-9。

表 4-9　12 家儿童医院情况

| 序号 | 医院名称 | 地点 | 性质 |
|---|---|---|---|
| 1 | 北京儿童医院 | 北京市 | 儿童专科医院 |
| 2 | 大连市儿童医院 | 辽宁省大连市 | 儿童专科医院 |
| 3 | 聊城市儿童医院 | 山东省聊城市 | 儿童专科医院 |
| 4 | 郑州市儿童医院 | 河南省郑州市 | 儿童专科医院 |
| 5 | 安徽省儿童医院 | 安徽省合肥市 | 儿童专科医院 |
| 6 | 杭州市儿童医院 | 浙江省杭州市 | 儿童专科医院 |
| 7 | 西安市儿童医院 | 陕西省西安市 | 儿童专科医院 |
| 8 | 江西省儿童医院 | 江西省南昌市 | 儿童专科医院 |
| 9 | 山西省儿童医院 | 山西省太原市 | 包括儿童和妇女医疗保健 |
| 10 | 武汉市儿童医院 | 湖北省武汉市 | 包括儿童和妇女医疗保健 |
| 11 | 贵阳市儿童医院 | 贵州省贵阳市 | 包括儿童和妇女医疗保健 |
| 12 | 柳州市儿童医院 | 广西壮族自治区柳州市 | 包括儿童和妇女医疗保健 |

### (二) 研究对象

2016 年,本研究以北京儿童医院集团的医务人员、医院管理人员、患儿家属为研究对象,进行了调查研究。

1. **医务人员**　北京儿童医院集团的医务人员总量大约是 11 600 人,按照 20% 的比例进行抽样,共计抽取 2 400 名,平均每家儿童医院抽取 200 名医务人员。采取分层抽样的方法,分别从每家医院的急诊科抽取 25 人,内科抽取 50 人,外科抽取 50 人,肿瘤科抽取 5 人,新生儿科抽取 20 人,五官科抽取 35 人,检验科抽取 15 人。被调查人群均为持有执业资格证的全职医生、护士和医技人员,不包括实习人员。共抽取 1 320 名护士,960 名医生,120 名医技人员。

2. **医院管理人员**　采用立意抽样的方法,从每家医院抽取 15 名医院管理人员(主管领导、行政管理人员、暴力事件高发科室的主任、护士长)。共抽取 180 名管理人员。

3. **患方(患儿家属)**　采用立意抽样的方法,选取暴力事件高发科室的住院患儿家属以及门诊患儿家属,作为调查对象进行调查,每家医院调查 50 名患儿家属。共抽取 600 名患儿家属。

(三) 研究方法

1. **调查问卷设计**　本次调查问卷是在国际劳工组织,世界卫生组织,国际护士理事会和国际公共服务组织设计的问卷基础上修改和完成的。通过 15 名专家(其中临床科室主任、护士长、卫生行政部门专家、流行病学专家、卫生管理专家、公共卫生专家各 2 名,医院行政管理者 3 名)对调查问卷进行修改审查,最后通过对 50 名医务人员进行 2 次预调查,信效度良好。

2. **收集数据**　分为两期进行,第一期基于医方,通过与北京儿童医院集团及各医院的管理人员协商,获得同意后,医务人员完成并返回一份匿名问卷。总计发放医务人员的问卷 2 400 份,回收 2 084 份问卷,有效问卷 1 932 份,问卷回收率 86.8%,有效应答率 92.7%。第二期基于患方,参考第一期调查研究结果,找出暴力高发科室并征求医院管理人员的意见,确定暴力高发科室范围。选取暴力事件高发科室的住院患儿家属以及门诊患儿家属作为调查对象,发放调查问卷共计 600 份,回收问卷 532 份,有效问卷 460 份,回收率 88.67%,有效率为 86.47%。发放医院管理人员问卷共计 180 份,回收问卷 180 份,有效问卷 169 份,回收率 100%,有效率为 93.89%。

## 二、调查对象基本情况

### (一) 医务人员

接受调查的医务人员包括医生 882 名(45.7%)、护士 977 名(50.6%)、医技人员 73 名(3.8%);其中女性,占 79.1%;年龄小于 41 岁,占 83.6%;本科及以上学历,占 82.1%;在医院的诊疗时间长达 8h 以上,占 62.6%;与患者直接接触的时间在 6h 及以上,占 74.3%。详见表 4-10。

表 4-10　医务人员的人口学特征

| 项目 | 例数 / 人 | 百分比 /% |
|---|---|---|
| 性别 | | |
| 男 | 404 | 20.9 |
| 女 | 1 528 | 79.1 |
| 年龄 / 岁 | | |
| ≤ 30 | 913 | 47.3 |
| >30~40 | 702 | 36.3 |
| >40~50 | 248 | 12.8 |
| >50~60 | 64 | 3.3 |
| >60 | 5 | 0.3 |
| 受教育程度 | | |
| 专科及以下 | 347 | 18.0 |
| 本科 | 1 072 | 55.5 |
| 硕士及以上 | 513 | 26.6 |
| 婚姻状况 | | |
| 已婚 | 1 267 | 65.6 |
| 未婚 | 646 | 33.4 |
| 其他 | 19 | 1.0 |

续表

| 项目 | 例数 / 人 | 百分比 /% |
|---|---|---|
| 职称 | | |
| 初级 | 1 190 | 61.6 |
| 中级 | 510 | 26.4 |
| 高级 | 232 | 12.0 |
| 聘用形式 | | |
| 正式职工 | 1 431 | 74.1 |
| 临时职工 | 501 | 25.9 |
| 月平均收入 / 元 | | |
| <3 000 | 385 | 19.9 |
| 3 000~<5 000 | 1 051 | 54.4 |
| 5 000~<10 000 | 424 | 21.9 |
| ≥10 000 | 72 | 3.7 |
| 工作岗位 | | |
| 医生 | 882 | 45.7 |
| 护士 | 977 | 50.6 |
| 医技人员 | 73 | 3.8 |
| 科室 | | |
| 急诊科 | 240 | 12.4 |
| 内科 | 468 | 24.2 |
| 外科 | 418 | 21.6 |
| 肿瘤科 | 52 | 2.7 |
| 新生儿科 | 218 | 11.3 |
| 五官科 | 376 | 19.5 |
| 影像检查科 | 160 | 8.3 |
| 在医院工作年限 / 年 | | |
| <1 | 205 | 10.6 |
| 1~<5 | 564 | 29.2 |
| 5~<10 | 663 | 34.3 |
| 10~<20 | 265 | 13.7 |
| ≥20 | 235 | 12.2 |
| 在医院的诊疗时间 /h | | |
| 0~<2 | 14 | 0.7 |
| 2~<4 | 9 | 0.5 |
| 4~<6 | 56 | 2.9 |
| 6~<8 | 644 | 33.3 |
| ≥8 | 1 209 | 62.6 |
| 与患者直接接触时间 /h | | |
| 0~<2 | 87 | 4.5 |
| 2~<4 | 138 | 7.1 |
| 4~<6 | 272 | 14.1 |
| ≥6 | 1 435 | 74.3 |

### (二) 医院管理人员

接受调查医院管理人员中,临床主任44人(26.0%)、护士长21人(12.4%)、处(科)长32人(18.9%)、科员66人(39.1%)、主管领导6人(3.6%)。其中男性,占42.0%、女性,占58.0%。详见表4-11。

表 4-11 医院管理人员的人口学特征

| 项目 | 例数 / 人 | 百分比 /% |
|------|-----------|-----------|
| 性别 | | |
| 男 | 71 | 42.0 |
| 女 | 98 | 58.0 |
| 年龄 / 岁 | | |
| ≤30 | 24 | 14.2 |
| >30~40 | 57 | 33.7 |
| >40~50 | 70 | 41.4 |
| >50~60 | 18 | 10.7 |
| 受教育程度 | | |
| 本科 | 106 | 62.7 |
| 硕士 | 58 | 34.3 |
| 博士 | 5 | 3.0 |
| 月平均收入 / 元 | | |
| <3 000 | 10 | 5.9 |
| 3 000~<5 000 | 55 | 32.5 |
| 5 000~<10 000 | 86 | 50.9 |
| ≥10 000 | 18 | 10.7 |
| 月收入满意度 | | |
| 非常满意 | 9 | 5.3 |
| 满意 | 67 | 39.6 |
| 一般 | 63 | 37.3 |
| 不满意 | 24 | 14.2 |
| 非常不满意 | 6 | 3.6 |
| 工作性质 | | |
| 医生 | 42 | 24.9 |
| 护士 | 25 | 14.8 |
| 行政人员 | 102 | 60.4 |
| 职务 | | |
| 临床主任 | 44 | 26.0 |
| 护士长 | 21 | 12.4 |
| 科长 | 32 | 18.9 |
| 科员 | 66 | 39.1 |
| 主管领导 | 6 | 3.6 |

续表

| 项目 | 例数 / 人 | 百分比 /% |
|---|---|---|
| 所在科室 | | |
| 内科 | 10 | 5.9 |
| 外科 | 8 | 4.7 |
| 儿科 | 35 | 20.7 |
| 医务科 | 30 | 17.8 |
| 医疗纠纷责任办公室 | 13 | 7.7 |
| 对外协调办 | 9 | 3.6 |
| 护理部 | 19 | 11.2 |
| 其他 | 48 | 28.4 |
| 是否有专门处理暴力科室 | | |
| 是 | 144 | 85.2 |
| 否 | 25 | 14.8 |
| 在医院工作年限 / 年 | | |
| <1 | 10 | 5.9 |
| 1~<4 | 21 | 12.4 |
| 4~<10 | 32 | 18.9 |
| 10~<20 | 49 | 29.0 |
| ≥20 | 57 | 33.7 |

### (三) 患方

被调查患方(患儿家属)中,男性 203 人(44.1%)、女性 257 人(55.9%),年龄 40 岁及以下占 87.2%,受教育程度大专及以上占 53.0%,家庭收入在 1 000~<5 000 元占 65.5%,付费方式为城镇居民基本医疗保险或新农合占 73.7%。详见表 4-12。

表 4-12  患方的人口学特征

| 项目 | 例数 / 人 | 百分比 /% |
|---|---|---|
| 性别 | | |
| 男 | 203 | 44.1 |
| 女 | 257 | 55.9 |
| 年龄 / 岁 | | |
| >18~30 | 197 | 42.8 |
| >30~40 | 204 | 44.3 |
| >40~50 | 42 | 9.1 |
| >50~60 | 13 | 2.8 |
| >60 | 4 | 0.9 |
| 受教育程度 | | |
| 初中及以下 | 73 | 15.9 |

| 项目 | 例数 / 人 | 百分比 /% |
|---|---|---|
| 中专或高中 | 143 | 31.1 |
| 大专或本科 | 214 | 46.5 |
| 硕士及以上 | 30 | 6.5 |
| 家庭月平均收入 / 元 | | |
| 1 000 及以下 | 38 | 8.3 |
| 1 000~<3 000 | 177 | 38.5 |
| 3 000~<5 000 | 124 | 27.0 |
| 5 000~<8 000 | 81 | 17.6 |
| 8 000 及以上 | 40 | 8.7 |
| 主要付费方式 | | |
| 完全自费 | 114 | 24.8 |
| 城镇居民基本医疗保险 | 182 | 39.6 |
| 新农合 | 157 | 34.1 |
| 商业保险 | 17 | 3.7 |
| 其他 | 8 | 1.7 |

## 三、儿童医院医务人员遭受医院工作场所暴力的发生率及特征

### (一) 医务人员遭受医院工作场所暴力的发生率及受暴类型

由表 4-13 可知:在 1 932 名调查对象中,有 1 326 人(68.6%)在过去一年中经历了至少一次暴力事件。在各种类型的暴力中,有 1 316 人(68.1%)遭受非躯体暴力,有 206 人(10.7%)遭受了一次或更多躯体暴力。

表 4-13　医务人员暴露于暴力事件情况

| 是否遭受暴力 | 躯体暴力 | | 语言暴力 | | 威胁 | | 性骚扰 | | 非躯体暴力 | | 医院暴力 | |
|---|---|---|---|---|---|---|---|---|---|---|---|---|
| | $n$ | 百分比 /% | $n$ | 百分比 /% | $n$ | 百分比 /% | $n$ | 百分比 /% | $n$ | 百分比 /% | $n$ | 百分比 /% |
| 是 | 206 | 10.7 | 1 276 | 66.0 | 728 | 37.7 | 15 | 0.8 | 1 316 | 68.1 | 1 326 | 68.6 |
| 否 | 1 726 | 89.3 | 656 | 34.0 | 1 204 | 62.3 | 1 917 | 99.2 | 616 | 31.9 | 606 | 31.4 |

### (二) 医务人员的人口学特征与遭受不同类型暴力的 $\chi^2$ 检验

表 4-14 显示了在过去 12 个月内,调查对象的特征与暴露于医院工作场所暴力之间的关联性。结果显示:男性暴露于两种类型暴力的比例均高于女性;非躯体暴力的高发科室是肿瘤科(86.5%),其次是五官科(77.1%)和内科(71.6%)。而躯体暴力的高发科室是急诊科(18.3%),其次是肿瘤科(15.4%)和医学影像科(12.5%)。诊疗时间超过 8h 更易遭受非躯体暴力($P<0.001$)。

表 4-14　过去 1 年中暴露于躯体和非躯体暴力的特征

| 项目 | 例数/人 | 非躯体暴力* | | | | 躯体暴力 | | | |
|---|---|---|---|---|---|---|---|---|---|
| | | 样本量/人 | 百分比/% | $x^2$ | $P$ | 样本量/人 | 百分比/% | $x^2$ | $P$ |
| 性别 | | | | | | | | | |
| 男 | 404 | 303 | 75.0 | 11.146 | <0.001 | 64 | 15.8 | 14.384 | <0.001 |
| 女 | 1 528 | 1 013 | 66.3 | | | 142 | 9.3 | | |
| 年龄/岁 | | | | | | | | | |
| ≤30 | 913 | 553 | 60.6 | 46.019 | <0.001 | 76 | 8.3 | 11.962 | 0.008 |
| >30~40 | 702 | 527 | 75.1 | | | 96 | 13.7 | | |
| >40~50 | 248 | 182 | 73.4 | | | 27 | 10.9 | | |
| >50 | 69 | 54 | 78.3 | | | 7 | 10.1 | | |
| 受教育程度 | | | | | | | | | |
| 专科及以下 | 347 | 194 | 55.9 | 44.236 | <0.001 | 28 | 8.1 | 6.252 | 0.044 |
| 本科 | 1 072 | 725 | 67.6 | | | 110 | 10.3 | | |
| 硕士及以上 | 513 | 397 | 77.4 | | | 68 | 13.3 | | |
| 婚姻状况 | | | | | | | | | |
| 已婚 | 1 267 | 924 | 72.9 | 39.249 | <0.001 | 157 | 12.4 | 11.551 | <0.001 |
| 单身或其他 | 665 | 392 | 58.9 | | | 49 | 7.4 | | |
| 职称 | | | | | | | | | |
| 初级 | 1 190 | 757 | 63.6 | 28.940 | <0.001 | 111 | 9.3 | 6.511 | 0.039 |
| 中级 | 510 | 385 | 75.5 | | | 62 | 12.2 | | |
| 高级 | 232 | 174 | 75.0 | | | 33 | 14.2 | | |
| 聘用形式 | | | | | | | | | |
| 正式职工 | 1 431 | 1 025 | 71.6 | 31.345 | <0.001 | 161 | 11.3 | 2.005 | 0.157 |
| 临时职工 | 501 | 291 | 58.1 | | | 45 | 9.0 | | |
| 月收入/元 | | | | | | | | | |
| <3 000 | 385 | 227 | 59.0 | 26.581 | <0.001 | 40 | 10.4 | 8.318 | 0.040 |
| 3 000~<5 000 | 1 051 | 716 | 68.1 | | | 99 | 9.4 | | |
| 5 000~<10 000 | 424 | 317 | 74.8 | | | 61 | 14.4 | | |
| ≥10 000 | 72 | 56 | 77.8 | | | 6 | 8.3 | | |
| 工作岗位 | | | | | | | | | |
| 医生 | 882 | 662 | 75.1 | 36.843 | <0.001 | 103 | 11.7 | 3.003 | 0.223 |
| 护士 | 977 | 605 | 61.9 | | | 93 | 9.5 | | |
| 医技人员 | 73 | 49 | 67.1 | | | 10 | 13.7 | | |
| 科室 | | | | | | | | | |
| 急诊科 | 240 | 167 | 69.6 | 65.859 | <0.001 | 44 | 18.3 | 26.770 | <0.001 |
| 内科 | 468 | 335 | 71.6 | | | 53 | 11.3 | | |
| 外科 | 418 | 256 | 61.2 | | | 31 | 7.4 | | |

续表

| 项目 | 例数 /人 | 非躯体暴力* | | | | 躯体暴力 | | | |
|---|---|---|---|---|---|---|---|---|---|
| | | 样本量 /人 | 百分比 /% | $\chi^2$ | $P$ | 样本量 /人 | 百分比 /% | $\chi^2$ | $P$ |
| 肿瘤科 | 52 | 45 | 86.5 | | | 8 | 15.4 | | |
| 新生儿科 | 218 | 110 | 50.5 | | | 13 | 6.0 | | |
| 五官科 | 376 | 290 | 77.1 | | | 37 | 9.8 | | |
| 影像检查科 | 160 | 113 | 70.6 | | | 20 | 12.5 | | |
| 工作年限 / 年 | | | | | | | | | |
| <1 | 205 | 82 | 40.0 | 96.017 | <0.001 | 6 | 2.9 | 22.840 | <0.001 |
| 1~<5 | 564 | 375 | 66.5 | | | 53 | 9.4 | | |
| 5~<10 | 663 | 484 | 73.0 | | | 90 | 13.6 | | |
| 10~<20 | 265 | 207 | 78.1 | | | 36 | 13.6 | | |
| ≥20 | 235 | 168 | 71.5 | | | 21 | 8.9 | | |
| 在医院诊疗时间 /h | | | | | | | | | |
| 0~<6 | 79 | 33 | 41.8 | 55.837 | <0.001 | 6 | 7.6 | 1.322 | 0.516 |
| 6~<8 | 644 | 394 | 61.2 | | | 65 | 10.1 | | |
| ≥8 | 1 209 | 889 | 73.5 | | | 135 | 11.2 | | |
| 与患者直接接触时间 | | | | | | | | | |
| 0~<2 | 87 | 39 | 44.8 | 23.798 | <0.001 | 3 | 3.4 | 8.451 | 0.038 |
| 2~<4 | 138 | 96 | 69.6 | | | 10 | 7.2 | | |
| 4~<6 | 272 | 181 | 66.5 | | | 36 | 13.2 | | |
| ≥ 6h | 1 435 | 1 000 | 69.7 | | | 157 | 10.9 | | |

注：* 非躯体暴力包括威胁、语言辱骂和性骚扰。

### (三) 医务人员遭受医院工作场所暴力的相关因素分析

医院工作场所暴力相关因素的 Logistic 回归分析结果见表 4-15。调整后，硕士学位及每天诊疗时间超过 8h 的医生遭受非躯体暴力的可能性明显增加。此外，肿瘤科暴露于非躯体性暴力风险是急诊科的 2.733 倍（95% $CI$ 为 1.126~6.633）。与非躯体暴力相比，急诊科的男性更容易遭受躯体暴力。同样，工作年限在 11~20 年遭受非躯体暴力和躯体暴力的风险最高。

表 4-15 非躯体与躯体暴力的多元 Logistic 回归

| 项目 | 非躯体暴力 | | | 躯体暴力 | | |
|---|---|---|---|---|---|---|
| | $OR$ | 95% $CI$ | $P$ | $OR$ | 95% $CI$ | $P$ |
| 性别 | | | | | | |
| 女 | | | | 1.000 | | |
| 男 | | | | 1.979 | 1.378~2.841 | <0.001 |
| 教育程度 | | | | | | |
| 本科以下 | 1.0 | | | 1.000 | | |
| 本科 | 1.203 | 0.908~1.592 | 0.198 | 1.020 | 0.647~1.607 | |
| 硕士及以上 | 1.734 | 1.149~2.617 | 0.009 | 1.574 | 0.951~2.605 | |

续表

| 项目 | 非躯体暴力 | | | 躯体暴力 | | |
|---|---|---|---|---|---|---|
| | OR | 95% CI | P | OR | 95% CI | P |
| 月收入 / 元 | | | | | | |
| <3 000 | | | | 1.000 | | |
| 3 000~<5 000 | | | | 0.621 | 0.409~0.941 | 0.025 |
| 5 000~<10 000 | | | | 0.819 | 0.506~1.327 | 0.417 |
| ≥10 000 | | | | 0.363 | 0.137~0.960 | 0.041 |
| 工作岗位 | | | | | | |
| 医生 | 1.0 | | | | | |
| 护士 | 0.664 | 0.497~0.888 | 0.006 | | | |
| 医技人员 | 0.729 | 0.396~1.342 | 0.309 | | | |
| 科室 | | | | | | |
| 急诊科 | 1.0 | | | 1.000 | | |
| 内科 | 1.054 | 0.735~1.511 | 0.775 | 0.553 | 0.353~0.866 | 0.010 |
| 外科 | 0.650 | 0.454~0.932 | 0.019 | 0.284 | 0.169~0.478 | <0.001 |
| 肿瘤科 | 2.733 | 1.126~6.633 | 0.026 | 0.770 | 0.332~1.785 | 0.543 |
| 新生儿科 | 0.392 | 0.260~0.592 | <0.001 | 0.287 | 0.148~0.557 | <0.001 |
| 五官科 | 1.408 | 0.953~2.078 | 0.086 | 0.438 | 0.269~0.713 | <0.001 |
| 影像检查科 | 1.016 | 0.611~1.689 | 0.952 | 0.560 | 0.306~1.028 | 0.061 |
| 工作年限 / 年 | | | | | | |
| <1 | 1.0 | | | 1.000 | | |
| 1~<5 | 3.116 | 2.193~4.429 | <0.001 | 3.703 | 1.534~8.938 | 0.004 |
| 5~<10 | 4.443 | 3.112~6.342 | <0.001 | 6.304 | 2.610~15.229 | <0.001 |
| 10~<20 | 5.398 | 3.512~8.298 | <0.001 | 6.468 | 2.538~16.485 | <0.001 |
| ≥20 | 4.108 | 2.676~6.306 | <0.001 | 4.377 | 1.636~11.706 | 0.003 |
| 在医院诊疗时间 /h | | | | | | |
| 0~<6 | 1.0 | | | | | |
| 6~<8 | 1.603 | 0.934~2.751 | 0.087 | | | |
| ≥8 | 2.633 | 1.554~4.459 | <0.001 | | | |
| 与患者直接接触时间 /h | | | | | | |
| 0~<2 | 1.0 | | | 1.000 | | |
| 2~<4 | 1.995 | 1.081~3.681 | 0.027 | 1.664 | 0.433~6.388 | 0.458 |
| 4~<6 | 2.025 | 1.173~3.496 | 0.011 | 3.232 | 0.943~11.077 | 0.062 |
| ≥6 | 2.216 | 1.360~3.611 | 0.001 | 2.857 | 0.867~9.412 | 0.084 |

## 四、儿童医院工作场所暴力特征透视

### (一) 儿童医院工作场所暴力的发生率及其影响

通过对 12 家儿童医院的调查研究显示,68.6% 的医务人员遭受了至少一次的工作场所暴力,高于过去针对儿科医务人员的研究结果,说明在中国的儿童医院医务人员遭受工作场所暴力情况较为严重。透视其原因有以下几点:第一,自 1998 年中国教育改革中取消了儿科学专业,儿科医生培养机制发生变化,致使儿科人才总量不足,出现供需矛盾。第二,综合医院的儿科医疗资源不断萎缩甚至取消儿科门诊,致使儿童专科医院的门诊量急剧增加,医务人员工作超负荷,服务态度欠佳;就诊环境拥挤以及候诊时间过长,导致患儿家属不满,与医务人员产生冲突。第三,目前大部分患儿为独生子女,且患儿病情复杂,诊护难度大,诊护过程中一旦出现意外情况更易引起患儿家属情绪激动,甚至向医务人员发起暴力攻击。上述原因可能导致了儿童专科医院的医患矛盾更加尖锐,医务人员遭受暴力更加频繁。随着二孩政策的实施以及儿科医生资源的紧缺,原国家卫生计生委和教育部发布儿科学专业本科人才招生政策,以缓解儿科医师的缺口问题。到 2020 年,力争使儿科医师达到 14.04 万人以上,每千名儿童拥有儿科医师数达到 0.6 人。

我们的研究结果显示,非躯体暴力发生率最高为 68.1%,与过去针对综合性或专科医院医务人员的研究结果一致(20%~80%)。男性比女性更易遭受医院工作场所暴力,这与过去的一些研究结果一致。与护士相比,医生更易遭受非躯体暴力,这与中国的相关研究结果一致,但与国外的一些研究结果不同。其原因可能是,在中国,患儿与儿科医生的平均比例为 2 300/1,儿科医生数量明显不足,每位医生平均 5min 接诊一名患儿,导致患儿就诊时间及家属与医生沟通时间过短,引起患儿家属对医生的抱怨,甚至是语言攻击。我们的研究发现,发生非躯体暴力风险最高的科室是肿瘤科,而发生躯体暴力风险最高的科室是急诊科,过去的大部分研究结果显示在急诊科、精神心理科以及 ICU 病房发生暴力事件的风险最高。其原因可能有以下两点:关于共情疲劳及职业倦怠的研究显示,肿瘤科独特的工作环境及服务对象使得医务人员的共情疲劳以及职业倦怠的现象更为严重,继而出现身心健康水平下降,负性情绪明显,工作质量和服务态度降低等问题。其次,肿瘤本身是一种治愈率低、复发率高、病死率高、治疗费用昂贵的疾病,患儿家属对诊疗效果极易产生不满情绪。

### (二) 儿童医院工作场所暴力相关因素

过去的研究已经发现某些特征增加了医务人员在医疗环境中遭受工作场所暴力的风险,包括性别、年龄、工作年限、婚姻状况、部门和以前参与预防工作场所暴力的训练。Logistic 回归结果显示,教育程度、工作岗位、科室、工作年限、诊疗时间以及与患者直接接触时间影响了非躯体暴力的发生。而性别、教育程度、月收入、科室、工作年限以及与患者直接接触时间影响了躯体暴力的发生。这些可能是由文化因素、研究对象和方法上的差异(对各种类型暴力的定义,或抽样技术)造成的。其中工作年限为 10~<20 年的医务人员最易遭受暴力攻击,与过去的一些研究结果不同。其原因可能是:工作年限在 10~<20 年的医务人员大多为临床一线工作的主力,承担着抢救急危重症患儿和执行高难度手术的任务,医疗风险明显增加;加之患儿家属更相信工作经验丰富的医务人员,而患儿血管细、穿刺和手术难度大、病情变化快都会增加诊疗难度,一旦出现意外情况,患儿家属的高期望值与治疗结果产生差距,导致患儿家属误会医务人员甚至发起暴力攻击。另外,我们的研究发现诊疗时间以及与患者直接接触时间越长越易遭受暴力,调查数据显示诊疗时间≥8h 的医务人员占遭受暴力的 62.6%,与患者接触时间≥6h 的医务人员占遭受暴力的 74.3%。工作超时、工作量超负荷以及嘈杂的工作环境都会影响医务人员的工作质量和医患沟通,进而使医患关系紧张并引发工作场所暴力。

### (三) 儿童医院工作场所暴力与大环境

1998 年中国教育改革中取消了儿科学专业,儿科医生培养机制发生变化,致使儿科人才总量不足;且近年来多数综合医院的儿科医疗资源不断萎缩,甚至取消儿科门诊;由于国家实施二孩政策,儿科资源需求量骤增,在这样的背景下,"儿科医师荒"成为严重的社会问题,导致患儿挂号难、就诊难。"儿科医师荒"形成的原因除了儿科专业停招外,还有儿科医务待遇低、地位低、发展不受重视、人才流失严重等原因。此外,国家对儿童专科医院投入不足,使患儿就诊环境拥挤、候诊时间过长、就诊时间过短等,导致患方就诊体验差、满意度降低,医院工作场所暴力事件现象严重。

## 本章小结

在调查的 16 979 名医务人员中,有 11 082 名医务人员遭受过医院工作场所暴力,医务人员暴力总发生率为 65.3%。其中有 64.5% 的医务人员遭受过语言暴力,有 12.8% 的医务人员遭受过躯体暴力,有 3.2% 的医务人员遭受过性骚扰,大型综合医院工作场所暴力仍以语言暴力为主,是最常见的暴力类型。

医院工作场所暴力影响因素有性别、受教育程度、工作岗位、科室等,其中男性较女性相比遭受医院工作场所暴力的概率更大,护士是暴露于医院工作场所暴力的高危职业,急诊科、外科较其他科室危险性高。

县级医院工作场所暴力的发生率较高,其中非躯体暴力发生率为 66.1%,躯体暴力发生率为 24.4%。急诊科、骨科和儿科是暴力事件的高发科室。暴力事件高发地点为病房内,高发时间为白班。年龄在 30 岁以下,月收入在 3 000 元以下、诊疗时间在 ≥8h、与患者直接接触时间 ≥6h 的医务人员工作场所暴力的发生率较高。硕士学历遭受暴力事件的风险高于本科及本科以下学历。

儿童医院医务人员的工作场所暴力现象严重,发生率高达 68.6%,非躯体暴力发生率为 68.1%,躯体暴力发生率为 10.7%。大部分暴力事件发生在白班,地点多是病房和门诊。非躯体暴力的高发科室是肿瘤科,其次是五官科和内科;躯体暴力的高发科室是急诊科,其次是肿瘤科和医学影像科。男性医务人员暴露于两种类型暴力的比例均高于女性。医生较其他工作岗位更易遭受非躯体暴力。诊疗时间超过 8h 的医务人员更易遭受非躯体暴力。工作年限在 11~<20 年的医务人员遭受非躯体暴力和躯体暴力的风险最高。

**(樊立华　李哲　刘铭　王玲玲)**

# 第五章　医院工作场所暴力对医护人员心理健康影响的研究

医院工作场所暴力对医护人员心理健康存在影响已获得学术界的普遍认同。本章结合动机与情绪理论、情绪-攻击理论模型，研究医院工作场所暴力对医护人员心理健康的影响，以焦虑、抑郁以及创伤后应激障碍状态为心理健康的测量指标，探讨医院工作场所暴力对医护人员心理健康的潜在影响。

## 第一节　研究概述

### 一、相关概念

**1. 创伤后应激障碍**　创伤后应激障碍（post traumatic stress disorder, PTSD）是指经历严重的创伤事件后而导致延迟出现和长期持续的身心障碍。PTSD 最初是用来描述各类创伤性战争经历后的种种结果，称为"战争疲劳"。后来发现，在个体经历威胁生命事件之后，都可能出现。其引发原因可以是自然灾害、事故、刑事暴力、虐待、战争等。这种压力既可以是直接经历，如直接受伤；也可以是间接经历，如目睹他人死亡或受伤。

PTSD 作为一个诊断类别始见于美国精神病学会（American Psychiatric Association, APA）1980 年出版的《精神疾病诊断与统计手册》第 3 版（*The Diagnostic and Statistical Manual of Mental Disorders*, *third Edition*, DSM-Ⅲ）。在《精神疾病诊断与统计手册》第 4 版（DSM-Ⅳ）和第 4 版修订版（DSM-Ⅳ-TR）中，PTSD 有三大核心症状：创伤性体验的反复重现、持续的回避、持续的警觉性增高。在 2013 年 5 月出版的《精神疾病诊断与统计手册》第 5 版（DSM-Ⅴ）中，将"持续的回避"分为两种："持续回避与创伤事件相关的刺激"及"和创伤事件有关的认知和心境方面的消极改变"。因此，PTSD 现在有四组核心症状。

大多数患者在遭遇创伤事件一个月至半年内发病，可在一年左右治愈。少数可持续多年不愈，或转变为持久的人格改变。

**2. 焦虑与抑郁情绪**　焦虑情绪是对亲属或本人生命的安全、前途等过度担忧而产生的一种焦躁情绪，其中包含紧张、恐慌、不安等。抑郁情绪是指不良外界刺激造成长时间的情感低落、思维迟缓、饮食和睡眠差等，甚至可能产生自杀的念头或行为。依据世界卫生组织的最新估算，目前已有 3 亿多的人群患有抑郁症。

## 二、创伤后应激障碍和焦虑抑郁的研究现状

### (一) 创伤后应激障碍现状研究

目前有关 PTSD 的流行病学研究较多,最初,PTSD 研究的更多的是关于战争创伤。后来,相关研究已经扩展到包括暴力袭击、强奸、虐待、绑架、重大交通事故等日常生活事件和自然灾害在内的一切严重创伤性事件所致的 PTSD,且有进一步扩展的趋势。自从 1980 年 PTSD 被列入诊断体系之后,关于 PTSD 发病率情况的研究越来越多。人们惊奇地发现:当前社会公众的 PTSD 发生率仅次于抑郁症、注意力障碍、恐怖症,已成人类第四大最常见的精神障碍。

在一般人群中有 75% 的人暴露于各种类型的创伤事件中,而在这部分人之中有 25% 的人发展为创伤后应激障碍,而且有 50% 没经过治疗的创伤后应激障碍在今后的日子中将表现出各种症状。

据美国精神病学协会(American Psychiatric Association,APA)统计,美国 PTSD 的人群总体患病率为 1%~14%,平均为 8%,个体终生患病危险性达 3%~58%,女性 PTSD 患者终身患病率高于男性,约是男性的 2 倍,其原因在于伤害女性的暴力袭击事件的发生更为普遍,如性侵犯、身体伤害等。普通人群中 50% 以上的人一生中至少有一次曾暴露于创伤事件,并不是所有的创伤幸存者都会发展为 PTSD,普通人群中 PTSD 的患病率为 7.8%。女性创伤暴露率为 51.2%,PTSD 的患病率为 10.4%;男性创伤暴露率为 60.7%,PTSD 的患病率为 5.0%,女性为男性的 2 倍。

Susan 等报道美国越战老兵男女的 PTSD 发病率分别为 15.2% 和 8.5%,海湾战争老兵的 PTSD 发病率则降低至 1%~3%,而参与过伊拉克和阿富汗战争的老兵 PTSD 发病率为 12%~14%。目前,PTSD 的研究对象已从经历过战争、严重自然灾害、车祸、性侵犯等人员扩展到普通人群。美国精神病学协会(American Psychiatric Association,APA)统计,普通人群中有 36.7%~81.3% 的人一生中至少有一次曾暴露于创伤事件。智利则有报道普通人群一生中的 PTSD 发生率 4.4%(男性 2.5%,女性 6.7%)。我国心理学者也有关于军人、消防员、自然灾害救援者和幸存者 PTSD 发生情况的报道,高原汽车驾驶员 PTSD 发病率为 8.65%;烟台、海南救援者为 17.95%;洪涝灾害幸存者为 33.89%;地震后灾民为 18.8%;翻车事故幸存者为 41%;特大爆炸后幸存者为 78.6%;被强奸的妇女为 47%。

一般说来,不同的人群或个体,对不同应激事件所致 PTSD 的患病危险性亦不相同。文献显示,遭受过创伤性事件并符合诊断条件的人患有 PTSD 的概率如下:强奸为 32%;其他性攻击为 31%;躯体攻击为 39%;家人或朋友被杀为 22%;其他犯罪的受害者为 26%;非犯罪类的创伤(天灾人祸、事故、受伤等)为 9%。

目前,我国由自然灾害和突发事故引起的人群心理创伤已引起心理学界的重视。已有相关的流行病学研究报告数据,如张本等对唐山大地震所致孤儿 PTSD 的调查显示发病率为 23%;徐唯等人的研究表明,特大爆炸事故后 PTSD 的发生率高达 78.6%。但是,我国还没有社区普通人群 PTSD 总体发病率的相关报道。汪向东等对张北地震受灾人群的调查表明,3 个月内的 PTSD 发生率为 18.8%,震后 3 个月的患病率 7.2%。自汶川地震以来,灾区群众和外来救援者的 PTSD 发生率成为研究的焦点。汶川地震发生两个月后,赵高锋等对 820 名灾民的调查显示其 PTSD 的检出率为 12.4%。在汶川地震 4 个月后,向莹君等人对 1 960 名受灾中学生的研究显示,其 PTSD 的发生率高达 78.3%。在汶川地震 13 个月之后,外迁学生的 PTSD 发生率为 14.8%,林崇德、伍新春等的研究发现地震 30 个月后,中小学生的 PTSD 检出率为 6.6%。汶川地震 19 个月后有明显 PTSD 症状的志愿者占 54.6%,且有患慢性 PTSD 的可能性。同样在汶川地震 20 个月后,对 204 名救援官兵的调查显示 PTSD 阳性者占 4%。

在我国,有研究显示,癌症患者 PTSD 的现患病率为 3%~19%,终生患病率为 10%~22%。刘冰等的研究显示癌症患者的 PTSD 发生率为 11%,其中女性患者为 15.1%、男性为 7.5%,女性为男性的 2 倍。

在美国,根据 DSM-Ⅳ 估计,到 75 岁时 PTSD 的终生风险为 8.7%。在美国成年人中,12 个月的 PTSD 患病率约为 3.5%。在欧洲和大部分亚洲、非洲和拉丁美洲国家的估计要低一些,集中在 0.5%~1%。尽管不同人群接触创伤性事件的程度不同,在相似程度的接触之后,发展出 PTSD 的可能性在不同文化的人群中也会有差异。

PTSD 患病率可能在个体发育过程中存在差异;儿童和青少年,包括学龄前儿童,在接触严重创伤性事件之后通常表现出较低的患病率,这可能是由于先前的诊断标准没有充分考虑到发育状况。与普通人群相比,老年人中完全符合 PTSD 阈值的患病率也较低。在校正创伤性接触和人口学变量后,与美国非拉丁裔白人相比,美国拉丁裔、非裔和印第安人有较高的 PTSD 患病率,亚裔的患病率较低。

国内外均有关于 ICU 和急诊科护士 PTSD 发生现象的研究。Elizabeth 等针对急诊科护士的研究发现,救治护理飓风幸存者的急诊护士 PTSD 发病率为 24%。Johnson 在针对瑞士急救人员的调查中发现,绝大多数急救人员曾经历过创伤事件,其 PTSD 的终身患病率大于 15%。国内也有报道急诊和 ICU 护士、SARS 一线医务人员以及普通乡镇医院护士 PTSD 的发生情况。

(二) 焦虑与抑郁情绪研究

根据世界卫生组织的最新估计,超过 3 亿人患有抑郁症。事实上,在 2005 年到 2015 年间,抑郁症患者的数量增加了 18.4%。2014 年流行病学调查显示,我国抑郁症患病率为 3.02%。大量研究表明,各国医护人员中抑郁和焦虑的患病率各不相同。尽管这些差异可能来源于测量抑郁和焦虑症状的不同标准,但也表明不同国家的医护人员抑郁和焦虑的患病率可能存在差异,这可能与社会文化因素、个人因素和各自的医疗保健系统有关。抑郁症状的患病率变化范围为 6.9%~25%,焦虑症状的患病率变化范围为 14.6%~41.2%。

以往的研究表明,医院工作场所暴力与焦虑和抑郁之间存在着显著的关系。一项研究表明,职场暴力与更高的焦虑和抑郁率显著相关。暴露于与工作相关的威胁和暴力的雇员比未暴露的雇员患抑郁症的风险更高。此外,一些研究表明,与工作相关的倦怠与抑郁症状有关。土耳其的一项研究发现,7.8% 的护士在遭受医院工作场所暴力后出现抑郁症状。在韩国,工作暴力与工作焦虑和抑郁显著相关。世界卫生组织的一项联合调查显示,发达国家和发展中国家的护士都深受医院工作场所暴力对其心理健康的不良影响。总之,医院工作场所暴力对医护人员的心理健康会产生负面影响。需要注意的是本章主要探讨抑郁、焦虑情绪与医院工作场所暴力之间的关系。目前来说,国内研究躯体暴力对医护人员产生创伤后应激障碍状态的研究还比较少。

## 三、研究医院工作场所暴力对医护人员心理健康影响的意义

工作场所安全是卫生服务领域的一个重要议题。然而,医院工作场所暴力严重威胁着医院工作环境的安全,已成为全球性的公共卫生问题。同时,医院工作场所暴力可能会对医护人员造成心理损耗,不仅会对亲身经历过医院工作场所暴力的医护人员产生心理创伤,对没有直接经历但目击过、感受过对创伤描述的医护人员也会产生间接心理创伤。医护人员可能会感觉身体不适,还可能会出现担心、恐惧、无助等负面情绪,进而可能出现抑郁、焦虑、创伤后应激障碍等情绪。心理健康长期处于失衡状态,对其自身的健康、家庭也会产生不良的影响,也会影响到医疗服务质量,进而可能威胁患者的生命安全。因此,研究医院工作场所暴力对医护人员心理健康的影响,有利于维护医护人员的身心健康,保障医疗服务质量和患者生命安全,为卫生部门制定相关的政策提供依据。

# 第二节　医护人员遭受医院工作场所暴力后抑郁
# 与焦虑情绪及影响因素研究

## 一、研究对象与方法

### (一) 资料来源

2017 年 6 月 1 日—2018 年 6 月 30 日,本研究调查了黑龙江省与北京市的 15 家公立医院的医护人

员。所有调研人员都需经过统一的问卷调查培训,只有符合标准后才能参加现场调查。本次调查是使用自我管理的匿名问卷开展的面对面调查。为了进一步完善问卷,课题组特意选取哈尔滨市两家公立医院进行了预调查,共发放和收回 200 份问卷(这些数据未纳入主要研究)。然后,采用目的抽样方法,最终 15 家公立医院被选取。研究人员和医院医疗纠纷管理部门的工作人员分发并收回问卷。这 15 所医院的医护人员总数约 6 万人,共有 3 000 人参加调查,占 5.0%(每所医院抽取 200 名医护人员)。在发放的 3 000 份调查问卷中,共计收回问卷 2 965 份。我们剔除了缺失数据或存在质量问题的问卷,最终有效问卷为 2 838 份,有效回收率为 94.6%。然而,需要根据排除标准进一步筛选问卷,最终,2 637 名医生和护士被纳入匹配基线,暴露组有 1 264 名医护人员,非暴露组有 1 373 名医护人员,最终共 1 095 对(n=2 190)完成匹配用于分析主要结果。倾向性得分匹配的过程如图 5-1 所示。

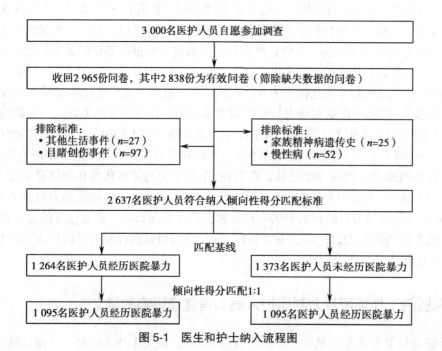

图 5-1　医生和护士纳入流程图

研究对象纳入标准:①至少一年的工作经验;②参与调查对个人工作没有影响(如果有患者或患者家属咨询疾病,参与者应优先工作)。排除标准:①有精神疾病家族史(焦虑、抑郁、精神病等);②经历过其他生活创伤事件(如家庭暴力或罪犯的攻击),经历严重事故(如火灾、爆炸、交通事故)或自然灾害(如台风、地震);③患有慢性疾病(心脑血管疾病、糖尿病或慢性呼吸系统疾病);④间接暴露于创伤事件(如目睹他人经历了创伤事件)。

#### (二) 研究方法

**1. 测量工具的使用**

(1)医院工作场所暴力量表:基于 2003 年国际劳工办公室等组织联合开发的测量医疗卫生领域的工作场所暴力量表,在获得该量表的使用权后,进一步结合中国本土文化对该量表进行修订,用来测量医疗卫生服务人员遭受医院工作场所暴力的频次。本研究中该量表包含 2 个维度(躯体暴力与心理暴力)和 9 个条目。每个条目是采用李克特 4 级量表反映回应者遭受暴力的频率(0 为 0 次,1 为 1 次,2 为 2~3 次,3 为 ≥4 次)。总体得分可能的分数范围为 0~27 分,越高的分数代表着医院工作场所暴力的发生频次越高。躯体暴力的量表包含 6 个条目,因此可能的分值为 0~18 分。当前研究中量表的 *Cronbach's α* 系数为 0.867。

(2)抑郁自评量表:抑郁情绪通过采用 Zung 开发的 20 条目抑郁自评量表来评估,该量表通常测量普通人群在过去一周的抑郁状态,并且被广泛用于探究医院工作场所暴力与抑郁情绪的关联。每个条目为李克特 4 级量表,范围是 1(从不或有时)到 4(大部分时间)。总的标准分范围为 25~100 分,通过原始的总分与 1.25 相乘得到。总标准分 53 分被视为中国人群经历抑郁状态的临界值,标准分在 53~62 分表示轻微的抑郁,63~72 分表示中度的抑郁,大于 72 分表示重度的抑郁。当前研究中抑郁自评量表的 *Cronbach's α* 为 0.892。

(3)焦虑自评量表:过去一周医生与护士的焦虑水平是通过使用 Zung 开发的 20 条目的焦虑自评量表来测量。李克特 4 级量表被应用于评估每个条目(例如:1= 从不或有时,4= 大部分时间),且总的标准分范围值为 25~100 分。总标准分由 20 个条目相加后的原始得分再乘以 1.25 得到。分值越高则说明焦虑情绪的程度越高。为了便于研究结果与其他研究进行比较,总标准分 ≥ 50 分被视为有焦虑情绪。当前研究中量表的 *Cronbach's α* 为 0.865。

(4)特质应对方式问卷:特质应对方式问卷在本研究中被用来评估参与者应对生活事件的方式。该量表包含 20 个条目,包括 10 个条目来测试积极应对,10 个条目来测量消极应对。积极应对定义为个体面对一个问题趋向采用积极方式解决,并且能够快速忘记不开心的方面。消极应对定义为趋向采用消极的方式处理问题,将不愉快发泄给别人,这样就更容易忽视不愉快的想法。例如,当与他人发生冲突时,使用消极应对的个人会长期忽视对方。每个条目采取李克特 5 级计分量表,总分值通过积极应对和消极应对的所有条目相加来计算。以往的研究发现,特质应对方式问卷作为一种测量应对方式的量表在中国具有较高的信度和效度。当前研究中该量表被应用在第四章,且 *Cronbach's α* 为 0.845,分量表的内部一致性系数分别为 α=0.823(积极应对)和 α=0.863(消极应对)。

(5)社会支持评定量表:通过采用中国版本的社会支持评定量表进行评估社会支持,该量表是对受访者社会支持总体情况的简要衡量。该量表共有 10 个条目,分为 3 个维度,分别为主观支持、客观支持以及支持的利用度。主观支持是指个体受到社会群体敬重、支持和理解的情绪体验,与个体的主观感受紧密关联。客观支持是指看得见的支持,包含物质和直接援助、社会网络、群体关系以及个人与家人、朋友和同事参加社会活动的程度。低水平的社会支持被界定为总分在 12~44 分,中等水平的社会支持被界定为总分在 45~54 分,高水平的社会支持被界定为总分大于或等于 55 分。当前研究量表的 *Cronbach's α* 为 0.865,三个分量表的 *Cronbach's α* 分别为 0.884(主观支持)、0.911(客观支持)和 0.875(支持的利用度)。

**2. 数据分析方法**　本研究使用 Stata 14.0 和 R 3.3.5 版本进行统计分析。倾向性得分匹配是为了减少非随机的分配而产生的选择偏差风险。Pearson $\chi^2$ 检验和 Mann-Whitney $U$ 检验对所有非参数连续变量的暴力组和非暴力组的个人基线特征和结果进行比较。倾向得分匹配中使用的变量包含性别、年龄、教育水平、婚姻状况、职称、职业类别和部门。医院暴力组和非医院暴力组使用邻近匹配算法按 1:1 进行倾向性得分匹配。标准化的差异被用来评估匹配前后协变量间的平衡,标准化差异值为 0.1 或更小表明两组之间的差异可以忽略不计。Rosenbaum 界限用于测试未观察到的混杂因素对结果的敏感程度。敏感性分析采用 R 软件 3.3.5 的 rbounds 包进行分析。结果变量的 *OR* 值和 95% *CI* 通过二元 Logistic 回归来计算。在回归分析中,使用倾向得分匹配样本来减少组间差异对抑郁和焦虑状态的影响,并能够更好地探究抑郁和焦虑状态的危险因素。自变量为医生和护士是否暴露于医院工作场所暴力。以参与者的人口学特征为控制变量,以抑郁和焦虑状态为因变量。

**3. 伦理审批**　该研究得到了哈尔滨医科大学伦理审查委员会的批准。研究过程中,我们得到了每家参与医院的同意。同时,调查前研究人员获得了所有参与者的知情同意,严格保密参与者的个人信息。

## 二、医护人员遭受医院工作场所暴力后抑郁与焦虑情绪及影响因素分析

### (一)样本基线特征

在 2 637 名研究对象中,有 1 264 名医生和护士遭受过医院工作场所暴力,占总数的 47.9%。这 1 264 人中大多数是女性,年龄以小于或等于 30 岁为主。护士遭受医院工作场所暴力的发生率高于医生,外科的发生率高于其他科室。不同性别、年龄、教育水平、婚姻状况、职称、科室医护人员的医院工作场所暴力发生率存在显著差异,各指标的标准化差异值在 0.037~0.252,具体见表 5-1。

表 5-1 研究对象的基线特征

| 变量 | 医院工作场所暴力 | | 标准化差异值 | $x^2$ | $P$ |
| | 是（百分比 /%）$n = 1\ 264$ | 否（百分比 /%）$n = 1\ 373$ | | | |
| --- | --- | --- | --- | --- | --- |
| 性别 | | | 0.154 | 14.780 | <0.001 |
| 男 | 337（26.7） | 279（20.3） | | | |
| 女 | 927（73.3） | 1 094（79.7） | | | |
| 年龄 / 岁 | | | 0.252 | 47.305 | <0.001 |
| ≤30 | 508（40.2） | 729（53.1） | | | |
| >30~40 | 473（37.4） | 433（31.5） | | | |
| >40~50 | 222（17.6） | 165（12.0） | | | |
| >50 | 61（4.8） | 46（3.4） | | | |
| 教育程度 | | | 0.037 | 12.290 | 0.002 |
| 专科及以下 | 385（30.5） | 445（32.4） | | | |
| 本科 | 660（52.2） | 631（46.0） | | | |
| 硕士及以上 | 219（17.3） | 297（21.6） | | | |
| 婚姻状态 | | | 0.201 | 27.585 | <0.001 |
| 已婚 | 920（72.8） | 868（63.2） | | | |
| 单身 / 离异 / 丧偶 | 344（27.2） | 505（36.8） | | | |
| 职称 | | | 0.157 | 16.338 | <0.001 |
| 初级 | 650（52.0） | 791（58.8） | | | |
| 中级 | 508（40.6） | 493（36.6） | | | |
| 高级 | 92（7.4） | 62（4.6） | | | |
| 职业类别 | | | 0.058 | 0.895 | 0.344 |
| 医生 | 507（40.1） | 526（38.3） | | | |
| 护士 | 757（59.9） | 847（61.7） | | | |
| 科室 / 部门 | | | 0.048 | 13.515 | 0.019 |
| 急诊部门 | 117（9.3） | 145（10.6） | | | |
| 内科 | 347（27.5） | 450（32.8） | | | |
| 外科 | 372（29.4） | 360（26.2） | | | |
| 妇产科 | 211（16.7） | 217（15.8） | | | |
| 耳鼻喉科 | 170（13.4） | 150（10.9） | | | |
| 其他 | 47（3.7） | 51（3.7） | | | |

**（二）倾向性得分匹配后基线特征**

为了消除混杂因素对研究的影响，本阶段采用倾向性得分匹配法，匹配后的人口统计学特征如表 5-2 所示。我们同时使用标准化的差异值和 $P$ 值作为标准，暴露组和非暴露组在倾向性得分匹配后观察到的协变量没有显著的差异 ($P>0.05$，表 5-2)。标准化的差异值在 0.1 以内 (图 5-2) 被认为暴力组和非暴力组处于平衡。

表 5-2　倾向性得分匹配后研究对象的基线特征

| 变量 | 医院工作场所暴力 | | 标准化差异值 | $\chi^2$ | $P$ |
| --- | --- | --- | --- | --- | --- |
| | 是 (百分比 /%) $n=1\,095$ | 否 (百分比 /%) $n=1\,095$ | | | |
| 性别 | | | 0.006 | 0.309 | 0.578 |
| 男 | 250 (22.8) | 261 (23.8) | | | |
| 女 | 845 (77.2) | 834 (76.2) | | | |
| 年龄 / 岁 | | | 0.011 | 1.585 | 0.663 |
| ≤ 30 | 496 (45.3) | 500 (45.7) | | | |
| >30~40 | 408 (37.3) | 401 (36.6) | | | |
| >40~50 | 159 (14.5) | 152 (13.9) | | | |
| >50 | 32 (2.9) | 42 (3.8) | | | |
| 教育程度 | | | 0.013 | 0.786 | 0.675 |
| 专科及以下 | 318 (29.04) | 334 (30.50) | | | |
| 本科 | 575 (52.51) | 555 (50.68) | | | |
| 硕士及以上 | 202 (18.45) | 206 (18.82) | | | |
| 婚姻状态 | | | 0.017 | 0.035 | 0.852 |
| 已婚 | 761 (69.5) | 765 (69.9) | | | |
| 单身 / 离异 / 丧偶 | 334 (30.5) | 330 (30.1) | | | |
| 职称 | | | 0.001 | 1.229 | 0.541 |
| 初级 | 585 (53.5) | 565 (51.6) | | | |
| 中级 | 444 (40.5) | 469 (42.8) | | | |
| 高级 | 66 (6.0) | 61 (5.6) | | | |
| 职业类别 | | | 0.003 | 0.190 | 0.663 |
| 医生 | 437 (39.9) | 447 (40.8) | | | |
| 护士 | 658 (60.1) | 648 (59.2) | | | |
| 科室 / 部门 | | | 0.020 | 7.739 | 0.171 |
| 急诊部门 | 331 (30.2) | 321 (29.3) | | | |
| 内科 | 291 (26.6) | 308 (28.1) | | | |
| 外科 | 197 (18.0) | 165 (15.2) | | | |
| 妇产科 | 142 (13.0) | 138 (12.6) | | | |
| 耳鼻喉科 | 92 (8.4) | 122 (11.1) | | | |
| 其他 | 42 (3.8) | 41 (3.7) | | | |

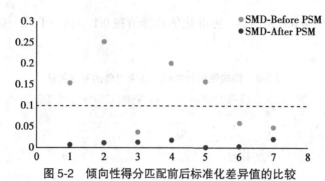

**图 5-2　倾向性得分匹配前后标准化差异值的比较**

1. 性别;2. 年龄;3. 文化程度;4. 婚姻状况;5. 职业资格;6. 职业类别;7. 科室

PSM:倾向得分匹配;SMD:标准化差异值。

### (三) 敏感性分析

研究发现倾向性评分使样本的均衡性得到了良好匹配,但混杂偏倚尤其是未测量的混杂因素仍然存在,故本研究通过敏感性分析来评估混杂偏倚。值得一提的是,敏感性分析也无法控制偏倚,但可以通过评估干预与结局的关联从而评价混杂因素的潜在影响。针对已测量的混杂因素,可在通过固定其他因素的条件下,每次只考虑变动一个不确定性因素,来评估该不确定性因素对结局的影响;针对本研究中未测量混杂因素的影响,本研究使用边界因子的方法进行敏感性分析,该法无须对未测量混杂因素作任何具体假设,且可评估所有混杂因素的影响。敏感性分析结果显示,抑郁和焦虑情绪的边界因子分别为 1.05 和 1.23,接近于 1,表明校正后的未测量混杂因素准确性较佳。

### (四) 医护人员遭受医院工作场所暴力抑郁和焦虑情绪及相关因素

**1. 抑郁和焦虑情绪的发生率**　过去一年中医护人员工作场所暴力发生率为 47.9%(1 264/2 637)。倾向性评分匹配后,过去一周中医护人员暴露于医院工作场所暴力中抑郁情绪的发生率为 32.6%,焦虑情绪的发生率为 31.8%(表 5-3)。

**表 5-3　医生和护士暴露于医院工作场所暴力的焦虑与抑郁情绪的发生率**

| 变量 | 匹配前(n=2 637) | | 匹配后(n=2 190) | |
|---|---|---|---|---|
| | 是 | 否 | 是 | 否 |
| 医生和护士 / 人 | 1 264 | 1 373 | 1 095 | 1 095 |
| 抑郁情绪 | | | | |
| 抑郁自评得分≥53 分 / 人 | 824 | 726 | 714 | 577 |
| 抑郁情绪程度 | | | | |
| 无(抑郁自评得分<53 分)/ 人 | 440 | 647 | 381 | 518 |
| 轻微抑郁(53 分≤抑郁自评得分≤62 分)/ 人 | 564 | 536 | 515 | 444 |
| 重度抑郁(63 分≤抑郁自评得分≤72 分)/ 人 | 234 | 160 | 177 | 113 |
| 严重抑郁(抑郁自评得分>72 分)/ 人 | 26 | 30 | 22 | 20 |
| 抑郁情绪发生率 /% | 31.2 | 27.5 | 32.6 | 26.3 |
| 焦虑情绪 | | | | |
| 焦虑自评得分≥50 分 / 人 | 615 | 432 | 696 | 522 |
| 焦虑情绪发生率 /% | 23.3 | 16.4 | 31.8 | 23.8 |

**2. 不同应对方式与社会支持对抑郁情绪的影响**　表 5-4 结果显示经历过躯体暴力($OR$=1.933,95% $CI$:1.401~2.655)和非躯体暴力($OR$=1.331,95% $CI$:1.084~1.633)的医生和护士比没有经历过医院工作场所暴力的医护人员更有可能出现抑郁情绪。社会支持和积极应对方式对医护人员出现抑郁情绪起着负向

预测作用,即医护人员积极应对医院工作场所暴力且获得社会支持越高,可能出现抑郁情绪的概率越小,而消极应对方式则起相反的作用($OR$=1.083,95% $CI$:1.068~1.098)。

表 5-4　医生和护士抑郁情绪的 Logistic 回归

| 变量 | 抑郁情绪 | | | |
|---|---|---|---|---|
| | $\beta$ | 标准误差 | 调整 $OR$ | 95% CI |
| 积极应对 | −0.077 | 0.007 | 0.926*** | (0.913,0.938) |
| 消极应对 | 0.079 | 0.007 | 1.083*** | (1.068,1.098) |
| 社会支持 | −0.014 | 0.007 | 0.986* | (0.973,0.999) |
| 未遭受医院工作场所暴力 | | | Re | |
| 遭受非躯体暴力 | 0.286 | 0.104 | 1.331** | (1.084,1.633) |
| 遭受躯体暴力 | 0.659 | 0.164 | 1.933*** | (1.401,2.655) |
| 常量 | 1.110 | 0.388 | 3.306** | |

注:*$P$<0.05,**$P$<0.01,***$P$<0.001。

3. **不同应对方式与社会支持对焦虑情绪影响**　表 5-5 结果显示经历过躯体暴力($OR$=1.779,95% $CI$:1.254~2.523)和非躯体暴力($OR$=1.252,95% $CI$:1.005~1.558)的医生和护士比没有经历过医院工作场所暴力的医护人员更有可能出现焦虑情绪。社会支持和积极应对方式对医护人员出现焦虑情绪起着负向预测作用,即医护人员积极应对医院工作场所暴力且获得社会支持越高,则可能出现焦虑情绪的概率越小,而消极应对方式则起着相反的作用($OR$=1.090,95% $CI$:1.074~1.106)。

表 5-5　医生和护士焦虑情绪的 Logistic 回归

| 变量 | 焦虑情绪 | | | |
|---|---|---|---|---|
| | $\beta$ | 标准误差 | 调整 $OR$ | 95% CI |
| 积极应对 | −0.087 | 0.007 | 0.916*** | (0.903,0.930) |
| 消极应对 | 0.086 | 0.007 | 1.090*** | (1.074,1.106) |
| 社会支持 | −0.013 | 0.007 | 0.987 | (0.974,1.002) |
| 未遭受医院工作场所暴力 | | | Re | |
| 遭受非躯体暴力 | 0.225 | 0.112 | 1.252* | (1.005,1.558) |
| 遭受躯体暴力 | 0.576 | 0.178 | 1.779** | (1.254,2.523) |
| 常量 | 1.742 | 0.421 | 5.712*** | |

注:*$P$<0.05;**$P$<0.01;***$P$<0.001。

## 三、医护人员遭受医院工作场所暴力后抑郁与焦虑情绪及相关因素透视

### (一) 抑郁和焦虑情绪的发生率

本阶段结果表明经历过医院工作场所暴力的医生和护士比未经历过医院工作场所暴力的医生和护士有更高的抑郁和焦虑情绪的发生率,这与房慧莹等学者的研究结果相似。目前,比较各国医护人员抑郁和焦虑情绪的发生率是一项具有挑战性的工作,这可能是由于在不同的文化习俗下,测量抑郁和焦虑情绪的方法或量表也可能不一致,或者是相同的量表但有不同的界值。在不考虑测量差异的情况下,我国的医护人员抑郁与焦虑情绪的发生率相对来说比较高,这可能是众多因素共同作用的结果。首先,随着社会经济的

发展,人民的健康需求也相应增加,但我国医疗卫生系统医护人员数量增长不足,医护人员工作量持续增加;其次,工作与家庭的冲突可能会进一步增加医生和护士的生活压力,进而增加他们的抑郁和焦虑情绪。此外,我国医护人员存在着工作量与报酬不匹配的问题。总之,我国医护人员抑郁与焦虑情绪的高发生率值得进一步关注。

### (二) 社会支持对抑郁和焦虑情绪的影响

本阶段的重点是通过倾向性得分匹配和二元 Logistic 回归分析医护人员抑郁与焦虑情绪的相关因素。经历过躯体暴力和非躯体暴力的医生和护士比未经历过的更易于出现抑郁与焦虑情绪。先前的研究也清楚地表明医院工作场所暴力可能会增加医护人员的焦虑和抑郁情绪的发生率。本阶段的结果也呈现出护士比医生更易于产生焦虑与抑郁情绪,这种现象可能与中国护士人力资源较为缺乏,导致其工作与家庭的冲突比较严重,进而产生的工作压力较大相关,也可能与护士比医生更易于遭受医院工作场所暴力相关。本研究也发现社会支持(包括家庭、同事、朋友等方面的支持)是抑郁情绪的保护性因素。医院工作场所暴力产生后,来自医院提供的激励政策、心理咨询等组织支持以及家庭的关怀等社会支持可能会增强他们的自我效能感,从而进一步促进创伤的康复。

### (三) 不同应对方式对抑郁和焦虑情绪的影响

本研究结果表明积极应对方式有助于缓解抑郁与焦虑情绪,而消极应对方式可能加剧抑郁与焦虑情绪,这与先前研究结果一致。医护人员遭受医院工作场所暴力后,面对应激时可能产生不同的认知评价,错误的认知评价可能导致其采取消极的应对方式,会进一步加剧医护人员的抑郁与焦虑情绪。因此,医院管理者可以通过培训以及组织支持来纠正医护人员的认知评价,促进他们采取积极应对方式,从而降低医院工作场所暴力对其心理健康的影响。

# 第三节 医务人员遭受躯体暴力后创伤后应激障碍及相关性分析

## 一、研究对象与方法

### (一) 资料来源

2015 年 3 月至 2016 年 9 月,选取中国黑龙江省、河北省以及北京市的 39 家公立医院聘用的医生、护士和医技人员,展开了横断面调查。采用方便抽样的方法选取 39 家公立医院作为调研地点。所有调查人员在开始收集数据之前都接受过使用统一调查手册进行的培训,培训合格后才可以进行数据的收集。我们得到了医院的管理人员、医疗纠纷解决部门和人力资源部门的许可。研究者通过使用匿名的自我管理的问卷开展面对面调查。我们特意选择了哈尔滨市三家公立三级医院进行预调查,共发放并返回 150 份问卷(这些数据不纳入主要的研究中)。在最终调查中,采取方便抽样法调查了共计 3 212 名医生、护士和医技人员。研究人员发放并收回 2 706 份有效问卷,有效回收率为 84.25%。这项研究涉及多方面的测量,而本研究的重点仅是聚焦于医护人员遭受躯体暴力后创伤后应激障碍的情况。因此,只有 368 份问卷纳入本研究。

研究对象纳入标准:①至少 1 年的工作经验;②自愿参与;③参与调查人员不影响他们的工作;④过去 12 个月参与者经历躯体暴力事件。排除标准:①调查前已接受过心理治疗;②经历过其他创伤事件,包括医院工作场所语言暴力或严重生活事件(如家庭暴力或罪犯袭击)、严重事故(如火灾、爆炸或交通事故)、自然灾害(如台风、地震或洪水);③间接受到创伤(目睹其他人经历过创伤事件)。

### (二) 研究方法

#### 1. 测量工具的使用

(1) 创伤后应激障碍量表:本研究中采用创伤后应激障碍症状的自评量表来测量医务人员的创伤后应

激障碍状态。该量表包含 17 个自我报告的条目,包括 3 个维度,分别是重复体验、回避与高警觉,分别对应 DSM- Ⅳ 中创伤后应激障碍状态的标准。该量表的每个条目都基于被调查者在过去一个月被特殊症状困扰的程度,回应选项采用李克特 5 级评分法。总分值是通过所有条目相加来计算,分值范围为 17~85 分,更高的分值表明产生创伤后应激障碍的危险更高;总分 ≥ 50 分表示符合创伤后应激障碍状态的诊断(敏感性 =0.82;特异性 =0.83;卡帕值 =0.64)。在本研究中,创伤事件取而代之的是躯体暴力,该工具的可信度和有效性在中国的广泛样本中被证明是很高的。当前研究量表的 *Cronbach's α* 为 0.934,三个分量表的 *Cronbach's α* 分别为 0.872(重复体验)、0.921(回避)和 0.926(高警觉)。

(2)艾森克人格问卷修订量表:该量表包含 48 个条目,分为 4 个分量表(内外向、神经质、精神质和掩饰性)来反映人格特征。每一项都用二分制量表(1= 是,0= 否)来衡量个性特征,正向和反向条目之和反映每个人格特质。前期研究证明艾森克人格问卷修订量表在中国具有较高的信度与效度。内外向分量表的总分小于 43.3 分表示内向,43.3 分至 56.7 分为中等,大于 56.7 分时为外向性;对于精神质分量表,高度精神质被定义为总分大于 56.7 分,中等被定义为总分介于 43.3 分和 56.7 分之间,轻度被定义为总分小于 43.3 分;对于神经质分量表,总分小于 43.3 分定义为情绪稳定,而总分从 43.3 分到 56.7 分定义为中性,总分大于 56.7 分定义为情绪不稳定;对于掩饰性分量表,总分为 60 分或更高的人表示被调查者提供的信息可能不可靠。本研究中艾森克人格问卷修订量表的 *Cronbach's α* 为 0.903,内外向、神经质、精神质和掩饰性分量表的 *Cronbach's α* 分别是 0.854、0.756、0.791 和 0.762。

医院工作场所暴力基本情况问卷、特质应对方式量表、社会支持量表介绍详见第一节。

**2. 数据分析方法** 使用 EpiData 3.1 版本软件建立本章数据库。筛除数据缺失或存在质量问题的问卷。为确保数据录入的正确性,两名受过培训的人员在所有调查完成后录入数据。使用 SPSS 24.0 和 Stata 15.0 版本进行数据分析,连续变量的正态分布通过 P-P 图和 K-S 检验验证。对人口统计学变量进行描述性统计,包括数量($n$)、百分比(%)、平均数和标准差($SD$);我们使用单因素方差分析(ANOVA)或独立样本 $t$ 检验来比较连续变量的组间差异,$\chi^2$ 检验用来比较分类变量的差异;Pearson 相关分析用来检验连续变量之间的相关性;采用一般线性回归分析,研究了人口学特征、社会支持、艾森克人格问卷和特质应对方式与创伤后应激障碍状态的关系。统计值包括回归模型中每个步骤的 $F$ 值、$R^2$、$R^2$ 变化($\Delta R^2$)、标准回归系数($\beta$)和 $P$ 值。所有的研究变量都进行了多重线性共线检验,$P<0.05$ 具有统计学意义。

**3. 伦理审批** 该研究得到了哈尔滨医科大学伦理审查委员会的批准。研究过程中,我们得到了每家参与医院的同意。同时,调查前研究人员获得了所有参与者的知情同意,严格保密参与者的个人信息。

## 二、研究对象的基本特征

2 706 名被调查医务人员的基线特征见表 5-6。

表 5-6 研究对象的基线特征

| 变量 | $n$(人数) | 百分比 /% |
|---|---|---|
| 性别 | | |
| 男 | 623 | 23.0 |
| 女 | 2 083 | 77.0 |
| 年龄 / 岁 | | |
| ≤ 30 | 1 258 | 46.5 |
| >30~50 | 1 341 | 49.5 |
| >50 | 107 | 4.0 |
| 教育程度 | | |
| 专科及以下 | 856 | 31.6 |
| 本科 | 1 341 | 49.6 |
| 硕士及以上 | 509 | 18.8 |

续表

| 变量 | n（人数） | 百分比/% |
|---|---|---|
| 婚姻状况 | | |
| 已婚 | 1 859 | 68.7 |
| 单身/离异/丧偶 | 847 | 31.3 |
| 职业类别 | | |
| 医生 | 1 058 | 39.1 |
| 护士 | 1 520 | 56.2 |
| 医技人员 | 128 | 4.7 |
| 职称 | | |
| 初级 | 1 147 | 42.4 |
| 中级 | 1 026 | 37.9 |
| 高级 | 533 | 19.7 |
| 科室 | | |
| 急诊科 | 323 | 11.9 |
| 内科 | 813 | 30.0 |
| 外科 | 752 | 27.8 |
| 妇产科 | 276 | 10.2 |
| 儿科 | 218 | 8.1 |
| 其他 | 324 | 12.0 |
| 工作年限/年 | | |
| <5 | 1 014 | 37.5 |
| 5~<10 | 820 | 30.3 |
| 10~<20 | 503 | 18.6 |
| ≥20 | 369 | 13.6 |

## 三、与创伤后应激障碍相关的特征

在 368 名暴力受害者中,59.8% 是女性,51.3% 完成了本科教育,已婚占 73.9%,与创伤后应激障碍状态相关特征见表 5-7。不同性别、婚姻状况、职业以及获得社会支持的参与者创伤后应激障碍存在显著差异。

表 5-7　与创伤后应激障碍状态相关特征

| 变量 | n（人数） | 百分比/% | 创伤后应激障碍状态 均值 | 创伤后应激障碍状态 标准差 | F/t | P |
|---|---|---|---|---|---|---|
| 性别 | | | | | | |
| 男 | 148 | 40.2 | 44.03 | 16.19 | 3.537 | <0.001 |
| 女 | 220 | 59.8 | 38.30 | 13.71 | | |
| 年龄/岁 | | | | | | |
| ≤30 | 133 | 36.1 | 38.09 | 13.36 | 2.946 | 0.054 |
| >30~50 | 216 | 58.7 | 42.01 | 15.56 | | |
| >50 | 19 | 5.2 | 42.10 | 17.80 | | |
| 教育程度 | | | | | | |
| 专科及以下 | 118 | 32.1 | 38.14 | 13.54 | 2.592 | 0.076 |
| 本科 | 189 | 51.3 | 42.13 | 15.46 | | |
| 硕士及以上 | 61 | 16.6 | 40.64 | 15.85 | | |

续表

| 变量 | n（人数） | 百分比/% | 创伤后应激障碍状态 | | F/t | P |
|---|---|---|---|---|---|---|
| | | | 均值 | 标准差 | | |
| 婚姻状况 | | | | | | |
| 已婚 | 272 | 73.9 | 41.51 | 15.75 | 2.195 | 0.029 |
| 单身/离异/丧偶 | 96 | 26.1 | 38.03 | 12.38 | | |
| 职业 | | | | | | |
| 医生 | 175 | 47.6 | 42.97 | 15.37 | 4.379 | 0.013 |
| 护士 | 180 | 48.9 | 38.29 | 13.82 | | |
| 医技人员 | 13 | 3.5 | 40.69 | 21.24 | | |
| 职称 | | | | | | |
| 初级 | 145 | 39.4 | 39.56 | 13.04 | 0.576 | 0.562 |
| 中级 | 126 | 34.2 | 41.32 | 16.21 | | |
| 高级 | 97 | 26.4 | 41.23 | 16.16 | | |
| 科室 | | | | | | |
| 急诊科 | 68 | 18.5 | 41.46 | 16.08 | 0.722 | 0.607 |
| 内科 | 76 | 20.7 | 38.45 | 15.07 | | |
| 外科 | 123 | 33.4 | 41.53 | 13.91 | | |
| 妇产科 | 19 | 5.2 | 41.63 | 16.52 | | |
| 儿科 | 27 | 7.3 | 37.63 | 10.37 | | |
| 其他 | 55 | 14.9 | 41.55 | 17.28 | | |
| 工作年限/年 | | | | | | |
| <5 | 101 | 27.4 | 37.19 | 13.25 | 2.158 | 0.063 |
| 5~<10 | 120 | 32.6 | 42.13 | 14.52 | | |
| 10~<20 | 87 | 23.7 | 41.90 | 16.80 | | |
| ≥20 | 60 | 16.3 | 41.42 | 15.46 | | |
| 社会支持 | | | | | | |
| 低 | 224 | 60.9 | 42.41 | 15.06 | 5.904 | 0.003 |
| 中 | 130 | 35.3 | 38.52 | 14.40 | | |
| 高 | 14 | 3.8 | 31.00 | 14.53 | | |
| 主观支持 | | | | | | |
| 低 | 22 | 6.0 | 41.91 | 18.63 | 0.859 | 0.425 |
| 中 | 38 | 10.3 | 43.37 | 12.93 | | |
| 高 | 308 | 83.7 | 40.17 | 14.97 | | |
| 客观支持 | | | | | | |
| 低 | 206 | 56.0 | 42.19 | 15.47 | 3.369 | 0.035 |
| 中 | 155 | 42.1 | 38.87 | 14.32 | | |
| 高 | 7 | 1.9 | 32.00 | 9.24 | | |
| 支持的利用度 | | | | | | |
| 低 | 39 | 10.6 | 48.18 | 16.98 | 6.979 | 0.001 |
| 中 | 259 | 70.4 | 40.37 | 14.56 | | |
| 高 | 70 | 19.0 | 37.24 | 14.23 | | |
| 外倾性 | | | | | | |
| 内向 | 102 | 27.7 | 39.45 | 13.35 | 1.278 | 0.280 |
| 中性 | 164 | 44.6 | 41.99 | 16.04 | | |
| 外向 | 102 | 27.7 | 39.51 | 14.80 | | |

续表

| 变量 | n（人数） | 百分比/% | 创伤后应激障碍状态 | | F/t | P |
|---|---|---|---|---|---|---|
| | | | 均值 | 标准差 | | |
| 神经质 | | | | | | |
| 温和的 | 68 | 18.5 | 42.22 | 16.87 | 0.998 | 0.370 |
| 中性 | 213 | 57.9 | 40.79 | 15.24 | | |
| 意志坚强 | 87 | 23.6 | 38.86 | 12.69 | | |
| 精神质 | | | | | | |
| 情绪不稳定 | 100 | 27.2 | 40.33 | 13.80 | 0.530 | 0.589 |
| 中性 | 153 | 41.6 | 41.50 | 16.72 | | |
| 情绪稳定 | 115 | 31.2 | 39.63 | 13.60 | | |

## 四、过去 12 个月中躯体暴力与创伤后应激障碍的发生率

在过去的 12 个月中,医生、护士、医技人员的躯体暴力和语言暴力发生率分别为 13.60%（368/2 706）和 59.65%（1 614/2 706）。据参与者报告患者的亲属是主要施暴者（67.4%,$n=248$),其次是患者本人（23.6%,$n=87$）。

根据测试量表的评分准则,103 名受害者（28.0%）符合创伤后应激障碍诊断的全部标准,21.2% 的受害者有发展为创伤后应激障碍状态的风险。

根据创伤后应激障碍的 DSM Ⅳ-TR 标准,47.0% 的受访者没有达到诊断标准。再体验是在受害者中观察到的最常见的创伤后应激障碍标准（45.1%）,其次是过度警觉（37.8%）,见表 5-8。

表 5-8　创伤后应激障碍状态的发生率及样本描述

| 创伤后应激障碍 | 躯体暴力 | |
|---|---|---|
| | n（人数） | 百分比/% |
| 基于量表评分准则的创伤后应激障碍 | | |
| 没有明显的创伤后应激障碍（17~37 分**） | 187 | 50.8 |
| 有创伤后应激障碍的潜在危险（38~49 分**） | 78 | 21.2 |
| 符合创伤后应激障碍的标准（50~85 分**） | 103 | 28.0 |
| 基于诊断标准的创伤后应激障碍* | | |
| 不符合标准 | 173 | 47.0 |
| 再体验 | 166 | 45.1 |
| 回避 | 129 | 35.1 |
| 过度警觉 | 139 | 37.8 |

注:*表示参与者可能有超过一个以上的症状;**创伤后应激障碍症状自评量表（PCL-C）得分。

## 五、特质应对方式、社会支持与创伤后应激障碍的相关性研究

创伤后应激障碍平均得分为 40.60 分（$SD=15.01$）。创伤后应激障碍水平与参与者社会支持（$r=-0.188$,$P<0.001$）和积极应对（$r=-0.164$,$P=0.002$）呈负相关;躯体暴力频次与创伤后应激障碍呈正相关（$r=0.259$,$P<0.001$）,创伤后应激障碍水平与受害者消极应对呈正相关（$r=0.188$,$P<0.001$）。

## 六、创伤后应激障碍相关因素的线性回归分析

单因素分析中与创伤后应激障碍显著相关的变量被当作控制变量。性别对创伤后应激障碍有显著影响(模型1);如模型2所示,躯体暴力与创伤后应激障碍呈正向预测作用($\beta=1.216$,$P<0.001$);如模型3所示,积极应对方式与创伤后应激障碍呈负向预测的作用($\beta=-0.327$,$P=0.002$),消极应对方式对创伤后应激障碍呈正向预测的作用($\beta=0.353$,$P=0.001$)。详见表5-9。

表5-9　创伤后应激障碍相关性的线性回归分析

| 变量 | 模型1($\beta$) | 模型2($\beta$) | 模型3($\beta$) | 模型4($\beta$) |
| --- | --- | --- | --- | --- |
| 性别 | $-4.663^{*}$ | $-3.282$ | $-3.060$ | $-3.012$ |
| 婚姻状况 | $-2.021$ | $-1.859$ | $-2.626$ | $-2.798$ |
| 职业 | $-1.274$ | $-1.918$ | $-2.494$ | $-2.414$ |
| 躯体暴力 | | $1.216^{**}$ | $1.015^{**}$ | $1.028^{**}$ |
| 社会支持 | | | $-0.193^{*}$ | $-0.192^{*}$ |
| 积极应对 | | | $-0.327^{**}$ | $-0.325^{**}$ |
| 消极应对 | | | $0.353^{**}$ | $0.361^{**}$ |
| 内外向 | | | | $-0.049$ |
| 神经质 | | | | $0.081$ |
| 精神质 | | | | $0.042$ |
| $F$ | $5.189^{**}$ | $9.886^{**}$ | $10.544^{**}$ | $11.584^{**}$ |
| $R^2$ | 0.041 | 0.098 | 0.170 | 0.246 |
| $\Delta R^2$ | 0.041 | $0.057^{**}$ | $0.072^{**}$ | $0.076^{*}$ |

注:$^{*}P<0.05$;$^{**}P<0.01$。

此外,统计学分析发现,性别对创伤后应激障碍有显著影响,男性比女性更易于产生创伤后应激障碍状态。因此,我们探讨了男性和女性创伤后应激障碍的潜在相关性(表5-10)。如模型3所示,在女性中,积极应对带给创伤后应激障碍产生的影响较为显著($\beta=-0.376$,$P=0.001$),但男性积极应对对于创伤后应激障碍产生的影响不显著。

表5-10　男性和女性的创伤后应激障碍相关性的线性回归分析

| 变量 | 均值(标准差) | 模型1($\beta$) | 模型2($\beta$) | 模型3($\beta$) |
| --- | --- | --- | --- | --- |
| 男性($n=148$) | | | | |
| 躯体暴力 | 3.60(3.16) | $1.216^{**}$ | $1.033^{*}$ | $1.073^{**}$ |
| 社会支持 | 41.25(9.32) | | $-0.255$ | $-0.257$ |
| 积极应对 | 30.75(7.28) | | $-0.298$ | $-0.318$ |
| 消极应对 | 27.21(6.61) | | $0.467^{*}$ | $0.479^{*}$ |
| 内外向 | 49.18(10.04) | | | $0.062$ |
| 神经质 | 50.02(8.62) | | | $-0.282$ |
| 精神质 | 49.99(10.59) | | | $-0.072$ |
| $F$ | | $8.727^{**}$ | $5.961^{**}$ | $4.182^{**}$ |
| $R^2$ | | 0.056 | 0.143 | 0.173 |
| $\Delta R^2$ | | $0.056^{**}$ | $0.087^{**}$ | 0.030 |

续表

| 变量 | 均值(标准差) | 模型1($\beta$) | 模型2($\beta$) | 模型3($\beta$) |
|---|---|---|---|---|
| 女性($n=220$) | | | | |
| 躯体暴力 | 2.73(2.83) | 1.169** | 0.955** | 0.953** |
| 社会支持 | 42.05(7.79) | | −0.057 | −0.066 |
| 积极应对 | 29.58(7.16) | | −0.376** | −0.376** |
| 消极应对 | 26.72(7.78) | | 0.296* | 0.297* |
| 外倾性 | 50.03(10.54) | | | −0.121 |
| 神经质 | 50.14(10.56) | | | 0.006 |
| 精神质 | 50.12(10.20) | | | −0.005 |
| $F$ | | 13.441** | 7.488** | 4.557** |
| $R^2$ | | 0.058 | 0.122 | 0.131 |
| $\Delta R^2$ | | 0.058** | 0.064** | 0.009 |

注:*$P<0.05$;**$P<0.01$。

## 七、医务人员遭受躯体暴力后创伤后应激障碍及相关性透视

### (一)躯体暴力与创伤后应激障碍的发生率

在这项横断面研究中,我们评估了医生、护士和医技人员遭受躯体暴力后创伤后应激障碍的发生率及相关性。在过去一年中,医生、护士和医技人员的躯体暴力发生率约为13.6%。2009—2010年在意大利进行的一项研究结果发现,13.4%的护士遭受过躯体暴力,这与本研究中研究对象躯体暴力的发生率相似。然而,其他研究报告提到躯体暴力的发生率比当前研究的发生率更高,这些结果的不一致可能是由于国家间的文化差异或报告缺失。根据相应的评分标准,28.0%的参与者报告了创伤后应激障碍(即28.0%的参与者创伤后应激障碍状态得分在50分及以上)。基于中国文化特点,我们选择50分的自我评分作为界值,并采用DSM Ⅳ-TR 创伤后应激障碍状态标准。先前的研究已提供了有价值的医生和护士的创伤后应激障碍发生率的信息,本研究中医生、护士和医技人员遭受躯体暴力后创伤后应激障碍的发生率与亚特兰大报道的相似。然而,部分研究的创伤后应激障碍的发生率与本研究的结果不同,这可能是不同文化背景下研究的样本特征、设计、定义以及诊断标准的差异导致的。此外,我们的样本中创伤后应激障碍的发生率远高于美国的普通人群(8%),这可能是因为普通人群暴露于严重创伤事件的频率低于医生、护士以及医技人员。同样,在重症监护室工作的护士经历创伤事件的频次比其他医护人员较多。

结果表明21.2%的暴力受害者有发展为创伤后应激障碍的风险,而28.0%的受害者则与创伤后应激障碍的全部诊断标准相符。这一结果表明,躯体暴力对医护人员的心理健康有较大的影响。大约53.0%(195/368)的受害者报告至少有一个符合创伤后应激障碍的标准。最常见的创伤后应激障碍状态是再体验(45.1%),其次是过度警觉(37.8%),然后是回避(35.1%),先前的一项研究成果与此结果类似。拉波萨和奥尔登报告重复经历躯体暴力事件与急诊室工作人员完成工作的能力呈显著负相关。过度警觉和回避状态的发生率不高可能是由于医护人员的工作特点以及医院的文化要求他们需要快速、持续地转移注意力。大多数的医护人员遭受轻微的医院工作场所暴力后可能会忽略,迅速将注意力转移到另一名患者身上。

### (二)性别对创伤后应激障碍的影响

单变量分析揭示了本研究的一个重要发现,我们发现男性暴露在创伤事件中比女性更易于出现创伤后应激障碍。这一结果与先前报告的结果不同,即女性更易于出现创伤后应激障碍,这可能归因于对不同

创伤事件的反应和社交网络中的性别差异。这种现象也可能是由于在遭受躯体暴力后女性可能比男性获得更多的社会支持,因为女性通常被视为弱势群体。

**(三) 社会支持对创伤后应激障碍的影响**

Pearson 相关分析和线性回归分析显示社会支持与创伤后应激障碍呈显著负相关,与其他研究的报告一致。创伤后应激障碍水平与医护人员的客观支持和支持的利用度得分存在显著的负相关。应当鼓励躯体暴力的受害者不要放弃日常社会活动,因为这些活动可以抑制消极情绪。值得注意的是必须认识到暴力造成的压力是持续存在的。然而,一个支持性的医院环境可以帮助个人应对各种各样的压力事件,并起到缓冲其负面健康影响的作用。

**(四) 应对方式对创伤后应激障碍的影响**

本阶段也证明了应对方式对创伤后应激障碍存在显著的影响。这一结果表明,当医护人员遇到创伤事件时,消极的应对方式更有可能增加他们出现创伤后应激障碍的倾向,这一发现与其他研究的结果是一致的。积极应对有助于预防或缓解创伤后应激障碍,先前的一项调查也发现积极应对与创伤后应激障碍呈正相关。劳伦斯和费尔巴赫的研究报告神经质得分高的个体可能更易于出现创伤后应激障碍。出乎意料的是人格因素与创伤后应激障碍均没有显著的相关性。这可能还与使用量表的阈值范围有关。例如,社会支持被发现是减少压力和抑郁、改善健康的重要保护因素。创伤事件发生后,社会支持的功能可以增强自我效能,从而促进创伤的康复。

## 八、医院工作场所暴力对医护人员心理影响的应对策略

本研究显示医院工作场所暴力对医护人员的心理健康产生了一定影响,有必要在国家、医院和个人层面上进行防控。

在国家方面,我国应借鉴其他国家相关的法律法规来完善国内有关医院工作场所暴力的法律,形成具有法律效力以及现实指导意义的医院工作场所暴力法律体系。在政府的倡导下,制定统一的预防、控制以及治理医院工作场所暴力的指南,为医院、医务人员和患方提供指导。政府要推进和深化医药体制改革,健全医药行业人才培养、评价及薪酬制度,同时健全和完善全民医疗卫生保障体系,从根源上降低医院工作场所暴力的发生。在健康中国建设的过程中,虽然政府部门密集出台了医护人员心理健康防护的相关政策,但并未形成完整的体系,建议政府部门针对医护人员特殊的执业环境制定相对应的防护及干预政策。

在医院方面,面对由医院工作场所暴力引发的相关心理问题,医院管理者应及时采取相应的干预措施,如建立标准的减压空间,安排心理医生对经历过医院工作场所暴力的医生和护士展开心理干预等。医院可以通过设置合理的就医环境,整体优化医院的工程设计,设置医护人员专门的应急通道,同时设立患者休息室等措施来体现对患者的人文关怀。建议医院加强医德医风的教育,健全医院工作场所暴力上报的流程,培训医护人员预测、识别与应对医院工作场所暴力的能力与技巧,培训改善医护人员的服务态度,完善医院危机管理机制。

个体层面可以通过学习与演练来提高自己的应变能力,增强自我保护及防范的意识。同时,也要培养自我的医学人文精神修养,遵循医学伦理,增强工作责任心和职业操守,提高主动的服务意识,加强与患者沟通的技巧,树立职业风险意识,降低医院工作场所暴力的危害等;当遭受暴力事件后,也可以通过转移注意力获得其他资源来补偿资源的损失,通过降低资源损失的价值来减轻压力,进而保持心理的健康。

## 本章小结

抑郁与焦虑情绪在我国医护人员中较为普遍。研究结果也侧面证明了在一系列相关的政策出台后,医院工作场所暴力发生率的降低较为明显。此外,经历过医院工作场所暴力的医生和护士比从未经历过

的医生和护士更易于产生抑郁和焦虑情绪。另外,结果表明躯体暴力可能导致创伤后应激障碍的产生概率较大。社会支持对于促进医护人员的心理健康具有实际的意义,而不同应对方式也影响着心理健康。因此,需要从个人、医院和国家的层面进一步制定相应的政策和措施来应对医院工作场所暴力。当医护人员遭遇医院工作场所暴力时,必须及时关注他们的情绪反应,并为他们提供支持,纠正错误的认知,鼓励积极地面对,以避免对他们的心理健康造成不良影响。

(周辰宇　代珊珊　闫春梅)

# 第六章 医务人员遭受医院工作场所暴力心理动态响应过程研究

医院工作场所暴力对医务人员的心理健康动态响应研究属于前瞻性研究。该研究的开展弥补了当前研究中对于医务人员遭受医院工作场所暴力后心理健康状态的变化较为缺乏的现况。通过医务人员遭受医院工作场所暴力后心理健康动态变化的表达，进而为更有针对性地指导心理治疗、实施危机干预奠定基础。

## 第一节 研 究 概 述

### 一、相关概念及理论

1. 急性应激反应即急性应激障碍（acute stress disorder，ASD）是指个体在经历了令人难以接受的创伤事件，个体在事件发生后的数分钟或数小时之内，出现的一过性精神障碍，一般在数天或一周内缓解，最长不超过 1 个月。ASD 在各个年龄阶段均可发生，多见于青壮年，男女发病率无明显差异，临床上主要表现为具有强烈恐惧体验的精神运动性兴奋或者精神运动性抑制甚至木僵，症状往往历时短暂，预后良好，缓解完全。

2. 创伤后应激障碍（post traumatic stress disorder，PTSD） 详见第五章第一节。

3. "震撼"模型 "震撼"是指能够引起与工作相连的深入思考的事件，同时"震撼"又是连接展开模型和工作嵌入的纽带。工作嵌入被描述为一个将个体束缚其中的网络，是促使员工留职的各种力量的集合。"震撼"能够对员工的工作嵌入行为产生影响，员工通过解读"震撼"，将其融入自己的信念和映像中。映像理论主要是描述个体面对非日常性决策问题时，如何以直觉的方式来思考决策。根据映像理论，影响人决策的主要有三种映像：价值映像、轨迹映像和策略映像。当"震撼"事件发生时，个体首先将"震撼"事件与最相关的映像对照，融入自身的工作和生活中解读，由价值映像一直到策略映像，先判断相容性，再比较收益性，从而引起发现"工作与映像驱动的愿景是否匹配"的想法，一旦不匹配，就会致使个体对工作产生不满甚至倦怠。工作倦怠使得个体失去对现有工作的认同与激情，从而努力寻找替代工作。离职决策实质上是一个先在所有方案中选择可接受者，继而在可接受的方案中选择较佳者的过程。一旦替代工作比现有工作对医务人员造成了更为强烈的"震撼"，离职的意愿超过了工作嵌入的程度，个体与组织之间的依附程度较低，就可能导致个体出现离职的倾向。一方是由"震撼"和"负面态度"代表的促进离职动因,另一方是由"嵌入力量"构成的维持现状的惯性。个体在两种力量的判断和比对中决定着去与留。一旦离职动因大于嵌入力量,离职的倾向就会产生。

## 二、研究意义及价值

根据 2016 年"第二届中国医疗法治论坛"内容可知:在当今的医疗领域内,暴力伤医事件频繁发生,于 2012 年达到高峰,随后虽有所下降,但在 2016 年又呈现反弹上升趋势,整体呈现 U 形变化曲线。频繁发生的医院工作场所暴力不仅对医务人员的人身安全造成了严重威胁,更对其尊严、声誉、心理健康乃至正常的工作和生活也造成了诸多的消极影响,医务人员崇高的社会地位和尊严甚至因此被黑化,贴上了污名的标签,如何预防乃至消弭医院工作场所暴力已经迫在眉睫。

本章通过纵向研究深入探究医务人员遭受医院工作场所暴力在不同时间段上躯体、心理动态响应过程,为保障医务人员身心健康与安全,预防精神障碍和身心疾病提供依据。为更有针对性地指导心理治疗、实施危机干预奠定基础。在促进医疗行业健康发展、营造良好的医疗环境与和谐氛围方面,具有重要的理论意义和应用价值。

## 三、研究对象

2017 年 6 月至 2018 年 12 月,采用目的抽样方法选取医院工作场所暴力发生率较高地区的 9 家三级甲等医院作为研究基地,将首次遭受医院工作场所暴力的医务人员作为研究对象,观察期限为 6 个月。分别在研究对象入组后的 7 天、1 个月、3 个月、6 个月,4 个观测点进行观测。入选条件为首次遭受医院场所暴力(应达到恐吓、威胁或人身攻击)7 日之内的医务人员,排除精神疾病者、经历其他生活事件及目睹其他创伤事件者等,最后入组 112 人。

根据美国精神病协会全方位统计,美国人群总体的创伤后应激障碍平均患病率达 8.0%;在前期研究的基础上,暴露组的患病率约为 26.6%。本研究采用队列研究的方法,取 $\alpha=0.05$(双侧检验),$u_{0.05}=1.96$,$\delta=0.02$。

$$N=\frac{[Z_\alpha \times \sqrt{2\bar{P}(1-\bar{P})}+Z_\beta \times \sqrt{P_1(1-P_1)+P_0(1-P_0)}]^2}{(P_1-P_0)^2}$$

或近似公式:

$$N=\frac{(Z_\alpha+Z_\beta)^2 \times \bar{P}(1-\bar{P})}{(P_1-P_0)^2}$$

$N$:样本含量;$P_0$= 暴力组发生率;$P_1$= 非暴力组发生率;$\bar{P}=(P_0+P_1)/2$

根据上述公式计算样本量为 85 人,考虑到研究对象的失访以及剔除情况,本研究选取的医务人员 112 人。

## 四、研究方法

### (一) 文献研究法

用医院工作场所暴力、创伤后应激障碍、应激理论等中文关键词进行文献检索,同时运用 workplace violence,PTSD 等英文关键词进行文献检索,检索的数据库主要包括百度学术、万方、维普以及 CNKI、PubMed、Springer 等,有针对性地进行文献梳理。

### (二) 队列研究法

队列研究(cohort study)指的是把特定的某一人群按照是否暴露在某种可疑因素或者不同的暴露程度分成不同的亚组,跟踪调查不同亚组人群结局产生情况,运用统计分析观察不同亚组间结局是否有差异,进而确定暴露因素及暴露程度与该结局之间是否有因果关系以及关联度如何的一种观察性研究方法。

队列研究根据人群进入队列的时间不同,分为固定队列和动态队列。其中固定队列指的是在某一个固定时间点或短时间内,人群同时进入队列,对他们进行跟踪调查直到研究结束,没有因除结局事件以外的原因导致人员退出或者加入其他新研究对象,队列研究人员比较固定;动态队列指的是在队列相对稳定之后,现有研究人员可以随时退出,新的研究人员可以随时加入。本研究采用动态队列研究,见表6-1。

**表 6-1　队列研究流程**

| 观测点 | 观测时间 | 观测指标 | 测量工具 |
|---|---|---|---|
| 一 | 入组后 7 天 | 躯体、情绪、心理变化创伤后应激反应症状 | 斯坦福急性应激反应问卷(SASRQ)、症状自评量表(SCL-90)、事件影响量表(IES-R) |
| 二 | 入组后 1 个月 | 心理是否健康,创伤后应激反应症状到创伤后应激障碍、焦虑、抑郁症状的过程 | 一般健康问卷(GHQ-12)、创伤后应激障碍症状自评量表(PCL-C) |
| 三 | 入组后 3 个月 | 心理是否健康,创伤后应激反应症状到创伤后应激障碍、焦虑、抑郁症状的过程 | 一般健康问卷(GHQ-12)、创伤后应激障碍症状自评量表(PCL-C) |
| 四 | 入组后 6 个月 | 心理是否健康,创伤后应激反应症状到创伤后应激障碍、焦虑、抑郁症状的过程 | 一般健康问卷(GHQ-12)、创伤后应激障碍症状自评量表(PCL-C) |

### (三) 问卷调查法

本研究问卷调查采用了国际上的通用量表,主要包括:

1. **斯坦福急性应激反应问卷(SASRQ)**　是国际上评估 ASD 常用的量表之一,该量表主要部分包括 30 个评定项目,评定项目由美国《精神疾病诊断与统计手册》第 4 版(DSM-Ⅳ)中有关 PTSD 的诊断标准组成,每个测量项目按照 5 级进行评分,即总是体验、经常体验、偶尔体验、极少体验、没有体验。30 个评定项目中,有 10 项用于评定分离症状,6 项用于评定创伤事件的持续反复体验症状,6 项目用于评定对创伤事件的回避症状,6 项目用于评定焦虑或警觉性增高症状,2 项目用于评定社会功能损害症状。每一评分项目按 0~5 分进行 6 级评分。最后核算总分时,将各个项目进行累加,总分在 0~150 分,得分越高表明 ASD 症状越重;SASRQ 总分 ≥40 分时,提示我们被调查者可能存在中度的急性应激反应症状,总分 ≥57 分时,提示我们被调查者可能存在高度的急性应激反应症状。

2. **症状自评量表(SCL-90)**　包含有 90 个测量项目,每个测量项目依症状程度按照五级进行评分,严重、偏重、中度、轻度、无。量表内容涵盖了较为宽泛的精神病症状学,从微观的情感、想法、意识,到宏观的人际交往关系、饮食生活习惯等;本量表是目前很多心理学专家以及精神科医生对来访人员进行测量最多的一种量表,它能够非常准确的反应被调查者的自我感觉症状、出现的问题以及此问题的严重程度。

3. **事件影响量表(IES-R)**　主要用于个体在经历了严重的生活事件后,测量和评估其灾难性体验的量表。该量表有 22 个评定项目,每个测量项目按照五级进行评分,即总是、常常、有时、很少、从没。该量表在前期研究的基础上,根据 5·12 地震事件的实际情况进行了适当的调整,该量表分为侵袭性症状、回避症状及高唤醒症状三个分量表。最后核算总分在 0~88 分,得分越高表明生活事件对其影响越深。

4. **一般健康问卷(GHQ-12)**　是英国医生 Goldberg 等人在 1972 年编制的,主要用于筛查普通人群的心理健康状况以及评价是否存在非精神病的精神相关状态。该量表最初始有 60 个评定项目,后期经过改良,变成了 30 个、28 个项目,直到现在的 12 个评定项目,每个测量项目按照四级进行评分,即非常同意、同意、不同意、非常不同意。在最后核算分数时,要将 12 个评分项目累加得到总分。每道问题包含 A、

B、C、D、4 个选项，采用双峰评分法(0-0-1-1)，具体为选择 A 或 B 赋值为 0 分，选择 C 或 D 赋值为 1 分，12 个问题累计得分 ≥ 4 分则认为心理健康状况检出阳性。

5. **创伤后应激障碍症状自评量表(PCL-C)** 是美国 PTSD 研究中心行为科学分部根据 DSM-Ⅳ 于 1994 年编制的，主要用于评价普通人群在日常生活中遭受到创伤事件后的体检症状。在美国，该量表经常作为 PTSD 症状诊断以及后期进行干预或者治疗 PTSD 效果的评价量表；我国对中文版 PCL-C 量表进行研究，具有很好的信度和效度，也得到了广泛应用。该量表有 17 个评定项目，每个测量项目按照五级进行评分，即极度的、相当程度的、中度的、有一点、一点也不。PCL-C 量表包含警觉增高反应症状、回避反应症状、创伤经历反复重现反应症状。在最后核算分数时，将 17 个评分项目累加得到总分，本量表的总分为 17~85 分，如果最后得分越高，表明其创伤后应激障碍发生的可能性越大。最后得分在 17~37 分，表明无明显创伤后应激障碍症状；在 38~49 分，表明有一定程度的创伤后应激障碍症状；在 50~85 分，表明有较明显的创伤后应激障碍症状，可能被诊断为创伤后应激障碍。PCL-C 量表的三种症状：反复创伤性体验症状包括 1、2、3、4、5 5 个条目，有 1 条或 1 条以上评分大于 2 分判为阳性；情感麻木与回避症状包括 6、7、8、9、10、11、12 7 个条目，有 3 条或 3 条以上评分大于 2 分判为阳性；警觉性过强所致易激惹症状包括 13、14、15、16、17 5 个条目，有 2 条或 2 条以上评分大于 2 分判为阳性。

### (四) 统计学方法

1. **描述性统计分析** 对被调查医务人员的基本人口学特征、不同人口学特征的医院工作场所暴力发生率情况、医务人员遭受医院工作场所暴力后急性应激反应情况进行描述性分析。若计量资料服从正态分布，则采用均数 ± 标准差进行描述；若计量资料不服从正态分布，则采用中位数(四分位数间距)进行描述。计数资料采用例数(百分比)进行描述。

2. **多因素 Logistic 回归分析** 采用多因素 Logistic 回归模型，通过逐步筛选的方式分析基本人口学特征对医务人员遭受医院工作场所暴力在 7 天的急性应激反应、心理健康水平及事件影响预测的情况；同时，分析 1 个月、3 个月、6 个月医务人员的心理障碍、创伤后应激障碍的情况以及变化趋势，并分析其对结局变量的独立影响。

3. **方差分析及事后的两两比较检验** 采用 2×2 析因设计的方差分析，分析不同暴力类型及时间因素对暴露结局评分的影响，并采用单因素方差分析和事后的 SNK 检验分析不同时间组别间暴露结局平均评分的差异。

4. **事件影响量表 Pearson 相关分析** 事件影响量表分为侵袭性症状、回避症状、高唤醒症状三个分量表，首先绘制散点图了解三个分量表得分之间的相关趋势，然后采用 Pearson 相关分析判断不同量表之间的线性相关关系。

5. **统计分析软件** 采用 EpiData 3.1 软件建立数据库，进行数据录入与处理；采用 SPSS 24.0 进行统计分析处理，统计学意义的显著性标准采用双侧检验 $P<0.05$。

# 第二节 医院工作场所暴力对医务人员心理动态响应过程研究结果

## 一、研究对象的基本情况

本研究遭受的医院工作场所暴力类型中恐吓、威胁为 76 人，占 67.86%；女性被调查者为 72 人，占 64.29%，男性被调查者 40 人，占 35.71%；年龄方面小于 30 岁的被调查者最多为 56 人，占 50.00%；护士 61 人，占 54.46%，医生 50 人，占 44.64%，医技人员 1 人，占 0.89%；工作年限在 5 年以内的占 40.18%；每天与患者接触时间在 8h 以上者最多，占 50.89%。具体情况详见表 6-2。

表 6-2　被调查的医务人员的基本情况

| 项目 | 例数 / 人 | 百分比 /% |
| --- | --- | --- |
| 性别 | | |
| 男 | 40 | 35.71 |
| 女 | 72 | 64.29 |
| 年龄 | | |
| ≤30 岁 | 56 | 50.00 |
| >30~40 岁 | 26 | 23.21 |
| >40~50 岁 | 20 | 17.86 |
| >50 岁 | 10 | 8.93 |
| 教育程度 | | |
| 大专及以下 | 31 | 27.68 |
| 本科 | 44 | 39.29 |
| 硕士及以上 | 37 | 33.03 |
| 婚姻状况 | | |
| 已婚 | 68 | 60.71 |
| 未婚 | 44 | 39.29 |
| 工作性质 | | |
| 医生 | 50 | 44.64 |
| 护士 | 61 | 54.46 |
| 医技人员 | 1 | 0.90 |
| 职称 | | |
| 初级 | 56 | 50.00 |
| 中级 | 36 | 32.14 |
| 高级 | 20 | 17.86 |
| 所在科室 | | |
| 急诊 | 16 | 14.29 |
| 内科 | 37 | 33.04 |
| 外科 | 22 | 19.64 |
| 妇产科 | 3 | 2.68 |
| 儿科 | 7 | 6.25 |
| 口腔科 | 2 | 1.79 |
| 耳鼻咽喉科 | 4 | 3.57 |
| 医技科室 | 1 | 0.89 |
| 肿瘤科 | 1 | 0.89 |
| 其他 | 19 | 16.96 |

续表

| 项目 | 例数 / 人 | 百分比 /% |
|---|---|---|
| 工作年限 | | |
| <5 年 | 45 | 40.18 |
| 5~<10 年 | 27 | 24.11 |
| 10~<15 年 | 8 | 7.14 |
| 15~<20 年 | 8 | 7.14 |
| 20~<25 年 | 11 | 9.82 |
| ≥25 年 | 13 | 11.61 |
| 每天接触患者的时间 | | |
| <4h | 16 | 14.29 |
| 4~<8h | 39 | 34.82 |
| ≥8h | 57 | 50.89 |
| 本次暴力的类型 | | |
| 恐吓、威胁 | 76 | 67.86 |
| 躯体暴力 | 36 | 32.14 |

## 二、医务人员遭受医院工作场所暴力后 7 天的心理因素分析

### (一) 医务人员遭受医院工作场所暴力后急性应激反应症状情况分析

遭受医院工作场所暴力的医务人员的急性应激反应的总分为 0~123 分, 平均分为 47.54 ± 32.82。根据单个症状条目评分 ≥3 分为阳性筛查标准, 有分离症状者 50 人, 占 44.64%; 有创伤事件再体验症状者 69 人, 占 61.60%; 有对创伤刺激的回避症状者 79 人, 占 70.54%; 有焦虑或警觉性增高症状者 63 人, 占 56.25%; 有社会功能损害症状者 49 人, 占 43.75%。SASRQ 总分介于 40~56 分者 22 人 (19.64%), SASRQ 总分 ≥57 分者 41 人 (36.60%)。统计分析结果显示, 第 7 天时, 大多数都出现急性应激反应症状, 占 56.24%; 但不同急性应激结局在人口学特征中比例分布间的差异均无统计学意义 ($P>0.05$)。具体情况详见表 6-3。

表 6-3　医务人员的急性应激反应症状情况

| 项目 | 阴性组 ($n$=49) | | 阳性组 ($n$=63) | | $\chi^2$ 值 | $P$ 值 |
|---|---|---|---|---|---|---|
| | $n$(人数) | 百分比 /% | $n$(人数) | 百分比 /% | | |
| 性别 | | | | | 0.040 | 0.842 |
| 男 | 18 | 36.73 | 22 | 34.92 | | |
| 女 | 31 | 63.27 | 41 | 65.08 | | |
| 年龄 | | | | | 0.991 | 0.803 |
| ≤30 岁 | 22 | 44.90 | 34 | 53.97 | | |
| >30~40 岁 | 12 | 24.49 | 14 | 22.22 | | |
| >40~50 岁 | 10 | 20.41 | 10 | 15.87 | | |
| >50 岁 | 5 | 10.20 | 5 | 7.94 | | |

续表

| 项目 | 阴性组（n=49） | | 阳性组（n=63） | | χ² 值 | P 值 |
| --- | --- | --- | --- | --- | --- | --- |
| | n（人数） | 百分比 /% | n（人数） | 百分比 /% | | |
| 教育程度 | | | | | 4.253 | 0.119 |
| 　大专及以下 | 13 | 26.53 | 18 | 28.57 | | |
| 　本科 | 15 | 30.61 | 29 | 46.03 | | |
| 　硕士及以上 | 21 | 42.86 | 16 | 25.40 | | |
| 婚姻状况 | | | | | 0.770 | 0.380 |
| 　已婚 | 32 | 65.31 | 36 | 57.14 | | |
| 　未婚 | 17 | 34.69 | 27 | 42.86 | | |
| 工作性质 | | | | | 2.498 | 0.114 |
| 　医生 | 26 | 53.06 | 24 | 38.10 | | |
| 　护士及医技人员 | 23 | 46.94 | 39 | 61.90 | | |
| 职称 | | | | | 2.094 | 0.351 |
| 　初级 | 21 | 42.86 | 35 | 55.56 | | |
| 　中级 | 17 | 34.69 | 19 | 30.16 | | |
| 　高级 | 11 | 22.45 | 9 | 14.28 | | |
| 在医院工作的时间 | | | | | 3.882 | 0.566 |
| 　<5 年 | 19 | 38.78 | 26 | 41.27 | | |
| 　5～<10 年 | 10 | 20.41 | 17 | 26.98 | | |
| 　10～<15 年 | 2 | 4.08 | 6 | 9.52 | | |
| 　15～<20 年 | 5 | 10.20 | 3 | 4.76 | | |
| 　20～<25 年 | 6 | 12.24 | 5 | 7.94 | | |
| 　≥25 年 | 7 | 14.29 | 6 | 9.53 | | |
| 与患者接触的时间 | | | | | 3.483 | 0.175 |
| 　<4h | 10 | 20.41 | 6 | 9.52 | | |
| 　4～<8h | 18 | 36.73 | 21 | 33.33 | | |
| 　≥8h | 21 | 42.86 | 36 | 57.15 | | |

**（二）医务人员遭受医院工作场所暴力后事件影响测评情况分析**

黄国平等人研究发现：最后得分在 35 分及以上时，IES-R 对创伤后应激障碍患者具有一定的鉴别力；所以本研究将最后得分大于等于 35 分的个体诊断为创伤后应激障碍患者。IES-R 测查结果显示，以总分 35 分为阳性筛查标准，超过这一标准的有 53 人，占 47.32%，最大值为 84 分。统计分析结果显示，7 天时，有 47.32% 的医务人员出现了急性创伤后应激障碍症状，且有个别人员症状较重；但不同事件影响预测结局在人口学特征中比例分布间的差异均无统计学意义（$P>0.05$）。具体情况详见表 6-4。

表 6-4 医务人员的事件影响测评情况

| 项目 | 阴性组（n=59） | | 阳性组（n=53） | | $x^2$值 | P值 |
| --- | --- | --- | --- | --- | --- | --- |
| | n（人数） | 百分比/% | n（人数） | 百分比/% | | |
| 性别 | | | | | 0.001 | 0.977 |
| 男 | 21 | 35.59 | 19 | 35.85 | | |
| 女 | 38 | 64.41 | 34 | 64.15 | | |
| 年龄 | | | | | 0.720 | 0.868 |
| ≤30岁 | 30 | 50.85 | 34 | 64.15 | | |
| >30~40岁 | 12 | 20.34 | 14 | 26.42 | | |
| >40~50岁 | 11 | 18.64 | 9 | 16.98 | | |
| >50岁 | 6 | 10.17 | 4 | 7.55 | | |
| 教育程度 | | | | | 3.766 | 0.152 |
| 大专及以下 | 13 | 22.03 | 18 | 33.96 | | |
| 本科 | 22 | 37.29 | 22 | 41.51 | | |
| 硕士及以上 | 24 | 40.68 | 13 | 24.53 | | |
| 婚姻状况 | | | | | 0.209 | 0.648 |
| 已婚 | 37 | 62.71 | 31 | 58.49 | | |
| 未婚 | 22 | 37.29 | 22 | 41.51 | | |
| 工作性质 | | | | | 4.644 | 0.031 |
| 医生 | 32 | 54.24 | 18 | 33.96 | | |
| 护士及医技人员 | 27 | 45.76 | 35 | 66.04 | | |
| 职称 | | | | | 5.036 | 0.081 |
| 初级 | 24 | 40.68 | 32 | 60.38 | | |
| 中级 | 21 | 35.59 | 15 | 28.30 | | |
| 高级 | 14 | 23.73 | 6 | 11.32 | | |
| 在医院工作的时间 | | | | | 3.688 | 0.595 |
| <5年 | 24 | 40.68 | 21 | 39.62 | | |
| 5~<10年 | 12 | 20.34 | 15 | 28.30 | | |
| 10~<15年 | 3 | 5.08 | 5 | 9.43 | | |
| 15~<20年 | 4 | 6.78 | 4 | 7.55 | | |
| 20~<25年 | 8 | 13.56 | 3 | 5.66 | | |
| ≥25年 | 8 | 13.56 | 5 | 9.43 | | |
| 与患者接触的时间 | | | | | 3.732 | 0.155 |
| <4h | 12 | 20.34 | 4 | 7.55 | | |
| 4~<8h | 19 | 32.20 | 20 | 37.74 | | |
| ≥8h | 28 | 47.46 | 29 | 54.72 | | |

（三）医务人员遭受医院工作场所暴力的事件影响测评相关性分析

散点图可以看出,侵袭性症状、回避症状和高唤醒症状之间都存在一定的正相关趋势,具体情况详见图 6-1~图 6-3。

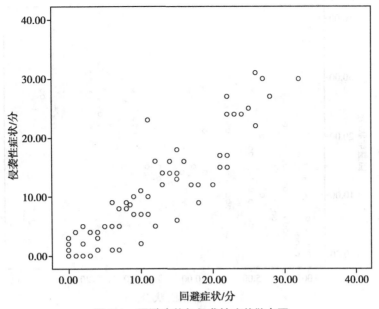

图 6-1　回避症状与侵袭性症状散点图

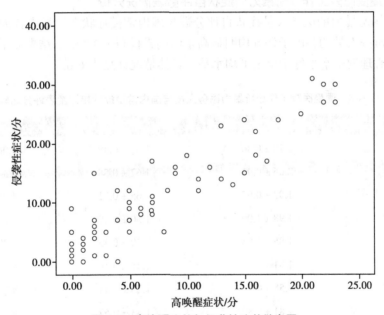

图 6-2　高唤醒症状与侵袭性症状散点图

进一步进行 Pearson 相关分析,其中侵袭性症状和回避症状间显著正相关($r=0.891$, $P<0.001$),侵袭性症状和高唤醒症状间显著正相关($r=0.919$, $P<0.001$),回避症状和高唤醒症状间显著正相关($r=0.826$, $P<0.001$)。具体情况详见表 6-5。

表 6-5　Pearson 相关分析结果

| 变量 1 | 变量 2 | 相关系数 $r$ | $P$ |
| --- | --- | --- | --- |
| 侵袭性症状 | 回避症状 | 0.891 | <0.001 |
| 侵袭性症状 | 高唤醒症状 | 0.919 | <0.001 |
| 回避症状 | 高唤醒症状 | 0.826 | <0.001 |

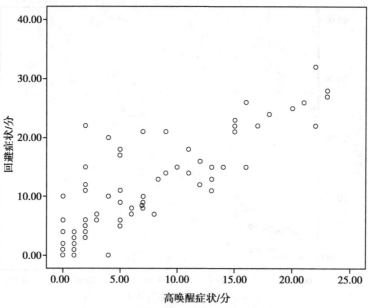

图 6-3 高唤醒症状与回避症状散点图

### (四) 医务人员遭受医院工作场所暴力后症状自评量表情况分析

遭受医院工作场所暴力的医务人员症状自评分数与国内常模症状自评量表各因子评分相比,遭受医院工作场所暴力的医务人员的各因子评分均明显高于国内常模($P<0.001$)。结果显示,遭受医院工作场所暴力的医务人员的心理健康水平低于全国平均水平。具体情况详见表 6-6。

表 6-6 遭受医院工作场所暴力医务人员与国内常模症状自评量表评分比较

| 因子 | 遭受暴力组($n=112$) | 国内常模($n=1\ 388$) | $t$ | $p$ |
| --- | --- | --- | --- | --- |
| 躯体化均分 | $1.78 \pm 0.86$ | $1.37 \pm 0.48$ | 8.06 | <0.001 |
| 强迫症状均分 | $2.06 \pm 0.91$ | $1.62 \pm 0.58$ | 7.34 | <0.001 |
| 人际关系敏感均分 | $1.92 \pm 0.95$ | $1.65 \pm 0.51$ | 4.96 | <0.001 |
| 抑郁均分 | $1.98 \pm 1.00$ | $1.50 \pm 0.59$ | 7.76 | <0.001 |
| 焦虑均分 | $1.85 \pm 0.85$ | $1.39 \pm 0.43$ | 9.88 | <0.001 |
| 敌对均分 | $1.81 \pm 0.83$ | $1.48 \pm 0.56$ | 5.75 | <0.001 |
| 恐怖均分 | $1.58 \pm 0.70$ | $1.23 \pm 0.41$ | 8.13 | <0.001 |
| 偏执均分 | $1.81 \pm 0.82$ | $1.43 \pm 0.57$ | 6.53 | <0.001 |
| 精神病性均分 | $1.70 \pm 0.71$ | $1.29 \pm 0.42$ | 9.32 | <0.001 |

## 三、医务人员遭受医院工作场所暴力后 1、3、6 个月的心理状况分析

### (一) 医务人员在遭受医院工作场所暴力后 1、3、6 个月 GHQ-12 情况分析

1、3、6 个月时,一般健康状况结果显示:平均得分分别为 6.38、6.74、6.95,说明一部分遭受医院工作场所暴力的医务人员心理健康状态处于较低水平,并出现逐渐上升的趋势。

### (二) 医务人员在遭受医院工作场所暴力后 1、3、6 个月创伤后应激障碍症状情况分析

1、3、6 个月时,创伤后应激障碍症状结果显示:创伤后应激障碍症状的得分分别为 28.02、32.14、34.15,说明遭受医院工作场所暴力的医务人员除了在 7 天时会出现急性应激反应症状外,23 名(23.21%)医务人员还会在 3 个月时出现慢性创伤后应激障碍症状,以及 6 个月时出现延迟性创伤后应激障碍症状。

## 第三节　医务人员遭受医院工作场所暴力后 心理健康变化过程透视

### 一、遭受医院工作场所暴力后医务人员心理健康变化结果

遭受医院工作场所暴力的医务人员在 7 天时,出现急性应激反应症状的人员较多,事件影响预评阳性率较高,症状自评量表水平显示健康水平明显低于国内常模水平,说明医务人员的心理健康处于较低水平;在 1、3、6 个月时,随着时间的推移 23 名(23.21%)医务人员的健康指标指数越低,创伤后应激障碍症状的情况越严重。

统计结果显示:不同暴力类型与时间因素对一般健康结局的影响之间的交互作用无统计学意义($P$=0.781),不同暴力类型对一般健康评分的影响相近,差异无统计学意义($P$=0.088),但不同时间点一般健康评分的平均水平间的差异存在统计学意义($P$=0.007)。经单因素方差分析及 SNK 两两比较发现,第 1 个月一般健康平均评分 6.38 明显低于第 3 个月 6.74 和第 6 个月 6.95($P$<0.05),而第 3 个月和第 6 个月平均评分之间的差异无统计学意义($P$>0.05)。具体情况详见表 6-6、表 6-7。

不同暴力类型与时间因素对创伤后应激障碍症状结局的影响之间的交互作用无统计学意义($P$=0.965),不同暴力类型对创伤后应激障碍症状的影响相近,差异无统计学意义($P$=0.107),但不同时间点创伤后应激障碍症状评分的平均水平间的差异存在统计学意义($P$=0.021)。经单因素方差分析及 SNK 两两比较发现,第 1 个月创伤后应激障碍症状平均评分 28.02 明显低于第 3 个月的 32.14 和第 6 个月的 34.15($P$<0.05),而第 3 个月和第 6 个月平均评分之间的差异无统计学意义($P$>0.05)。具体情况详见表 6-7、表 6-8。

表 6-7　不同暴力类型、时间段与暴力评分结局关系的两因素析因设计方差分析结果

| 项目 | 暴力类型 | 1 个月(均值 ± 标准差) | 3 个月(均值 ± 标准差) | 6 个月(均值 ± 标准差) | 暴力类型 $F$ 值 | 暴力类型 $P$ 值 | 时间效应 $F$ 值 | 时间效应 $P$ 值 | 交互作用 $F$ 值 | 交互作用 $P$ 值 |
|---|---|---|---|---|---|---|---|---|---|---|
| 一般健康水平 | 躯体暴力 | 6.46 ± 0.92 | 7.00 ± 1.49 | 7.14 ± 1.24 | 2.932 | 0.088 | 5.065 | 0.007 | 0.248 | 0.781 |
| | 恐吓、威胁 | 6.34 ± 1.25 | 6.61 ± 1.02 | 6.86 ± 1.12 | | | | | | |
| 创伤后应激障碍症状 | 躯体暴力 | 30.32 ± 10.29 | 34.04 ± 13.94 | 35.68 ± 15.26 | 2.624 | 0.107 | 3.935 | 0.021 | 0.036 | 0.965 |
| | 恐吓、威胁 | 26.87 ± 7.77 | 31.20 ± 15.50 | 33.39 ± 14.72 | | | | | | |

表 6-8　不同时间段与暴力评分结局关系的单因素方差分析及两两比较结果

| 项目 | 1 个月(均值 ± 标准差) | 3 个月(均值 ± 标准差) | 6 个月(均值 ± 标准差) | 时间效应 $F$ 值 | 时间效应 $P$ 值 |
|---|---|---|---|---|---|
| 一般健康水平 | 6.38 ± 1.15 | 6.74 ± 1.20[*] | 6.95 ± 1.16[*] | 5.099 | 0.007 |
| 创伤后应激障碍症状 | 28.02 ± 8.79 | 32.14 ± 14.98[*] | 34.15 ± 14.85[*] | 4.715 | 0.010 |

注:[*]表示该组平均得分与第一个月平均评分之间的差异有统计学意义。

## 二、"震撼"模型下透视医务人员遭受医院工作场所暴力心理健康状况

医院工作场所暴力在医疗实践中不断出现,如果不能及时采取有效的措施,将会严重影响医务人员的心理健康、日常生活以及正常工作。本研究结果显示,医务人员在遭受医院工作场所暴力后7天时,大多数都出现急性应激反应症状;而在随后的1个月、3个月和6个月期间,表现为心理健康水平处于较低状态。

本研究为了解释这一现象,有机整合了映像理论、工作嵌入理论和展开模型,以震撼及负面态度作为创伤障碍的动因,以映像理论作为心理的评价机制,以工作嵌入作为健康激励的因素,以展开模型作为路径和框架,旨在更加清晰和深入地发现医院工作场所暴力对医务人员身心健康的影响,试图对医院工作场所暴力提出一个全景式的理解。"震撼"是整个展开模型的核心概念,因此,我们将一次暴力伤医事件作为一个"震撼"事件;我们把工作嵌入比喻成为一个将医务人员保护其中的网络,它是能够提升医务人员工作满意度的各种因素的集合。映像理论是用来叙述个体在遇到与日常性决策问题不一样时,将会怎样利用直觉的形式去决策,就像是一个模糊的决策框架和认知工具框"震撼"能够影响医务人员的工作嵌入行为,医务人员根据自身的情况解读"震撼",并通过自身已有的信念和映像系统将其融入其中。当医院工作场所暴力等"震撼"事件发生时,在短时间内(7天),医务人员首先将"震撼"事件与最相关的"映像集合"对照。医院工作场所暴力被医务人员融入自身的工作和生活中解读,由价值映像一直到策略映像,先判断相容性,再比较收益性,从而引发"现工作与映像驱动的愿景是否匹配"的想法。一旦不匹配或者发生冲突,就会导致医务人员产生一系列的身心耗竭症状,甚至使得"震撼"的损伤超过了工作嵌入保护的程度,从而导致急性应激反应。

表6-6、表6-7显示,在不同时间点,一般健康评分的平均水平也具有较大差异,表现为第1个月一般健康平均评分明显低于第3个月和第6个月。根据GHQ-12量表评分标准,得分越低,说明发生心理障碍的可能性越小,反之可能性越大。对于医务人员而言,如果遭受身体暴力或性暴力,便会给医务人员造成不同程度的身体创伤,甚至导致伤残、死亡等严重后果。如果遭受心理暴力,会形塑一个消极的医患互动的映像系统,一个脆弱的医患互动认知框架,随着时间的推移,今后的各类负向"震撼"通过唤醒的功能,随时会给医务人员的心理健康造成新的二次、三次、N次伤害。一旦脆弱映像系统生成,这种暴力带来的"震撼"后损害不会随着时间的延长(1个月、3个月、6个月)而逐渐愈合,甚至会由于"重演事件"唤醒创伤的复发,形成情绪震荡,在一定的时间周期内循环反复侵蚀医务人员的心理健康,身体暴力会极大程度上增加医务人员的心理压力,如此循环往复,形成病态的恶性循环怪圈。因此,暴力受害者更容易招来新的伤害。

## 三、医务人员遭受医院工作场所暴力身心动态响应过程透视

研究结果显示,医务人员在遭受医院工作场所暴力后的1个月、3个月和6个月期间,表现为创伤后应激障碍症状逐步增强。

表6-6、表6-7显示,在不同时间点,创伤后应激障碍症状评分也具有较大差异,表现为第1个月创伤后应激障碍症状平均评分明显低于第3个月和第6个月。根据PCL-C量表评分标准,分数越高,代表越有可能发生创伤后应激障碍等一系列应激反应。应激反应是指由应激源引发应激状态而推动的一系列心理、生理以及行为改变。由于暴力事件不在个体预期之内并没有在第一时间被阻止,在遭受暴力伤害初期,受损个体表现出思维涣散、烦躁易怒、慌张焦虑、莫名恐惧、注意力不集中等负面情绪;以及周身慢性疼痛、头昏无力、功能障碍或依赖成瘾药品等生理症状。随着时间的延长,受害者经受暴力伤害的痛苦经历,使其对周围环境的变化敏感性大大提高,时常没有安全感,以及受到"反复闯入的不良体验"即"重演事件"的影响,受害者会在暴力发生之后的一段时间内不受控制地在潜意识内,或在梦境中回想暴力事件的细节,从而受到持续不断的损伤。一旦类似事件再次发生,又缺乏外部及时止损,将会唤醒他们的受伤记

忆,更会在极大程度上使其身心受到更大重复刺激,导致其身心呈现极度耗竭状态,甚至产生一系列与之有关的精神和身心疾病,这也能解释为什么随着时间的延长,个体的一般健康状态也越差。

此外,本研究还有一个独特的发现。医务人员在遭受医院工作场所暴力后的1个月到3个月,创伤后应激障碍症状在急速加剧;而在3个月到6个月,虽然症状仍在加重,但速度却大为减缓。结论表明,医务人员在遭受医院工作场所暴力后的1个月到3个月是及时止损的窗口期,医院如果能在此期间进行必要的心理干预,将极大程度降低暴力对医务人员的应激性伤害和持续性伤害。此外,研究也表明,即使在3个月到6个月内采取心理干预,干预也可能存在一定价值。因此,本研究结论提示,在医务人员遭受暴力后应该及时地进行必要的心理干预和员工援助,暴力的第一时间上报制度、医务心理援助制度是医院管理必须引入的管理手段。同时,暴力对医务人员的持续性影响远远被低估,任何阶段对医务人员的心理援助及诊断都是具有成本效益的,也是医院对医务人员人文关怀的伦理责任的重要体现。

## 本章小结

本研究遭受医院工作场所暴力的112人员中,恐吓、威胁为76人,占67.86%;女性被调查者为72人,占64.29%,男性被调查者40人,占35.71%;年龄方面小于30岁的被调查者最多56人,占50.00%;护士61人,占54.46%,医生50人,占44.64%,医技人员1人,占0.89%;工作年限在5年以内的占40.18%;每天与患者接触时间在8小时以上者最多,占50.89%。

本研究发现,7天时急性应激反应症状、事件影响预测阳性检出率较高,并且心理健康状况明显低于全国平均水平,遭受医院工作场所暴力后,医务人员产生严重的急性应激反应症状,且心理健康水平处于较低状态。

本研究发现,1、3、6个月时医务人员的心理健康状况处于较低水平,且创伤后应激障碍症状水平有上升趋势;有23名(23.21%)医务人员存在着慢性创伤后应激障碍症状和延迟性创伤后应激障碍症状。

研究发现:不同时间点一般健康评分以及创伤后应激障碍症状评分的平均水平间的差异存在统计学意义($P<0.05$);经单因素方差分析及SNK两两比较发现,第1个月一般健康以及创伤后应激障碍症状平均评分明显低于第3个月和第6个月($P<0.05$)。

(段孝建　迟鸿雁　代珊珊)

# 第七章　医院工作场所暴力对医务人员职业行为影响研究

医院工作场所暴力的频发，不仅对医务人员的心理健康造成了严重的不良影响，也对医务人员的职业行为产生了负面影响。因此，医务人员在遭受医院工作场所暴力后出现转岗、离职甚至转行的情况屡见不鲜。但关于医院工作场所暴力如何对医务人员职业行为产生影响，其内在相互关系的探讨则相对较少。由此可见，医院工作场所暴力对医务人员职业行为影响的研究尤为重要。

## 第一节　研究概述

### 一、相关概念

1. **工作投入**　作为某个个体积极特质的构念，其概念至今仍未形成统一的定论。Kahn 在 1990 年首次将工作中的个人投入（personal engagement）定义为组织成员能够全身心融入工作角色，并能够自由的表达自我。Rich，LePine 和 Crawford 根据 Kahn 的研究总结出工作投入是一个多维机动概念，是个体在工作中整体的、全方位的投资，能够连接个人特质、组织因素和工作绩效。Schaufeli、Salanova、Gonzalez-Roma 和 Bakker 认为，工作投入是一种积极的、充实的、更持久、普遍的情感认知状态。它有三个表征因素：活力、风险和专注。Schaufeli 等人对工作投入的研究已成为学术和实践领域最被广泛引用的范式之一。Britt 从个体自我的责任和义务出发对工作投入进行定义，认为工作投入是在某种程度上，个体对他/她的工作绩效感到的责任感和工作绩效对个体的重要性。在中国本土文化情境下，我国学者更倾向于采用 Schaufeli 等人提出的三因素结构模型。

2. **工作满意度**　不同的学者对于工作满意度的定义是存在差别的。Hoppock 于 1935 年首先提出工作满意的概念，他认为工作满意是指雇员在心理、生理层面对工作环境与工作本身的满意感受，也就是人们从工作中得到某种程度的满足或是产生某种满意的感受。刘红等人认为工作满意度泛指工作者在组织中所扮演角色的感受或情感反应，它与工作投入程度、组织承诺和工作动机等都有密切的关系。罗宾斯将工作满意度定义为"个人对其所从事工作的一般态度"。我国学者对工作满意度的定义既强调它是一种态度，也将其视为是一种情绪、情感反应。

3. **工作倦怠**　工作倦怠感的概念最早源于精神病学家 Freudenberger 于 1974 年提出，主要用于描述护理人员由于长期面临情感和人际压力而产生的认知与情感上的反应，着重从临床角度来描述工作倦怠感的症状及治疗。Brill 则认为工作倦怠是在没有精神病理学原因的前提下，个体的一种由期望所调节的、与工作相关的、烦躁不安的、机能失调的状态。Cherniss 认为作为对工作疲劳的反应，工作倦怠主要指个体的职业态度和行为以负性的形式发生改变的过程。但在众多的文献中，最为广大学者所广泛引用的是 Maslach 和 Jackson 所做的静态定义，即以人为服务对象的职业领域中，个体的一种情感耗竭、人格解体和个人成就感降低的症状。其中情感耗竭是指个体的情感资源过度消耗、疲乏不堪、精力丧失；人格解体指个体对待服务对象的负性的、冷淡的、过度疏远的态度；个人成就感降低指个体的胜任感和工作成就的下降。

**4. 离职倾向**　离职问题一直是一个重要的组织问题，被认为是影响组织工作绩效的重要因素。离职倾向被认为是最能解释或预测员工离职行为发生的指标，所以学者们对员工离职现象的研究侧重于对离职倾向的探讨。Porter 和 Steers（1973 年）将离职倾向定义为员工经历了不满意后的下一个退缩行为。Mobley（1977 年）认为员工经历了不满后会产生离职念头，离职倾向通常在产生离职念头、寻找工作机会、评估比较其他工作机会之后才会出现。余安邦（1980 年）认为离职是员工主动请求终止双方的雇佣关系，否定原来的职务，完全脱离原组织的一种行为。Tett 和 Meyer（1993 年）提出离职倾向是个体的意识，经过仔细考虑后，任其自由意志离开组织。

关于离职倾向的最早一项研究是 1958 年 3 月西蒙提出的参与者决定模型。然后，构建了一系列经典模型（如决策过程模型、员工退出行为模型和中间链扩展模型、峰值突变模型、展开模型以及损失的动机模型）。在这些理论模型和研究中，离职倾向被认为是预测离职行为的最佳因素之一，具有很强的解释力。

**5. 社会支持**　通常是指来自社会各方面包括父母、亲戚、朋友等基于个体的精神或物质上的帮助和支持的系统。J.E.Hupcey（1998 年）把以往对社会支持的定义归纳为 5 类：①根据所提供的社会支持的性质，如 Cobb（1976 年）提出社会支持是那些导致某人相信自己被关心、被爱、有自尊、有价值的信息，或者是导致某人相信自己属于一个相互承担责任的社交网络的信息。②从接受支持者的角度来看，Procidano 和 Heller（1983 年）提出社会支持是个体在多大程度上相信自己对支持、信息和反馈的需要能得到满足。③依据社会支持提供者的意图或行为。④与互惠性相关，即支持的接受者和提供者之间资源的交换。Antonucci（1985 年）提出实际上的支持、给予、得到和交换通常被认为是社会支持的基本作用。⑤根据社会关系网络，Linetal（1979 年）认为社会支持是个体可以通过其他个体，团体和更大的社交团体获得支持的可能性。

国内学者程虹娟则从三个角度对社会支持的定义进行归纳。一是从社会互动关系来定义社会支持，典型的定义为：社会支持不仅是一种单向的关怀或帮助，它在多数情形下是一种社会交换，是人与人之间的一种社会互动关系；二是从社会行为性质来定义社会支持，如上所列的 Cobb（1976 年）定义；三是从社会资源的作用来定义社会支持，如 Gottlieb（1981 年）定义为来自社会关系的帮助以及支持网络中成员间的资源交换。

**6. 组织支持感**　美国 Eisenberger 教授于 1986 年在应用心理学杂志上对组织支持感定义为"一个组织中的员工对组织在多大程度上重视他们的贡献和关心他们福利的总体感受"，即组织支持感是员工对自己用努力工作和对组织忠诚换取组织对其回报和重视的一种感知。在此基础上，众多学者对组织支持感的概念进行完善和补充。McMillin 提出，在员工感受到的支持方面应该加上感受到来自组织的工具性支持，并将组织支持感表述为员工感受到的来自组织对其的亲密支持、尊重支持和工具支持。Rhoades 等加入了情境因素后，对组织支持感又进行了补充性的界定"组织支持感是指员工感受到的组织在有利或不利的境况下对待他们是否会有不同，并是否重视他们的贡献"。

## 二、研究意义及研究价值

近年来，中国的医院工作场所暴力行为发生频次虽然有所降低，但发生总量依旧较大，这对医务人员的身心健康与安全造成了严重的威胁。医务人员也因此承受着巨大的工作压力，许多医务人员可能会选择离开这一职业。医务人员的工作投入、工作满意度、工作倦怠以及离职倾向作为评估医务人员职业行为的重要指标,对了解医务人员职业行为状态具有重要的作用。本章拟在全国范围内对医务人员展开调查,阐明医院工作场所暴力对医务人员的职业行为产生的影响。该章可以为医院管理者制定相应策略提供依据,对于稳定医院人力资源,降低医院人才流失,以及促进我国卫生事业的发展具有重要的现实意义。

### 三、国内外医院工作场所暴力对医务人员职业行为影响的研究现状

#### (一)国外研究现状

医务人员的职业行为作为一个受到国际关注的话题,国外许多学者都对其进行了相关的研究。沙特阿拉伯学者 Kamila Alammar(2015 年)在一家大型三级医院对 558 名护理人员进行了一项横断面调查,调查研究结果显示,护理人员的组织承诺与其工作投入之间存在着显著的相关关系,组织承诺越高,工作投入就越大,该组织的稳定性和有效性就越高。印度学者 Manisha Agarwa 针对工作投入在教学医院与非教学医院中,医务人员对患者的护理质量、工作场所因素和工作投入之间的关系进行了调查研究,结果显示教学医院与非教学医院医务人员对工作场所因素的感知存在显著的差异;在非教学医院中,工作投入在工作场所因素感知与患者护理质量之间起着显著的中介作用。日本学者 Mi Yu 和 Haeyoung Lee 对新毕业的护理人员弹性工作制与工作投入和离职倾向之间的关系进行调查研究,研究结果表明弹性工作制对新毕业护理人员的工作投入和离职倾向产生了重要的影响。西班牙学者通过对穆尔西亚地区 1 489 名卫生专业人员的调查研究发现,工作满意度分别在非躯体暴力与情绪衰竭的关系中以及非躯体暴力与玩世不恭的关系中有着显著的中介作用;非躯体暴力对那些有着更高工作满意度的卫生专业人员的心理健康影响较小。2014 年韩国的一项调查研究显示,言语暴力、威胁以及躯体暴力均会对急诊护理人员的工作满意度以及工作倦怠产生不良影响。美国学者 Christensen 对急诊科护理人员进行研究发现,有 28% 的护理人员是因为遭受了医院工作场所暴力而选择离开现有岗位。为了解马来西亚某教学医院护理人员心理困扰的现况以及其与工作满意度之间的关系,Sajed Faisal Ghawadra MSc 在 2017 年对 932 名护理人员进行了横断面调查,结果显示该院护理人员的压力、焦虑、抑郁水平较高,其压力和抑郁水平与工作满意度均存在着显著的相关性。

#### (二)国内研究现状

国内对医务人员职业行为的研究相对较多。张瑾通过对医院护理人员进行研究发现,护理人员的年龄、受教育程度、工作年限均是工作投入的影响因素。工作投入与组织因素(组织承诺、组织支持、组织公平、角色压力)、家庭因素(家庭中的积极情感与消极情感)存在相关关系。谭林娟等人通过对三家医院的361 名护理人员进行调查发现,护理人员的工作年限和职称是手术室护理人员工作投入程度的影响因素。

王珂等人通过对郑州市 6 所综合医院中的 1 265 名医务人员进行问卷调查,发现遭受过医院工作场所暴力的医务人员在工作倦怠的情绪衰竭和去人格化两个维度上的得分差异具有统计学意义。医院工作场所暴力会导致医务人员工作倦怠,使得医务人员工作满意度降低、情绪衰竭、消极怠慢等。张妮娜等学者的一项研究结果显示遭受医院工作场所暴力的护理人员情绪衰竭和去人格化维度的得分均高于未遭受医院工作场所暴力的护理人员,其差异具有统计学意义。金全香等学者通过对某三级甲等医院的精神科护理人员进行调查发现,遭受医院工作场所暴力的护理人员职业倦怠处于重度水平,其情绪衰竭、去人格化两个维度的得分均高于未遭受医院工作场所暴力的护理人员,个人成就感得分低于未遭受医院工作场所暴力的护理人员。

2017 年,肖光青等学者对急诊科护理人员进行相关调查,研究发现,言语攻击、威胁与护理人员辞去目前工作的可能性和寻找其他工作的动机这两个离职倾向维度具有显著的相关关系。中山大学的一项研究表明,护理人员的离职意愿与医院工作场所暴力中的言语攻击、威胁、性袭击的差异均具有统计学意义,与轻度和明显损伤的躯体攻击呈显著正相关关系,遭受医院工作场所暴力的频次越高,护理人员的离职意愿就越强烈。

# 第二节　医院工作场所暴力对医务人员职业行为影响现状的研究

## 一、研究对象与方法

### (一) 资料来源与数据分析

采用立意抽样的方法,对中国的东部(北京)、中部(黑龙江、安徽)、西部(陕西)的 9 所公立医院进行横断面调查,获得了医院管理者、医疗纠纷部门和医院人力资源部门的许可。通过匿名的自制问卷进行面对面调查。在正式调查前,选择哈尔滨市 2 家公立医院进行了预调查。正式调查时,每家医院发放问卷 500 份,共计发放 4 500 份问卷,回收问卷 3 965 份,回收率为 88.11%。对所有问卷进行初步筛选,查看是否存在缺漏项现象,剔除不合格问卷,并由专业人员进行严格的数据筛选,实行数据双录,资料编码等工作。其中有效问卷 3 340 份,有效率为 84.24%。运用 EpiData 3.1 软件建立数据库,使用 SPSS 24.0 软件进行统计分析,采用 $\chi^2$ 检验、$t$ 检验与单因素方差分析以及多元回归分析等,检验水平 $\alpha=0.05$。

### (二) 测量工具

**1. 工作倦怠量表(Chinese Maslach Burnout inventory,CMBI)**　本研究中通过使用李超平开发的中国版本的工作倦怠问卷评估工作倦怠,共有 15 个条目,信度、效度已得到了检验。基于研究对象的工作经历进行自我评估,每个项目的选项从 0(从不)到 6(每日)。CMBI-GS 大致分为 3 个分量表,情绪耗竭与人格解体分量表采用正性得分,即总分值越高,表示倦怠的程度越严重。个人成就感则是一个反向的计分系统,即随着分数的提升表示成就感更低。3 个分量表的得分等于各自所属项目之和的平均数。总分为 3 个分量表得分值之和,总分的范围值为 0~18 分,得分越高表示倦怠的程度可能越高。所有项目的平均得分分值之和不到 8.5 分,说明工作倦怠较低,8.5~14.2 分表示倦怠严重,大于 14.2 分时,表示极为严重。在这项研究中,该量表的 Cronbach's $\alpha$ 为 0.873。三个分量表的内部一致性系数分别为 0.834(情绪衰竭),0.826(人格解体)和 0.812(个人成就感)。

**2. 离职倾向量表(turnover intention scale,TIS)**　当前研究采用离职倾向量表来测量医务人员在经历医院工作场所暴力后的离职倾向程度。该量表由 Michael 和 Spector 首次编制,后经 Lee G 和 Lee D 修订,包括 6 个条目,并且在很多研究之中得到了应用。该量表分为三个维度:职工辞职的可能性、职工寻找其他工作的动机以及职工获得外部工作的可能性。每个条目都反映了参与者可能离开的程度,并分为四个级别(从 1 代表"从不"到 4 代表"经常")。总分即是所有项目相加之和,从 6 分到 24 分不等,分数越高也就表明离开的意愿越强。总的平均分 ≤1 分反映离职意愿特别低,1 分到 2 分为低,从 2 分到 3 分时反映离职倾向较高,大于 3 分时,反映出离职倾向极其高。本章研究中 TIS 的 Cronbach's $\alpha$ 为 0.856。

**3. 工作投入量表**　该量表由 Schaufeli 等学者于 2002 年编制,且该表已被广泛应用。该量表共 17 个条目,分为活力、奉献与专注三个分量表。总分即是各分量表的均分之和,分数越高表明工作投入越高。本章研究中量表的 Cronbach's $\alpha$ 为 0.848,分量表的内部一致性系数分别为 0.823(活力)、0.874(奉献)和 0.835(专注)。

**4. 明尼苏达工作满意度问卷**　在本章研究中使用明尼苏达工作满意度问卷短版来评估参与者对其工作的满意度。明尼苏达工作满意度问卷由 20 个项目组成,包括 12 个条目测量内在满意度与 8 个条目测量外在满意度。每一个条目采用李克特 5 级进行评分(1= 强烈不满意,2= 不满意,3= 不确定,4= 满意,5= 强烈满意)。参与者的自我评价越高,他们的对工作的满意度越高。本章研究中明尼苏达工作满意度问卷的 Cronbach'$\alpha$ 为 0.882,以及两个分量表分别为 0.872(内在满意)和 0.896(外在满意)。

**5. 感知组织支持简化版量表**　采用感知组织支持简化版量表进行测量。先前的研究发现,感知的组织支持作为测量组织支持感的方法,具有很高的信度和效度。它由 9 个自我报告条目组成,包括两个反向问题(即使员工尽力做好工作,工作单位也不会注意到;工作单位很少关心员工);其他 7 个条目主要表明工作单位关心员工的幸福感和工作满意度,关注工作目标以及价值观和员工意见;员工遇到困难时可以得到帮助;单位会为员工取得的成就感到骄傲。每一项都是按李克特 5 级进行评分。所有条目的分数相加计算出总分,范围为 9~45 分,分数越高,表示组织支持越高。在本章研究中,该量表的 *Cronbach's α* 为 0.890。

医院工作场所暴力调查表在本节规定为发生语言攻击、躯体攻击和性骚扰中任意一种被认为存在医院工作场所暴力,详见第四章。

### (三) 伦理审批

该研究得到了哈尔滨医科大学伦理审查委员会的批准,并获得了参与研究过程的每家医院的同意。调查前与所有参与者签署知情同意书,且他们的个人信息被严格保密。

## 二、医院工作场所暴力现状调查结果

### 医务人员的工作场所暴力发生的人口学特征描述

3 340 名参与调查的人员中,女性人数较多,占 74.7%,年龄段集中在 30 岁及以下,学历以本科为主,职称以初级为主。研究结果表明,有 2 114 人(63.3%)的调查对象遭受过医院工作场所暴力,其中 2 087 人(62.5%)遭受过语言暴力,语言暴力超过四次及以上的人数为 1 070 人(32.0%),其中遭受责骂、谩骂、辱骂的人最多,占遭受言语暴力总数的 96.84%;355 人(10.6%)遭受过躯体暴力,躯体暴力超过四次及以上的人数为 130 人(3.9%),遭受躯体攻击但未造成躯体伤害的占比最大,为 83.94%;142 人(4.3%)遭受过性骚扰,性骚扰超过 2 次的人数为 64 人(1.9%),在遭受性骚扰的人员中,受到性骚扰或性挑逗,包括语言、动作或暴露性器官骚扰的人数最多,占比 92.25%。医院工作场所暴力的人口学特征见表 7-1。

**表 7-1 医务人员的工作场所暴力发生的人口学特征**

| 变量 | 总的样本<br>(N=3 340/ 人)<br>n/ 人(百分比 /%) | 医院暴力<br>(N=2 114/ 人)<br>n/ 人(百分比 /%) | 非医院暴力<br>(N=1 226/ 人)<br>n/ 人(百分比 /%) | P 值 |
|---|---|---|---|---|
| **性别** | | | | |
| 男 | 846(25.3) | 285(23.2) | 561(26.5) | 0. 039 |
| 女 | 2 494(74.7) | 941(76.8) | 1 553(73.5) | |
| **年龄** | | | | |
| ≤30 岁 | 1 367(40.9) | 580(47.3) | 787(37.2) | <0.001 |
| >30~40 岁 | 1 252(37.5) | 416(33.9) | 836(39.5) | |
| >40~50 岁 | 509(15.2) | 160(13.1) | 349(16.5) | |
| >50 岁 | 212(6.3) | 70(5.7) | 142(6.7) | |
| **教育程度** | | | | |
| 专科及以下 | 845(25.3) | 344(28.1) | 501(23.7) | <0.001 |
| 本科 | 1 704(51.0) | 633(51.6) | 1 071(50.7) | |
| 硕士及以上 | 791(23.7) | 249(20.3) | 542(25.6) | |
| **婚姻状况** | | | | |
| 已婚 | 2 290(68.6) | 759(61.9) | 1 531(72.4) | <0.001 |
| 未婚 | 999(29.9) | 451(36.8) | 548(25.9) | |
| 其他 | 51(1.5) | 16(1.3) | 35(1.7) | |
| **职称** | | | | |
| 高级 | 436(13.1) | 144(11.7) | 292(13.8) | <0.001 |
| 中级 | 1 116(33.4) | 365(29.8) | 751(35.5) | |
| 初级 | 1 788(53.5) | 717(58.5) | 1 071(50.7) | |

续表

| 变量 | 总的样本<br>（N=3 340/人）<br>n/人（百分比/%） | 医院暴力<br>（N=2 114/人）<br>n/人（百分比/%） | 非医院暴力<br>（N=1 226/人）<br>n/人（百分比/%） | P值 |
|---|---|---|---|---|
| **聘用形式** | | | | |
| 在编职工 | 1 648（49.3） | 530（43.2） | 1 118（52.9） | <0.001 |
| 聘任制职工 | 1 692（50.7） | 696（56.8） | 996（47.1） | |
| **工作性质** | | | | |
| 医生 | 1 257（37.6） | 425（34.7） | 832（39.4） | <0.001 |
| 护理人员 | 1 761（52.7） | 641（52.3） | 1 120（53.0） | |
| 辅助检查人员 | 322（9.6） | 160（13.1） | 162（7.7） | |
| **所在科室** | | | | |
| 急诊 | 559（16.7） | 140（11.4） | 419（19.8） | <0.001 |
| 门诊 | 752（22.5） | 340（27.7） | 412（19.5） | |
| 住院部 | 2 029（60.7） | 746（60.8） | 1 283（60.7） | |
| **具体科室** | | | | |
| 内科 | 1 032（30.9） | 414（33.8） | 618（29.2） | <0.001 |
| 外科 | 909（27.2） | 301（24.6） | 608（28.8） | |
| 妇产科 | 167（5.0） | 57（4.6） | 110（5.2） | |
| 儿科 | 175（5.2） | 45（3.7） | 130（6.1） | |
| 口腔科 | 42（1.3） | 22（1.8） | 20（0.9） | |
| 五官科 | 151（4.5） | 48（3.9） | 103（4.9） | |
| 辅助检查科室 | 279（8.4） | 116（9.5） | 163（7.7） | |
| 其他 | 585（17.5） | 223（18.2） | 362（17.1） | |
| **工作年限** | | | | |
| <1年 | 267（8.0） | 167（13.6） | 100（4.7） | <0.001 |
| 1~<5年 | 817（24.5） | 330（26.9） | 487（23.0） | |
| 5~<10年 | 1 066（31.9） | 364（29.7） | 702（33.2） | |
| 10~<20年 | 671（20.1） | 204（16.6） | 467（22.1） | |
| ≥20年 | 519（15.5） | 161（13.1） | 358（16.9） | |
| **每天在院工作时间** | | | | |
| <8h | 243（7.3） | 111（9.1） | 132（6.2） | <0.001 |
| 8~<10h | 2 506（75.0） | 945（77.1） | 1 561（73.8） | |
| 10~<12h | 405（12.1） | 124（10.1） | 281（13.3） | |
| ≥12h | 186（5.6） | 46（3.8） | 140（6.6） | |

## 三、不同医院工作场所暴力类型下职业行为的比较分析

首先明确的是，本章数据的比较分析、相关性分析、回归分析及结构方程模型分析使用工作投入（work involvement，WI）、工作满意度（work satisfaction，WS）、工作倦怠（work burnout，WB）、离职倾向（turnover intention，TI）、社会支持（social support，SS）和组织支持感（organizational support，OS）的实际总得分。语言暴力（verbal violence，VV）、躯体暴力（physical violence，PV）和性骚扰（sexual harassment，SH）发生超过1次被认为存在医院工作场所暴力（hospital workplace violence，HWV）。

医院工作场所暴力与WI、WS、WB和TI得分比较如表7-2所示：研究结果发现，遭受医院工作场所语言暴力、躯体暴力和性骚扰对医务人员的工作投入、工作满意度、工作倦怠和离职倾向均有显著性差异。

表 7-2 是否遭受医院工作场所暴力与 WI、WS、WB 和 TI 得分比较

| 变量 | 医院工作场所暴力 | | | 语言暴力 | | | 躯体暴力 | | | 性骚扰 | | |
|---|---|---|---|---|---|---|---|---|---|---|---|---|
| | 是 | 否 | t/P | 是 | 否 | t/P | 是 | 否 | t/P | 是 | 否 | t/P |
| WI | 55.64 ± 11.35 | 59.81 ± 12.15 | 9.97** | 55.64 ± 11.49 | 59.72 ± 12.09 | 9.74** | 52.8 ± 11.71 | 57.69 ± 13.68 | 6.46** | 51.92 ± 11.95 | 57.41 ± 12.55 | 5.11** |
| WS | 69.05 ± 11.37 | 73.11 ± 11.14 | 10.02** | 69.03 ± 11.40 | 73.06 ± 11.12 | 10.00** | 66.68 ± 11.21 | 71.00 ± 12.2 | 6.37** | 66.33 ± 11.31 | 70.73 ± 12.4 | 4.15** |
| WB | 6.66 ± 2.89 | 5.65 ± 3.14 | 9.43** | 6.65 ± 2.92 | 5.68 ± 3.13 | 9.01** | 7.69 ± 3.02 | 6.12 ± 3.32 | 8.52** | 7.86 ± 3.05 | 6.22 ± 3.43 | 5.61** |
| TI | 14.61 ± 3.7 | 13.3 ± 3.66 | 9.88** | 14.61 ± 3.74 | 13.33 ± 3.63 | 9.74** | 15.28 ± 3.68 | 13.99 ± 3.88 | 5.95** | 16.06 ± 3.7 | 14.04 ± 3.71 | 6.35** |

注: * 为 t 检验的 $P < 0.05$, ** 为 $P < 0.01$。

## 四、医院工作场所暴力与医务人员职业行为之间的相关性分析

在研究医务人员遭受暴力事件后对其职业行为的影响研究之前,需要进行变量间的相关性分析。其目的在于探索因变量与其他自变量之间是否存在相关关系及关联方向和相关程度等。相关系数的范围为$(-1, 1)$之间,相关系数的正负值表示线性相关的方向,正数表示正相关,负数表示负相关,相关系数的绝对值越接近于1,表示相关密切程度越高,越接近于0表示密切程度越低。需要注意的是,相关关系并不意味着因果关系,它只能描述变量间在数量上的关联,下因果关系的定论时,需要从专业的角度来分析。即在回归模型和结构方程路径之前进行简单的线性相关分析,目的是为构建模型提供一个思路和统计学上的依据。

结果表明:医院工作场所暴力与工作倦怠和离职倾向呈显著正相关(相关系数分别为0.23和0.17),与工作投入、工作满意度、社会支持感和组织支持感呈显著负相关(相关系数分别为$-0.21$、$-0.20$、$-0.06$和$-0.18$)。语言暴力、躯体暴力与六个维度中工作倦怠的简单相关系数最强为0.22和0.14;性骚扰在六个维度中相关系数最强不超过0.10,与工作投入的相关性最大为0.08(见表7-3)。

表7-3　医院工作场所暴力及各暴力类型与WI、WS、WB、TI、SS和OS的相关关系

| 变量 | WI | WS | WB | TI | SS | OS | HWV | VV | PV | SH |
|---|---|---|---|---|---|---|---|---|---|---|
| WI | 1 | | | | | | | | | |
| WS | 0.610** | 1 | | | | | | | | |
| WB | −0.575** | −0.523** | 1 | | | | | | | |
| TI | −0.374** | −0.393** | 0.445** | 1 | | | | | | |
| SS | 0.255** | 0.295** | −0.289** | −0.181** | 1 | | | | | |
| OS | 0.555** | 0.664** | −0.493** | −0.400** | 0.288** | 1 | | | | |
| HWV | −0.206** | −0.195** | 0.225** | 0.168** | −0.061** | −0.176** | 1 | | | |
| VV | −0.192** | −0.202** | 0.218** | 0.172** | −0.030 | −0.188** | 0.879** | 1 | | |
| PV | −0.134** | −0.101** | 0.140** | 0.081** | −0.072** | −0.082** | 0.709** | 0.333** | 1 | |
| SH | −0.082** | −0.057** | 0.072** | 0.070** | −0.060** | −0.047** | 0.489** | 0.173** | 0.432** | 1 |

注:对角线为协方差,** 为 $P<0.01$。

## 五、医院工作场所暴力对医务人员职业行为影响的回归分析

在相关分析的基础上,需要探索自变量与因变量之间的线性关系。即本研究所要探讨的工作投入、工作满意度、工作倦怠、离职倾向、社会支持感和组织支持感如何受医务人员的人口学特征以及医院工作场所暴力的影响。此外,本研究还拟采用结构方程模型建模的方法进行路径分析。结构方程模型建模需要在多元回归分析的基础上找出原因变量、中介变量和结果变量及其关系,所以在构建结构方程模型之前,首先对模型进行假设,但是假设模型中的有些变量是不显著的,甚至会降低模型的效能,这时需要预先使用多元回归分析筛选出有意义的变量。这既符合构建简单又能反映问题本身模型的研究初衷和目的。需要强调的是回归分析也不能确定变量间的因果关系,只能确定因变量与自变量在统计学上存在的关系。

本书分别以工作投入、工作满意度、工作倦怠、离职倾向、社会支持感和组织支持感各实际得分作为因变量,以人口学特征和是否遭受医院工作场所暴力及发生暴力的类型(是否发生过语言暴力、躯体暴力和性骚扰)为自变量,采用逐步回归的方法(逐步回归法较向前回归法、向后回归法和全部纳入法而言,在

一定程度上解决了多元共线性问题,因此本研究采用此方法),进行多元线性回归分析。回归方程使用 R 3.3.5 实现,回归方程如下,变量赋值见表 7-4。

$WI=55.76-1.77 \times sex+1.74 \times age+0.68 \times edu+2.56 \times establishment\ strength + 1.27 \times work-0.68 \times department + 0.19 \times sdepartment-0.89 \times workyear-0.78 \times VV-1.09 \times PV$

$WS=70.14-1.15 \times sex+0.73 \times edu + 1.2 \times establishment\ strength + 1.96 \times work + 0.16 \times sdepartment-1.16 \times workday-0.84 \times VV-0.47 \times PV$

$WB=5.72+0.35 \times sex-0.32 \times age-0.28 \times edu + 0.24 \times marrige + 0.26 \times professional\ title-0.61 \times establishment\ strength-0.38 \times work + 0.21 \times department-0.09 \times sdepartment + 0.4 \times workday + 0.32 \times VV+0.25 \times PV$

$TI=13.04 + 0.46 \times sex-0.6 \times age-0.3 \times work-0.11 \times sdepartment + 0.32 \times workyear+ 0.26 \times workday-0.6 \times HWV + 0.2 \times VV+0.26 \times SH$

$OS=26.21+ 0.48 \times age+ 0.48 \times edu+ 0.79 \times establishment\ strength + 0.8 \times work + 0.13 \times sdepartment-0.5 \times workyear-0.49 \times VV$

$SS=35.31+ 0.57 \times edu-4.25 \times marrige + 0.79 \times work + 0.11 \times sdepartment + 1.01 \times workyear + 1.21 \times HWV-0.34 \times PV-0.5 \times SH$

**表 7-4 变量标签与赋值**

| 变量 | 标签与赋值 |
| --- | --- |
| 年龄 | age:≤30 岁 =1,>30~40 岁 =2,>40~50 岁 =3,>50~60 岁 =4,>60 岁 =5 |
| 性别 | sex:男 =1,女 =2 |
| 教育程度 | edu:大专及以下 =1,本科 =2,硕士及以上 =3 |
| 婚姻状况 | marriage:已婚 =1,未婚 =2,其他 =3 |
| 职称 | professional title:高级 =1,中级 =2,初级 =3 |
| 编制 | establishment strength:在编 =1,合同 =2 |
| 工作性质 | work:医生 =1,护士 =2,辅助科室人员 =3 |
| 科室 | department:急诊 =1,门诊 =2,住院部 =3 |
| 具体科室 | department:内科 =1,外科 =2,妇产科 =3,儿科 =4,口腔 =5,五官科 =6,辅助科 =7,其他 =8 |
| 工作年限 | workyear:1 年以下 =1,1~<5 年 =2,5~<10 年 =3,10~<20 年 =4,20 年及以上 =5 |
| 每天工作时长 | workday:8h 以下 =1,8~<10h=2,10~<12h=3,12h 及以上 =4 |
| 工作投入 | work involvement,WI= 实际值 |
| 工作满意度 | work satisfaction,WS= 实际值 |
| 工作倦怠 | work burnout,WB= 实际值 |
| 离职倾向 | turnover intention,TI= 实际值 |
| 社会支持 | social support,SS= 实际值 |
| 组织支持 | organizational support,OS= 实际值 |
| 工作场所暴力 | hospital workplace violence,HWV= 实际值 |

| 变量 | 标签与赋值 |
|------|-----------|
| 语言暴力 | verbal violence, $VV$= 实际值 |
| 躯体暴力 | physical violence, $PV$= 实际值 |
| 性骚扰 | sexual harassment, $SH$= 实际值 |

结果发现是否是在编人员、性别、年龄、工作性质和躯体暴力是影响工作投入($P<0.01$)最重要的五个变量,对五个变量进行偏回归系数的 $t$ 检验也都具有统计学意义,说明每一个自变量对回归方程都有价值,可以保留。在此模型中与其他变量相比较而言,是否有编制是影响工作投入的主要因素。对工作满意度来说,每天工作时长、工作性质、性别、是否是在编人员则是重要的影响因素,另外不仅躯体暴力也进入了模型,语言暴力也是影响工作满意度的因素之一。在人口学因素中,除工作年限外,其他因素包括性别、年龄、受教育水平等均进入了工作倦怠的回归模型,模型还另外包含语言暴力和躯体暴力。在离职倾向的回归模型中,医院工作场所暴力是影响模型的最重要因素,回归模型还包含语言暴力和性骚扰等因素。社会支持感模型包含了年龄、受教育程度、在编人员、工作性质、具体科室、工作年限和语言暴力因素。组织支持感模型中最重要的影响因素主要有婚姻状况、工作年限和遭受医院工作场所暴力等因素。

# 第三节　社会支持、组织支持感的中介作用

根据 Baron 和 Kenny 建议的中介效应检验,须同时满足以下三个条件:①原因变量对中介变量的影响有统计学意义;②中介变量对结果变量的影响有统计学意义;③当原因变量和中介变量同时纳入回归方程而预测结果变量时,原因变量的解释效应不再具有统计学意义(完全中介效应)或减弱(部分中介效应)。

本研究以医院工作场所暴力为原因变量,以社会支持、组织支持感为中介变量,分别以工作投入、工作满意度、工作倦怠以及离职倾向为结果变量,以性别、年龄、教育程度、婚姻状况、职称、聘用形式、工作性质、所属部门、科室、工作年限、每天工作时间为控制变量,进行结构方程模型分析(理论模型见图7-1)。在此需要解释一下 $R^2$ 和调整 $R^2$ 的意义与价值。$R^2$ 是确定这种回归方程或者回归模型在多大程度上能解释因变量的变化,或者说是方程对观察数据的拟合程度,$R^2$ 就是方程拟合优度的度量。$R^2$ 越大,说明数据对回归方程拟合越好。随着自变量的增加,$R^2$ 的解释度也随之变大,但这种变大的程度很小,反而使模型变得复杂。调整 $R^2$ 是消除了自变量个数对 $R^2$ 的影响,因此采用调整 $R^2$ 比 $R^2$ 更客观一些。

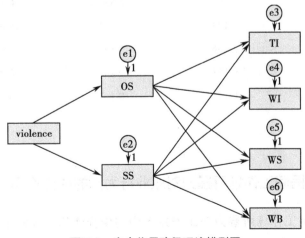

图 7-1　中介作用路径理论模型图

## 一、社会支持在医院工作场所暴力对职业行为间的中介作用

1. **社会支持在医院工作场所暴力与工作投入中的中介作用** 统计分析结果显示,控制混杂因素后发现医院工作场所暴力对社会支持($\beta=-0.089, P<0.05$)与工作投入($\beta=-0.209, P<0.05$)均具有负向的预测作用,社会支持对工作投入有正向预测作用($\beta=0.309, P<0.05$),社会支持在医院工作场所暴力与工作投入之间呈部分中介效应($\beta=0.292, P<0.05$),见表7-5。

2. **社会支持在医院工作场所暴力与工作满意度中的中介作用** 结果表明,医院工作场所暴力对工作满意度($\beta=-0.183, P<0.05$)具有负向的预测作用,社会支持对工作满意度有正向预测作用($\beta=0.346, P<0.05$),社会支持在医院工作场所暴力与工作满意度之间呈部分中介效应($\beta=0.332, P<0.05$),见表7-5。

3. **社会支持在医院工作场所暴力与工作倦怠中的中介作用** 我们还发现医院工作场所暴力对工作倦怠具有正向的预测作用($\beta=0.200, P<0.05$),社会支持对工作倦怠具有负向预测作用($\beta=-0.074, P<0.05$),社会支持在医院工作场所暴力与工作倦怠之间呈部分中介效应($\beta=0.195, P<0.05$),见表7-5。

4. **社会支持在医院工作场所暴力与离职倾向中的中介作用** 医院工作场所暴力对离职倾向具有正向的预测作用($\beta=0.181, P<0.05$),社会支持对离职倾向具有负向预测作用($\beta=-0.221, P<0.05$),社会支持在医院工作场所暴力与离职倾向之间呈部分中介效应($\beta=0.206, P<0.05$),见表7-5。

表7-5 社会支持在医院工作场所暴力对 WI、WS、WB、TI 的中介作用

| 变量 | WI | WS | WB | TI |
| --- | --- | --- | --- | --- |
| 性别 | -0.069** | -0.051 | 0.051* | 0.060* |
| 年龄 | 0.121** | 0.019 | -0.023 | -0.147** |
| 教育程度 | 0.018 | 0.020 | 0.032 | 0.006 |
| 婚姻状况 | 0.057* | 0.052 | -0.008 | -0.062* |
| 职称 | -0.026 | -0.010 | 0.120** | 0.037 |
| 聘用形式 | 0.112** | 0.057* | -0.053* | 0.030 |
| 工作性质 | 0.050* | 0.091** | -0.046* | -0.047* |
| 所属部门 | -0.043* | -0.017 | 0.035* | 0.024 |
| 具体科室 | 0.037* | 0.028 | -0.047* | -0.077** |
| 工作年限 | -0.130** | -0.103** | 0.167** | 0.133** |
| 每天工作时间 | -0.025 | -0.063** | 0.054* | 0.043* |
| 社会支持 | 0.292** | 0.332** | 0.195** | -0.206** |
| 医院场所暴力 | -0.183** | -0.154** | -0.056* | 0.162** |
| $F$ | 45.366 | 13.823 | 22.665 | 28.594** |
| $R^2$ | 0.151 | 0.166 | 0.081 | 0.101 |
| $\Delta R^2$ | 0.147 | 0.163 | 0.078 | 0.097 |

注:**$P<0.001$;*$P<0.05$。

## 二、组织支持感在医院工作场所暴力对职业行为间的中介作用

1. **组织支持感在医院工作场所暴力与工作投入中的中介作用** 医院工作场所暴力对组织支持感具有正向的预测作用($\beta=0.161, P<0.05$),医院工作场所暴力对工作投入具有负向的预测作用($\beta=-0.209,$

$P<0.05$),组织支持感对工作投入有正向预测作用($β=0.519,P<0.05$),组织支持感在医院工作场所暴力与工作投入之间呈部分中介效应($β=-0.128,P<0.05$),见表7-6。

**2. 组织支持感在医院工作场所暴力与工作满意度中的中介作用** 统计分析结果显示,医院工作场所暴力对工作满意度具有负向的预测作用($β=-0.183,P<0.05$),组织支持感对工作满意度有正向预测作用($β=0.594,P<0.05$),组织支持感在医院工作场所暴力与工作满意度之间呈部分中介效应($β=0.580,P<0.05$),见表7-6。

**3. 组织支持感在医院工作场所暴力与工作倦怠中的中介作用** 医院工作场所暴力对工作倦怠具有正向的预测作用($β=0.200,P<0.05$),组织支持感对工作倦怠具有负向预测作用($β=-0.203,P<0.05$),组织支持感在医院工作场所暴力与工作倦怠之间呈部分中介效应($β=0.176,P<0.05$),见表7-6。

**4. 组织支持感在医院工作场所暴力与离职倾向中的中介作用** 医院工作场所暴力对离职倾向具有正向的预测作用($β=0.181,P<0.05$),组织支持感对离职倾向具有负向预测作用($β=-0.369,P<0.05$),组织支持感在医院工作场所暴力与离职倾向之间呈部分中介效应($β=-0.349,P<0.05$),见表7-6。

表 7-6 组织支持感在医院工作场所暴力对 WI、WS、WB、TI 影响的中介作用

| 变量 | WI | WS | WB | TI |
|---|---|---|---|---|
| 性别 | $-0.041^*$ | $-0.018$ | $0.043^*$ | $0.041^*$ |
| 年龄 | $0.077^*$ | $-0.032$ | $-0.007$ | $-0.116^{**}$ |
| 教育程度 | $0.007$ | $0.007$ | $0.038$ | $0.014$ |
| 婚姻状况 | $-0.013$ | $-0.028$ | $0.008$ | $-0.012$ |
| 职称 | $-0.040$ | $-0.027$ | $0.125^{**}$ | $0.047$ |
| 聘用形式 | $0.084^{**}$ | $0.024$ | $-0.043^*$ | $0.049^*$ |
| 工作性质 | $0.036^*$ | $0.074^{**}$ | $-0.038$ | $-0.038$ |
| 所属部门 | $-0.038^*$ | $-0.011$ | $0.034^*$ | $0.020$ |
| 具体科室 | $0.011$ | $-0.002$ | $-0.037^*$ | $-0.059^{**}$ |
| 工作年限 | $-0.037$ | $0.004$ | $0.139^{**}$ | $0.068^*$ |
| 每天工作时间 | $-0.021$ | $-0.059^{**}$ | $0.053^*$ | $0.040^*$ |
| 社会支持 | $-0.128^{**}$ | $0.580^{**}$ | $-0.176^{**}$ | $-0.349^{**}$ |
| 医院场所暴力 | $0.499^{**}$ | $-0.090^{**}$ | $0.172^{**}$ | $0.124^{**}$ |
| $F$ | $113.721$ | $158.451^{**}$ | $30.904^{**}$ | $54.993$ |
| $R^2$ | $0.308$ | $0.382$ | $0.108$ | $0.177$ |
| $\Delta R^2$ | $0.305$ | $0.380$ | $0.104$ | $0.174$ |

注: $^{**}P<0.001$ ; $^*P<0.05$。

### 三、医院工作场所暴力通过社会支持和组织支持感影响职业行为的模型验证

通过多元回归分析结果和中介作用检验的结果发现,社会支持和组织支持感在医院工作场所暴力和工作投入、工作满意度、工作倦怠、离职倾向中满足中介效应成立条件,为了进一步确定中介效应是否成立,以及检验各自变量在整体模型中的关系,本章还采用 Amos 软件对理论模型进行模型拟合、评估与修正,模型结果见图7-2。violence 为外源变量,OS 和 SS 为中介变量,TI、WS、WB、WI 为结果变量,e1~e6 为误差项。图中所标数字为标准化路径系数。

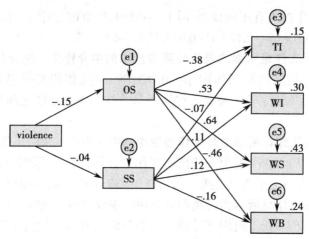

图 7-2　中介作用路径模型拟合验证图

# 第四节　医院工作场所暴力对医务人员职业行为影响透视

## 一、医院工作场所暴力对医务人员职业行为产生负面影响

研究发现当医务人员遭受医院工作场所暴力后，无论是语言暴力、躯体暴力抑或是性骚扰，医务人员的工作投入、工作满意度更低，伴随着更高的离职倾向和工作倦怠。职业紧张理论认为工作场所暴力为紧张源，工作投入、工作满意度、工作倦怠、离职倾向为职业紧张的后果，紧张源可能通过恐惧、担忧等紧张反应作用于紧张后果。工作投入被认为是一种积极的情感认知状态，常与职业认同感相联系。王雪等人测得临床护士的工作投入和杨坚等研究发现三甲专科医院医护人员的工作投入总体得分均处于较高水平，但本研究结果还发现医务人员在遭受过医院工作场所暴力后，感到委屈、气愤，在诊疗过程中对患者出现讨厌、恐惧的心态，工作热情下降、职业认同感降低，会减少工作投入水平。此外，也有研究表明薪酬也是影响工作投入的一个重要因素，一方面医护人员的工资水平与其高强度的工作常不相匹配，在工作中精力投入不足易使医务人员遭受医暴行为，另一方面医务人员在遭受工作场所暴力后，加之过低的薪资水平，会进一步降低医务人员工作投入的程度。另外，当医务人员受到工作场所暴力后，产生的职业倦怠感和工作投入不足，很可能会在一定程度上会诱发新一轮医院工作场所暴力的发生。

## 二、医务人员职业行为状况透视

### （一）医务人员工作投入状况的透视

研究结果显示，医务工作人员的工作投入与工作满意度、工作倦怠和组织支持感呈中度相关，与语言暴力相关性在 0.20 左右。其影响因素包括性别、年龄、受教育水平、聘用形式、工作性质、所在科室、工作年限、语言暴力和躯体暴力。研究发现，不同性别的医务人员在工作投入程度方面差异比较显著。这与前人的研究结果相一致，他们认为传统文化对男女两性有不同的认知，女性的性别社会化角色通常会造成其工作投入比男性低；女性角色的工作、家庭双重负荷也会影响其工作投入；此外男性以工作来体现其成就，而女性则以家庭为依靠，因此男性的工作投入程度比女性高。不同年龄以及工作年限的医务人员在工作投入方面的差异也较为显著，就医务人员而言，年龄与工作年限存在着相关关系。年龄越大，工作年限越长，个体的工作报酬与工作满意度会随之增加，从而促进医务人员提升工作投入程度。并且年龄较大、工作年限较长的医务人员在过去积累的成功经验较多，对于现有工作更能得心应手，故也能促使其工作投入程度的提升。不同的聘用形式,导致医务人员之间的身份认同感不同,并且在相关福利待遇方面会有一定的差别,造成医务人员的工作满意度不同,进而影响医务人员的工作投入程度。另外,由于患者人数众多,医生数量相对较少,医务人员如辅助科室和护士的日常工作量较大,面对夜班频繁,工作风险相对较高,极易造成此类医务人员工作投入降低。受教育水平越高的医务人员意味着在医疗领域中掌握更多的专业知识,自身素质更强,经验更加丰富,因此工作投入感更高。研究还发现急诊科室工作投入感更高,这与不同科室收治患者的病种、病情轻重程度不同及患者对不同科室的医疗需求存在差异有关。

我们的研究则发现,除了语言暴力和躯体暴力直接影响医务人员的工作投入外,还提出了当医务人员是受教育水平较低的、年龄较年轻的、工作年限较短、聘用形式是合同制的、工作性质是辅助科室的女性在遭受语言暴力和躯体暴力后更易发生工作投入降低,这也同样验证了综合理论模型,即工作投入不会单一的只受个人因素的影响,也不会只在工作环境中变化,而是由二者相互作用而来的。这也需要我们重点关注医务人员的身心健康状况,减轻医务人员的工作压力,避免出现医院工作场所暴力,提高其工作投入程度。此外,医院工作场所暴力事件还会导致医务人员工作积极性降低,工作绩效下降,从而严重影响医务人员的工作投入。这提示医院管理者应当积极采取有效措施,保护医务人员的工作安全,预防工作场所暴力事件的发生;同时开展应对紧急事件的培训,提升医务人员的自我防护能力,及时对遭受医院工作场所暴力的医务人员给予心理疏导,提升医务人员对医院的归属感,提高其工作投入水平。

### (二) 医务人员工作满意度状况的透视

研究结果表明工作满意度除了和工作投入密切相关外,与工作倦怠和组织支持感也达到了中度相关水平。本研究构建的工作满意度模型表明,医务人员的每天工作时长、工作性质、性别、是否在编人员、躯体暴力和语言暴力是重要的影响因素。研究结果显示,医务人员每天的工作时间也是影响其工作满意度的一个重要因素,工作时间越长,工作满意度越低。由于长时间高强度的诊疗护理工作,造成医务人员身心疲惫、精神压力大,使其工作满意度下降。本次研究结果还表明,急诊科与住院部、门诊部以及辅助检查科室相比,任务更为繁重,医务人员更易产生疲劳感,从而造成这部分医务人员工作满意度较低。另外,本研究还发现护士和辅助科室人员尤其是无编制的、每天经历长时间工作的女性,再经历医院工作场所躯体暴力和语言暴力后工作满意度更低。护士群体尤其是女性护士是发生工作场所心理暴力的高危人群,其在工作场所中容易被孤立,容易怀疑自我价值产生社交挫败感,引起内心压抑、焦虑及迷茫等不适,甚至对工作排斥。而且没有编制的医务人员还意味着薪酬待遇低,福利待遇不对等、不合理的分配制度使得她们的工作满意度更低。另外,根据马斯洛需求理论,若医务人员在团体中得不到接纳、认可及尊重,不能与同事建立和谐的人际关系,加之工作中遭受躯体暴力和语言暴力,使得个体的社交及人格等基本需求缺失,难以感受工作意义及自我价值,从而降低工作满意度。

夏颖等使用明尼苏达满意度问卷测得医务人员的工作满意度结果显示,与行政等其他职业人员相比,医生、护士和医技人员的工作满意度低,其均分在 73 分左右,与本研究结果相一致。但本研究还发现遭受医院工作场所暴力后,医务人员的工作满意度更低。因此,我们要清醒地认识到,医院工作场所暴力使得医务人员的身心健康受到损害,处于一个不健康的工作环境,怀疑自己在医疗服务过程中的价值和地位,情绪低落不愿与人交流合作,与患者及患者家属缺乏有效的沟通交流,得不到患者家属的认可,导致其工作满意度持续降低。所以,应努力减轻医院工作场所暴力对医务人员造成的不良影响,为医务人员创造一个安全和谐的工作环境,使得医务人员积极努力工作,从而达到提升诊疗服务质量,提升医务人员工作满意度的目的。

### (三) 医务人员工作倦怠状况的透视

分析结果发现,工作倦怠与离职倾向、组织支持感密切相关。另外,性别、年龄、受教育水平等人口学因素(除工作年限外)均进入了回归模型。这表明无论工作年限长短都容易出现工作倦怠感。这与当前我国医务人员普遍工作压力较大有关,较高的工作压力会导致情绪耗竭和工作态度消极,很难体会到成就感,因此会产生工作倦怠感。

李永鑫等人的研究结果显示在医院中护士工作倦怠的检出率高达 69.1%。本次研究结果还表明,遭受过医院工作场所躯体暴力和语言暴力的医务人员比未遭受医院工作场所暴力的医务人员更易产生工作倦怠。遭受过医院工作场所暴力的医务人员容易产生冷漠、失望、悲愤、缺乏动力、疲溃甚至绝望等负性情绪,久而久之容易用一种消极的态度去对待患者,工作积极性降低,失去工作热情,造成工作倦怠。不仅如此,我们建构的工作倦怠感模型发现人口学因素作为重要的控制变量产生的综合作用可能会进一步在发生医院暴力事件后加重医务人员的工作倦怠感。因此,要减轻医务人员工作倦怠程度,不仅要从降低医院工作场所暴力发生入手,还提示我们要注意重点人群的防护、培训和激励等。改善医务人员的工作倦怠,这不仅有利于提高医疗服务质量,降低医疗风险,减少医院工作场所暴力事件的发生,也有利于促进社会的和谐发展。

### (四) 医务人员离职倾向状况的透视

离职倾向与组织支持感存在相关性,相关系数达 0.40,在离职倾向的回归模型中,医院工作场所暴力与年龄是影响模型的最重要因素,另外、工作年限、性别、每日工作时长、工作性质是医务人员离职倾向的次要因素。在以往研究中发现,工作年限短、女性、每日工作时长 ≥ 12h、护理人员和辅助科室人员更容易出现离职倾向。李永鑫等人研究发现专科医院的医护人员离职倾向总分为(12.26 ± 4.11)分,得分率超过 50%,具有较高的离职倾向率,而本研究则显示,在遭受医院工作场所暴力后的医务人员的离职倾向程度会更高[(14.61 ± 3.70)分]。医务人员由于工作任务繁重,需要高负荷的运转并全身心投入到工作当中,而医院工作场所暴力给医务人员带来一种极度的不安全感,付出与回报的失衡直接导致了离职意愿的产生。工作年限短意味着工作经验少、相应的薪资待遇低;每日的超负荷工作时长易使其产生工作倦怠和工作压力;护理人员和辅助科室人员工作晋升难度大、工作任务繁重;再加之女性的生理心理特点较男性敏感,在遭受医院工作场所暴力事件后,更容易产生工作满意度低、工作投入不足、组织支持感低,高工作倦怠,进一步加深离职倾向的念头。因此,国家应制定相应的制度与法规保护医务人员的合法权益;医院也要采取有效的措施预防工作场所暴力的发生,对已经遭受工作场所暴力的医务人员要予以有效的心理疏导;医务人员也要提高自身的沟通、应急能力,及时寻求心理支持。

## 三、社会支持和组织支持感在医院工作场所暴力与职业行为的中介作用

### (一) 社会支持的中介作用

研究发现社会支持与工作投入、工作满意度、工作倦怠和离职倾向均存在相关性,另外还与躯体暴力和性骚扰存在相关性。在进一步建构社会支持感模型中发现,遭受过性骚扰和躯体暴力的医务人员需要更多的社会支持,加之年龄偏小、受教育程度偏低、护理人员和辅助科室人员工作压力大、工作任务繁重和工作年限不足等原因的联合作用下,社会支持感更低。另外,本研究结果还表明,社会支持在医院工作场所暴力与工作投入、工作满意度、工作倦怠、离职倾向的关系中分别起着部分中介的作用。医务人员遭受医院工作场所暴力后给其身心健康等造成严重的负面影响。医务人员获得较高的社会支持,其工作投入与工作满意度程度更高,出现工作倦怠与离职倾向的概率较低。Henderson 认为,社会支持度的高低不仅与物质的直接援助和社会网络、团体关系的参与有关,还有赖于个体对客观支持的利用度。家庭成员、亲属和朋友是社会支持的主要来源,医务人员应主动争取家庭、亲属以及朋友的支持和帮助,寻求情感上的支持与照顾,提升其社会支持利用度,从而降低医院工作场所暴力对其职业行为造成的负面影响。

### (二) 组织支持感的中介作用

研究表明,组织支持感与工作投入、工作满意度、工作倦怠、离职倾向密切相关之外,还与语言暴力相关。另外本研究建立的组织支持感模型中最重要的影响因素主要有婚姻状况、工作年限和遭受医院工作场所暴力因素。因此,对于未婚和年龄较小者加之遭受过工作场所暴力的医务工作者容易感受到更低的组织支持感,因而可能会产生工作倦怠感和工作满意度下降。此外,中介分析进一步表明,组织支持感还在医院工作场所暴力对医务人员工作投入、工作满意度、工作倦怠和离职倾向的影响中起部分中介作用。工作场所暴力发生后,医院需要尽可能为医务人员提供支持,以减少医院工作场所暴力对医务人员的伤害,进而可能增加医务人员对医院的情感承诺,提升其工作投入以及工作满意度的水平,降低其工作倦怠

与离职倾向程度。医院可设立心理减压室,定期通过心理医生对遭受医院工作场所暴力的医务人员进行心理辅导,做好情绪管理;医院还可提供一系列组织支持,降低医院工作场所暴力对医务人员工作投入、工作满意度、工作倦怠以及离职倾向的影响,如关心医务人员的核心利益、给予人文关怀、提高薪资、在精神方面多加鼓励、在价值认同方面予以重视、加强沟通、了解医务人员需求、有针对性地采取组织支持措施。总之,组织提供的支持越全面,医院工作场所暴力对医务人员职业行为的负面影响越低。

## 本章小结

是否遭受过医院工作场所暴力的医务人员在其工作投入、工作满意度、工作倦怠和离职倾向均有显著性差异。

医院工作场所暴力与工作倦怠和离职倾向呈显著正相关,与工作投入、工作满意度、社会支持和组织支持感呈显著负相关。语言暴力、躯体暴力与工作倦怠的相关最密切。

是否在编人员、性别、年龄、工作性质和躯体暴力是影响工作投入模型最重要的五个主要因素。工作满意度模型主要包括每天工作时长、工作性质、性别、是否在编人员、躯体暴力和语言暴力等因素。工作倦怠的回归模型包含性别、年龄、受教育水平、婚姻状况、职称、聘用形式、工作性质、科室、每天在院工作时间、语言暴力和躯体暴力等因素。离职倾向的回归模型主要包括性别、年龄、工作性质、科室、工作年限、每天在院工作时间、工作场所暴力等因素。社会支持模型包含了年龄、受教育程度、是否在编人员、工作性质、科室、工作年限和语言暴力因素。组织支持感模型中最重要的影响因素有婚姻状况、工作年限和遭受医院工作场所暴力等。社会支持与组织支持感还在医院工作场所暴力与职业行为(工作投入、工作满意度、工作倦怠和离职倾向)之间起着部分中介的作用。

医院工作场所暴力(语言暴力、躯体暴力和性骚扰)是影响医务人员工作投入、工作满意度、工作倦怠以及离职倾向的重要因素。建议加强对医务人员的社会支持与组织支持,为医务人员提供坚强的后盾,减少因医院工作场所暴力造成的负面情绪,进而维护医院人力资源的稳定。

(倪 鑫 李国强 张亚丰)

# 第八章 医院工作场所暴力对医护人员心理及职业行为的影响机制研究

医院工作场所暴力对医护人员的心理健康损耗及对职业行为影响的机制研究属于前瞻性队列研究。该研究的开展弥补了当前研究中对于医护人员遭受医院工作场所暴力后其心理健康状态的变化及心理健康损耗对职业行为的影响机制研究较为缺乏的局面。通过阐释医护人员心理健康动态变化对其职业行为的影响,能够为相关心理干预与职业行为干预提供基础。

## 第一节 相关概念界定及研究概述

### 一、相关概念

#### (一)心理损耗与转归

心理损耗是一个整合词,损耗(depletion)的含义是消耗损失;心理能量(psychological energy)是指对每个人起着关键作用的心理活力和强度。

Baumeister 等学者结合以往的理论与研究进行概括,并率先提出心理能量是定量的概念,消耗后需要一段时间才能恢复。基于这一理论,本研究将心理资源耗竭过程的状态定义为心理损耗。

转归一般指病情的转移的发展,比如疾病情况的恶化或好转、扩散或减轻,常用来指疾病发展的第四期即转归期。本研究中将医院工作场所暴力酿成医护人员的心理损耗到心理健康情况好转或减轻的过程称为心理转归。

#### (二)潜变量增长曲线模型

潜变量增长曲线模型(latent variable growth curve modeling,LGCM)是基于结构方程模型基础上的方法,其优点是既能描述单个个体内部不同时间段的成长轨迹,也能表达个体间的发展差异,在模型中还能同时考虑影响变化的前因变量,也可以加入结果变量。图 8-1 中 $\alpha$ 和 $\beta$ 分别表示潜截距因子与潜斜率因子,且都存在两个参数,分别是均值与方差,进而 LGCM 可以通过它们对组间和组内差异进行描述。详细来说,截距因子的均值可以用来描述初始状态的平均值,截距因子的方差则代表特指时间点之间的个体差异程度,其值越大代表个体之间的差别越大。斜率因子的均值代表着平均的增长率,而斜率因子的方差揭示着个体之间增长率的差异,其值越大说明发展轨迹则存在明显的差异。$Y_1 \sim Y_4$ 为显变量,$E_1 \sim E_4$ 为误差项。

通常将截距因子上的负荷设为固定值 1,代表着每次的测量截距是固定的。而斜率因子上的负荷则代表时间效应,既能设置为具体的数值,也能任意估计,不同设置代表不一样的成长类型。例如,图 8-1 中可以将 4 次时间设定为等距的间隔 $t_1=0$, $t_2=1$, $t_3=2$, $t_4=3$,表示时间函数为线性即线性成长模型。本研究采用 LGCM 是为了描述不同观测时间点间的单个研究对象的差异程度以及研究对象间增长率差异的大小。

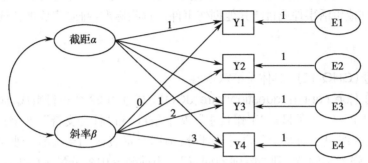

图 8-1　无条件潜变量增长曲线示例

### (三) 社会生态系统理论

社会生态系统理论是由社会学、生态学和系统论相互融合发展的理论。贝塔朗菲于 1971 年指出从整体视角出发对待社会与人的观点,随后赫恩开始应用生态系统理论。20 世纪 80 年代,杰曼等学者整合了生态系统理论相关的观点,进而构建出 "生态模型",强调个人和生活环境的交互作用等。布朗芬·布伦纳将系统划分为微观、中层、外在和宏观四层,随后查尔斯·扎斯特罗等学者对生态系统理论进一步丰富,提出了社会生态系统理论。微观系统主要指社会环境整个系统中独立的个人(可能是生物性、社会性、心理性等);中观系统主要指与个人有密切关系的一定规模的小社会性群体(如家庭、朋辈群体及相关的其他社会群体);宏观系统则比中观系统范围更广,比如社会文化、社区与社会组织等。该理论强调人与社会环境系统是不断地互动与影响而发生作用的。

目前,社会生态系统理论主要用于疾病照护管理、空巢老人、社会工作、人口流动、校园暴力、就业问题等方面。本研究将其用于暴力对医护人员心理健康的损耗及其转归,以及对职业行为影响的相关对策与建议的提出提供理论框架。

## 二、研究意义及价值

本研究基于动态的前瞻性队列小样本研究,探讨医护人员在遭受恐吓、威胁或躯体暴力后心理健康状况与职业行为的变化轨迹,以及构建医护人员心理健康状况的改变对其职业行为的影响机制,进而剖析社会支持在医护人员的心理健康状态及职业行为改变中的作用。该研究能够为医院职业安全的防控及治理提供依据;为医院对医护人员遭受医院工作场所暴力后采取相应的心理干预措施在时间、方法上的选择更具有针对性打下基础,具有较强的实用价值。

## 三、研究对象与方法

### (一) 资料来源

在前期研究的基础上,本研究于 2017 年 6 月至 2018 年 12 月的一年半时间内,通过目的抽样方法在北京市和黑龙江省抽取 9 家三级甲等医院进行前瞻性队列研究,选取首次遭到恐吓、威胁或躯体攻击的医护人员,经知情同意后且本人自愿参与的医护人员才可以纳入研究,对符合入选标准的医护人员心理健康的变化分别在 7 天、1 个月、3 个月、6 个月进行观测。观测时间初步选择是依据《精神疾病诊断与统计手册》中关于急性应激障碍(一般在数天或一周内缓解,最长不超过 1 个月)、急性创伤后应激障碍(持续 1 个月以上,3 个月以内)、慢性创伤后应激障碍(持续 3 个月以上)及延迟性创伤后应激障碍(症状在创伤事件后至少 6 月才发生)的产生时间,同时也借鉴已有创伤事件对人的心理影响研究中观测时间的划定。最终四次观测时间及指标的选择是综合前期的研究结果、专家咨询以及文献分析等进行确定。

本研究的入选标准为:首次遭受恐吓、威胁或躯体攻击的医护人员;过去的 6 个月或随访期间未再次遭受过暴力,未经历其他生活事件或目睹其他创伤事件。排除标准:排除家族遗传或患有精神疾病史以及失访的人员。

(二)测量工具

1. 一般健康问卷(GHQ-12)　具体见第六章。

2. 工作内容问卷(job content questionnaire,JCQ)　JCQ 由 22 个条目组成,而这些条目构成 3 个分量表,分别是"工作要求"(5 个条目)、"工作自主"(9 个条目)和"社会支持"(8 个条目),且在中国已被广泛应用。使用李克特 4 级量表对每个条目进行评分,前两个量表从"1= 从不"到"4= 经常",而第三个量表(社会支持)从"1= 强烈不同意"到"4= 强烈同意"。当前研究中各分量表的内部一致性系数值分别为 0.824,0.851 和 0.848。本章主要采用该量表的社会支持分量表。

3. 戈德堡量表(Goldberg scales,GS)　使用意大利版本的戈德堡量表评估焦虑和抑郁状态,该量表在先前的研究中被证明有着较高的信度与效度。这个简短的访谈是为非精神病患者设计的,焦虑和抑郁状态分别包含 9 个条目,每个条目分为"是"与"否",回答"是"记录 1 分。焦虑和抑郁状态分量表的总分范围分别在 0~9 分。焦虑状态得分为 5 或抑郁状态得分为 2 的人有 50% 的概率出现临床表现。因此,得分为 5 分或以上的医护人员被视为"焦虑"状态,而得分为 2 分或更多的医护人员则被视为"抑郁"状态。焦虑和抑郁量表的内部一致性系数值分别为 0.82 和 0.78。

工作投入、工作倦怠与离职倾向量表详见第七章。

(三)数据分析

本研究采用 EpiData 3.1 建立数据库,使用 Mplus 7.4、SPSS 24.0、Stata 15.0 进行数据分析。对参与者的人口学特征及各量表的分值进行描述性统计,包括数量($n$)、百分比(%)、平均数和标准差($SD$)。

以医护人员的一般健康得分建立潜变量增长曲线模型(包括无条件潜变量增长曲线模型和条件潜变量增长曲线模型),将截距因子上的负荷设置为 1,四次观测时间分别设置为 $t_1=0$,$t_2=1$,$t_3=2$,$t_4=3$,选取变量为四次测量每位医护人员一般健康量表得分的均值,建立无条件潜变量增长曲线模型,将性别以及暴力类型(恐吓威胁、躯体暴力)作为控制变量,建立条件潜变量增长曲线模型;以此类推,分别建立每位医护人员在四个观测点的抑郁状态与焦虑状态的变化轨迹;通过建立平行发展模式的潜变量增长曲线模型研究医护人员心理健康变化对其职业行为的影响。连续变量的正态分布通过 P-P 图和 K-S 检验验证;$CFI$、$TLI>0.90$,$RMSEA<0.08$ 作为模型拟合指标的标准。

对不同观测时间的医护人员的职业行为状态(工作投入、工作倦怠与离职倾向)的差异进行单因素重复测量分析。在医护人员遭受恐吓、威胁或躯体攻击后的 1 个月、3 个月、6 个月社会支持等变量与职业行为之间进行 Pearson 相关性分析。利用箱线图检验异常值情况,采取 Shapiro-Wilk 对因变量进行多元正态性检验;$P<0.05$ 被认为具有统计学意义。通过以下公式来计算效应量:$\omega_2=(k-1)(F-1)/[(k-1)(F-1)+nk]$,$k=$ 受试者内因素的个数,$F$ 为 $F$ 统计量,$n=$ 研究对象的数量。

(四)伦理审批

这项研究得到了哈尔滨医科大学伦理审查委员会的批准,并得到了参与研究过程的每家医院的同意。调查前已获得了所有参与者的知情同意且他们的个人信息也被保密。

## 第二节 医护人员遭受医院工作场所暴力心理健康损耗的机制

### 一、研究对象的基本情况

研究对象中,有 36 名医护人员遭受躯体暴力占 32.14%;以女性为主,占 64.29%;年龄集中在小于或等于 30 岁,为 56 人,占 50.00%;教育水平以本科及本科以上为主;工作年限小于或等于 5 年的占 40.18%,详见表 8-1。

表 8-1 研究对象人口学特征

| 人口学变量 | n(人数) | 百分比 /% |
|---|---|---|
| 性别 | | |
| 男 | 40 | 35.71 |
| 女 | 72 | 64.29 |
| 年龄 / 岁 | | |
| ≤30 | 56 | 50.00 |
| >30~50 | 46 | 41.07 |
| >50 | 10 | 8.93 |
| 教育程度 | | |
| 大专及以下 | 31 | 27.68 |
| 本科 | 44 | 39.29 |
| 硕士及以上 | 37 | 33.03 |
| 婚姻状况 | | |
| 已婚 | 68 | 60.71 |
| 未婚 | 44 | 39.29 |
| 工作性质 | | |
| 医生 | 50 | 44.64 |
| 护士 | 62 | 55.36 |
| 职称 | | |
| 初级 | 56 | 50.00 |
| 中级 | 36 | 32.14 |
| 高级 | 20 | 17.86 |
| 所在科室 | | |
| 急诊 | 16 | 14.29 |
| 内科 | 37 | 33.04 |
| 外科 | 22 | 19.64 |
| 妇产科 | 3 | 2.68 |
| 儿科 | 7 | 6.25 |

续表

| 人口学变量 | n（人数） | 百分比 /% |
|---|---|---|
| 五官科 | 6 | 5.36 |
| 其他 | 21 | 18.74 |
| 工作年限 / 年 | | |
| <5 | 45 | 40.18 |
| 5~<15 | 27 | 31.25 |
| 15~<25 | 19 | 16.96 |
| ≥25 | 13 | 11.61 |
| 每天接触患者的时间 /h | | |
| <4 | 16 | 14.29 |
| 4~<8 | 39 | 34.82 |
| ≥8 | 57 | 50.89 |
| 本次暴力的类型 | | |
| 恐吓、威胁 | 76 | 67.86 |
| 躯体暴力 | 36 | 32.14 |

## 二、医护人员遭受医院工作场所暴力心理健康的损耗机制研究

### （一）不同观测时间医护人员心理健康状态、焦虑与抑郁情绪的发生率

医护人员遭受恐吓、威胁与躯体暴力后，7 天内、1 个月、3 个月与 6 个月心理健康状态欠佳分别占 25.00%、52.68%、51.79% 与 60.71%，不同观测时间医护人员的心理健康是否欠佳的发生率存在显著差异（$\chi^2$=32.605，$P$<0.001）；7 天内、1 个月、3 个月和 6 个月焦虑情绪的发生率分别为 29.46%、41.96%、45.54% 和 49.11%，不同观测时间医护人员的焦虑情绪发生率具有显著的差异（$\chi^2$=10.112，$P$=0.018）；7 天内、1 个月、3 个月和 6 个月抑郁情绪的发生率分别为 50.89%、50.89%、47.32% 和 58.04%，不同观测时间医护人员的抑郁情绪发生率的差异不显著（$\chi^2$=2.718，$P$=0.437），具体见表 8-2。

表 8-2 不同观测时间医护人员心理健康状态、焦虑与抑郁情绪的发生率

| 变量 | | 7 天 | | 1 个月 | | 3 个月 | | 6 个月 | |
|---|---|---|---|---|---|---|---|---|---|
| | | n（人数） | 百分比 /% | n（人数） | 百分比 /% | n（人数） | 百分比 /% | n（人数） | 百分比 /% |
| 心理健康状态 | 均值 ≥2.25 分 | 28 | 25.00 | 59 | 52.68 | 58 | 51.79 | 68 | 60.71 |
| | 均值 <2.25 分 | 84 | 75.00 | 53 | 47.32 | 54 | 48.21 | 44 | 39.29 |
| 焦虑情绪 | 总分 ≥5 分 | 33 | 29.46 | 47 | 41.96 | 51 | 45.54 | 55 | 49.11 |
| | 总分 <5 分 | 79 | 70.54 | 65 | 58.04 | 61 | 54.46 | 57 | 50.89 |
| 抑郁情绪 | 总分 ≥2 分 | 57 | 50.89 | 57 | 50.89 | 53 | 47.32 | 65 | 58.04 |
| | 总分 <2 分 | 55 | 49.11 | 55 | 49.11 | 59 | 52.68 | 47 | 41.96 |

### （二）医护人员的心理健康状态变化轨迹

以四个观测时间点（7 天、1 个月、3 个月、6 个月）医护人员的一般健康问卷得分为因变量构建无条件潜变量增长曲线模型，模型的拟合指数分别为：$TLI$=0.914，$CFI$=0.908，$RMSEA$=0.057；说明模型拟合尚可。

截距因子和斜率因子的方差估计分别是 3.753 和 2.786,P 值均小于 0.001,表明每位医护人员在初始一般健康水平及增长速度上存在显著的个体间差异。图 8-2 可以看出每位医护人员在四个观测点的心理健康状态变化曲线,浅蓝色线为心理健康状态的临界值 2.25,各观测点中医护人员的一般健康问卷得分 ≥ 2.25 分表示他们心理健康状态欠佳。

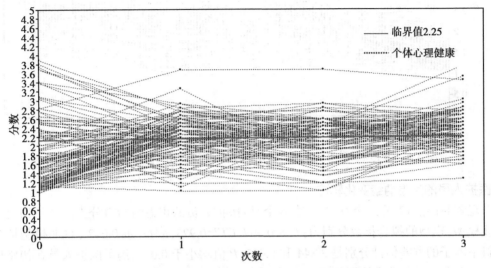

图 8-2　四个观测时间点医护人员心理健康状态的变化轨迹

以性别、暴力类型作为控制变量,以四个观测时间点(7 天、1 个月、3 个月、6 个月)医护人员的心理健康状态得分为因变量构建条件潜变量增长曲线模型,模型的拟合指数分别为:*TLI*=0.943,*CFI*=0.926,*RMSEA*=0.051 ;说明模型拟合尚可(见图 8-3)。性别对斜率和截距因子的回归系数分别为 −0.048 (*P*=0.157)和 0.077(*P*=0.445),表明不同性别的医护人员在初始心理健康状态水平及心理健康变化斜率上差异均不显著。暴力类型对斜率和截距因子的回归系数分别为 −0.071(*P*=0.039)和 0.155(*P*=0.132),表明医护人员在遭受不同暴力类型后在初始心理健康水平上存在差异,但在心理健康变化斜率上的差异不显著。加入控制变量后,每位医护人员在四个观测时间点的心理健康状态变化曲线见图 8-4,浅蓝色线为心理健康状态的临界值 2.25,各观测点中医护人员的一般健康问卷得分 ≥ 2.25 分表示他们心理健康状态欠佳。

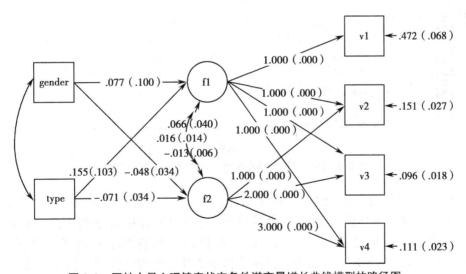

图 8-3　医护人员心理健康状态条件潜变量增长曲线模型的路径图

f1 和 f2 分别代表心理健康状态水平斜率和截距因子;v1~v4 为误差项;gender 代表性别,type 代表暴力类型。

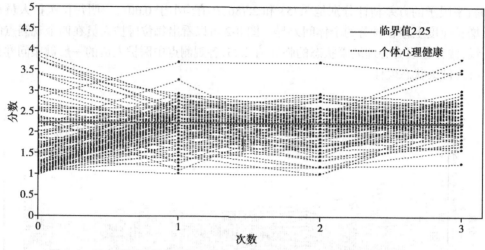

图 8-4 四个观测时间点医护人员心理健康状态的变化轨迹（加入控制变量后）

### （三）医护人员的焦虑情绪变化轨迹

以四个观测时间点（7天、1个月、3个月、6个月）医护人员的焦虑情绪得分为因变量构建无条件潜变量增长曲线模型，模型的拟合指数分别为：$TLI$=0.907，$CFI$=0.923，$RMSEA$=0.047；说明模型拟合良好。截距因子和斜率因子的方差估计分别是 3.344 和 0.412，$P$ 值均小于 0.001，揭示医护人员在初始焦虑状态水平及增长速度上存在显著的个体间差异。截距增长因子和斜率增长因子的相关系数为 −0.976（$P$=0.004），表明医护人员初始焦虑状态得分高的个体下降速度较慢。图 8-5 可以看出每位医护人员在四个观测时间点的焦虑情绪变化曲线，红色线表示焦虑情绪的临界值为 5，各观测点中医护人员的焦虑得分 ≥5 分表示他们存在焦虑情绪。

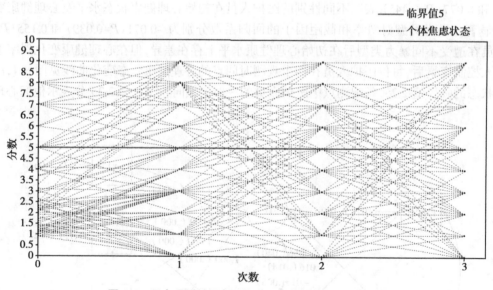

图 8-5 四个观测时间点医护人员焦虑情绪的变化轨迹

以性别、暴力类型作为控制变量，以四个观测点（7天、1个月、3个月、6个月）医护人员的焦虑状态得分为因变量构建条件潜变量增长曲线模型，模型的拟合指数分别为：$TLI$=0.950，$CFI$=0.904，$RMSEA$=0.042；说明模型拟合良好（图 8-6）。截距增长因子和斜率增长因子的相关系数为 −0.854（$P$=0.008），揭示医护人员初始焦虑情绪得分高的个体下降速度较慢。性别对斜率和截距因子的回归系数分别为 −0.252（$P$=0.216）和 1.382（$P$=0.003），表明不同性别的医护人员在初始焦虑情绪的差异不显著，而在焦虑情绪变化斜率上具有显著的差异。暴力类型对斜率和截距因子的回归系数分别为 −0.036

（P=0.866）和 −0.374（P=0.438），表明医护人员遭受不同暴力类型后在初始焦虑情绪水平及焦虑情绪变化斜率上差异均不显著。加入控制变量后，每位医护人员在四个观测点的焦虑情绪变化曲线见图 8-7，红色线表示焦虑状态的临界值为 5，各观测点中医护人员的焦虑得分 ≥5 分表示他们存在焦虑情绪。

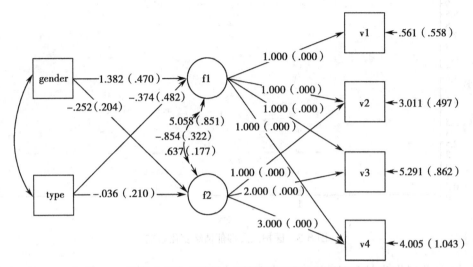

图 8-6　医护人员焦虑情绪条件潜变量增长曲线模型的路径图

f1 和 f2 分别代表焦虑状态斜率和截距因子；v1~v4 为误差项；gender 代表性别，type 代表暴力类型。

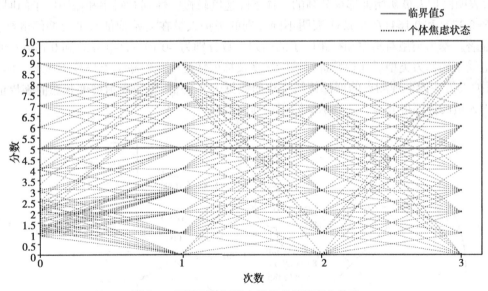

图 8-7　调整后的医护人员焦虑情绪变化轨迹

### （四）医护人员的抑郁情绪变化轨迹

以四个观测时间点（7 天、1 个月、3 个月、6 个月）医护人员的抑郁情绪得分为因变量构建无条件潜变量增长曲线模型，模型的拟合指数分别为：$TLI=0.927$，$CFI=0.939$，$RMSEA=0.037$；说明模型拟合良好。截距因子和斜率因子的方差估计分别是 4.934 和 0.561，P 值均小于 0.001，表明在医护人员初始抑郁情绪水平及增长速度上存在显著的个体间差异。截距增长因子和斜率增长因子的相关系数为 −0.854（P<0.001），表明医护人员初始抑郁情绪得分高的个体下降速度较慢。图 8-8 可以看出每位医护人员在四个观测点的抑郁情绪变化曲线，紫色线表示抑郁情绪的临界值为 2，各观测点中医护人员的抑郁得分 ≥2 分表示他们存在抑郁状态。

115

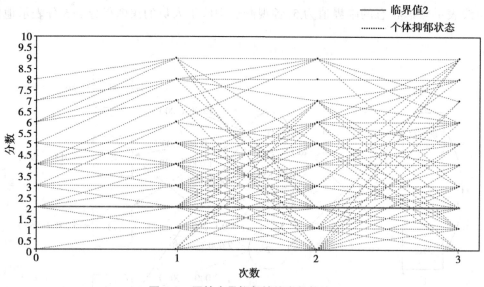

**图 8-8 医护人员抑郁情绪变化轨迹**

以性别、暴力类型作为控制变量,以四个观测时间点(7 天、1 个月、3 个月、6 个月)医护人员的抑郁情绪得分为因变量构建条件潜变量增长曲线模型,模型的拟合指数分别为:$TLI$=0.902,$CFI$=0.931,$RMSEA$=0.044;说明模型拟合良好(图 8-9)。截距增长因子和斜率增长因子的相关系数为 –0.846($P<$0.001),表明医护人员初始抑郁得分高的个体下降速度较慢。性别对斜率和截距因子的回归系数分别为 0.104($P$=0.372)和 0.164($P$=0.625),表明不同性别的医护人员在初始抑郁水平及抑郁情绪变化斜率上差异均不显著。暴力类型对斜率和截距因子的回归系数分别为 –0.103($P$=0.383)和 0.150($P$=0.662),表明医护人员遭受不同暴力类型后在初始抑郁情绪水平及抑郁情绪变化斜率上差异均不显著。加入控制变量后,每位医护人员在四个观测点的抑郁情绪变化曲线见图 8-10,紫色线表示抑郁状态的临界值为 2,各观测点中医护人员的抑郁得分 ≥ 2 分表示他们存在抑郁情绪。

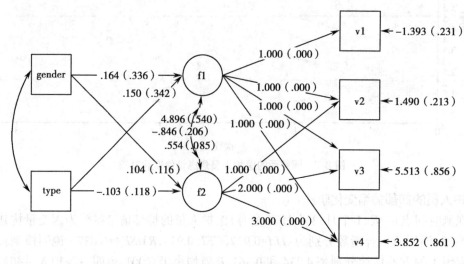

**图 8-9 医护人员抑郁情绪条件潜变量增长曲线模型的路径图**
f1 和 f2 分别代表抑郁情绪斜率和截距因子;v1~v4 为误差项;gender 代表性别,type 代表暴力类型。

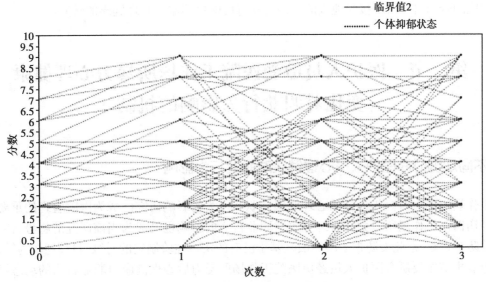

图 8-10　调整后的医护人员抑郁情绪变化轨迹

### 三、医护人员遭受医院工作场所暴力心理健康损耗机制的透视

#### (一) 医护人员心理健康状态欠佳、焦虑与抑郁情绪的发生率

研究结果显示不同观测时间医护人员心理健康状态是否欠佳、焦虑与抑郁情绪发生率存在显著的差异,表明医护人员在遭受恐吓、威胁与躯体暴力后不同时间段对其心理健康有着不同的影响。同时,结果还表明医护人员在初始心理健康的相关指标(心理健康状况、抑郁与焦虑状态)较好,但随着时间推移相关指标的状态呈逐步上升趋势。这种现象可能是由于医院工作场所暴力产生后,医护人员能得到及时、有力的领导支持、同事支持以及家庭支持等社会支持,医护人员感受到来自家庭及组织的温暖,他们心理得到安慰,此时心理健康状况较好;但随着时间推移,组织的支持急速减少回落到正常水平,而家庭支持侧重点也会逐步减弱,他们的心理健康欠佳状态、焦虑与抑郁状态出现反弹状况。另一种可能是部分医护人员心理健康变化比较缓慢,前期处在潜伏期,随着时间的推移逐步显露出来,这也可能是心理健康相关指标出现反弹状况的部分原因。

不同观测时间心理健康状态是否欠佳与焦虑情绪发生率存在显著的差异,这可能是由于医护人员在遭受恐吓、威胁或躯体暴力后,他们的心理健康及焦虑情绪发生率随着时间变化而变化的幅度较大,可能提示需要对经历过医院工作场所暴力的医护人员进行心理健康的持续关注。

#### (二) 医护人员心理健康指标状态的变化轨迹

本研究结果显示医护人员在初始心理健康水平、焦虑水平、抑郁水平以及增长速度上存在显著的个体间差异。产生这种现象可能的原因是:第一,每位医护人员的性格可能存在差异,性格不同可能导致他们心理健康指标的状态以及增长速度存在差异;第二,面对医院工作场所暴力,医护人员可能采取的应对措施不同,存在积极应对与消极应对两种方式,两种应对方式的差异可能造成医护人员初始心理健康状态的差异;第三,医护人员拥有的社会资源存在差别,社会网络比较广泛、社会资本比较雄厚的医护人员更能得到各方面的支持,使得他们更能积极地面对医院工作场所暴力,对于他们负面的心理健康状态起着缓解甚至消除的作用。

研究结果也揭示了部分医护人员初始焦虑与抑郁情绪得分高的个体下降速度较慢,出现这种结果的原因可能是医护人员面对医院工作场所暴力采取了消极的应对方式,还有可能与其自身性格相关,也有可能与他们对社会支持的利用度较低,更有可能是多方面原因交错造成这种结果。在与医护人员交流过程中发现医院工作场所暴力产生后积极的与其他人交流、沟通,有利于加快他们负面情绪的排解,同时加速他们心理健康的转归,相反,不接受他人的帮助与支持可能更不益于心理健康的转归。

# 第三节　医护人员遭受医院工作场所暴力心理健康变化对职业行为影响的机制

## 一、不同观测时间医护人员心理健康对职业行为影响

医院工作场所暴力对医护人员的心理健康及职业行为的影响研究已成为医院管理的重要议题,同时医护人员经历医院工作场所暴力后心理健康对职业行为的影响也已成为当前研究的趋势,各个医院为此制定对应的防护策略,但此类防护策略一般是基于已有的实践经验制定的对策,目前还较为缺乏以动态数据作为支撑。本节主要研究医护人员经历医院工作场所暴力后心理健康对职业行为的动态影响,为医院治理医院工作场所暴力对医护人员的负面影响提供依据,有利于维护医护人员的心理健康,促进医院人力资源稳定以及推动医院的可持续发展。

### (一)不同观测时间职业行为相关变量的描述

医护人员在医院工作场所暴力后 1 个月、3 个月、6 个月的工作倦怠、工作投入以及离职倾向得分的均值 ± 标准差,见表 8-3。

表 8-3　不同观测时间点职业行为相关变量的描述

| 变量 | 1 个月 | | 3 个月 | | 6 个月 | |
|---|---|---|---|---|---|---|
| | 均值 | 标准差 | 均值 | 标准差 | 均值 | 标准差 |
| 工作倦怠 | 7.14 | 3.06 | 5.35 | 3.36 | 7.10 | 3.42 |
| 工作投入 | 10.07 | 2.22 | 10.43 | 2.21 | 10.04 | 2.24 |
| 离职倾向 | 2.57 | 0.05 | 2.44 | 50.05 | 2.51 | 0.06 |

### (二)初始观测时间医护人员职业行为的相关性分析

初始观测时间,医护人员工作倦怠与心理健康状态呈正相关($r=0.484, P<0.01$),与焦虑状态($r=0.530, P<0.01$)和抑郁状态($r=0.556, P<0.01$)都呈正相关。

医护人员的心理健康状态与工作投入呈负相关($r=-0.694, P<0.01$),焦虑状态与工作投入呈负相关($r=-0.512, P<0.01$),抑郁状态与工作投入呈负相关($r=-0.579, P<0.01$)。

工作倦怠与社会支持呈负相关($r=-0.443, P<0.01$),表示社会支持可能缓解医护人员的工作倦怠。同时,社会支持与工作投入呈正相关($r=0.656, P<0.01$),具体见表 8-4。

表 8-4　初始观测时间测量变量间的相关性分析

| 变量 | 1 | 2 | 3 | 4 | 5 | 6 | 7 |
|---|---|---|---|---|---|---|---|
| 1. 工作倦怠 | 1 | | | | | | |
| 2. 心理健康 | 0.484** | 1 | | | | | |
| 3. 焦虑 | 0.530** | 0.626** | 1 | | | | |
| 4. 抑郁 | 0.556** | 0.681** | 0.781** | 1 | | | |
| 5. 社会支持 | −0.443** | −0.637** | −0.486** | −0.519** | 1 | | |
| 6. 离职倾向 | 0.058 | 0.069 | 0.116 | 0.047 | −0.067 | 1 | |
| 7. 工作投入 | −0.515** | −0.694** | −0.512** | −0.579** | 0.656** | 0.105 | 1 |

注:**$P<0.01$ ;*$P<0.05$。

### （三）3 个月时医护人员职业行为的相关性分析

医护人员受暴后第 3 个月时,工作倦怠与心理健康状态呈正相关($r=0.347$,$P<0.01$),与焦虑状态($r=0.306$,$P<0.01$)和抑郁状态($r=0.375$,$P<0.01$)都呈正相关,医护人员的工作投入与心理健康状态呈负相关($r=-0.668$,$P<0.01$),与焦虑状态呈负相关($r=-0.514$,$P<0.01$),与抑郁状态呈负相关($r=-0.649$,$P<0.01$)。医护人员的心理健康状态与离职倾向呈负相关($r=-0.279$,$P<0.05$)。社会支持与工作倦怠呈负相关($r=-0.197$,$P<0.05$),与离职倾向呈负相关($r=-0.275$,$P<0.05$),与工作投入呈正相关($r=0.537$,$P<0.01$)。具体见表 8-5。

表 8-5　医护人员受暴后第 3 个月时职业行为的相关性分析

| 变量 | 1 | 2 | 3 | 4 | 5 | 6 | 7 |
|---|---|---|---|---|---|---|---|
| 1. 工作倦怠 | 1 | | | | | | |
| 2. 心理健康 | 0.347** | 1 | | | | | |
| 3. 焦虑 | 0.306** | 0.525** | 1 | | | | |
| 4. 抑郁 | 0.375** | 0.601** | 0.711** | 1 | | | |
| 5. 社会支持 | −0.197* | −0.568** | −0.436** | −0.379** | 1 | | |
| 6. 离职倾向 | −0.126 | −0.279** | 0.134 | 0.161 | −0.275** | 1 | |
| 7. 工作投入 | −0.381** | −0.668** | −0.514** | −0.649** | 0.537** | 0.219* | 1 |

注:**$P<0.01$;*$P<0.05$。

### （四）6 个月时医护人员职业行为的相关性分析

医护人员受暴后第 6 个月时,医护人员工作倦怠与心理健康损害程度呈正相关($r=0.561$,$P<0.01$),与焦虑($r=0.632$,$P<0.01$)和抑郁情绪($r=0.474$,$P<0.01$)都呈正相关。医护人员的工作投入与心理健康损害程度($r=-0.671$,$P<0.01$)呈负相关,与焦虑($r=-0.534$,$P<0.01$)呈负相关,与抑郁情绪($r=-0.434$,$P<0.01$)呈负相关。社会支持与工作倦怠呈负相关($r=-0.346$,$P<0.05$),与工作投入呈正相关($r=0.480$,$P<0.01$)。具体见表 8-6。

表 8-6　医护人员受暴后第 6 个月时职业行为的相关性分析

| 变量 | 1 | 2 | 3 | 4 | 5 | 6 | 7 |
|---|---|---|---|---|---|---|---|
| 1. 工作倦怠 | 1 | | | | | | |
| 2. 心理健康 | 0.561** | 1 | | | | | |
| 3. 焦虑 | 0.632** | 0.648** | 1 | | | | |
| 4. 抑郁 | 0.474** | 0.339** | 0.512** | 1 | | | |
| 5. 社会支持 | −0.346* | −0.523** | −0.332** | −0.328** | 1 | | |
| 6. 离职倾向 | −0.055 | −0.096 | −0.020 | −0.062 | 0.088 | 1 | |
| 7. 工作投入 | −0.601** | −0.671** | −0.534** | −0.434** | 0.480** | 0.145 | 1 |

注:**$P<0.01$;*$P<0.05$。

## 二、医护人员心理健康状态变化对职业行为的影响

### （一）医护人员心理健康状态变化对工作倦怠的影响

以三个观测时间点(1 个月、3 个月、6 个月)医护人员的心理健康状态和工作倦怠得分构建平行发展

模式的潜变量增长曲线模型,模型的拟合指数分别为:*TLI*=0.902,*CFI*=0.897,*RMSEA*=0.061;说明模型拟合尚可(图 8-11)。心理健康状态截距因子到工作倦怠截距和斜率因子的回归系数分别是 1.639(*P*=0.204)和 −0.329(*P*=0.580),表明医护人员心理健康状态的初始水平对其工作倦怠的初始水平及变化速率无显著的预测作用。心理健康状态斜率因子到工作倦怠截距和斜率因子的回归系数分别是 2.103(*P*=0.046)和 −0.988(*P*=0.078),表明医护人员心理健康状态的变化速率对其工作倦怠的初始水平有显著的正向预测作用,但对工作倦怠变化速率无显著的预测作用。

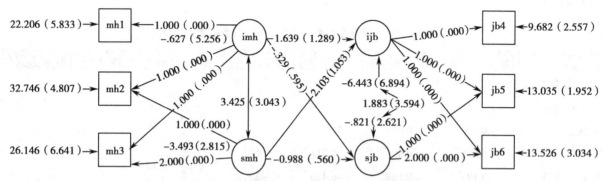

图 8-11 医护人员心理健康状态变化对工作倦怠影响的路径图

imh 和 smh 分别代表心理健康状态的截距和斜率因子;ijb 和 sjb 分别代表工作倦怠截距和斜率因子;
mh 代表心理健康状态;jb 代表工作倦怠。

### (二)医护人员心理健康状态变化对工作投入的影响

以三个观测时间点(1 个月、3 个月、6 个月)医护人员的心理健康状态和工作投入得分构建平行发展模式的潜变量增长曲线模型,模型的拟合指数分别为:*TLI*=0.944,*CFI*=0.931,*RMSEA*=0.035;说明模型拟合良好(图 8-12)。心理健康状态截距因子到工作投入截距和斜率因子的回归系数分别是 −1.485(*P*=0.562)和 0.901(*P*=0.854),表明医护人员心理健康状态的初始水平对其工作投入的初始水平及变化速率无显著的预测作用。心理健康状态斜率因子到工作投入截距和斜率因子的回归系数分别是 −4.263(*P*=0.042)和 6.104(*P*=0.037),表明医护人员心理健康状态的变化速率对其工作投入的初始水平存在显著的负向预测作用,同时对工作投入变化速率存在显著的正向预测作用。

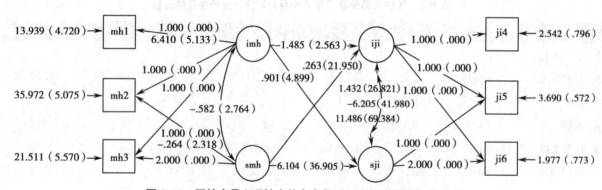

图 8-12 医护人员心理健康状态变化对工作投入影响的路径图

imh 和 smh 分别代表心理健康状态的截距和斜率因子;iji 和 sji 分别代表工作投入截距和斜率因子;
mh 代表心理健康状态;ji 代表工作投入。

### (三)医护人员心理健康状态变化对离职倾向的影响

以三个观测时间点(1 个月、3 个月、6 个月)医护人员的心理健康状态和离职倾向得分构建平行发展模式的潜变量增长曲线模型,模型的拟合指数分别为:*TLI*=0.874,*CFI*=0.931,*RMSEA*=0.058;说明模型拟合尚可(图 8-13)。心理健康状态截距因子到离职倾向截距和斜率因子的回归系数分别是 −0.034(*P*=0.727)和 −0.073(*P*=0.314),表明医护人员心理健康状态的初始水平对其离职倾向的初始水平及变化速率无显著的预测作用。心理健康状态斜率因子到离职倾向截距和斜率因子的回归系数分别是0.007（P=0.944）和 −0.079（P=0.157），表明医护人员心理健康状态的变化速率对其离职倾向的初始水平及变化速率无显著的预测作用。

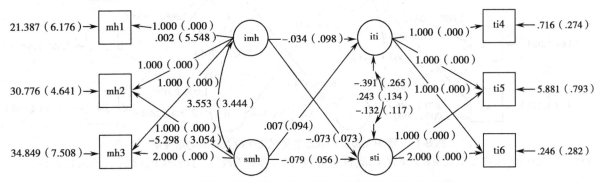

图 8-13　医护人员心理健康状态变化对离职倾向影响的路径图

imh 和 smh 分别代表心理健康状态的截距和斜率因子；iti 和 sti 分别代表离职倾向截距和斜率因子；

mh 代表心理健康状态；ti 代表离职倾向。

### 三、医护人员抑郁状态变化对职业行为的影响

#### （一）医护人员抑郁状态变化对工作倦怠的影响

以三个观测时间点（1个月、3个月、6个月）医护人员的抑郁和工作倦怠得分构建平行发展模式的潜变量增长曲线模型，模型的拟合指数分别为：TLI=0.908，CFI=0.936，RMSEA=0.047；说明模型拟合良好（见图 8-14）。抑郁状态截距因子到工作倦怠截距和斜率因子的回归系数分别是 −1.034（P=0.639）和 −0.152（P=0.745），表明医护人员抑郁情绪的初始水平对其工作倦怠的初始水平及变化速率无显著的预测作用。抑郁情绪斜率因子到工作倦怠截距和斜率因子的回归系数分别是 0.823（P=0.256）和 −0.152（P=0.745），表明医护人员抑郁情绪的变化速率对其工作倦怠的初始水平及变化速率无显著的预测作用。

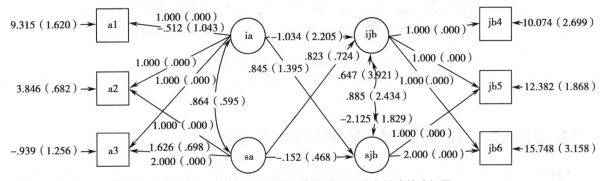

图 8-14　医护人员抑郁状态变化对工作倦怠影响的路径图

ia 和 sa 分别代表抑郁情绪的截距和斜率因子；ijb 和 sjb 分别代表工作倦怠截距和斜率因子；

a 代表抑郁；jb 代表工作倦怠。

#### （二）医护人员抑郁状态变化对工作投入的影响

以三个观测时间点（1个月、3个月、6个月）医护人员的抑郁情绪和工作投入得分构建平行发展模式的潜变量增长曲线模型，模型的拟合指数分别为：TLI=0.908，CFI=0.936，RMSEA=0.047；说明模型拟合良好（图 8-15）。抑郁状态截距因子到工作投入截距和斜率因子的回归系数分别是 0.213（P=0.808）和 0.213（P=0.522），表明医护人员抑郁情绪的初始水平对其工作投入的初始水平及变化速率无显著的预测作用。抑郁情绪斜率因子到工作投入截距和斜率因子的回归系数分别是 −1.089（P=0.022）和 −0.206（P=0.349），表明医护人员抑郁情绪的变化速率对其工作投入的初始水平有显著的负向预测作用，但对变化速率无显

著的预测作用。

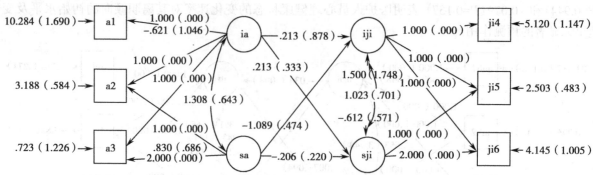

**图 8-15 医护人员抑郁状态变化对工作投入影响的路径图**

ia 和 sa 分别代表抑郁情绪的截距和斜率因子;iji 和 sji 分别代表工作投入截距和斜率因子;a 代表抑郁;ji 代表工作投入。

### (三)医护人员抑郁状态变化对离职倾向的影响

以三个观测时间点(1 个月、3 个月、6 个月)医护人员的抑郁情绪和离职倾向得分构建平行发展模式的潜变量增长曲线模型,模型的拟合指数分别为:$TLI=0.994$,$CFI=0.983$,$RMSEA=0.036$;说明模型拟合良好(图 8-16)。抑郁情绪截距因子到离职倾向截距和斜率因子的回归系数分别是 $-0.127$($P=0.610$)和 $-0.120$($P=0.650$),表明医护人员抑郁情绪的初始水平对其离职倾向的初始水平及变化速率无显著的预测作用。抑郁情绪斜率因子到离职倾向截距和斜率因子的回归系数分别是 $-0.027$($P=0.746$)和 $-0.059$($P=0.132$),表明医护人员抑郁情绪的变化速率对其离职倾向的初始水平及变化速率无显著的预测作用。

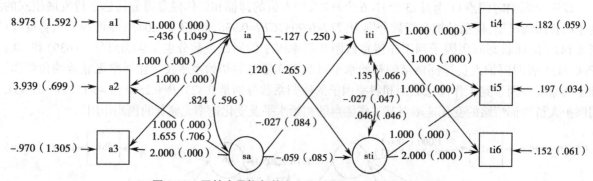

**图 8-16 医护人员抑郁状态变化对离职倾向影响的路径图**

ia 和 sa 分别代表抑郁情绪的截距和斜率因子;iti 和 sti 分别代表离职倾向入截距和斜率因子;a 代表抑郁;ti 代表离职倾向。

## 四、医护人员遭受医院工作场所暴力职业行为的变化

经箱式图检验,工作倦怠、工作投入与离职倾向的数据均没有异常值;经 Shapiro-Wilk 检验,三次测量的每个量表得分均服从正态分布($P>0.05$)。

### (一)医护人员工作倦怠的变化

经 Mauchly's 球形假设检验,因变量协方差矩阵相等,$\chi^2(2)=0.839$,$P=0.657$。1 个月、3 个月和 6 个月的工作倦怠得分差异具有统计学意义,$F(2,222)=26.174$,$P<0.001$。$\omega^2=0.130$ 即表示测量时间对职业倦怠得分的解释程度占 13.0%。

### (二)医护人员工作投入的变化

经 Mauchly's 球形假设检验,因变量协方差矩阵相等,$\chi^2(2)=1.955$,$P=0.376$。1 个月、3 个月和 6 个月的工作投入得分差异无统计学意义,$F(2,222)=1.857$,$P=0.159$。

### (三)医护人员离职倾向的变化

经 Mauchly's 球形假设检验,因变量协方差矩阵相等,$\chi^2(2)=1.610$,$P=0.447$。1 个月、3 个月和 6 个月

的离职倾向得分差异具有统计学意义, $F(2,222)=33.645$, $P=0.032$。$\omega^2=0.159$ 即表示测量时间对离职倾向得分的解释程度占 15.9%。

### 五、医护人员心理健康状态变化对职业行为的影响机制透视

#### (一) 医护人员职业行为的相关性分析

本研究结果表明不同观测时间医护人员的一般健康状态、焦虑状态、抑郁状态与工作倦怠均呈正相关,与工作投入均呈负相关,即医护人员心理健康状态欠佳的程度越高,他们的工作倦怠的程度就越高,工作投入则越少。该结果表明医护人员的心理健康水平对其职业行为有影响,与先前研究结果一致。每个观测时间段社会支持与工作倦怠均呈负相关,与工作投入均呈正相关,即社会支持有利于缓解医护人员工作倦怠及促进医护人员的工作投入。上述结果也可以表明社会支持对缓解医护人员心理健康水平对其职业行为的影响有着重要的作用,与先前的研究结果相一致。

#### (二) 医护人员动态心理健康水平对职业行为的影响

平行潜变量增长曲线模型路径图的结果表明医护人员心理健康的变化速率对其工作倦怠的初始水平有显著的正向预测作用,同时医护人员一般健康状况与抑郁状态的变化速率对其工作投入的初始水平存在显著的负向预测作用,该结果证实了医护人员的心理健康状态变化速率越快,越增加了他们的工作倦怠,降低了他们的工作投入。医护人员在遭受医院工作场所暴力后如何使他们保持心理健康的平稳是降低工作倦怠与提高工作投入的关键。因此,医院可以进一步重视及加强组织文化的建设,营造良好的工作氛围,设置相应的应急预案,当医护人员在遭受医院工作场所暴力后能够及时获得领导以及同事的支持对于医护人员的心理健康变化幅度起到缓解作用。本研究也表明医护人员心理健康的变化速率与工作投入变化速率存在显著的正向预测作用。医院通过一系列措施降低医护人员在遭受医院工作场所暴力后心理健康的变化速率,进而可以降低他们的工作投入变化速率,对于他们工作投入的稳定起着积极的作用,进而能够促进所在科室的正常运转,保证正常的医疗秩序。

#### (三) 医护人员遭受医院工作场所暴力后工作相关的社会支持对职业行为的影响

单因素重复测量方差分析结果显示医护人员在遭受医院工作场所暴力后 1 个月、3 个月、6 个月的工作倦怠、工作投入及离职倾向得分存在显著的差异,表明医护人员遭受恐吓、威胁或躯体暴力后随着时间的推移,医护人员的职业行为可能出现差异。因此,医院对遭受医院工作场所暴力的医护人员的关注与支持应该是一个持久过程,完善医院的管理机制,形成合理、公平的竞争制度,和谐稳定的工作氛围。将领导的关心和同事的支持融入医院文化建设中,使之成为医院软实力的关键组成部分,提高医护人员的工作激情,降低他们的离职意愿甚至离职率,维护医院人才队伍的稳定,进而保证医院医疗秩序的稳定与和谐。

### 本 章 小 结

不同观测时间医护人员的心理健康状态、焦虑状态以及抑郁状态发生率存在显著的差异。同时,医护人员在初始心理健康状态水平、焦虑状态水平、抑郁状态水平以及增长速度上存在显著的个体间差异。

不同观测时间段社会支持与工作倦怠呈负相关,与工作投入呈正相关。医护人员心理健康状态的变化速率对其职业倦怠的初始水平有显著的正向预测作用,同时对医护人员心理健康状态及其抑郁情绪的变化速率对其工作投入的初始水平存在显著的负向预测作用。

由此可以得出医护人员遭受医院工作场所暴力心理健康的损耗对其职业行为会产生影响,并且是一个动态的、长期的过程;同时,医护人员心理健康水平的损耗及其转归以及职业行为影响变化是一个复杂的网络系统。

（石　磊　樊立华　孙兴元）

# 第九章　医院工作场所暴力引发医患双方的情绪感染研究

医院工作场所暴力的发生不但会给当事医务人员造成身体和心理上的伤害,还会给旁观医务人员带来情绪和心理上的负面影响,负面影响的长期积聚会增加医患群体之间的威胁感知,这显然与构建和谐的医患关系背道而驰。因此本章在情绪感染理论的指导下,对患方严重医疗失信行为——医院工作场所暴力事件引发的医患双方的情绪感染进行实证研究。为国家卫生管理部门和医院管理者指定政策规范提供思路和借鉴。

## 第一节　研究概述

### 一、相关概念及内涵

#### (一) 情绪的概念、维度及理论

1. **概念**　人类是复杂的情感体,情绪无论是对于人的想法、认知,还是人的行为都有着深刻的作用和影响。当代心理学家将情绪界定为一种复杂的身体和心理变化模式,其在具体事件发生之后被触发,表现为生理唤醒、感觉、认知过程、外显的表达(表情、手势)以及特殊的行为反应。

2. **维度**　冯特于 1897 年最早明确了情感三维理论(three-dimensional theory of feeling),认为情绪情感由 3 个维度组成:快乐 - 厌恶(pleasure-displeasure)、兴奋 - 抑制(excitement-inhibition)、紧张 - 放松(tension-relaxation),每个维度的变化幅度存在两种相互对立的状态,而且维度的变化是连续的心理过程。美国心理学家 Schloberg 也曾提出情绪的维度区分方法。Izard 在冯特的情感三维理论基础上提出了情绪的四维度区分,包括愉快维度、紧张维度、冲动维度以及确信维度。情绪的这种多维度且不断变化特点,导致其具有复杂性,情绪可以通过人的主观想法、面部表情甚至肢体语言、神经系统的反应等多种途径得以展现。

3. **情绪理论**　就是阐释情绪体验中生理层面和心理层面的关系,心理学家们提出了情绪来源于身体反馈的情绪理论(James-Lange theory of emotion),以及情绪的中枢神经过程理论(Cannon-Bard theory of emotion),还有情绪的双因素理论(two-factor theory of emotion)。正是因为情绪的复杂性,情绪测量需要在这些多重因素相互作用中进行。由于人情绪的主观性,对情绪的测量不能像其他科学领域,例如人的认知、人的行为、人的生理病理变化那样可以被客观的测量出来,因此心理研究者们一般是通过“自我报告

法"或"生理指标测定法"对情绪进行相对客观的测定。

### (二) 情绪感染的概念、发生机制及调节变量

**1. 概念**　情绪感染被学者界定为一种情绪体验,即人们被他人的情绪激发,并最终使得接受者情绪与最初的激发者情绪趋于一致的体验。在人类日常生活和人际交往中,人们会不自觉受到他人情绪的影响,甚至不自觉地模仿他人的情绪,有的人会表现为表情、肢体语言、内心想法等方面与他人相似或者一致。这种现象普遍存在于人际交往中,被心理学家关注和研究。

群体情绪感染,即个体情绪可以影响到他人的行为、思想和情绪,这一影响过程可以在多人间交互作用并不断增强,情绪输出者与组织成员之间会形成"情绪循环",并可以通过间接方式对周边人产生影响,进而形成群体情绪感染。群体性情绪感染不仅仅存在于少数人群之中,也存在于多数人群和大规模组织之中,这使得群体情绪感染的研究具有社会意义和价值。影响群体情绪感染的因素包括:领导者因素、个体因素、相关群体、组织识别与组织支持感等方面,因为这些因素能够显著的影响工作群体的情绪状态。群体情绪感染的作用和影响在组织管理中非常有意义。正向、积极的情绪感染可以增进组织成员之间的凝聚力以及成员对组织的忠诚度。而负面的情绪感染则会影响到员工的感受和工作绩效,进而对组织发展产生不利影响。

**2. 发生机制**　情绪感染的发生机制包括:第一,模仿 - 回馈机制,人类倾向于模仿周围人的面部表情、语言表达、动作及行为;在这一过程中,主体的情绪体验会受到自身面部表情以及其他非语言线索的影响。Hatfield 等人的研究也证实了人类会下意识地、几乎同步地模仿他人的面部表情等情绪表达。在模仿他人情绪表达的同时,主体的情绪体验也接收着来自这些情绪信号的反馈与刺激,这些反馈信号不仅限于人类表情,还包括声音,姿势和动作。第二,联想 - 学习机制,在他人情绪的刺激下,情绪的观察者可能受此引导而产生与自身相似的经历回忆或联想,因而产生与他人相似的情绪体验。第三,语言调节联想机制,即便不是在直接情绪反应下,对特定事件的语言甚至文字描述,也能使人由此产生联想,因而激发出与讲述者或描述者相似的情绪体验。第四,情境调节联想机制,是观察者站在情绪体验者角度思考,因而产生的情绪感染。无论研究者是从何种机制出发解释情绪感染这一现象,情绪感染确实存在,也实实在在影响着人的思想和行为。情绪感染虽然确实而普遍的存在,然而人类受到情绪感染的程度却不尽相同。

**3. 调节变量**　情绪感染的调节变量通常包括:第一,个体差异性,有人与生俱来具有善于传递情感的能力,而有人则表现为容易被他人情绪所感染;第二,性别;第三,文化差异性,在不同的文化背景下,社会成员展现出不同的情绪特点;第四,人际关系因素,越亲密的关系者之间越容易产生情绪感染。

## 二、测量工具

### (一) 情绪的测量工具

因为情绪的复杂性,情绪测量需要在这些多重因素相互作用中进行。为了测量情绪维度和具体成分,Izard 编制了测量情绪维度的维度等级量表(dimensional rating scale,DRS)和测量情绪具体成分的分化情绪量表(differential emotions scale,DES)。维度等级量表包括三个分量表,分别测量调查对象的主观体验、行为和认知,每个分量表由四个维度组成,每个维度作 5 级评分。四个维度分别是愉快维度、紧张维度、冲动维度、确信维度。分化情绪量表测量了某种特定情绪情境下,被测试者情绪的基本组成成分。该量表包括人类十种基本情绪,每种情绪都有三种强度的计分。

### (二) 情绪感染的个体差异性测量

情绪感染个体差异性测量分为两个方面:其一是测量个体对他人情绪产生影响的能力,这种能力通过情绪表达实现,个体将其内在的感受和想法通过外在的表情、行为、语言表达出来的动态过程,它具有个体心理属性,存在个体差异,即有的个体倾向于或善于情绪表达,有的个体则可能疏于或者不擅长情绪表达;其二是测量个体被他人情绪感染的能力。

在测量感染他人能力方面国外学者设计了情绪表达量表,通过自我报告来测量情绪表达,主要有两

种:1993 年 Klein 等人开发的脸部表达量表(量表包括 10 道题,均为正向计分题);还有一种情绪表达量表是由 Kring 等研究者于 1994 年编制,由陈会昌翻译(量表包括 17 道题,分为正向计分题和反向计分题)。

在测量被他人情绪感染能力方面,Doherty 等人设计了情绪感染量表。量表采用自我报告的方式测量人们对于情绪感受的敏感性。该量表经过两次主要的修改,现在通常使用 15 个测量项,用于测量在跨文化背景下情绪感染的个体差异性及个体从他人获得某种情绪的敏感度。该量表已被翻译为包括德国、印度、日本等在内的多国语言版本。该量表第一版的条目数为 38,第二版条目数修订为 18。情绪感染量表目前应用的领域有临床试验、人际关系、情绪耗竭和共情能力测试。还有其他研究者采取个人报告和他人评级的双重方式对情绪感染进行综合测量。

### 三、情绪感染国内外研究现状

#### (一)情绪感染国外研究现状

Hatfield、Cacioppo 和 Rapson 在 20 世纪 90 年代初提出情绪感染的概念,个体在交互过程中,会自动和持续的模仿和同步他人的面部表情动作、声音、姿势、动作和行为等,并倾向于时刻捕捉他人的情感。他们把这一过程称之为"情绪感染",并进一步把情绪感染定义为:一种自动的模仿和同步他人的表情、声音、姿势和动作的倾向性,其结果往往使得情绪聚合并统一。当人们下意识地模仿他们的同伴表情时,通过感受每分每秒的情感回应,人们能够在他们同伴的情绪中感受到自己。广义上可将其界定为一种情绪体验,该体验被他人所激发,并最终使接受者的情绪与最初的激发者趋于一致。国外的学者们在关注到这一情绪体验之后,首先将研究的目光放在情绪感染产生的机制、情绪感染的个体差异性等问题,并且提出了多种理论假设,包括模仿-回馈机制、联想-学习机制、语言调节联想机制、认知机制和直接诱导机制,其中最具影响力和说服力的是模仿-回馈机制理论。在阐释情绪感染这一现象产生机制的同时,国外学者们还深入研究了可能影响情绪感染的因素。一些学者发现善于表达自己的人情绪感染的能力更强。还有那些对事件情绪反应敏感、自身情绪变化明显,那些善于识别他人情感并对身边人群情绪较为关注的人更容易受到他人情绪的感染。学者们还发现性别可能影响情绪感染的效果。女性一般比男性更加善于表达情感、传递情感。此外,Doherty 等人还发现在受到情绪感染(接收情绪信号)方面,女性也比男性有着更高的可能性。Marleen 等人发现情绪的传递还会受到文化属性和社会背景的影响。国外学者还将情绪感染的研究拓展到了群体领域,并通过研究证实了情绪感染不仅仅在个体与个体之间存在,在人数众多的群体或组织中也同样存在。群体中的情绪感染甚至能在不断地情绪输出与情绪接受中形成情绪交互作用的"情绪循环"。"情绪循环"作为一个持续情绪交互的过程,将群体内某一成员的正面或负面情绪感染到群体内其他成员,并在成员间形成多次情绪的反复加强,推动群体中的成员形成同质化的情绪状态和社会认知。因此在这一过程中,个体的情绪成为他人情绪和行为的诱因和结果。学者们通过研究发现,情绪感染对于群体内成员的行为会产生显著影响。当情绪感染表现为正面情绪时,群体内成员通常展现出更好的合作精神和更高的工作效率,同时更少出现冲突和摩擦。在国外组织行为和人力资源的研究与文献中,工作场所的情绪感染概念已经越来越成为焦点。情感已经被当然的认识为在组织中人际互动的有力组成部分。最近的心理及组织文献已经阐明了情绪领域中的一些研究分支。比如情绪智力、情绪劳动和情绪能力。情绪劳动就是在情绪感染理论基础上提出的,员工的情绪会对顾客情绪体验产生影响,从而影响组织的社会表现。国外越来越多的学者对情绪感染的作用机制及影响进行了研究,并将这种研究运用于消费行为(市场交易背景下情绪感染与顾客满意度)、技术行为、通用商务以及电影工业,产生了许多有理论影响和实用价值的研究成果。

#### (二)情绪感染国内研究现状

近年来情绪感染在人际关系、群体互动与组织管理中的作用越来越受到重视,国内对情绪感染进行的研究也逐渐增多,一些心理学专家将国外情绪感染理论研究的现状进行梳理,提出特殊群体内部成员的情绪感染对于研究群体动力理论具有推动作用。有学者阐释了情绪感染的概念、发生机制以及情绪感染形成过程中的主要调节变量。值得关注的是,情绪感染在群体互动中的作用受到学者研究重视。情绪感染的影响因素众多,无论是个体层面还是群体或情境层面,不同的研究者都从各自的角度证明了各种影响因素的作用。可见,国内关于情绪感染的研究目前已经有了众多的进展。在情绪感染个体差异及其测量方面,国内也有学者对其进行了研究与阐释,并且通过数据分析对情绪感染测量工具进行了评价。目前,国内对于情绪感染的研究向纵深发展,一些学者将这个理论应用于各个领域,取得了许多研究成果。应用情绪感染理论最多的研究领域就是服务营销领域,包括消费者感知服务质量、服务员工与顾客间的情绪感染等,学者提出服务员工的情绪表现与消费者的满意度成正相关,或将情绪感染理论与员工绩效相联系进而能对服务质量产生提升作用。国内还有学者研究了体育赛事与大型表演的情绪感染、教育教学的情绪感染、人群拥挤事件下的情绪感染,并有学者研究了虚拟个体的情绪模型。在对情绪传递者的研究中,有学者把研究重点放在了核心人物的角度,对领导者、政府官员甚至班级核心人物的情绪感染进行了探讨。有学者从医生与患者情绪的交互出发,研究了医源性不良情绪感染及其防治的问题。这些研究为情绪感染理论的发展和应用拓展了空间,取得了相当有价值的结论以及许多有实践意义的研究成果,并且为情绪管理的应用提供了科学而独特的视角。

## 第二节　医患双方接触医院工作场所暴力的情绪维度

### 一、研究对象及内容

#### (一) 医务人员情绪维度

采取抽样调查的方法,选取山东省、甘肃省、天津市作为样本地区,根据各地区的具体情况共抽取 6 个三级医疗机构进行数据收集、现场访谈及问卷调查,共发放医务人员问卷 2 450 份,其中有效问卷 2 061 份,有效回收率为 84.12%。研究要求调查对象根据自身经历(目睹)对于医院工作场所暴力事件的情绪填写量表,情绪维度等级测量的是特定情境下情绪的基本维度,根据 Izard 对情绪四个维度的区分,分为愉快维度,紧张维度,冲动维度和确信维度。

#### (二) 患者情绪维度

采取方便抽样的方法,选取我国 15 个省的 27 所医疗机构,对住院处各个科室的患者或者患者家属进行问卷调查,共发放问卷 1 589 份,回收问卷 1 520 份,其中有效问卷 1 303 份。研究要求调查对象根据自身经历(目睹)对于医院工作场所暴力事件的情绪填写量表,情绪维度等级测量的是特定情境下情绪的基本维度,根据 Izard 对情绪四个维度的区分,分为愉快维度、紧张维度、冲动维度和确信维度。

### 二、医院工作场所暴力对医务人员情绪维度的影响及差异

结果显示医务人员情绪维度中的愉快维度表现为极低的平均分数,医院工作场所暴力对于医患双方都属于负性事件,尤其作为遭受暴力行为不同程度侵害的医务人员群体对该情境的情绪体验不具有主观体验中的享乐色彩。在其他三个情绪维度中,医务人员的平均分最高的是冲动维度,该维度表明个体在特定情境发生时缺少准备的程度,该维度得分高说明医务人员对于医院工作场所暴力事件缺乏情绪准备,思想和行为多数处于应激状态;其次平均分较高的是紧张维度,表明医院暴力情境下的医务人员情绪大多处于神经和肌肉的紧张状态;情绪确信维度上的平均分显示医务人员大多能够报告出对自身情绪的理解程度。研究将医务人员按照医院工作场所暴力事件的接触程度不同进行分组,对比分析遭受医院工作场所暴力、目睹医院工作场所暴力、未遭受与未目睹医院工作场所暴力的情绪维度差异(表 9-1、表 9-2)。经统计学分析,各组医务人员在紧张维度、冲动维度和确信维度三个情绪维度等级上的差别均具有统计学意义。遭受医院工作场所暴力者比未遭受医院工作场所暴力者、目睹医院工作场所暴力者比未目睹医院工作场所暴力者的情绪维度平均分高,说明遭受或目睹医院工作场所暴力的医务人员情绪维度体验程度高

于未遭受和未目睹者。

表 9-1　遭受医院工作场所暴力与未目睹医院工作场所暴力医务人员情绪维度方差分析

| 情绪维度 | 遭受医院暴力者<br>（n=874 人） | | 未遭受医院暴力者<br>（n=1 187 人） | | F | P |
|---|---|---|---|---|---|---|
| | 平均分 ± 标准差 | 95% 置信区间 | 平均分 ± 标准差 | 95% CI | | |
| 愉快 | 3.24 ± 0.524 | 3.20~3.27 | 3.21 ± 0.485 | 3.18~3.24 | 1.373 | 0.241 |
| 紧张 | 9.36 ± 2.839 | 9.17~9.54 | 8.60 ± 2.754 | 8.45~8.76 | 36.542 | <0.001 |
| 冲动 | 8.58 ± 2.797 | 8.40~8.77 | 7.74 ± 2.628 | 7.60~7.89 | 48.675 | <0.001 |
| 确信 | 9.48 ± 2.711 | 9.30~9.66 | 8.87 ± 2.514 | 8.73~9.02 | 27.572 | <0.001 |

表 9-2　目睹医院工作场所暴力与未目睹医院工作场所暴力的医务人员情绪维度方差分析

| 情绪维度 | 目睹过医院暴力<br>（n=1 062 人） | | 未目睹医院暴力<br>（n=125 人） | | F | P |
|---|---|---|---|---|---|---|
| | 平均分 ± 标准差 | 95% CI | 平均分 ± 标准差 | 95% CI | | |
| 愉快 | 3.21 ± 0.482 | 3.18~3.24 | 3.24 ± 0.514 | 3.15~3.33 | 0.512 | 0.474 |
| 紧张 | 8.69 ± 2.771 | 8.53~8.86 | 7.83 ± 2.481 | 7.39~8.27 | 11.072 | 0.001 |
| 冲动 | 7.85 ± 2.660 | 7.69~8.01 | 6.86 ± 2.150 | 6.48~7.24 | 16.181 | 0.001 |
| 确信 | 8.94 ± 2.491 | 8.79~9.09 | 8.36 ± 2.653 | 7.89~8.83 | 5.876 | 0.015 |

## 三、医院工作场所暴力对患者情绪维度的影响及差异

结果显示患者情绪维度中的愉快维度与医务人员类似,也表现为极低的平均分数。这说明医院工作场所暴力对于医患双方都属于负性事件,医患双方对该情境的情绪体验均不具有主观体验中的享乐色彩。患者的情绪维度测量结果显示其医院工作场所暴力的紧张情绪维度平均分最高,说明目睹医院工作场所暴力事件对患者群体最主要的情绪影响体现在紧张维度,这与医务人员有所不同,说明患者的主要体验为神经和肌肉的紧张,其次才是冲动维度上缺乏应对的突然性体验,最后是确信维度上自我报告的准确水平。目睹和未目睹医院工作场所暴力两组患者在紧张、确信和冲动三个维度上得分差异具有统计学意义,目睹组的得分均高于未目睹组,说明目睹医院工作场所暴力的患者情绪维度体验程度更高(表 9-3)。

表 9-3　目睹医院工作场所暴力与未目睹医院工作场所暴力的患者情绪维度方差分析

| 情绪维度 | 目睹过医院暴力<br>（n=233 人） | | 未目睹医院暴力<br>（n=612 人） | | F | P |
|---|---|---|---|---|---|---|
| | 平均分 ± 标准差 | 95% CI | 平均分 ± 标准差 | 95% CI | | |
| 愉快 | 3.48 ± 1.130 | 3.33~3.62 | 3.59 ± 1.860 | 3.44~3.74 | 0.760 | 0.384 |
| 紧张 | 5.73 ± 1.891 | 5.49~5.97 | 4.60 ± 2.310 | 4.41~4.78 | 44.525 | <0.001 |
| 冲动 | 5.24 ± 1.933 | 4.99~5.49 | 4.29 ± 2.057 | 4.13~4.45 | 37.145 | <0.001 |
| 确信 | 5.69 ± 2.117 | 5.42~5.96 | 5.00 ± 2.626 | 4.79~5.21 | 12.870 | <0.001 |

研究结果表明,医院工作场所暴力接触程度不同,医患双方的情绪维度等级不同,且接触程度越高,三种主情绪维度等级程度越高,说明直接遭受或者目睹医院工作场所暴力对情绪维度等级的影响更大。此外,医院工作场所暴力接触程度不同的医务人员,情绪维度等级差异具有统计学意义,遭受和目睹医院工作场所暴力很可能是医务人员情绪的影响因素。

# 第三节　医患双方接触医院工作场所暴力情绪成分

## 一、研究对象及内容

研究对象见本章第二节,为进一步研究医院工作场所暴力对医患双方具体情绪成分的影响及强度,研究要求被调查者回忆问题事件的发生情况,运用情绪成分量表测量了被调查者具体的情绪体验。该量表包括人类十种基本情绪,每种情绪都有三种强度的计分。这十种情绪成分包括:害羞、惧怕、兴趣、痛苦、厌恶、愉快、惊奇、轻蔑、愤怒、内疚。

## 二、医院工作场所暴力对医务人员情绪成分的影响及差异

研究首先对比分析了遭受医院工作场所暴力的医务人员与未遭受医院工作场所暴力的医务人员的具体情绪成分。研究结果显示,遭受组和未遭受组平均分最高的情绪均为气愤,其次为厌恶、害怕和痛苦,平均分最低的情绪成分为快乐和兴趣。将两组对象情绪得分情况进行比较发现,遭受组在气愤、害怕、痛苦、厌恶等情绪的得分都高于未遭受组,两组医务人员情绪成分仅在惊奇和内疚两种情绪上差异不具有统计学意义,其他情绪成分差异都具有统计学意义(表9-4)。说明在这些具体情绪成分上,遭受组比未遭受组情绪体验强度高。研究还对比分析了在未遭受医院工作场所暴力的医务人员中,目睹医院工作场所暴力与否对医务人员情绪成分的影响(表9-5)。研究结果显示两组调查对象情绪得分平均分高的包括气愤、厌恶、害怕和惊奇,平均分低的情绪成分为快乐和害羞。对比分析目睹组与未目睹组在分化情绪成分上的差异,不具有统计学意义的是:轻蔑、内疚和快乐这三种情绪。两者在气愤、惊奇、兴趣、害怕、害羞、痛苦、厌恶这七种情绪上差异具有统计学意义。遭受组的情绪成分平均分高于目睹组的情绪成分平均分,这说明目睹暴力的医务人员作为受暴力间接影响的群体,情绪的体验强度低于遭受医院工作场所暴力者。情绪体验存在差异性的情绪成分中,目睹组的兴趣情绪得分明显高于未目睹组,说明目睹暴力引发了人类情绪中的好奇心理。

表 9-4　遭受医院工作场所暴力与未遭受医院工作场所暴力医务人员情绪成分差异分析

| 情绪成分 | 遭受医院暴力者（n=874 人） | | 未遭受医院暴力者（n=1 187 人） | | F | P |
|---|---|---|---|---|---|---|
| | 平均分 ± 标准差 | 95% CI | 平均分 ± 标准差 | 95% CI | | |
| 气愤 | 2.58 ± 0.656 | 2.53~2.62 | 2.50 ± 0.664 | 2.46~2.54 | 6.414 | 0.011 |
| 惊奇 | 1.96 ± 0.832 | 1.91~2.02 | 1.93 ± 0.768 | 1.88~1.97 | 1.138 | 0.286 |
| 兴趣 | 1.59 ± 0.733 | 1.54~1.64 | 1.52 ± 0.655 | 1.48~1.56 | 4.552 | 0.033 |
| 轻蔑 | 1.76 ± 0.804 | 1.71~1.82 | 1.65 ± 0.753 | 1.61~1.69 | 10.872 | 0.001 |
| 害怕 | 2.19 ± 0.744 | 2.14~2.24 | 2.04 ± 0.728 | 2.00~2.08 | 20.580 | 0.000 |
| 内疚 | 1.46 ± 0.683 | 1.42~1.51 | 1.41 ± 0.599 | 1.38~1.44 | 3.664 | 0.056 |

续表

| 情绪成分 | 遭受医院暴力者<br>（n=874人） | | 未遭受医院暴力者<br>（n=1 187人） | | F | P |
|---|---|---|---|---|---|---|
| | 平均分 ± 标准差 | 95% CI | 平均分 ± 标准差 | 95% CI | | |
| 害羞 | 1.37 ± 0.634 | 1.33~1.41 | 1.29 ± 0.547 | 1.26~1.32 | 9.077 | 0.003 |
| 快乐 | 1.28 ± 0.584 | 1.24~1.32 | 1.23 ± 0.531 | 1.20~1.26 | 4.590 | 0.032 |
| 痛苦 | 2.10 ± 0.788 | 2.04~2.15 | 1.99 ± 0.714 | 1.95~2.03 | 9.568 | 0.002 |
| 厌恶 | 2.32 ± 0.799 | 2.27~2.38 | 2.21 ± 0.787 | 2.16~2.25 | 11.271 | 0.001 |

表 9-5 目睹医院工作场所暴力与未目睹医院工作场所暴力医务人员情绪成分方差分析

| 情绪成分 | 目睹过医院暴力<br>（n=1 062人） | | 未目睹医院暴力<br>（n=125人） | | F | P |
|---|---|---|---|---|---|---|
| | 平均分 ± 标准差 | 95% CI | 平均分 ± 标准差 | 95% CI | | |
| 气愤 | 2.53 ± 0.640 | 2.50~2.57 | 2.23 ± 0.794 | 2.09~2.37 | 19.903 | <0.001 |
| 惊奇 | 1.95 ± 0.766 | 1.91~2.00 | 1.71 ± 0.749 | 1.58~1.84 | 8.479 | 0.001 |
| 兴趣 | 1.53 ± 0.660 | 1.50~1.57 | 1.41 ± 0.597 | 1.30~1.51 | 2.459 | 0.040 |
| 轻蔑 | 1.66 ± 0.758 | 1.62~1.71 | 1.53 ± 0.702 | 1.40~1.65 | 0.794 | 0.057 |
| 害怕 | 2.06 ± 0.728 | 2.02~2.11 | 1.82 ± 0.700 | 1.69~1.94 | 3.623 | <0.001 |
| 内疚 | 1.42 ± 0.606 | 1.39~1.46 | 1.31 ± 0.530 | 1.22~1.41 | 5.333 | 0.052 |
| 害羞 | 1.30 ± 0.557 | 1.27~1.33 | 1.19 ± 0.434 | 1.12~1.27 | 1.858 | 0.034 |
| 快乐 | 1.23 ± 0.521 | 1.20~1.26 | 1.21 ± 0.613 | 1.10~1.32 | 0.110 | 0.612 |
| 痛苦 | 2.02 ± 0.704 | 1.97~2.06 | 1.81 ± 0.769 | 1.67~1.94 | 7.222 | 0.002 |
| 厌恶 | 2.24 ± 0.774 | 2.19~2.29 | 1.93 ± 0.844 | 1.78~2.08 | 13.046 | <0.001 |

对于医务人员来说,无论是遭受医院工作场所暴力还是目睹医院工作场所暴力,医务人员的主要情绪感受都表现为不同程度的气愤、厌恶、害怕、痛苦,情绪成分里的快乐成分和兴趣成分很低。医院工作场所暴力对医务人员的情绪影响是负面的。医务人员的气愤情绪源于暴力行为带来的伤害,一方面是对患者过激甚至极端的言语、行为感到生气;另一方面是对于自己的劳动不被患者理解而感到气愤;厌恶情绪表现为对暴力事件的抗拒,不愿意遭受暴力行为,讨厌目睹类似事件的发生;害怕情绪表现为对于自身安全性的担忧,一旦出现医院工作场所暴力事件先兆因素便会引发恐惧心理,部分医务人员表现为害怕面对患者,甚至会采取防御性医疗措施来避免医患冲突和矛盾;痛苦情绪表现为遭受暴力之后的身心伤害,目睹暴力者也因为对同事的遭遇的同情心理而感到痛苦;而吃惊情绪表现为医务人员对于暴力事件突然发生而引发的情绪体验,部分医务人员对于患者过激甚至极端的行为表现为"难以相信"和"震惊"。研究发现医务人员情绪成分中还有内疚、害羞和轻蔑,表现为对医院工作场所暴力事件造成影响的内疚、觉得暴力事件发生对自己声誉产生影响而羞于被他人知晓,还有对施暴者行为的蔑视心理等。

## 三、医院工作场所暴力对患者情绪成分的影响及差异

研究结果显示,被调查患者情绪成分平均分较低且不具有统计学意义的是:内疚、害羞、快乐和厌恶。患者群体在"厌恶"情绪上没有表现出较高平均分和差异性,体现出医患双方对医院工作场所暴力的不同情绪反应(表 9-6)。目睹医院工作场所暴力的患者与未目睹医院工作场所暴力的患者在情绪的具体成分上的差别存在统计学意义的是:气愤、惊奇、兴趣、轻蔑、害怕和痛苦这六种情绪。目睹组在气愤、惊奇、兴

趣和痛苦情绪成分上平均分高于未目睹组,在轻蔑和害怕两种情绪成分上平均分却低于未目睹组。部分患者对于医院工作场所暴力的感受是觉得"打骂医生的人素质低"和"瞧不起打骂医生护士的人"。

表 9-6　目睹医院暴力与未目睹医院暴力的患者情绪成分方差分析

| 情绪成分 | 目睹过医院暴力（n=233 人） | | 未目睹医院暴力（n=612 人） | | F | P |
|---|---|---|---|---|---|---|
| | 平均分 ± 标准差 | 95% CI | 平均分 ± 标准差 | 95% CI | | |
| 气愤 | 2.24 ± 0.756 | 2.14~2.34 | 1.92 ± 0.789 | 1.85~1.98 | 29.036 | <0.001 |
| 惊奇 | 1.98 ± 0.719 | 1.89~2.08 | 1.65 ± 0.743 | 1.59~1.71 | 34.408 | <0.001 |
| 兴趣 | 1.67 ± 0.747 | 1.57~1.77 | 1.42 ± 0.623 | 1.37~1.47 | 24.500 | <0.001 |
| 轻蔑 | 1.67 ± 0.694 | 1.58~1.75 | 1.89 ± 0.768 | 1.82~1.95 | 14.642 | <0.001 |
| 害怕 | 1.52 ± 0.650 | 1.44~1.61 | 1.69 ± 0.735 | 1.63~1.74 | 8.798 | 0.003 |
| 内疚 | 1.42 ± 0.591 | 1.35~1.50 | 1.45 ± 0.647 | 1.40~1.50 | 0.288 | 0.592 |
| 害羞 | 1.18 ± 0.404 | 1.12~1.23 | 1.16 ± 0.461 | 1.15~1.23 | 0.156 | 0.693 |
| 快乐 | 1.11 ± 0.324 | 1.07~1.15 | 1.14 ± 0.415 | 1.11~1.17 | 1.096 | 0.295 |
| 痛苦 | 1.68 ± 0.604 | 1.60~1.76 | 1.28 ± 0.557 | 1.24~1.33 | 83.587 | <0.001 |
| 厌恶 | 2.09 ± 0.654 | 2.01~2.17 | 2.03 ± 0.795 | 1.97~2.10 | 0.913 | 0.340 |

## 四、医患双方接触医院工作场所暴力情绪成分影响因素分析

为进一步解释接触医院工作场所暴力与医务人员具体情绪成分之间的关系,研究建立了多元线性回归模型(表 9-7)。以各个情绪成分分别为因变量,以性别、年龄、教育程度、工作岗位、所在科室、直接接触患者时间为控制变量,以接触医院工作场所暴力为独立变量,在控制可能影响被调查者对医院工作场所暴力具体体验的个人因素和环境因素后,在愤怒、惊奇、害怕、痛苦、厌恶这五种情绪上,独立变量都具有统计学意义,接触医院工作场所暴力可以解释这五种情绪的体验强度。这一研究结果说明接触医院工作场所暴力对医务人员情绪造成了影响。研究将多元线性回归模型结果与描述性统计分析结果结合,得出医院工作场所暴力对医务人员情绪影响最相关的情绪成分为:愤怒、害怕、痛苦和厌恶这四种情绪,并将这四种情绪作为医务人员受医院工作场所暴力情绪感染的核心情绪。

表 9-7　医务人员的医院工作场所暴力情绪成分相关因素多元线性回归分析

| 变量 | 愤怒 | 惊奇 | 兴趣 | 轻蔑 | 害怕 | 内疚 | 害羞 | 快乐 | 痛苦 | 厌恶 |
|---|---|---|---|---|---|---|---|---|---|---|
| 控制自变量 | | | | | | | | | | |
| 性别 | 0.020 | 0.246 | 0.327 | 0.997 | 0.002 | 0.783 | 0.594 | 0.187 | 0.221 | 0.795 |
| 年龄 | 0.600 | 0.066 | 0.179 | 0.001 | 0.491 | 0.635 | 0.021 | 0.038 | 0.087 | 0.004 |
| 教育程度 | 0.722 | 0.012 | 0.438 | 0.039 | 0.055 | 0.628 | 0.077 | 0.276 | 0.960 | 0.765 |
| 工作岗位 | 0.136 | 0.896 | 0.395 | 0.534 | 0.317 | 0.250 | 0.821 | 0.961 | 0.439 | 0.667 |
| 所在科室 | 0.210 | 0.768 | 0.674 | 0.658 | 0.928 | 0.407 | 0.225 | 0.187 | 0.289 | 0.972 |
| 接触时间 | 0.634 | 0.822 | 0.188 | 0.915 | 0.094 | 0.928 | 0.246 | 0.542 | 0.486 | 0.252 |
| 独立变量 | | | | | | | | | | |
| 目睹事件 | 0.000 | 0.001 | 0.040 | 0.073 | 0.001 | 0.076 | 0.053 | 0.663 | 0.004 | 0.000 |

续表

| 变量 | 愤怒 | 惊奇 | 兴趣 | 轻蔑 | 害怕 | 内疚 | 害羞 | 快乐 | 痛苦 | 厌恶 |
|---|---|---|---|---|---|---|---|---|---|---|
| $F$ | 3.982 | 3.766 | 1.372 | 3.082 | 6.755 | 1.074 | 2.384 | 1.769 | 2.675 | 4.108 |
| $R^2$ | 0.023 | 0.022 | 0.008 | 0.018 | 0.039 | 0.006 | 0.014 | 0.010 | 0.016 | 0.024 |
| $\triangle R^2$ | 0.017 | 0.016 | 0.002 | 0.012 | 0.033 | 0.000 | 0.008 | 0.005 | 0.010 | 0.018 |
| $P$ | <0.001 | <0.001 | 0.213 | 0.003 | 0.000 | 0.377 | 0.020 | 0.090 | 0.009 | <0.001 |

接触医院工作场所暴力与患者情绪成分之间的多元线性回归模型显示,在愤怒、惊奇、轻蔑、害怕、内疚、痛苦这六种情绪上,目睹医院工作场所暴力是显著性影响因素(表9-8)。其中愤怒情绪除了与目睹暴力有关,还与患者教育程度有关;惊奇和兴趣情绪还与患者听闻医院工作场所暴力的次数有关。目睹医院工作场所暴力给患者情绪造成了负面影响,这些负面情绪可能在患者群体中不断传递、交互,进而影响患者的就医行为,甚至影响患者对于医院、医务人员乃至医疗行业的认知。

表 9-8　患者的医院暴力情绪成分相关因素多元线性回归分析

| 变量 | 愤怒 | 惊奇 | 兴趣 | 轻蔑 | 害怕 | 内疚 | 害羞 | 快乐 | 痛苦 | 厌恶 |
|---|---|---|---|---|---|---|---|---|---|---|
| 性别 | 0.847 | 0.237 | 0.391 | 0.992 | 0.116 | 0.765 | 0.035 | 0.164 | 0.878 | 0.971 |
| 年龄 | 0.059 | 0.729 | 0.928 | 0.134 | 0.865 | 0.180 | 0.361 | 0.205 | 0.006 | 0.413 |
| 教育程度 | 0.000 | 0.375 | 0.310 | 0.042 | 0.516 | 0.611 | 0.531 | 0.187 | 0.155 | 0.131 |
| 付费方式 | 0.356 | 0.152 | 0.101 | 0.340 | 0.202 | 0.684 | 0.370 | 0.133 | 0.215 | 0.966 |
| 听闻次数 | 0.233 | 0.011 | 0.000 | 0.649 | 0.066 | 0.000 | 0.395 | 0.066 | 0.638 | 0.081 |
| 目睹事件 | 0.000 | 0.000 | 0.069 | 0.000 | 0.049 | 0.014 | 0.422 | 0.713 | 0.000 | 0.952 |
| $F$ | 7.486 | 7.581 | 13.567 | 3.710 | 2.822 | 4.470 | 1.422 | 2.527 | 16.675 | 1.186 |
| $R^2$ | 0.051 | 0.051 | 0.089 | 0.026 | 0.020 | 0.031 | 0.010 | 0.018 | 0.107 | 0.008 |
| $\triangle R^2$ | 0.044 | 0.045 | 0.082 | 0.019 | 0.013 | 0.024 | 0.003 | 0.011 | 0.100 | 0.001 |
| $P$ | <0.001 | <0.001 | <0.001 | 0.001 | 0.010 | <0.001 | 0.203 | 0.020 | <0.001 | 0.758 |

# 第四节　医务人员情绪感染易感性

## 一、研究对象及内容

研究对象见本章第二节,在人类群体中,情绪易感性存在着个体差异,表现为有的人容易被他人情绪感染,而有的人不易被他人的情绪所影响。情绪感染量表测试的是被调查对象的情绪敏感性,即在情绪感染过程中个体情绪被他人影响的特定程度。量表的设计基于人类五种基本的情绪状态:愤怒、恐惧、悲伤、快乐、爱。量表采用五级计分,得分越高,说明个体对他人情绪的感受越敏感。研究通过情绪感染量表测量被调查医务人员的情绪易感性。

## 二、医务人员情绪感染易感性现状

经描述性统计分析,被调查医务人员情绪敏感性总体处于中度以上水平(表9-9)。在众多引发人类情绪变化的社会事件中,医院工作场所暴力事件以其突发性、对人身和财物的损害性,引起医疗从业人员程度较大的情绪反应。这种情绪反应程度受情绪感知者情绪敏感性的影响。情绪感染易感性较高的医务人员，更有可能被医院工作场所暴力产生的负面情绪所影响，甚至更容易陷入情绪的低落状态。

表 9-9　医务人员情绪感染易感性得分均值

| 各感染情绪因素 | 均值 | 标准差 |
|---|---|---|
| 愤怒 | 9.53 | 2.144 |
| 恐惧 | 9.40 | 2.125 |
| 悲伤 | 10.42 | 2.193 |
| 快乐 | 11.47 | 2.201 |
| 爱 | 10.28 | 2.463 |
| 总分 | 51.10 | 8.605 |

## 三、医务人员情绪感染易感性影响因素

根据情绪感染相关理论，个体情绪感染易感性受到诸如性别、文化等多种因素影响，也有许多学者已经通过实证研究证实了情绪感染存在着明显的性别差异，女性比男性更容易受到情绪感染。研究为测定医务人员情绪感染易感性的相关因素，进行了医务人员情绪感染易感性测量和相关因素的统计学分析，结果显示性别、年龄、教育程度、婚姻状况、职称、工作岗位、所在科室、工作年限和直接接触患者时间与医务人员情绪感染易感性得分差异之间存在统计学意义（表 9-10）。进一步建立多元线性回归模型，结果显示影响医务人员情绪感染易感性的因素包括性别、工作时间、直接接触患者时间和工作科室。研究结果表明，要对医院工作场所暴力情绪感染采取情绪干预的手段进行预防和应对，可以将医务人员的个体差异性、情绪感染易感性作为参考，对容易受到情绪感染的医务人员进行重点情绪管理，预防情绪易感者遭受医院工作场所暴力情绪感染，更要对重点人群进行有针对性预防，避免因医院工作场所暴力事件而导致的创伤后应激障碍。

表 9-10　医务人员情绪感染影响因素单因素方差分析

| 项目 | 例数 / 人 | 平均分 ± 标准差 | F | P |
|---|---|---|---|---|
| 性别 | | | 44.725 | <0.001 |
| 男性 | 511 | 48.91 ± 9.030 | | |
| 女性 | 1 550 | 51.82 ± 8.341 | | |
| 年龄 | | | 3.963 | 0.019 |
| ≤30 岁 | 1 048 | 50.68 ± 8.082 | | |
| >30~40 岁 | 651 | 51.19 ± 8.942 | | |
| >40 岁 | 362 | 52.14 ± 9.364 | | |
| 教育程度 | | | 3.295 | 0.037 |
| 专科及以下 | 639 | 51.28 ± 8.133 | | |
| 本科 | 972 | 51.40 ± 8.687 | | |
| 硕士及以上 | 450 | 50.18 ± 9.033 | | |

续表

| 项目 | 例数/人 | 平均分 ± 标准差 | F | P |
|---|---|---|---|---|
| 婚姻状况 | | | 7.679 | 0.006 |
| 　已婚 | 1 327 | 51.49 ± 8.939 | | |
| 　未婚及其他 | 734 | 50.39 ± 7.929 | | |
| 职称 | | | 7.850 | <0.001 |
| 　高级职称 | 314 | 52.20 ± 9.532 | | |
| 　中级职称 | 819 | 51.58 ± 8.529 | | |
| 　初级职称 | 928 | 50.30 ± 8.277 | | |
| 工作岗位 | | | 10.329 | <0.001 |
| 　医生 | 771 | 50.01 ± 9.077 | | |
| 　护士 | 1 112 | 51.68 ± 8.355 | | |
| 　医技人员 | 178 | 52.21 ± 7.548 | | |
| 具体科室 | | | 3.052 | 0.009 |
| 　内科 | 735 | 50.51 ± 8.641 | | |
| 　外科 | 541 | 50.84 ± 8.826 | | |
| 　妇产科和儿科 | 234 | 52.56 ± 8.339 | | |
| 　口腔和五官科 | 133 | 52.36 ± 8.461 | | |
| 　医技科室 | 186 | 51.83 ± 7.276 | | |
| 　其他科室 | 232 | 50.78 ± 9.105 | | |
| 工作年限 | | | 6.753 | <0.001 |
| 　<1 年 | 232 | 49.63 ± 8.056 | | |
| 　1~<5 年 | 638 | 50.96 ± 7.885 | | |
| 　5~<10 年 | 577 | 50.47 ± 8.733 | | |
| 　10~<20 年 | 315 | 51.83 ± 9.651 | | |
| 　≥20 年 | 299 | 52.99 ± 8.756 | | |
| 与患者直接接触时间 | | | 4.117 | 0.006 |
| 　0~<4h | 238 | 50.08 ± 7.821 | | |
| 　4~<6h | 211 | 50.00 ± 8.250 | | |
| 　6~<8h | 708 | 50.59 ± 8.959 | | |
| 　≥8h | 904 | 51.81 ± 8.559 | | |

# 第五节　医务人员遭受医院工作场所暴力情绪感染透视

## 一、医院工作场所暴力情绪感染对医患双方的影响

人类是复杂的情感体,情绪无论是对于人的想法、认知,还是人的行为都有着深刻的作用和影响。医院工作场所暴力事件所触发的情绪感染,经研究证实对医务人员的情绪造成一系列不同程度的变化,这

种情绪变化无论对于遭受医院工作场所暴力的医务人员,还是目睹或听闻暴力事件的医务人员,都表现为气愤、厌恶、害怕、痛苦等负向的情绪成分,与这些不良情绪成分随之而来的便是医务人员的执业行为的变化,如工作投入、工作满意度、职业倦怠、离职倾向等等。虽然影响医务人员执业行为变化的因素是众多的,这其中不乏个人因素、心理因素、组织因素和家庭因素等,但是医院工作场所暴力事件所触发的情绪变化无疑是心理因素中相当重要的因素之一。

关于情绪感染的研究结果表明,情绪感染在服务业领域中作用显著,尤其是服务业从业者的情绪表现和情绪感染可以影响服务接受者对于服务质量的感知。即从业者正向的情绪表现可能会传递并感染服务接收者的情绪,提高被服务者对服务行为的满意度。在医疗服务环境中,暴力伤医事件的发生直接影响被暴力行为侵害的某一位或某几位医务人员,而医疗机构的医疗服务活动却不会因为医院暴力事件的发生而暂停服务,受间接影响的医务人员还要继续面对日常繁忙的医疗活动,此时这些医务人员的情绪体验主要表现为受暴者传递而来的愤怒、痛苦、厌恶,等等。医务人员这些带有负面情绪的医疗服务行为必然体现为不同程度的情绪劳动,甚至是较低的工作投入,这种情绪表现会被前来就诊的患者或陪同就诊人员接收,引起患方对与医疗服务质量的不满,加剧医患矛盾。其后果是医院工作场所暴力情绪的传递会进而影响到医务人员与患者群体的关系。

值得关注的是,情绪的传递和交互可能呈现完全相反的结果:当情绪的传递和交互表现为正向和积极时,情绪感染可以提升医疗组织的发展;当情绪的传递和交互不断受到负面事件的刺激和影响而表现消极时,情绪感染则成为阻碍组织发展的潜在心理危险因素。因此,医院工作场所暴力的情绪感染如果得到有效的个人调节和组织疏导,则可以改善医务人员的执业行为,反之,则可能导致医务人员执业行为的消极改变,最终阻碍医疗机构乃至医疗行业的健康发展。正向的情绪感染会提升医务人员的执业行为,使其展现更好的工作表现,提升患者对于服务质量的感知。利用情绪感染的正向感染作用不仅可以改善医患关系,还可以提升医疗组织的整体服务水平。

## 二、医院工作场所暴力情绪感染的传播效应

遭受医院工作场所暴力、目睹医院工作场所暴力都会引起医务人员不同程度的情绪反应。当医务人员因遭受医院工作场所暴力而产生各种负面情绪时,这种情绪会下意识地向他人传递,其他个体通过目睹事件发生,或者听闻事件转述,便不由自主地受到传递者情绪的感染。个体之间的情绪表达会在组织中不断交互,形成群体情绪,甚至形成较为一致的群体情绪表达。

这种情绪反应具有传播效应,甚至可以在组织内部不断循环,医务人员之间,医务人员与患者及其家属之间,患方之间的情绪传递始终存在,并不断交互,反复加强,进而形成群体情绪,推动组织成员形成同质化的情绪状态。例如医院工作场所暴力事件发生时,暴力冲突所引发的愤怒情绪,通过当事医患双方的面部表情、相互交流的激烈言辞、肢体动作等多种形式展现在外部,在医疗机构这类人群相对集中且目的和利益高度一致的特殊场所内,加之中国社会群体自古以来"凑热闹"的心理,情绪表现被目睹事件的医务人员和围观患者所感知,他们也会对此类情绪进行感知、回应和进一步传播。如果这种情绪是负面的、消极的,一旦遇到刺激性事件,矛盾极易激化,其结果将加剧医患矛盾的产生,甚至影响医疗行业人力资源的可持续发展,阻碍医学发展和社会进步。因此,医院工作场所暴力的情绪感染治理值得引起社会各界的重视。

## 本章小结

近年来,我国医院工作场所暴力屡见不鲜,医患关系如履薄冰,呈现出前所未有的紧张局面。医院工作场所暴力严重威胁医务人员的身心健康和生命安全,更值得关注的是,医院工作场所暴力激发了整个医务人员群体对安全的工作环境、人格尊严以及人身权益保障的诉求。医院工作场所暴力的伤害绝对不只限于受暴者,伤医造成的情绪影响已经产生涟漪效应,在医疗行业乃至整个社会中不断累积和发酵。本章

通过研究证实,医院工作场所暴力对医患双方情绪均会造成一定影响,在情绪成分上表现为不同程度的气愤、害怕、痛苦和厌恶等,这些情绪程度与医院工作场所暴力的接触程度相关。目睹医院工作场所暴力是影响医务人员和患者情绪成分及程度的重要因素。当这种情绪感染呈现负向,又得不到组织有效的疏导和干预时,其结果必将影响医疗机构工作效率、加剧医患矛盾、阻碍医疗行业人力资源可持续发展,最终阻碍医学的发展和社会进步。对医院工作场所暴力的情绪感染研究和治理将对医疗机构实施组织与人力资源管理、提高工作效率以及减少医患摩擦和冲突具有非常重要的现实意义。

（高　蕾　迟鸿雁　樊立华）

# 第十章　患者对医疗服务质量感知与期望研究

2020 年 11 月,国务院总理李克强组织召开的国务院常务会议提出:一是科学界定信用信息纳入范围和程序。将特定行为纳入公共信用信息,必须严格以法律、法规等为依据,并实行目录管理,向社会公开。行政机关认定失信行为必须以具有法律效力的文书为依据;二是规范信用信息共享公开范围和程序。信用信息是否及在何种范围共享和公开要坚持合法、必要原则,并在编制信用信息目录时一并明确;三是规范严重失信主体名单认定标准,按照有关规定严格限定为严重危害群众身体健康和生命安全、严重破坏市场公平竞争秩序和社会正常秩序等方面的责任主体,不得擅自增加或扩展;具体认定要严格履行程序;四是依法依规开展失信惩戒,确保过惩相当。因此,科学构建医疗领域安全防范体系,解决各种医疗失信行为事件,尤其是由于患方的就医期望与感知差异过大所导致的严重医疗失信行为既是当前加强和创新医院管理、构建和谐社会、践行健康中国战略的重要着力点和关键任务,也是理论研究持续关注的重点领域和热点问题。本研究在借鉴社会燃烧理论下对患方产生危害医疗秩序失信行为进行分析和解读,以患方对医疗服务质量的期望和感知以及二者之间的差异为研究介入点,全方位解构患方严重医疗失信行为的前因条件。

## 第一节　研　究　概　述

### 一、研究意义及价值

医患关系一直是社会焦点问题,医疗领域的改革也是政府密切关注的民生问题。从 2009 年进行新医改以来,政府对医疗领域的重视程度和投资力度逐步加强,医院的管理者也更多地从患者的视角出发,为患者的需求考虑,积极改善医疗服务质量,进而降低医患矛盾发生的概率,构建和谐的医疗环境。

20 世纪 80 年代,我国的医疗系统逐渐应用全面质量管理的理论,建立健全医疗管理体系和医疗保障体系。《2013 年第五次国家卫生服务调查分析报告》中,32.8% 的住院患者对医院的服务质量不满意或无感觉。本研究以国际标准 SERVQUAL 量表为基础,根据我国的国情以及我国医疗服务的特点及现状,结合国内其他学者的研究,针对标准 SERVQUAL 量表进行了适度修改和调整。以提高医院住院服务质量为目标,了解患者对医疗服务的期望程度、实际感知程度,并根据服务质量差距分析医院住院服务质量存在的问题及原因,为医院改进住院服务质量提供依据。

## 二、相关理论

### (一) 服务质量

Volevi Lehtinen 教授在 1982 年把服务质量划分为有形质量、交互作用质量和总体质量,有形质量指在服务过程中有形部分的质量,包括设备方面的质量和物质资料的质量,跟"技术质量"的内涵相似;交互作用质量指服务组织与消费者接触过程中消费者的感受;总体质量指消费者根据以往对具体服务组织的经验和印象,或者根据服务组织长期经营过程中在消费者中所产生的影响,消费者对这个服务组织质量的总体评价。

顾客感知服务质量这一概念是芬兰学者格朗鲁斯提出的,他将判定服务质量的标准归结于顾客接受服务前后不同的感知情况。他提出,顾客认为的服务质量就是实际获得的服务与理想状态产生的差距:如果实际感受满足了顾客期望,那么顾客感知质量就是好的,如果顾客期望未能实现,即使实际质量以客观的标准衡量是不错的,顾客可感知质量仍然是差的。感知的情况则受主观因素和客观因素的共同影响:主观因素主要包括消费者对提供服务的机构所呈现的服务态度、流程、工具等方面所形成的主观印象;客观因素主要由环境等客观标准决定。

Wong A 等人认为依据顾客感知的服务质量提供的信息可以帮助组织确认影响组织竞争的优势,另外,可以防止资源浪费。成功的组织通常需要满足顾客的需求,以顾客为中心制定组织的活动方案,并且参考顾客的预期作为服务质量标准的本质。

### (二) SERVQUAL 模型

在格朗鲁斯研究的基础上,学者们对感知服务质量的测量方法进行了更深入地研究。1988 年,A.Pauasuranman 等三人(PZB)提出 SERVQUAL 模型(图 10-1)并基于此模型开发了测量感知服务质量的量表。最终确定的量表包含五个维度:有形性、可靠性、响应性、保证性以及移情性。

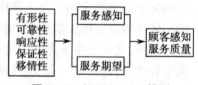

图 10-1 SERVQUAL 模型

五个维度的具体含义为:

有形性:指所能够提供的看得见的表象事物,如设备、环境以及服务人员的仪容仪表。

可靠性:指组织能够准确提供服务的情况。

响应性:指组织提供服务的速度以及实时性。

保证性:指服务人员的专业能力,使顾客获得的信赖程度。

移情性:指关注顾客的个性化需求,提供人性化关怀。

每个维度由若干个选项组成,量表共 22 个条目。具体内容如表 10-1。

表 10-1 原始 SERVQUAL 量表

| 维度 | 具体内容 |
| --- | --- |
| 有形性 | 1. 现代化的服务设施 |
| | 2. 服务设施具有吸引力 |
| | 3. 员工有整洁的服装和外表 |
| | 4. 组织的设施与他们所提供的服务相匹配 |
| 可靠性 | 5. 组织对顾客所承诺的事情都能及时完成 |
| | 6. 顾客遇到困难时能表示出关心并提供帮助 |
| | 7. 组织是可靠的 |
| | 8. 能准时地提供所承诺的服务 |
| | 9. 正确记录相关的服务 |

续表

| 维度 | 具体内容 |
|---|---|
| 响应性 | 10. 不能指望他们告诉顾客提供服务的准确时间* |
| | 11. 期望他们提供及时地服务是不现实的* |
| | 12. 员工并不总是愿意帮助顾客* |
| | 13. 员工由于太忙以至于无法立即提供服务,满足顾客的需求* |
| 保证性 | 14. 员工是值得信赖的 |
| | 15. 在从事交易时顾客会感到放心 |
| | 16. 员工是有礼貌的 |
| | 17. 员工可以从组织得到适当的支持,以提供更好的服务 |
| 移情性 | 18. 公司不会针对不同的顾客需求提供特别的服务* |
| | 19. 员工不会给予顾客个别的关怀* |
| | 20. 不能期望员工会了解顾客的需求* |
| | 21. 组织没有优先考虑顾客的利益* |
| | 22. 公司提供的服务时间不能符合所有顾客的需求* |

注:*为反向计分。

使用该量表分别对顾客的感知和期望情况进行测量,感知和期望的差异反映了服务质量水平。

该量表经检验具备良好的信度和效度,并在银行、物流、餐饮、酒店等领域得到了广泛应用。本研究根据我国医疗服务现状对量表进行修改,以便更好地反映出医疗服务质量情况。

## 三、国内外研究现状

### (一) 国外研究现状

国外将 SERVQUAL 模型应用在各服务行业中,通过调查,找出顾客关注的问题,并针对相应问题,提出应对策略。Subhash 等人对不同文化背景下,各维度的医疗服务质量进行了测评。Serkan 等人对公立医院进行调查,验证了 SERVQUAL 评价量表的有效性。

Lee 等人和 Kim 等人进行对比研究患者(比作"顾客")与护士(比作"服务提供者")结果表明护理人员感知水平更高。了解不同人群之间的不同感知,参考多方面意见,可以避免浪费服务资源,有利于客观评价服务质量。Aqel 对民营医院进行研究,发现患者对医疗服务的满意程度会受性别、收入、学历等人口学因素影响。Borges 通过对经历心脏手术的患者进行调查发现,性别在移情性方面有显著差异。Bolton 的研究显示,SERVQUAL 模型对提升护理服务质量具有重要意义。

1984 年新西兰经济的自由化导致卫生保健部门的竞争力增加,私营部门也能够提供卫生保健服务,因此,患者的感知服务情况尤为重要。巴诺斯发现满意度高会使顾客产生忠诚感,即患者对医院产生信任情感,这种信任的情感使患者能够继续在医院就医,接受服务,并大力推荐给他人。荷兰学者的研究表明:企业树立良好的形象会使顾客产生信任,这种信任使得顾客对企业产生忠诚感。美国学者将信任理解为顾客认同与诚实可靠。Debata 的研究证明患者对治疗的满意程度会影响忠诚度,即对治疗越满意,忠诚度越高。

### (二) 国内研究现状

在我国,也有一部分学者已经研究了患者感知服务质量。2004 年,牛宏利将 SERVQUAL 应用到医疗行业,基于 SERVQUAL 进行了深度研究。之后 SERVQUAL 评价法在医疗服务质量中广泛应用。尹丹丹通过对护理服务的综述研究发现,SERVQUAL 对于提升护理服务有重要意义。严利应用 SERVQUAL

量表对护理服务进行研究,证实了量表的有效性并认为通过测量服务质量能够为改进护理服务提供有效建议。

　　吴亚薇和于丽玲的研究结果显示患者对医院等医疗服务质量五个维度都不满意。服务质量差距最小的是有形性。患者最不满意的方面是保证性和响应性。杨佳等对北京市某医院 216 名门诊就诊患者进行调查,结果显示:患者对医疗服务的感知和期望值之间有较大差距;服务有形性方面做得较好,医疗费用的可接受性和服务移情性有待提高,同时发现患者最不满意的五大方面分别为:医生的医疗技术水平、看病所花的费用、对待医患纠纷的处理方式、医院所开处方药的价格、医院能够提供的各项人性化服务。李东瑞、张培莉应用 SERVQUAL 量表,发现患者对护理服务期望较多的条目与实际感知差别显著,患者对响应性护理服务期望最高。蒋平等人对无锡市某医院 432 名门诊就诊患者调查结果显示,患者对医院提供服务的可靠性和保证性期望值更高。陈琦等人抽取北京市 10 家社区卫生服务站的 324 名门诊患者进行实证研究,结果发现评分较低的条目包括医疗仪器设备和专业技术水平等。何琪茵对某三甲医院健康管理中心的服务质量进行了调查,发现患者期望程度最高的是服务态度、仪容仪表、便民小贴士。郭音彤采用改编后的量表对广东省某医院的服务质量进行调查,分析出该医院的优势和劣势,为该医院提供了很好的改进对策。苏娅丽对首都医科大学附属北京朝阳医院护理服务进行调查发现,患者对各维度的期望都比较高。黄建等人对重庆市的民营医院患者感知情况与忠诚度进行了研究,提出民营医院应针对市场定位,优化设施,树立良好的口碑,形成品牌竞争优势等宝贵建议。桂晓钟等人对公立医院的服务质量差距进行研究,并针对每一项差距提出相应对策,为更好地提高患者对服务质量的满意程度提供建议。许尔善对外科患者进行调查,提出应该改善病区环境降低噪声,提供便民的服务等建议。

### 四、患者对医疗服务质量期望、感知与危害医疗秩序失信行为的关联

　　医院是提供医疗服务的场所,医疗服务质量是患者对医院提供医疗服务的体验与其期望相比较后认同的感觉。感知是一种心理状态,要从心理上安抚其情绪,从而提升感知服务质量。患者在就医过程中心理焦虑,急于寻求治愈,对医疗服务质量的期望较高,安全感缺失,渴望受到关注和尊重,这是普遍患者就医时的心理。从患者因素看来,患者情绪的改变,在就医过程中某种需要得不到满足时,才会使医患之间的矛盾升级。研究显示,患者在就医过程中安全感低,容易引发焦虑紧张、情绪不稳定、激动、孤独等,不同人群感知护理服务存在差异是必然现象。医院应重视患者的期望程度,提供人性化的诊疗环境和服务,加强服务质量管理与监督,为进一步提高患者的感知服务质量做努力。加强患者感知服务质量管理,提高患者满意度,降低产生危害医疗秩序失信行为。

## 第二节　患者对医疗服务质量期望与感知现状

### 一、材料与方法

#### (一)研究对象和资料来源

　　研究对象为年满 18 周岁,具备独立思考和判断能力,住院 3d 以上,自愿接受调查的患者(儿科,调查对象为患儿家属)。

　　本研究在 2016—2017 年进行,数据来源于全国 15 个省、直辖市的 27 所三级甲等医院。在内科、外科、妇科、儿科等住院病房内采用方便抽样的方法进行问卷调查,共计发放问卷 1 589 份,回收 1 520 份,有效问卷 1 303 份,回收率 95.65%,有效率 85.72%。

#### (二)研究方法

　　**1. 文献研究法**　通过查阅相关国内外文献,包括常用的期刊系统,如万方、维普等中文数据库以及

PubMed 等英文文献查阅系统,在理论上明确相关的关键概念、理论模型,将关于"SERVQUAL""患者感知服务质量"等相关文献进行收集、筛选、分类、整理和归纳。了解国内外患者感知服务质量的现状,并对其产生的原因进行深入研究。

2. **专家咨询法** 在文献研究的基础上,由卫生管理学、临床医学、医院管理学等方面的专家共计 9 人组成专家小组,以专家咨询会议的形式对研究课题相关的问卷及 SERVQUAL 量表的设计进行讨论与修订,使其更加完善,更加符合中国医疗服务情况。

3. **问卷调查法** 本研究问卷调查共包括两个部分:第一部分,为一般人口学特征(性别、年龄、受教育程度、家庭月收入等);第二部分,由 24 个条目组成的改良后的 SERVQUAL 量表(表 10-2)。量表内容包括由有形性(1~5)、可靠性(6~9)、响应性(10~13)、保证性(14~18)、移情性(19~21)、经济性(22~24)组成的李克特 5 级评分表,"非常同意"计 5 分,"同意"计 4 分,"一般"计 3 分,"不同意"计 2 分,"非常不同意"计 1 分,每一条目分值越高表示患者对医疗服务的期望值和感知值就越高。

由经过专门培训的调查员在医院工作人员引导下,在征得调查对象的知情同意的情况下,对医院内科、外科、妇科、儿科等住院病房的患者进行问卷调查,向患者发放问卷,并进行现场回收(填写问卷时回避医院医务人员)。

表 10-2 调整后的 SERVQUAL 量表

| 维度 | 编码 | 内容 |
| --- | --- | --- |
| 有形性 | Q1 | 医院拥有现代化医疗设备 |
| | Q2 | 医院环境、卫生条件等不错(如清洁的病房、走廊、厕所) |
| | Q3 | 医院医务人员穿着整洁得体 |
| | Q4 | 医院提供就诊咨询、导医以及小推车等便民服务 |
| | Q5 | 医院提供健康宣传、服务指南等资料 |
| 可靠性 | Q6 | 医院按您的治疗方案及时提供诊疗服务 |
| | Q7 | 该医院在您接受诊疗服务时,医务人员通常第一次就做对(如一次性抽血、注射成功等) |
| | Q8 | 医院准确无误地执行您的治疗方案 |
| | Q9 | 医院准确记录您的诊疗情况 |
| 响应性 | Q10 | 医院医务人员准确、详细告诉您治疗的计划安排 |
| | Q11 | 当您急需医疗服务时,该医院能及时提供 |
| | Q12 | 医院重视并快速处理您的意见或投诉 |
| | Q13 | 医院医务人员平时总是乐于帮助您并能主动关心您 |
| 保证性 | Q14 | 医院医务人员有良好的医风医德(如不收受红包、礼品或不接受请客吃饭) |
| | Q15 | 医院医务人员值得您信赖 |
| | Q16 | 在该医院就诊让您感到放心 |
| | Q17 | 医院医务人员有很好的服务态度 |
| | Q18 | 医院医务人员有较高的知识技能水平 |
| 移情性 | Q19 | 医院医务人员详细询问您病情并清晰地跟您解释 |
| | Q20 | 医院医务人员向您征求治疗方案意见 |
| | Q21 | 该医院优先考虑您的利益,而不是医院的利益 |
| 经济性 | Q22 | 医院各项医疗费用收取合理 |
| | Q23 | 各项医疗费用查询服务及时、便捷 |
| | Q24 | 医院收费单中给出各项目费用的明细列表 |

### （三）数据计算与统计分析方法

**1. 计算方式**　感知（P）与期望（E）之间的差距代表了服务质量（SQ）。当 $SQ<0$，即患者的感知低于期望，服务质量未达到患者需求。反之，当 $SQ>0$，则患者的感知高于期望，服务质量满足患者需求，计算方式见表 10-3。

表 10-3　SERVQUAL 计算方式

| 维度 | 计算方式 |
| --- | --- |
| $SQ_1$ = 有形性 | $SQ_1 = [(P_1-E_1)+(P_2-E_2)+(P_3-E_3)+(P_4-E_4)+(P_5-E_5)]/5$ |
| $SQ_2$ = 可靠性 | $SQ_2 = [(P_6-E_6)+(P_7-E_7)+(P_8-E_8)+(P_9-E_9)]/4$ |
| $SQ_3$ = 响应性 | $SQ_3 = [(P_{10}-E_{10})+(P_{11}-E_{11})+(P_{12}-E_{12})+(P_{13}-E_{13})]/4$ |
| $SQ_4$ = 保证性 | $SQ_4 = [(P_{14}-E_{14})+(P_{15}-E_{15})+(P_{16}-E_{16})+(P_{17}-E_{17})+(P_{18}-E_{18})]/5$ |
| $SQ_5$ = 移情性 | $SQ_5 = [(P_{19}-E_{19})+(P_{20}-E_{20})+(P_{21}-E_{21})]/3$ |
| $SQ_6$ = 经济性 | $SQ_6 = [(P_{22}-E_{22})+(P_{23}-E_{23})+(P_{24}-E_{24})]/3$ |

**2. 数据统计分析方法**　运用 EpiData 软件进行数据录入，采用 SPSS 24.0 软件进行统计分析。对本章研究涉及的相关变量采用均值标准差对患者感知和期望情况进行基本统计描述；采用方差分析分别对人口学特征对患者期望的服务质量和感知的服务质量进行分析；采用配对 t 检验分析患者期望的服务质量与实际感知的服务质量是否存在统计学意义；采用 Logistic 回归分析不同人口学特征的患者服务质量差距是否存在统计学意义。

**3. 信度分析**　问卷信度分析，结果显示患者期望的服务质量信度为 0.967，六个维度的信度均大于 0.8，患者感知的服务质量信度为 0.933，六个维度的信度均大于 0.7。患者感知和期望的服务质量 KMO（Kaiser-Meyer-Olkin）值分别为 0.967 和 0.933，具体内容如表 10-4。

表 10-4　量表各维度的信度

| 维度 | Cronbach's $\alpha$ | |
| --- | --- | --- |
| | 期望 | 感知 |
| 有形性 | 0.882 | 0.816 |
| 可靠性 | 0.891 | 0.829 |
| 响应性 | 0.905 | 0.848 |
| 保证性 | 0.927 | 0.871 |
| 移情性 | 0.895 | 0.796 |
| 经济性 | 0.898 | 0.879 |
| 总值 | 0.967 | 0.933 |

### （四）质量控制

**1. 问卷设计阶段**　根据本研究的调查目的，广泛查阅和参考国内外相关文献，并深入思考及钻研，进行专题小组讨论，确保问卷设计的准确、有效。再经过专家咨询对问卷进行修改与完善，并确保其具有较好的信度与效度。

**2. 问卷调查阶段**　进行现场调研前与当地医院管理人取得联系，确保调研顺利进行。参与调查的人员经过统一的培训，向调查对象解释说明本次调查的目的与意义，争取调查对象的配合与支持，在其充分理解后进行独立填写。问卷填写完毕后现场回收，调查员认真核对问卷，及时查缺补漏。

**3. 数据录入阶段**　为确保数据的准确性和完整性，对所回收的问卷采用统一的筛选标准，严格纳入与排除，检查问卷填写质量，剔除不认真填写问卷，剔除缺失数据过多的问卷，对于缺失值不足 10% 的问卷,录入数据前,检查调查问卷填写的完整性,分析缺失变量的类型和分布特征,采用双录入。

### (五) 伦理审批

该研究得到了哈尔滨医科大学伦理审查委员会的批准,并获得了参与研究过程的每家医院的同意。调查前与所有参与者签署知情同意书,且他们的个人信息被严格保密。

## 二、研究对象的基本情况

在 1 303 名调查对象中,男性占(47.8%),女性占(52.2%)。年龄主要集中在 31~40 岁(27.9%),受教育程度主要集中在高中(35.1%)和本科学历(34.5%)。家庭人均月收入偏低,主要分布在 1 000~<3 000 元(38.4%)和 3 000~<5 000 元(29.5%)。调查对象就诊科室以内科(41.0%)和外科(24.5%)所占比例居多。调查对象的主要付费方式集中在城镇职工基本医疗保险(25.6%),城镇居民基本医疗保险(25.6%)和新农合(27.7%),详情见表 10-5。

表 10-5　调查对象基本信息( *n*=1 303 人)

| 变量 | 分类 | 数量/人 | 百分比/% |
|---|---|---|---|
| 性别 | | | |
| | 男 | 623 | 47.8 |
| | 女 | 680 | 52.2 |
| 年龄 | | | |
| | >18~30 岁 | 320 | 24.6 |
| | >30~40 岁 | 364 | 27.9 |
| | >40~50 岁 | 240 | 18.4 |
| | >50~60 岁 | 162 | 12.4 |
| | >60 岁 | 217 | 16.7 |
| 受教育程度 | | | |
| | 初中及以下 | 359 | 27.6 |
| | 中专、高中 | 458 | 35.1 |
| | 大专、本科 | 449 | 34.5 |
| | 硕士及以上 | 37 | 2.8 |
| 家庭月均收入 | | | |
| | <1 000 元 | 119 | 9.1 |
| | 1 000~<3 000 元 | 501 | 38.4 |
| | 3 000~<5 000 元 | 385 | 29.5 |
| | 5 000~<8 000 元 | 188 | 14.4 |
| | ≥8 000 元 | 110 | 8.4 |
| 本次就诊科室 | | | |
| | 内科 | 534 | 41.0 |
| | 外科 | 319 | 24.5 |
| | 妇产科 | 60 | 4.6 |
| | 儿科 | 230 | 17.7 |
| | 其他 | 160 | 12.3 |

续表

| 变量 | 分类 | 数量/人 | 百分比/% |
|---|---|---|---|
| 主要付费方式 | | | |
| | 完全自费 | 231 | 17.7 |
| | 城镇职工基本医疗保险 | 333 | 25.6 |
| | 城镇居民基本医疗保险 | 333 | 25.6 |
| | 新农合 | 361 | 27.7 |
| | 其他 | 45 | 3.5 |

## 三、患者期望和感知的医疗服务质量总体情况

### (一)患者期望的医疗服务质量

将各条目患者期望的医疗服务质量按均值由大到小进行排序,排在前三位的分别是 Q18>Q19>Q17。期望的医疗服务质量均值排在后三位的由低到高排序为 Q22<Q2<Q5。详情见表 10-6。

表 10-6　患者期望的医疗服务质量描述性统计

| 条目 | 均值 | 标准差 | 排序 |
|---|---|---|---|
| Q1 医院拥有现代化医疗设备 | 4.012 | 0.832 | 19 |
| Q2 医院环境、卫生条件等不错(如清洁的病房、走廊、厕所) | 3.897 | 0.898 | 23 |
| Q3 医院医务人员穿着整洁得体 | 3.971 | 0.911 | 20 |
| Q4 医院提供就诊咨询、导医以及小推车等便民服务 | 3.959 | 0.891 | 21 |
| Q5 医院提供健康宣传、服务指南等资料 | 3.935 | 0.904 | 22 |
| Q6 医院按您的治疗方案及时提供诊疗服务 | 4.094 | 0.857 | 15 |
| Q7 该医院在您接受诊疗服务时,医务人员通常第一次就做对(如一次性抽血、注射成功等) | 4.116 | 0.895 | 13 |
| Q8 医院准确无误地执行您的治疗方案 | 4.122 | 0.857 | 12 |
| Q9 医院准确记录您的诊疗情况 | 4.182 | 0.851 | 7 |
| Q10 医院医务人员准确、详细告诉您治疗的计划安排 | 4.180 | 0.868 | 8 |
| Q11 当您急需医疗服务时,该医院能及时提供 | 4.194 | 0.839 | 6 |
| Q12 医院重视并快速处理您的意见或投诉 | 4.109 | 0.891 | 14 |
| Q13 医院医务人员平时总是乐于帮助您并能主动关心您 | 4.145 | 0.851 | 10 |
| Q14 医院医务人员有良好的医风医德(如不收受红包、礼品或不接受请客吃饭) | 4.140 | 0.900 | 11 |
| Q15 医院医务人员值得您信赖 | 4.196 | 0.811 | 5 |
| Q16 在该医院就诊让您感到放心 | 4.229 | 0.829 | 4 |
| Q17 医院医务人员有很好的服务态度 | 4.246 | 0.829 | 3 |
| Q18 医院医务人员有较高的知识技能水平 | 4.295 | 0.824 | 1 |
| Q19 医院医务人员详细询问您病情并清晰地跟您解释 | 4.251 | 0.839 | 2 |
| Q20 医院医务人员向您征求治疗方案意见 | 4.151 | 0.856 | 9 |
| Q21 该医院优先考虑您的利益,而不是医院的利益 | 4.090 | 0.890 | 16 |
| Q22 医院各项医疗费用收取合理 | 3.891 | 0.954 | 24 |

续表

| 条目 | 均值 | 标准差 | 排序 |
|---|---|---|---|
| Q23 各项医疗费用查询服务及时、便捷 | 4.013 | 0.931 | 18 |
| Q24 医院收费单中给出各项目费用的明细列表 | 4.034 | 0.973 | 17 |

### （二）患者感知的医疗服务质量

患者感知的医疗服务质量均值由大到小排在前三位的是 Q17>Q18>Q3。患者感知医疗服务质量均值最低的三项为 Q22、Q23、Q24，详情见表 10-7。

表 10-7　患者感知的医疗服务质量描述性统计

| 条目 | 均值 | 标准差 | 排序 |
|---|---|---|---|
| Q1 医院拥有现代化医疗设备 | 3.916 | 0.779 | 14 |
| Q2 医院环境、卫生条件等不错（如清洁的病房、走廊、厕所） | 3.774 | 0.922 | 20 |
| Q3 医院医务人员穿着整洁得体 | 4.081 | 0.725 | 3 |
| Q4 医院提供就诊咨询、导医以及小推车等便民服务 | 3.850 | 0.820 | 16 |
| Q5 医院提供健康宣传、服务指南等资料 | 3.847 | 0.795 | 17 |
| Q6 医院按您的治疗方案及时提供诊疗服务 | 3.966 | 0.803 | 10 |
| Q7 该医院在您接受诊疗服务时,医务人员通常第一次就做对(如一次性抽血、注射成功等) | 4.047 | 0.748 | 7 |
| Q8 医院准确无误地执行您的治疗方案 | 3.945 | 0.747 | 13 |
| Q9 医院准确记录您的诊疗情况 | 4.054 | 0.707 | 6 |
| Q10 医院医务人员准确、详细告诉您治疗的计划安排 | 3.955 | 0.781 | 11 |
| Q11 当您急需医疗服务时,该医院能及时提供 | 3.902 | 0.814 | 15 |
| Q12 医院重视并快速处理您的意见或投诉 | 3.797 | 0.906 | 19 |
| Q13 医院医务人员平时总是乐于帮助您并能主动关心您 | 3.832 | 0.914 | 18 |
| Q14 医院医务人员有良好的医风医德(如不收受红包、礼品或不接受请客吃饭) | 3.951 | 0.887 | 12 |
| Q15 医院医务人员值得您信赖 | 4.058 | 0.716 | 5 |
| Q16 在该医院就诊让您感到放心 | 4.068 | 0.725 | 4 |
| Q17 医院医务人员有很好的服务态度 | 4.096 | 0.739 | 1 |
| Q18 医院医务人员有较高的知识技能水平 | 4.092 | 0.718 | 2 |
| Q19 医院医务人员详细询问您病情并清晰地跟您解释 | 4.021 | 0.801 | 8 |
| Q20 医院医务人员向您征求治疗方案意见 | 3.979 | 0.787 | 9 |
| Q21 该医院优先考虑您的利益,而不是医院的利益 | 3.718 | 0.943 | 21 |
| Q22 医院各项医疗费用收取合理 | 3.439 | 1.016 | 24 |
| Q23 各项医疗费用查询服务及时、便捷 | 3.575 | 1.024 | 23 |
| Q24 医院收费单中给出各项目费用的明细列表 | 3.613 | 1.059 | 22 |

### （三）各维度患者期望的医疗服务质量

各维度患者期望的医疗服务质量由高到低依次为:保证性、移情性、响应性、可靠性、经济性、有形性,详情见图 10-2。

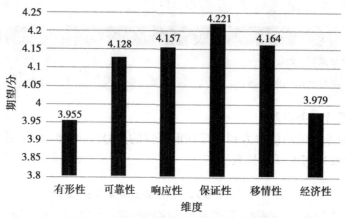

图 10-2　各维度患者期望的医疗服务质量

### (四) 各维度患者感知的医疗服务质量

感知服务质量由高至低排序为: 保证性、可靠性、移情性、有形性、响应性、经济性。详情见图 10-3。

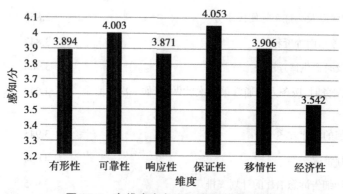

图 10-3　各维度患者感知的医疗服务质量

## 四、患者不同人口学特征与感知和期望的医疗服务质量情况

### (一) 不同人口学特征与期望的医疗服务质量分析

结果显示, 调查对象年龄、学历、就诊科室和主要付费方式对总体期望的服务质量有统计学意义 ($P<0.05$)。详情见表 10-8。

表 10-8　不同人口学特征与期望的医疗服务质量方差分析

| 变量 | 均值 | $F/t$ | $P$ |
| --- | --- | --- | --- |
| 性别 | | | |
| 男 | 4.132 | 1.625 | 0.104 |
| 女 | 4.072 | | |
| 年龄 | | | |
| >18~30 岁 | 3.938 | 15.936 | <0.001* |
| >30~40 岁 | 3.997 | | |
| >40~50 岁 | 4.187 | | |
| >50~60 岁 | 4.280 | | |
| >60 岁 | 4.286 | | |

| 变量 | 均值 | F/t | P |
|---|---|---|---|
| 受教育程度 | | | |
| 初中及以下 | 4.138 | 8.386 | <0.001* |
| 中专、高中 | 4.150 | | |
| 大专、本科 | 4.061 | | |
| 硕士及以上 | 3.620 | | |
| 家庭月均收入 | | | |
| <1 000 元 | 4.205 | 1.495 | 0.201 |
| 1 000~<3 000 元 | 4.106 | | |
| 3 000~<5 000 元 | 4.062 | | |
| 5 000~<8 000 元 | 4.062 | | |
| ≥8 000 元 | 4.166 | | |
| 本次就诊科室 | | | |
| 内科 | 4.131 | 18.411 | <0.001* |
| 外科 | 4.289 | | |
| 妇产科 | 3.816 | | |
| 儿科 | 3.854 | | |
| 其他 | 4.085 | | |
| 主要付费方式 | | | |
| 完全自费 | 4.057 | 3.551 | 0.007* |
| 城镇职工基本医疗保险 | 4.154 | | |
| 城镇居民基本医疗保险 | 4.171 | | |
| 新农合 | 4.009 | | |
| 其他 | 4.149 | | |

注:*为 $P<0.05$。

将患者的年龄、受教育程度、就诊科室、主要付费方式进行 Tamhane 多重比较。结果显示,主要付费方式中新农合对城镇职工基本医疗保险有显著差异($P<0.05$),新农合对城镇居民基本医疗保险有显著差异($P<0.05$),其余各组间无显著性差异。在不同年龄中,>18~30 岁分别与>40~50 岁、>50~60 岁、>60 岁有显著差异($P<0.05$);>30~40 岁分别与>40~50 岁、>50~60 岁、>60 岁有显著差异($P<0.05$)。在不同受教育程度中,硕士及以上学历分别与初中及以下、中专高中、大专本科学历有显著差异($P<0.05$)。不同就诊科室中,内科分别与外科、妇科、儿科有显著差异($P<0.05$)。外科分别与妇科、儿科有显著差异($P<0.05$)。儿科与其他科室有显著差异($P<0.05$),详情见表 10-9。

表 10-9 Tamhane 多重比较结果

| 变量 | | | 均值差 | 标准误 | P |
|---|---|---|---|---|---|
| 付费方式 | | | | | |
| | 新农合 | 城镇职工基本医疗保险 | −0.145 | 0.049 | 0.030 |
| | | 城镇居民基本医疗保险 | −0.162 | 0.050 | 0.011 |

续表

| 变量 | | | 均值差 | 标准误 | P |
|------|------|------|--------|--------|---|
| 年龄 | | | | | |
| | 18~30 岁 | >40~50 岁 | −0.249 | 0.057 | <0.001 |
| | | >50~60 岁 | −0.342 | 0.061 | <0.001 |
| | | >60 岁 | −0.348 | 0.055 | <0.001 |
| | >30~40 岁 | >40~50 | −0.189 | 0.052 | 0.003 |
| | | >50~60 | −0.283 | 0.055 | <0.001 |
| | | >60 岁 | −0.288 | 0.049 | <0.001 |
| 受教育程度 | | | | | |
| | 硕士及以上学历 | 初中及以下 | −0.518 | 0.133 | 0.002 |
| | | 中专高中 | −0.530 | 0.131 | 0.001 |
| | | 大专本科 | −0.441 | 0.133 | 0.011 |
| 就诊科室 | | | | | |
| | 内科 | 外科 | −0.158 | 0.042 | 0.002 |
| | | 妇科 | 0.315 | 0.092 | 0.010 |
| | | 儿科 | 0.278 | 0.055 | <0.001 |
| | 外科 | 妇科 | 0.473 | 0.093 | <0.001 |
| | | 儿科 | 0.435 | 0.057 | <0.001 |
| | 儿科 | 其他 | −0.231 | 0.073 | 0.016 |

### （二）不同人口学特征与感知的医疗服务质量分析

表 10-10 显示：年龄、就诊科室对总体感知的服务质量有统计学意义（$P<0.05$），其余人口学特征对感知的服务质量无显著差异。

表 10-10　不同人口学特征与感知的医疗服务质量分析

| 变量 | 均值 | F/t | P |
|------|------|-----|---|
| 性别 | | | |
| 男 | 3.860 | −0.761 | 0.447 |
| 女 | 3.889 | | |
| 年龄 | | | |
| 18~30 岁 | 3.784 | 6.999 | <0.001* |
| >30~40 岁 | 3.856 | | |
| >40~50 岁 | 3.864 | | |
| >50~60 岁 | 3.964 | | |
| >60 岁 | 4.005 | | |
| 受教育程度 | | | |
| 初中及以下 | 3.901 | 2.225 | 0.084 |
| 中专、高中 | 3.910 | | |
| 大专、本科 | 3.836 | | |
| 硕士及以上 | 3.769 | | |

续表

| 变量 | 均值 | F/t | P |
|---|---|---|---|
| 家庭月均收入 | | | |
| <1 000 元 | 3.877 | 0.752 | 0.557 |
| 1 000~<3 000 元 | 3.888 | | |
| 3 000~<5 000 元 | 3.844 | | |
| 5 000~<8 000 元 | 3.891 | | |
| ≥8 000 元 | 3.932 | | |
| 本次就诊科室 | | | |
| 内科 | 3.937 | 9.924 | <0.001* |
| 外科 | 3.951 | | |
| 妇产科 | 3.804 | | |
| 儿科 | 3.718 | | |
| 其他 | 3.793 | | |
| 主要付费方式 | | | |
| 完全自费 | 3.848 | 0.897 | 0.465 |
| 城镇职工基本医疗保险 | 3.898 | | |
| 城镇居民基本医疗保险 | 3.912 | | |
| 新农合 | 3.852 | | |
| 其他 | 3.850 | | |

注：* 为 $P<0.05$。

将患者的年龄、就诊科室进行 Tamhane 多重比较。结果显示，不同年龄中，大于 60 岁分别与 18~30 岁，>30~40 岁，>40~50 岁有显著差异（$P<0.05$）。在不同就诊科室中，内科分别与儿科、其他科室有显著差异（$P<0.05$）。外科分别与儿科、其他科室有显著差异（$P<0.05$），详情见表 10-11。

表 10-11　Tamhane 多重比较结果

| 变量 | | | 均值差 | 标准误 | P |
|---|---|---|---|---|---|
| 年龄 | | | | | |
| | >60 岁 | 18~30 岁 | 0.221 | 0.046 | <0.001 |
| | | >30~40 岁 | 0.150 | 0.043 | 0.005 |
| | | >40~50 岁 | 0.141 | 0.043 | 0.012 |
| | >50~60 岁 | >18~30 岁 | 0.180 | 0.050 | 0.003 |
| 就诊科室 | | | | | |
| | 内科 | 儿科 | 0.219 | 0.047 | <0.001 |
| | | 其他 | 0.144 | 0.047 | 0.026 |
| | 外科 | 儿科 | 0.232 | 0.049 | <0.001 |
| | | 其他 | 0.157 | 0.050 | 0.017 |

## 第三节 患者感知与期望的医疗服务质量差异分析

### 一、不同人口学特征与各维度医疗服务质量差距 Logistic 回归分析

以各维度服务质量差距为因变量（1=$SQ$ 小于 0，2=$SQ$ 大于等于 0），以各人口学特征：性别、年龄、学历、收入、就诊科室、付费方式为自变量进行 Logistic 回归分析。所得结果显示，不同就诊科室，是有形服务质量差距的暴露因素。其中，妇科调查对象有形性服务质量差距是其他科室的 2.213 倍（$OR$=2.213，95% $CI$ 1.183~4.138）。男性参与者的保证服务质量的差距是女性参与者的 0.760 倍（$OR$=0.760，95% $CI$ 0.607~0.952），结果见表 10-12~ 表 10-14。

表 10-12 不同人口学特征与有形性和移情性服务质量差距 Logistic 回归分析

| 变量 | 有形性 | | | 移情性 | | |
|---|---|---|---|---|---|---|
| | $OR$ | 95%$CI$ | $P$ | $OR$ | 95%$CI$ | $P$ |
| 性别 | | | | | | |
| 男 | | | | 1.237 | 0.640~0.992 | 0.282 |
| 女 | | | | 1 | Ref | |
| 家庭人均月收入 | | | | | | |
| ≤1 000 元 | | | | 0.871 | 0.518~1.465 | 0.603 |
| >1 000~3 000 元 | | | | 0.885 | 0.585~1.338 | 0.562 |
| >3 000~5 000 元 | | | | 1.134 | 0.741~1.736 | 0.561 |
| >5 000~8 000 元 | | | | 1.358 | 0.844~2.185 | 0.207 |
| >8 000 元 | | | | 1 | Ref | |
| 本次就诊科室 | | | | | | |
| 内科 | 1.275 | 0.895~1.816 | 0.178 | | | |
| 外科 | 1.275 | 0.715~1.527 | 0.821 | | | |
| 妇产科 | 2.213 | 1.183~4.138 | 0.013 | | | |
| 儿科 | 1.510 | 1.006~2.268 | 0.047 | | | |
| 其他 | 1 | Ref | | | | |

表 10-13 不同人口学特征与保证性、经济性服务质量差距 Logistic 回归分析

| 变量 | 保证性 | | | 经济性 | | |
|---|---|---|---|---|---|---|
| | $OR$ | 95%$CI$ | $P$ | $OR$ | 95%$CI$ | $P$ |
| 性别 | | | | | | |
| 男 | 0.760 | 0.607~0.952 | 0.017 | | | |
| 女 | 1 | Ref | | | | |

续表

| 变量 | 保证性 | | | 经济性 | | |
|---|---|---|---|---|---|---|
| | OR | 95%CI | P | OR | 95%CI | P |
| 年龄 | | | | | | |
| 18~30岁 | 1.250 | 0.866~1.804 | 0.234 | 1.042 | 0.725~1.496 | 0.826 |
| >30~40岁 | 1.068 | 0.750~1.520 | 0.716 | 0.869 | 0.610~1.237 | 0.435 |
| >40~50岁 | 0.876 | 0.603~1.273 | 0.488 | 0.592 | 0.406~0.863 | 0.006 |
| >50~60岁 | 0.739 | 0.490~1.114 | 0.148 | 0.869 | 0.577~1.310 | 0.503 |
| >60岁 | 1 | Ref | | 1 | Ref | |
| 受教育程度 | | | | | | |
| 初中及以下 | | | | 0.381 | 0.182~0.796 | 0.010 |
| 中专高中 | | | | 0.407 | 0.198~0.838 | 0.015 |
| 大专本科 | | | | 0.559 | 0.273~1.147 | 0.113 |
| 硕士及以上 | | | | 1 | Ref | |

表 10-14　不同人口学特征与可靠性、响应性服务质量差距 Logistic 回归分析

| 变量 | 可靠性 | | | 响应性 | | |
|---|---|---|---|---|---|---|
| | OR | 95%CI | P | OR | 95%CI | P |
| 性别 | | | | | | |
| 男 | | | | 0.690 | 0.553~0.860 | <0.001 1 |
| 女 | | | | 1 | Ref | |
| 受教育程度 | | | | | | |
| 初中及以下 | 0.801 | 0.399~1.608 | 0.533 | 0.787 | 0.394~1.570 | 0.496 |
| 中专高中 | 0.588 | 0.295~1.171 | 0.131 | 0.592 | 0.298~1.175 | 0.134 |
| 大专本科 | 0.738 | 0.370~1.470 | 0.387 | 0.820 | 0.413~1.627 | 0.571 |
| 硕士及以上 | 1 | Ref | | 1 | Ref | |

## 二、各条目患者感知和期望的医疗服务质量差异分析

根据表 10-15 结果显示,除 Q3 外,其余各条目感知与期望差距均为负值,各条目感知和期望差距最大的是 Q22=−0.45。经过配对 $t$ 检验,各条目的感知与期望均具有统计学意义($P<0.05$)。

表 10-15　各条目患者感知和期望医疗服务质量配对 $t$ 检验

| 条目 | 期望 | 感知 | 差值 | t | P |
|---|---|---|---|---|---|
| Q1 医院拥有现代化医疗设备 | 4.01 | 3.92 | −0.09 | 4.078 | <0.001 |
| Q2 医院环境、卫生条件等不错(如清洁的病房、走廊、厕所) | 3.90 | 3.77 | −0.13 | 4.415 | <0.001 |
| Q3 医院医务人员穿着整洁得体 | 3.97 | 4.08 | 0.11 | −4.131 | <0.001 |
| Q4 医院提供就诊咨询、导医以及小推车等便民服务 | 3.96 | 3.85 | −0.11 | 3.735 | <0.001 |
| Q5 医院提供健康宣传、服务指南等资料 | 3.93 | 3.85 | −0.08 | 3.048 | 0.002 |

续表

| 条目 | 期望 | 感知 | 差值 | t | P |
|------|------|------|------|---|---|
| Q6 医院按您的治疗方案及时提供诊疗服务 | 4.09 | 3.97 | −0.12 | 4.622 | <0.001 |
| Q7 该医院在您接受诊疗服务时,医务人员通常第一次就成功(如一次性抽血、注射成功等) | 4.12 | 4.05 | −0.07 | 2.531 | 0.012 |
| Q8 医院准确无误地执行您的治疗方案 | 4.12 | 3.94 | −0.18 | 6.677 | <0.001 |
| Q9 医院准确记录您的诊疗情况 | 4.18 | 4.05 | −0.13 | 4.911 | <0.001 |
| Q10 医院医务人员准确、详细告诉您治疗的计划安排 | 4.18 | 3.95 | −0.23 | 7.986 | <0.001 |
| Q11 当您急需医疗服务时,该医院能及时提供 | 4.19 | 3.90 | −0.29 | 9.982 | <0.001 |
| Q12 医院重视并快速处理您的意见或投诉 | 4.11 | 3.80 | −0.31 | 9.874 | <0.001 |
| Q13 医院医务人员平时总是乐于帮助您并能主动关心您 | 4.15 | 3.83 | −0.32 | 9.596 | <0.001 |
| Q14 医院医务人员有良好的医风医德(如不收受红包、礼品或不接受请客吃饭) | 4.14 | 3.95 | −0.19 | 5.866 | <0.001 |
| Q15 医院医务人员值得您信赖 | 4.20 | 4.06 | −0.14 | 5.208 | <0.001 |
| Q16 在该医院就诊让您感到放心 | 4.23 | 4.07 | −0.16 | 6.121 | <0.001 |
| Q17 医院医务人员有很好的服务态度 | 4.25 | 4.10 | −0.15 | 5.734 | <0.001 |
| Q18 医院医务人员有较高的知识技能水平 | 4.30 | 4.09 | −0.21 | 8.012 | <0.001 |
| Q19 医院医务人员详细询问您病情并清晰地跟您解释 | 4.25 | 4.02 | −0.23 | 8.314 | <0.001 |
| Q20 医院医务人员向您征求治疗方案意见 | 4.15 | 3.98 | −0.17 | 6.127 | <0.001 |
| Q21 该医院优先考虑您的利益,而不是医院的利益 | 4.09 | 3.72 | −0.37 | 11.757 | <0.001 |
| Q22 医院各项医疗费用收取合理 | 3.89 | 3.44 | −0.45 | 13.708 | <0.001 |
| Q23 各项医疗费用查询服务及时、便捷 | 4.01 | 3.57 | −0.44 | 12.956 | <0.001 |
| Q24 医院收费单中给出各项目费用的明细列表 | 4.03 | 3.61 | −0.42 | 12.190 | <0.001 |

## 三、各维度患者感知和期望医疗服务质量差异分析

各维度患者感知和期望医疗服务质量差值均为负值,按差距大小由高到低排序为:经济性、响应性、移情性、保证性、可靠性、有形性(图 10-4)。对患者期望和感知进行配对 t 检验分析,六个维度均具有统计学意义($P<0.05$)。详情见表 10-16。

表 10-16 各维度患者感知和期望医疗服务质量配对 t 检验

| 维度 | 期望 | 感知 | 差值 | P | 排序 |
|------|------|------|------|---|------|
| 有形性 | 3.954 | 3.894 | −0.06 | 0.003 | 6 |
| 可靠性 | 4.127 5 | 4.002 5 | −0.125 | <0.001 | 5 |
| 响应性 | 4.157 5 | 3.87 | −0.287 5 | <0.001 | 2 |
| 保证性 | 4.224 | 4.054 | −0.17 | <0.001 | 4 |
| 移情性 | 4.163 | 3.91 | −0.253 | <0.001 | 3 |
| 经济性 | 3.977 | 3.54 | −0.437 | <0.001 | 1 |

## 四、象限图分析

患者期望的服务质量均值为 4.101,感知的服务质量均值为 3.878。以患者期望的服务质量为横坐标,以患者感知的服务质量为纵坐标。分别以 3.878 和 4.101 为横纵坐标的基准线,制成散点图,如图 10-5 所示。

象限一:包含 12 个条目,即 Q7 该医院在您接受诊疗服务时,医务人员通常第一次就成功(如一次性抽血、注射成功等);Q8 医院准确无误地执行您的治疗方案;Q9 医院准确记录您的诊疗情况;Q10 医院医务人员准确、详细告诉您治疗的计划安排;Q11 当您急需医疗服务时,该医院能及时提供;Q14 医院医务人员有良好的医风医德(如不收受红包、礼品或不接受请客吃饭);Q15 医院医务人员值得您信赖;Q16 在该医院就诊让您感到放心;Q17 医院医务人员有很好的服务态度;Q18 医院医务人员有较高的知识技能水平;Q19 医院医务人员详细询问您病情并清晰地跟您解释;Q20 医院医务人员向您征求治疗方案意见。

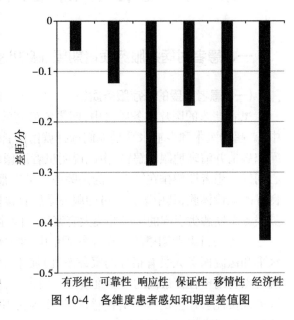

图 10-4　各维度患者感知和期望差值图

象限二:包含 3 个条目,即 Q1 医院拥有现代化医疗设备;Q3 医院医务人员穿着整洁得体;Q6 医院按您的治疗方案及时提供诊疗服务。

象限三:包含 7 个条目,即 Q2 医院环境、卫生条件等不错(如清洁的病房、走廊、厕所);Q4 医院提供就诊咨询、导医以及小推车等便民服务;Q5 医院提供健康宣传、服务指南等资料;Q21 该医院优先考虑您的利益,而不是医院的利益;Q22 医院各项医疗费用收取合理;Q23 各项医疗费用查询服务及时、便捷;Q24 医院收费单中给出各项目费用的明细列表。

象限四:包含 2 个条目,即 Q12 医院重视并快速处理您的意见或投诉;Q13 医院医务人员平时总是乐于帮助您并能主动关心您。

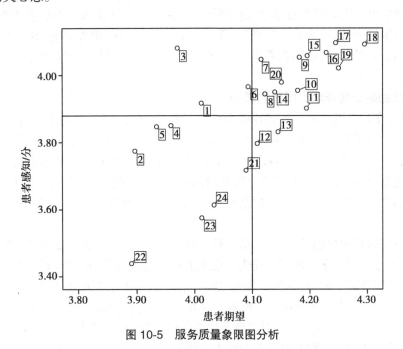

图 10-5　服务质量象限图分析

# 第四节　患者对医疗服务质量期望、感知的透视与应对策略

## 一、患者对医疗服务质量期望、感知透视

### (一) 患者期望的医疗服务质量

患者期望的医疗服务质量中,期望值最高的是医院医务人员有较高的知识技能水平。可见在患者心中,高超的医术和专业水平是他们选择就医的首要标准。排在期望水平第二位的是医院医务人员详细询问您病情并清晰地跟您解释,由此说明患者渴望与医务人员进行平等地交流,期待获得医务人员的主动关心问候。患者期望排在第三位的是医务人员有很好的服务态度。越来越多的患者在就诊的同时期待获得良好的就诊体验,其中医务人员的服务态度直接影响到对就诊体验满意程度的判断,以往研究中由医务人员服务态度恶劣引起的医患冲突大有案例。因此,医务人员形成良好的服务理念至关重要。

在各条目患者期望的医疗服务质量中,期望最高的三项中,有两项(医院医务人员有较高的知识技能水平和医院医务人员有很好的服务态度)属于保证性维度,且在各维度的患者期望服务质量中,保证性也成为患者期望程度最高的质量维度。一般来说,患者在就医时处于弱势一方,患者期望在就医时对医院及医务人员能够产生的一种信赖感,另外作为付费一方,患者也期望医务人员具有良好的服务态度,并且能够获得医患之间的平等对待。

### (二) 患者感知的医疗服务质量

在患者感知的医疗服务质量中,感知最高的条目是医院医务人员有很好的服务态度,属于保证性维度,且各维度的患者感知的医疗服务质量最高的也是保证性,可能与三级医院的医疗技术水平较高有关,患者通过外界各种途径得知医院具备良好技术和口碑,会对医院技术水平产生信赖感。

在实际获得感知过程中,患者感知水平最低的是医院各项医疗费用收取合理;各项医疗费用查询服务及时、便捷;医院收费单中给出各项目费用的明细表。这三个条目均属于经济性维度,且在各维度中,患者对于经济性这一维度感知水平最低。分析原因:38.4% 的患者月收入在 1 000~>3 000 元,医疗支付方式主要为新型农村合作医疗。从患者方面考虑,患者的经济收入水平偏低,尽管有医疗保险,对于患者仍形成了一定的经济负担。从医院方面考虑,由于所调查医院均为三级医院,相对于其他医院在费用方面较高,且患者众多、门诊量大,医务人员工作繁忙,无法及时告知患者的花费明细情况,而且受患者的学历水平限制和对医疗知识匮乏,即使收到花费明细,也很难清楚地知道具体收费款项,导致患者对经济性感知水平低。

### (三) 患者感知和期望医疗服务质量的差距

结果显示,患者在 6 个维度的感知的医疗服务质量均低于期望的医疗服务质量。患者感知和期望之间的差距由大到小的排序为:经济性、响应性、移情性、保证性、可靠性和有形性。患者感知和期望的医疗服务质量的差距最大的是经济性这一维度,其中患者对"医院各项医疗费用收取合理"这一条目的感知和期望差距最大。这也与我国医患矛盾中"看病难,看病贵"这一现实问题有关。一方面,部分医院确实存在医疗费用昂贵的现象;另一方面,调查对象的收入水平偏低,经济状况有限,医疗费用确实成为其经济负担。

响应性和移情性的差距分别排在第二、第三位。这两个维度中,患者主要对"医院医务人员平时总是乐于帮助您并能主动关心您"和"该医院优先考虑您的利益,而不是医疗的利益"感知的差距较大。分析原因,根据马斯洛的需要层次理论,从生理需求、安全需求、社交需求到尊重需求是一个逐渐递增的过程,随着社会发展,人民物质生活水平的提高,患者不满足于医院仅对其疾病进行治疗,更寻求优质的服务。现在的医疗服务质量提供不能只局限于对患者身体病情的照顾,更要考虑到对患者心理的照顾。另外,患者认为医院是以营利为目的,不能做到优先考虑患者的利益。这与中国的国情有关,由于政府在医疗卫生

领域投资力度有限,所以无论公立医院还是私立医院,必须营利才能保证医院正常运营,然而在伦理道德方面,医院又必须优先考虑患者的生命安全,因此,这就需要医院管理者在二者之间进行权衡。移情性差距原因是医护工作者忽视了患者的情感需求。华生的人性照顾理论提出人性照顾是护理的核心,人性化护理要以尊重人的尊严为前提。因此,增加对患者情感上的关怀也尤为重要,在行医过程中要将人文关怀与医疗服务相结合。

保证性和可靠性的服务质量差距排在第四、第五位。说明患者就医时对医院的医疗服务是信任的,所获得的医疗体验也是相对满意的。保证性差距产生的原因可能是由于我国的医生工作压力大,在承担医生本职工作中的责任与义务的同时还需承担一定医疗风险。另外,患者的不安情绪是来自对自身疾病的担忧,会在心理上产生一些抵触情绪,当没有得到医生及护士的耐心讲解或关怀时,就会降低信任感。可靠性差距分析原因可能与护理人员学历水平差距大有关,以及自身素养和工作态度存在个体差异,会有工作不认真,记录有疏忽的情况。

服务质量差距最小的是有形性,分析原因:一方面可能是相对于心理认同和医疗技术等方面,对于患者来说有形性的重要性显得不突出;另一方面是本研究所选取的调查医院均为大型三甲医院,在医疗设备等物质提供方面做得相对较好,虽然没有达到患者的预期要求,但是在所有维度中差距最小。虽然,在各维度中,有形性的差距最小,但仍未达到患者期望的服务质量,这与医院住院患者量大,病房人员过多有关,许多患者没有床位,部分医院需在走廊加床,会影响整体医院环境。

综上所述,患方在经济性、响应性、移情性、保证性、可靠性和有形性存在着由大到小的感知与期望之间的差异。经济性方面的感知与期望的差异在医患纠纷的过程中往往是医患博弈的落脚点,经济上的补偿是影响患方满意度的重要影响因素之一,响应性和移情性上的感知和期望的差异也成为医患纠纷中患方表达不满的主要方面,例如医务人员对患者疾病感同身受的程度以及情感上的支持与重视程度,这对于患方的就医体验来说至关重要。保证性和可靠性对于慕名求医问药的患方来说期望与实际感知的情况差异较小,但是患方对于疾病康复的确定性的持续追求需要成为医院管理部门需要关注的重点。否则在多种期望与感知差异的综合作用之下,患方有可能失去对医方的信任,越过法律道德规范的束缚进而做出危害医疗秩序失信行为,危害医疗秩序失信行为产生背后的动机之一便是患方就医的期望与感知差距达到一定的边界值,让患方不计失信成本而做出非理性的失信行为。

## 二、人口学特征与服务质量差异透视

### (一) 城市与农村之间患者对医院服务质量的期望情况有一定差异

从支付方式看,采取新农合付费的人群均是来自农村的就诊患者,可能与他们的生活环境、知识能力和认知水平有关,本身对医院以及医务人员存在一种敬畏心理。他们只关注治疗的结果,因此,对期望的医疗服务质量不会有太高要求。相比之下,相对于参加城镇职工医疗保险的人群来说,城镇居民期望的医疗服务质量要求较高。可见,城市与农村之间患者对医院服务质量的期望情况存在一定差异。

### (二) 老年人总体感知的医疗服务质量高

从年龄构成来看,60岁以上调查对象的总体感知服务质量均值最高,而>30~40岁的调查对象的总体感知服务质量均值最低。从社会负担角度考虑,>30~40岁正是处于社会阶层的中坚力量,无论是工作还是家庭,都担负许多责任,这部分人群通常是家庭收入的主要承担者,住院诊疗对其产生的时间成本和经济成本较大,且负有一定社会压力,因此,他们的感知服务质量水平较低。相反,>60岁的老年人处于退休状态,日常生活压力及其社会负担小,且多数人子女不在身边有孤独感,因此,感知服务质量水平较高。

### (三) 儿科总体感知的医疗服务质量低

在不同科室中,儿科的调查对象总体感知的医疗服务质量的均值低于其他科室。由于儿科患者年龄偏低,本次在儿科调研对象为患儿的家属,相对于患儿对感知服务质量的理解,家长的感知更为准确。目前,我国的家庭中,仍以独生子女家庭居多。儿童往往是一个家庭关注的焦点,家庭对儿童的重视度也更高,因此,其家属的感知相对于其他科室会更加严格。

#### （四）性别对医疗服务质量感知和期望的差距

从性别上看,女性与男性感知和期望的服务质量差距显著,由于女性在社会中是一个弱势群体,在面对疾病时身体和心理更加脆弱。因此,医务人员更应关注女性患者的需求,医院应该给女性患者提供更加周到的服务,并在提供服务时给患者足够的安全感。就诊科室中妇科主要涉及女性患者,她们心思更加细腻,在有形性的服务质量等方面的差距更为敏感。

综上所述,患源地、老年患者、儿童患者以及不同性别的患者的就医感知与期望存在不同程度的差异,感知期望差异与患方危害医疗秩序失信行为紧密相关,在本章的研究过程中我们发现城市的患者感知医疗服务质量的要求更高、期望更大,希望得到更优质的医疗服务,危害医疗秩序失信行为似乎成为这类患者降低期望与感知差异的方法和途径。老年患者的医疗期望与感知的差异不敏感,老年患者的生活经历更多,对待事物会更加包容,相反,年轻的患者或者是儿童患者的父母,对待医疗服务需求有较高的期待,更容易使用危害医疗秩序失信行为来维护自己的权益,但是却以牺牲公共利益为代价。期待与感知性别上的差异就像男女认知、信念和行为不同一样,是一种天然的系统性差异。在医院中精细化管理,关注性别差异有利于降低医疗纠纷和医患冲突。

### 三、应对策略

#### （一）象限图分析提示

象限一属于优势区域。在此范围内包含可靠性中的Q7该医院在您接受诊疗服务时,医务人员通常第一次就成功(如一次性抽血、注射成功等),Q8医院准确无误地执行您的治疗方案,Q9医院准确记录您的诊疗情况;响应性中的Q10医院医务人员准确、详细告诉您治疗的计划安排,Q11当您急需医疗服务时,该医院能及时提供;保证性中的Q14医院医务人员有良好的医风医德、Q15医院医务人员值得您信赖、Q16在该医院就诊让您感到放心、Q17医院医务人员有很好的服务态度、Q18医院医务人员有较高的知识技能水平;移情性中的Q19医院医务人员详细询问您病情并清晰地跟您解释、Q20医院医务人员向您征求治疗方案意见,共12个条目。说明在这些条目中患者对医院服务质量的期望和感知程度均较高,成为医院服务中的优势区域,但由于患者对此方面医疗服务有较高的期望,也要不断提高这部分的服务质量。

象限二属于惊喜区域,包含有形性中的Q1医院拥有现代化医疗设备、Q3医院医务人员穿着整洁得体;可靠性中的Q6医院按您的治疗方案及时提供诊疗服务,共3个条目。这一区域内,患者对医院服务质量的期望程度不高,但感知效果很好,说明医院在医疗设备、医务人员着装以及按照患者的治疗方案及时提供诊疗服务方面超出了患者的期望,可以继续保持。

象限三属于关注区域,包含有形性中的Q2医院环境、卫生条件等不错(如清洁的病房、走廊、厕所),Q4医院提供就诊咨询、导医以及小推车等便民服务,Q5医院提供健康宣传、服务指南等资料;移情性中的Q21该医院优先考虑您的利益,而不是医院的利益;经济性中的Q22医院各项医疗费用收取合理,Q23各项医疗费用查询服务及时、便捷,Q24医院收费单中给出各项目费用的明细列表,共7个条目。这一区域中,患者的期望和感知程度都较低,医院应该就这些条目中涉及的问题保持关注,优化服务质量,以提高患者对医院服务质量的感知程度。

象限四属于改进区域,包含响应性中的Q12医院重视并快速处理您的意见或投诉、Q13医院医务人员平时总是乐于帮助您并能主动关心您,共2个条目。这一范围内的条目,患者对医院服务质量的期望大于平均值,感知却低于平均值,说明医院在处理患者意见以及医务人员帮助患者的主动性方面较差,因此这是医院需要着重改进及完善的方面。

为更好地提供医疗服务质量,根据象限图分布情况有目的、有针对性地调整医院管理策略,降低由于患方的医疗期望与感知差异为主要原因导致的危害医疗失信行为是亟待医院管理者关注的重点问题。

#### （二）具体应对策略

1. 对待优势区域的医疗服务期望与感知　医疗机构也应该继续加强管理,定期举行医务人员的技术水平培训,医务人员的技术水平是树立良好的医院形象和口碑的关键,为此建议医院引进或培养高技术的人才,组织医务人员进行学术交流、探讨,为医务人员提供更多对外交流、学习的机会,不断开阔眼界,学习新的技术和知识。以患者的需求为中心,提供及时优质的诊疗服务。

2. 惊喜区域的结果提示我们:医院现代化医疗设备、医院医务人员穿着整洁得体、医院的治疗方案及时、为患方提供了较好的诊疗感知和体验是医院精准化管理覆盖的主要方面,为预防患方产生危害医疗秩序失信行为打下基础,需要继续保持当前的水平。

3. 针对关注区域、医院环境、卫生条件(如清洁的病房、走廊、厕所)提供就诊咨询、导医以及小推车等便民服务、提供健康宣传、服务指南等资料、优先患者的利益、医疗费用收取合理以及各项医疗费用查询透明度等成为患方感知水平低的主要方面。结果提示医院要不断完善基础设施建设,良好的院内环境和完备的设施是患者提高整体感知水平的最直观因素,从入院开始,明亮舒适、干净整洁的诊疗环境能让患者产生愉悦心情,增加医疗费用信息查询的便捷性和透明度,对后续的诊疗和沟通起到重要作用。

4. 针对改进区域中的医院　重视并快速处理患方意见或投诉和医务人员对患者的关心程度两个重点方面亟待整顿和提升,加强制度建设及医德医风管理:首先,医院管理者需要加大对医务人员的思想教育,使医务人员具备良好的医德。其次,医院需要为医务人员制定合理的薪酬和奖金,并针对医务人员收受红包现象制定严厉的惩罚措施。最后,医生也应从患者实际经济情况考虑,结合病情,开具处方,医院要制定严格的规定,对于发生过度医疗等不良行为严厉处罚。只有从管理上严格要求,才能为患者提供更好的服务体验。

## 本章小结

患者期望的服务质量中各维度由高至低排序为:保证性、移情性、响应性、可靠性、经济性、有形性。患者对医疗服务质量中保证性的期望最高,对有形性的期望最低。患者感知的服务质量中各维度由高至低排序为:保证性、可靠性、移情性、有形性、响应性、经济性。患者对医疗服务质量中保证性的感知最高,对经济性的感知最低。Logistic 回归分析显示不同就诊科室,是有形服务质量差距的暴露因素。其中,妇科调查对象有形性服务质量差距是其他科室的 2.213 倍($OR=2.213,95\% \ CI \ 1.183\sim4.138$)。男性参与者的保证服务质量差距是女性参与者的 0.760 倍($OR=0.760,95\% \ CI \ 0.607\sim0.952$)。患者感知的服务质量与期望的服务质量配对 $t$ 检验结果显示存在显著性差异。各维度中患者感知和期望服务质量的差距均为负值,说明患者的感知未达到预期要求,差距最大的是经济性维度,其余依次为响应性、移情性、保证性、可靠性、有形性。象限图分析显示:象限一属于优势区域,共 12 个条目;象限二属于惊喜区域,共 3 个条目;象限三属于关注区域,共 7 个条目;象限四属于改进区域,共 2 个条目。

（刘　欣　马元硕　张亚丰）

# 第十一章　医院工作场所暴力诱发因素研究

医疗工作场所暴力的诱发因素纷繁复杂,无论是宏观层面的社会信任关系的脆弱,还是中观层面医疗机构的管理机制的建设,都需要观测微观层面医患双方的行为和态度。侵略动力理论与侵略模型以及社会冲突理论与应激应变理论在研究医院工作场所暴力诱发因素中起到了理论基础的作用,为更好地研究和解析医院工作场所暴力的诱发因素提供了指导。

## 第一节　研　究　概　况

### 一、研究的意义及价值

医患关系一直以来都是人们关注的热点话题。近年来,医患关系的日趋紧张,在医院这一救死扶伤的神圣殿堂,医院工作场所暴力却在全国各大医院屡屡发生,并且愈演愈烈,这些事件的发生不仅严重威胁着医务工作者的健康和安全,更是对医务人员职业尊严的一种践踏。如果不能很好地解决这一问题,任由这种恶性循环继续下去,不仅会危害医务人员的职业安全,同时也会导致整个社会的健康观陷入病态。在这种形势的驱动下,对严重危害医疗秩序失信行为的诱发因素进行深入的研究显得尤为迫切,也是整个社会亟待解决的重大问题。

暴力伤医事件是危害医疗秩序失信行为中较为严重的一种,本研究以医院工作场所暴力为切入点通过实证调查分析,了解和掌握医院工作场所暴力发生的诱发因素,结合"破窗理论"运用因子分析的方法对暴力行为产生的原因进行深入探讨,为政府及卫生行政部门制定医院工作场所暴力的预防及控制措施提供帮助。

### 二、国外医院工作场所暴力事件诱发因素研究现状

医院工作场所暴力事件的发生已不是某一个国家的个别现象,相关的研究也逐渐开展起来。WHO认为,医院工作场所暴力已成为严重威胁人类健康的全球性公共卫生问题。随着对工作场所暴力的不断关注,各国的研究已不仅仅只停留在对医院工作场所暴力的感知以及对现状的描述,越来越多的学者对此问题进行了更深入的研究和探讨。Gerald和Farrell所作的研究显示,护士的工作环境与暴力发生率密切相关。在工作环境中,护士和患方密切接触,由于护患沟通不畅以及患方对护理工作的某些"刻板印象"等原因,导致患方会向护理人员施行语言或身体暴力。

国际研究发现,医务人员和患者的个人特质,医务人员和患者之间的互动,以及环境特征与患者及其家属的感知是影响暴力发生的重要因素。然而以往的研究中,只有部分在医院环境中描述了这些因素。Sabine Hahn 使用修改后的德语版暴力的调查问卷,并由经验丰富的工作人员参与调查。结果显示,护士在护理焦虑或认知障碍的患者、康复时间长的患者或是对于缺乏正式手续的患者(患者家属)时,暴力发生的风险较高。患者以及家属的暴力似乎是在特定的互动和特殊的情境情况中发生,受附加因素的影响更多。

Desley Hegney 和 Anthony Tuckett 博士对澳大利亚昆士兰护士联盟做了一个调查,采用横断面的研究方法,分析了护理行业工作场所暴力的相关因素。研究结果显示,护理行业工作场所暴力与高工作压力、团队合作和支持性工作有关。通过调查及深入访谈,发现护士的工作场所安全的感知水平越高,遭受工作场所暴力行为越低,他们的工作士气越高。

意大利的一项调查研究也显示,护士大多会遭受患者或其亲属的侵犯("外部"暴力)。心理健康与语言暴力、高工作压力、社会支持低、低组织公正有关,这不仅仅包括护士,同时还包括护理专业的学生。这一结果将护理专业的学生也纳入到了工作场所暴力的受暴者的研究范畴。

Gordon Lee Gillespie 在研究中详细介绍了工作场所暴力的危险因素和保护性策略。患者及来访者在医疗机构可能产生暴力行为的危险因素包括精神健康疾病、药物或酒精的使用、拥有武器等。医护人员自身存在的危险因素包括性别、年龄、工作年限、工作时间、婚姻状况和以前工作场所的暴力培训。设施和环境危险因素包括日间和安全摄像机的设置。工作场所暴力的防护策略包括携带电话、实行自卫、制止肇事者不再实施暴力、自我和社会的支持、限制潜在的暴力或已知的肇事者。

医护人员遭受暴力已经成为较为常见的现象。建设工作场所安全文化,为医护工作者提供一个安全的工作环境,已经成为许多学者研究的课题。比如澳大利亚、英国和美国已经采取了零容忍政策。护士有权获得安全的工作场所,职业健康和安全法规已在许多国家实施。又有研究学者提出,识别促发因素是防范医院工作场所暴力发生的有效途径之一,如等待时间长、酒精和药物滥用、对防暴的培训等。

### 三、国内医院工作场所暴力事件诱发因素研究现状

关于医院工作场所暴力事件的报道较为常见,这不仅反映出医患关系的紧张,同时也反映出现有政策制度对于医院工作场所暴力事件治理的不足。医院工作场所暴力为何如此频发,对于其发生发展的关键因素亟待识别。因此我国有越来越多的学者关注对医院工作场所暴力诱发因素的研究。

廖耀玲在研究中把医院工作场所暴力分为医疗暴力和护理暴力。她将护理暴力的诱发因素分为护理人员因素、患者因素、医院环境因素和社会环境因素。在护理人员因素中,医护人员的服务意识和与患者的沟通技巧不足是造成暴力发生的一大诱因,其次就是医护人员未能满足患者或家属的要求。此外,患者及患者家属的就医观念也是造成医院工作场所暴力行为发生的原因之一。

张承翎、葛向煜在相关研究中指出,急诊室暴力行为的发生原因有五个方面:分别是急诊室的工作性质、急诊室的工作环境、患者因素、护理人员自身因素以及社会环境。其中医护人员自身因素包括缺乏识别和预防暴力的培训。研究指出我国的护理教育是以医学基础理论和临床护理为主,医学生在学校甚至在岗前培训时,没有接受过专门的防暴知识和技能的培训,所以往往忽视了自身的安全。在社会环境中当医患双方发生纠纷时,由于社会普遍认为患者是弱势群体,所以往往同情弱者,使医院陷入被动,损坏了医院的声誉。

国内学者对深圳市的医院进行调查,其研究结果显示在医院工作场所暴力的发生原因方面,31.9% 医院工作场所暴力事件是由于患者死亡直接引发的。研究提出传媒的负面导向、患者对医疗服务不满、发生医疗事故为主要原因,其次是医疗费用高、患者病情无好转或自认为无好转、医务人员自身素质和没有满足施暴者的要求,此外医院环境不良也是导致暴力事件的原因之一。

崔志强等人在研究中将医疗纠纷若干因素分为可控因素、不可控因素和可调节因素。具体到每一起医疗纠纷的产生发展过程又分为始发原因和诱发原因。其中始发原因多指医疗行为差错,例如:技术

操作失误、误诊、误治等客观因素；诱发原因则多为服务意识差、缺乏责任心和不落实规章制度等主观因素。基于对医疗纠纷的相关因素分析，他提出预防医疗纠纷要尽量控制始发因素，避免诱发因素，强化可控因素管理，积极干预可调节因素，建立不可控因素发生的应急预案，在不同环节采取不同的前瞻性预防措施。

《医院场所暴力伤医情况调研报告》中指出，我国医院工作场所暴力的产生与患者对治疗效果的高期待、医患之间缺乏沟通、医疗费用较高和医务人员的服务态度差等方面有着直接关系，其中前三个因素是主要原因。此外，我国医院工作场所暴力的产生还有更深层次的原因，例如社会公众对医务人员信任感的缺失、医保制度不健全、医疗信息不对称、部分媒体的不良导向等。

还有一些学者认为医院工作场所暴力的发生与卫生费用投入不足有关。另外，造成医院工作场所暴力的一些社会因素也不容忽视，如一些媒体在不明事实的情况下对医院及医护人员的不公正的报道、公众对医学知识的了解有限、患者对治疗效果抱有不切实际的期望等，都有可能引发医院工作场所暴力。为了了解我国医院工作场所暴力发生的深层原因，我们还需要作进一步的调查与分析。

## 四、研究方法

### (一) 文献研究法

通过图书馆网络查询相关文献，检索的数据库主要有 PubMed、CNKI、万方和维普等数据库。了解国内外对医院工作场所暴力事件研究的进展、影响因素及对医生和护士的影响等，为课题的研究奠定基础。

### (二) 问卷调查法

通过文献研究自制调查问卷。该问卷包括医务人员版和患者版。根据调查对象的身份、角度不同，两版问卷的个别选项有所差异。调查问卷包括调查对象的人口学特征以及引发医院场所暴力事件的诱发因素，采用李克特 5 级量表对诱发因素条目进行评分。经预调查检验，问卷具有良好的信度、效度。

### (三) 专题小组讨论法

课题组内所有成员展开讨论，主要针对调查问卷的设计与开发阶段，成员提出意见或想法，课题组再对新提出的意见或想法进行讨论，使得问卷得到进一步完善。

### (四) 专家咨询法

选择卫生管理领域专家，医院管理专家和卫生行政部门专家，通过专家对其研究领域的熟知与把握，对诱发因素展开征询。该方法在本研究中主要用于医院工作场所暴力诱发因素的修改与最终确定。

### (五) 数据处理方法

将收集到的数据录入到 EpiData 3.1 建立数据库，运用 SPSS 24.0 软件对数据进行描述性统计分析，运用探索性因子分析确定医务人员及患者的诱发因素。

# 第二节　大型综合医院工作场所暴力诱发因素

本节通过实证调查，了解和掌握医院工作场所暴力发生的相关因素，运用因子分析的方法对暴力行为产生的诱因进行深入探讨。

## 一、资料来源与研究对象

### (一) 资料来源

2016—2017 年，采用立意抽样方法在中国东、中、西部地区的 16 个省抽取 41 所大型综合医院，由研究人员进行现场问卷调查，每所医院调查 28 名医务人员，共发放 1 148 份问卷，回收有效问卷 1 062 份，有效率为 92.51%。同时对暴力伤医事件高发科室进行患者视角下诱发因素的调查,发放患方问卷 1 148 份,回收有效问卷 1 049 份,有效率为 91.38%。

（二）研究对象

诱发因素调查对象分为两部分,第一部分是医务人员(医院工作场所暴力高发科室的主任、护士长、医院负责医疗纠纷的管理人员等)。第二部分是患方人员(医院工作场所暴力高发科室住院及门诊患者或患者家属)。

## 二、调查对象的基本信息

### （一）医务人员

本次调查医务人员 1 062 人。其中受访者女性较多(66.9%),年龄 ≤30 岁和>30~40 岁的人分别占32.0% 和 30.9%,在被调查的医务人员中本科学历占 59.5%,具体情况见表 11-1。

表 11-1　医务人员基本情况

| 变量 | 例数 / 人 | 百分比 /% |
| --- | --- | --- |
| 性别 | | |
| 男 | 351 | 33.10 |
| 女 | 711 | 66.90 |
| 年龄 | | |
| ≤30 岁 | 340 | 32.00 |
| >30~40 岁 | 328 | 30.90 |
| >40~50 岁 | 287 | 27.00 |
| >50~60 岁 | 103 | 9.70 |
| >60 岁 | 4 | 0.40 |
| 受教育程度 | | |
| 本科以下 | 155 | 14.60 |
| 本科 | 632 | 59.50 |
| 硕士 | 249 | 23.40 |
| 博士 | 26 | 2.40 |
| 职务 | | |
| 主任 | 101 | 9.50 |
| 护士长 | 64 | 6.00 |
| 科长 | 119 | 11.20 |
| 科员 | 737 | 69.40 |
| 主管领导 | 41 | 3.90 |
| 月平均收入 / 元 | | |
| 1 000~<3 000 | 302 | 28.40 |
| 3 000~<5 000 | 548 | 51.60 |
| 5 000~<10 000 | 197 | 18.50 |
| ≥10 000 | 15 | 1.40 |

续表

| 变量 | 例数/人 | 百分比/% |
|------|---------|----------|
| 月收入满意度 | | |
| 非常满意 | 43 | 4.00 |
| 满意 | 251 | 23.60 |
| 一般 | 461 | 43.40 |
| 不满意 | 220 | 20.70 |
| 非常不满意 | 87 | 8.20 |

### (二) 患方人员

本次调查 1 049 名患方人员,女性 588 名(56.1%)、男性 461 名(43.9%),其中患方人员初中学历占 40.8%,高中学历占 34.2%,月平均收入在 1 000~<3 000 元占 47.3%,在被调查的患者当中大部分参加了医疗保险,只有 4.9% 的人选择了其他的付费方式,患者具体情况见表 11-2。

表 11-2　患方人员基本情况

| 变量 | 例数/人 | 百分比/% |
|------|---------|----------|
| 性别 | | |
| 男 | 461 | 43.95 |
| 女 | 588 | 56.05 |
| 受教育程度 | | |
| 初中及以下 | 428 | 40.80 |
| 中专、高中 | 359 | 34.20 |
| 大专、本科 | 243 | 23.20 |
| 硕士及以上 | 19 | 1.80 |
| 月平均收入/元 | | |
| <1 000 | 212 | 20.20 |
| 1 000~<3 000 | 496 | 47.30 |
| 3 000~<5 000 | 254 | 24.20 |
| 5 000~<8 000 | 60 | 5.70 |
| ≥8 000 | 27 | 2.60 |
| 主要付费方式 | | |
| 完全自费 | 215 | 20.50 |
| 城镇职工基本医疗保险 | 333 | 31.70 |
| 城镇居民基本医疗保险 | 191 | 18.20 |
| 新农合 | 237 | 22.60 |
| 商业保险 | 22 | 2.10 |
| 其他 | 51 | 4.90 |

### 三、医务人员视角下医院工作场所暴力诱发因素因子分析

对 1 062 名医务人员医院工作场所暴力诱发因素问卷调查数据采用主成分分析法,经过最大正交旋转,特征根在 1 以上,因子负荷大于 0.4 的进行提取。结果显示 KMO 值为 0.918,大于 0.7,Bartlett 球形度检验的 $\chi^2$ 值为 18 163.590,自由度值是 435,$P < 0.001$,表明调查问卷结构效度良好,适合做因子分析(表 11-3)。最大限度正交旋转后确定因子数目为 5,累积方差贡献率为 63.002%,由此认为问卷结构效度良好(表 11-4)。

表 11-3　KMO 和 Bartlett 检验

| 取样足够度的 KMO 度量 | | 0.918 |
| --- | --- | --- |
| Bartlett 球形度检验 | 近似 $\chi^2$ 检验 | 18 163.590 |
| | df | 435 |
| | Sig. | <0.001 |

表 11-4　解释的总方差

| 成分 | 合计 | 初始特征值 /% | | | 提取平方和载入 /% | | | 旋转平方和载入 /% | |
| --- | --- | --- | --- | --- | --- | --- | --- | --- | --- |
| | | 方差 | 累积 | 合计 | 方差 | 累积 | 合计 | 方差 | 累积 |
| 1 | 8.102 | 27.006 | 27.006 | 8.102 | 27.006 | 27.006 | 5.542 | 18.473 | 18.473 |
| 2 | 5.960 | 19.866 | 46.872 | 5.960 | 19.866 | 46.872 | 4.854 | 16.180 | 34.653 |
| 3 | 1.980 | 6.601 | 53.473 | 1.980 | 6.601 | 53.473 | 3.486 | 11.621 | 46.275 |
| 4 | 1.571 | 5.236 | 58.709 | 1.571 | 5.236 | 58.709 | 2.788 | 9.293 | 55.567 |
| 5 | 1.288 | 4.294 | 63.002 | 1.288 | 4.294 | 63.002 | 2.231 | 7.435 | 63.002 |
| 6 | 0.932 | 3.107 | 66.109 | | | | | | |
| 7 | 0.813 | 2.711 | 68.820 | | | | | | |
| 8 | 0.779 | 2.597 | 71.418 | | | | | | |
| 9 | 0.684 | 2.281 | 73.699 | | | | | | |
| 10 | 0.622 | 2.074 | 75.773 | | | | | | |
| 11 | 0.581 | 1.936 | 77.709 | | | | | | |
| 12 | 0.556 | 1.854 | 79.563 | | | | | | |
| 13 | 0.508 | 1.693 | 81.255 | | | | | | |
| 14 | 0.484 | 1.613 | 82.868 | | | | | | |
| 15 | 0.458 | 1.527 | 84.396 | | | | | | |
| 16 | 0.448 | 1.493 | 85.888 | | | | | | |
| 17 | 0.412 | 1.374 | 87.263 | | | | | | |
| 18 | 0.388 | 1.293 | 88.555 | | | | | | |
| 19 | 0.377 | 1.256 | 89.811 | | | | | | |
| 20 | 0.342 | 1.139 | 90.950 | | | | | | |
| 21 | 0.332 | 1.108 | 92.058 | | | | | | |
| 22 | 0.321 | 1.069 | 93.127 | | | | | | |

续表

| 成分 | 合计 | 初始特征值 /% | | | 提取平方和载入 /% | | | 旋转平方和载入 /% | | |
|---|---|---|---|---|---|---|---|---|---|---|
| | | 方差 | 累积 | 合计 | 方差 | 累积 | 合计 | 方差 | 累积 | |
| 23 | 0.314 | 1.045 | 94.172 | | | | | | | |
| 24 | 0.295 | 0.984 | 95.156 | | | | | | | |
| 25 | 0.284 | 0.947 | 96.103 | | | | | | | |
| 26 | 0.273 | 0.910 | 97.014 | | | | | | | |
| 27 | 0.250 | 0.834 | 97.848 | | | | | | | |
| 28 | 0.237 | 0.790 | 98.638 | | | | | | | |
| 29 | 0.217 | 0.724 | 99.362 | | | | | | | |
| 30 | 0.191 | 0.638 | 100.00 | | | | | | | |

按以下标准剔除公因子要素:因子负荷小于 0.4;在多个因子上出现负荷较高,但因子内包含项目数少于 3。筛选后得到正交旋转矩阵,具体情况如表 11-5 所示。从表 11-5 可知:30 个观测变量归为 5 个公因子。$F_1$ 包括 A18~A27,10 个观测变量;$F_2$ 包括 A2~A8,7 个观测变量;$F_3$ 包括 A32、A33、A34、A35、A37,5 个观测变量;$F_4$ 包括 A9、A10、A11、A12、A14,5 个观测变量;$F_5$ 包括 A15~A17,3 个观测变量;课题组全体成员进行多次讨论,对 5 个公因子进行了命名,分别命名为:$F_1$ 为"患方因素"、$F_2$ 为"医方因素"、$F_3$ 为"政策因素"、$F_4$ 为"医院环境因素"和 $F_5$ 为"客观条件因素"。

表 11-5 旋转成分矩阵

| | $F_1$ | $F_2$ | $F_3$ | $F_4$ | $F_5$ |
|---|---|---|---|---|---|
| A22 患者对医院规章制度不理解而迁怒医护人员 | 0.831 | | | | |
| A23 患者将在医院其他地方受到的委屈发泄于医护人员 | 0.812 | | | | |
| A21 患者因疾病本身及其他方面的压力而烦躁易怒 | 0.782 | | | | |
| A20 患者个性偏激易怒 | 0.768 | | | | |
| A26 患者及其家属对医院暴力事件的从众心理 | 0.704 | | | | |
| A27 受同病区发生医疗纠纷或暴力事件的影响 | 0.686 | | | | |
| A19 患者对医疗效果期望值过高 | 0.647 | | | | |
| A24 患者缺乏通过法律途径解决医疗差错或事故的观念 | 0.643 | | | | |
| A18 患者对医务人员的理解程度不够 | 0.614 | | | | |
| A25 患者追究经济赔偿 | 0.589 | | | | |
| A5 医护人员沟通技巧欠佳 | | 0.848 | | | |
| A6 医护人员服务态度简单生硬 | | 0.837 | | | |
| A4 医护人员对医疗服务信息解释不够 | | 0.812 | | | |
| A3 医护人员的技术水平不高 | | 0.762 | | | |
| A8 医护人员主观服务意识不强 | | 0.760 | | | |
| A7 医护人员对其隐私保护工作不到位 | | 0.705 | | | |
| A2 医生用药不规范 | | 0.684 | | | |
| A34 现行医疗体制不完善 | | | 0.842 | | |
| A33 卫生资源稀缺 | | | 0.803 | | |
| A32 政府卫生费用投入不足 | | | 0.768 | | |

续表

| | $F_1$ | $F_2$ | $F_3$ | $F_4$ | $F_5$ |
|---|---|---|---|---|---|
| A35 处理医疗纠纷的相关法律法规不完善 | | | 0.728 | | |
| A37 分级诊疗制度不健全 | | | 0.649 | | |
| A11 就医环境比较嘈杂 | | | | 0.808 | |
| A10 医院科室布局不合理 | | | | 0.762 | |
| A12 就医流程比较烦琐 | | | | 0.690 | |
| A9 医疗环境设施配备不完善 | | | | 0.603 | |
| A14 诊疗时间较短 | | | | 0.505 | |
| A17 治疗的效果未达到预期 | | | | | 0.764 |
| A15 患者发生并发症或药物不良反应 | | | | | 0.731 |
| A16 患者病情复杂 | | | | | 0.640 |

## 四、患者视角下医院工作场所暴力诱发因素因子分析

对 1 049 名患方人员医院工作场所暴力诱发因素问卷调查数据采用主成分分析法,经过最大正交旋转,特征根在 1 以上,因子负荷大于 0.40 的进行提取。结果显示 KMO 值为 0.956,大于 0.7,Bartlett 球形度检验的 $\chi^2$ 值为 26 951.220,自由度值是 496,$P<0.001$,表明调查问卷结构效度良好,适合做因子分析(表11-6)。最大限度正交旋转后确定因子数目为 3,累积方差贡献率为 64.002%,由此认为问卷结构效度良好(表 11-7)。

表 11-6　KMO 和 Bartlett 的检验

| 取样足够度的 KMO 度量 | | 0.956 |
|---|---|---|
| Bartlett 球形度检验 | 近似 $\chi^2$ 检验 | 26 951.220 |
| | $df$ | 496 |
| | $Sig.$ | <0.001 |

表 11-7　解释的总方差

| 成分 | 合计 | 初始特征值 /% | | 提取平方和载入 /% | | | 旋转平方和载入 /% | | |
|---|---|---|---|---|---|---|---|---|---|
| | | 方差 | 累积 | 合计 | 方差 | 累积 | 合计 | 方差 | 累积 |
| 1 | 12.953 | 40.480 | 40.480 | 12.953 | 40.480 | 40.480 | 8.818 | 27.556 | 27.556 |
| 2 | 5.829 | 18.216 | 58.696 | 58.29 | 18.216 | 58.696 | 6.420 | 20.061 | 47.617 |
| 3 | 1.698 | 5.306 | 64.002 | 1.698 | 5.306 | 64.002 | 5.243 | 16.385 | 64.002 |
| 4 | 0.956 | 2.987 | 66.988 | | | | | | |
| 5 | 0.923 | 2.883 | 69.871 | | | | | | |
| 6 | 0.759 | 2.373 | 72.244 | | | | | | |
| 7 | 0.741 | 2.317 | 74.561 | | | | | | |
| 8 | 0.662 | 2.068 | 76.629 | | | | | | |
| 9 | 0.569 | 1.777 | 78.406 | | | | | | |
| 10 | 0.519 | 1.623 | 80.029 | | | | | | |

续表

| 成分 | 合计 | 初始特征值 /% | | 提取平方和载入 /% | | | 旋转平方和载入 /% | | |
|---|---|---|---|---|---|---|---|---|---|
| | | 方差 | 累积 | 合计 | 方差 | 累积 | 合计 | 方差 | 累积 |
| 11 | 0.486 | 1.517 | 81.547 | | | | | | |
| 12 | 0.442 | 1.381 | 82.928 | | | | | | |
| 13 | 0.427 | 1.334 | 84.262 | | | | | | |
| 14 | 0.423 | 1.322 | 85.584 | | | | | | |
| 15 | 0.391 | 1.223 | 86.807 | | | | | | |
| 16 | 0.370 | 1.155 | 87.962 | | | | | | |
| 17 | 0.353 | 1.104 | 89.067 | | | | | | |
| 18 | 0.334 | 1.043 | 90.110 | | | | | | |
| 19 | 0.317 | 0.990 | 91.100 | | | | | | |
| 20 | 0.300 | 0.938 | 92.037 | | | | | | |
| 21 | 0.292 | 0.912 | 92.949 | | | | | | |
| 22 | 0.270 | 0.843 | 93.792 | | | | | | |
| 23 | 0.259 | 0.810 | 94.602 | | | | | | |
| 24 | 0.235 | 0.733 | 95.335 | | | | | | |
| 25 | 0.277 | 0.711 | 96.045 | | | | | | |
| 26 | 0.217 | 0.679 | 96.724 | | | | | | |
| 27 | 0.198 | 0.618 | 97.342 | | | | | | |
| 28 | 0.194 | 0.605 | 97.947 | | | | | | |
| 29 | 0.177 | 0.554 | 98.501 | | | | | | |
| 30 | 0.172 | 0.537 | 99.038 | | | | | | |
| 31 | 0.159 | 0.497 | 99.535 | | | | | | |
| 32 | 0.149 | 0.465 | 100.00 | | | | | | |

将诱发因素的 39 个条目进行筛选, 去除公因子标准: 方差小于 0.4 的因素; 在多个因子上出现负荷较高, 但因子内包含项目数少于 3 个。分别剔除"医院科室布局不合理""就医流程比较烦琐""候诊时间过长""患者个性偏激易怒""患者因疾病本身及其他方面的压力而烦恼易怒""患者对医院规章制度不理解"和"以往医院暴力事件肇事者未收到相应处罚"这 7 个条目, 这 7 个条目中在 2 个因子上出现的负荷较高, 所以将其剔除。将其余 32 个条目令特征根大于 1, 进行最大变异法正交旋转, 共提取 3 个因子, 累计方差贡献率为 64.002%, 如表 11-8 所示:

表 11-8 旋转成分矩阵

| | $F_1$ | $F_2$ | $F_3$ |
|---|---|---|---|
| A5 医护人员沟通技巧欠佳 | 0.867 | | |
| A6 医护人员服务态度简单生硬 | 0.866 | | |
| A7 医护人员对其隐私保护工作不到位 | 0.853 | | |
| A8 医护人员主观服务意识不强 | 0.851 | | |

| | $F_1$ | $F_2$ | $F_3$ |
|---|---|---|---|
| A4 医护人员对医疗服务信息解释不够 | 0.850 | | |
| A3 医护人员的技术水平不高 | 0.822 | | |
| A15 患者发生并发症或药物不良反应 | 0.793 | | |
| A17 治疗的效果未达到预期 | 0.787 | | |
| A2 医生用药不规范 | 0.774 | | |
| A14 诊疗时间较短 | 0.694 | | |
| A9 医疗环境设施配备不完善 | 0.662 | | |
| A16 患者病情复杂 | 0.630 | | |
| A11 就医环境比较嘈杂 | 0.581 | | |
| A18 患者对医务人员的理解程度不够 | 0.561 | | |
| A1 医疗费用过高,个人难以承受 | 0.447 | | |
| A26 患者及其家属对医院暴力事件的从众心理 | | 0.827 | |
| A23 患者将在医院其他地方受到的委屈发泄于医护人员 | | 0.784 | |
| A27 受同病区发生医疗纠纷或暴力事件的影响 | | 0.774 | |
| A30 社会不良因素 | | 0.761 | |
| A25 患者追究经济赔偿 | | 0.726 | |
| A24 患者缺乏通过法律途径解决医疗差错或事故的观念 | | 0.725 | |
| A28 公众对于医疗行业的认同和评价不高 | | 0.702 | |
| A31 媒体及舆论不良导向 | | 0.701 | |
| A29 公众对于医学的认知程度不够 | | 0.693 | |
| A19 患者对医疗效果期望值过高 | | 0.435 | |
| A34 现行医疗体制不完善 | | | 0.784 |
| A33 卫生资源稀缺 | | | 0.772 |
| A39 医保报销比例不高 | | | 0.761 |
| A35 处理医疗纠纷的相关法律法规不完善 | | | 0.759 |
| A38 医保覆盖面不健全 | | | 0.739 |
| A32 政府卫生费用投入不足 | | | 0.725 |
| A37 分级诊疗制度不健全 | | | 0.668 |

　　从表 11-8 可知:32 个观测归为 3 个公因子。$F_1$ 包含 15 个观测变量;$F_2$ 包含 10 个观测变量;$F_3$ 包含 7 个观测变量。根据课题组全体成员进行讨论,将 3 个公因子进行命名。$F_1$ 为"医护人员因素"、$F_2$ 为"患方因素"、$F_3$ 为"政府因素"。

　　根据以上研究结果制成公因子命名修改意见表,公因子要素修改意见表,由资深公共卫生领域专家和行政管理者对该初始公因子进行两轮探讨并总结,最终对患者诱发因素做出以下修改。

　　在第一轮咨询,将"医护人员因素"修改为"医方因素";"患者因素"修改为"患方因素";第二轮咨询,将"患者对医护人员的理解程度不够""政府因素"修改为"社会和政府因素"。"医疗费用过高,个人难以承受"纳入"患方因素"维度;"社会不良因素""公众对于医疗行业的认同和评价不高""公众对于医学的认知程度不够""媒体及舆论不良导向"纳入"社会和政府因素"维度。

### 五、医院工作场所暴力诱发因素公因子权重的计算

**1. 医务人员角度诱发因素公因子权重的计算** 基于因子载荷矩阵,利用 SPSS 24.0 软件中的回归分析法求得因子得分系数,根据主成分系数矩阵和标化后的各变量观测值计算出 5 类因子的得分;再根据各因子对应的方差贡献率进行加权汇总,得出综合得分的评价公式:

$$F=(0.270F_1+0.199F_2+0.066F_3+0.052F_4+0.043F_5)/0.630$$

指标权重 = 综合得分 / 模型系数。最终得出各公因子的权重系数 $F_1 \sim F_5$ 分别为 0.450 2、0.215 5、0.188 4、0.073 4、0.072 5。

**2. 患者角度诱发因素公因子权重的计算** 根据统计软件计算得出 $F_1 \sim F_3$ 的累计方差贡献率为 64.002%,与上述医务人员数据分析计算方法相同。最终得出各公因子的权重系数 $F_1 \sim F_3$ 分别为 0.602 7、0.160 9、0.236 4。

**3. 医院工作场所暴力诱发因素的比较与排序** 根据以上分析结果,对医院工作场所暴力诱发因素按照权重指标进行排序。结果显示医务人员视角下引发医院工作场所暴力事件的首要诱发因素为"医方因素",排在第二位是"患方因素";患者视角下引发医院工作场所暴力事件的首要诱发因素为"医方因素",排在第二位和第三位的是"社会和政府因素"和"患方因素",具体详情见表 11-9。

表 11-9 医患双方诱发因素各指标权重及排序

| 因子 | 医务人员 | | 患方 | |
| :---: | :---: | :---: | :---: | :---: |
| | 因素 | 权重 /% | 因素 | 权重 /% |
| 1 | 医方因素 | 45.02 | 医方因素 | 60.27 |
| 2 | 患方因素 | 21.55 | 社会和政府因素 | 23.64 |
| 3 | 医院环境因素 | 18.84 | 患方因素 | 16.09 |
| 4 | 客观条件因素 | 7.34 | | |
| 5 | 政策因素 | 7.25 | | |

## 第三节 基于"破窗理论"的医院工作场所暴力诱发因素透视

### 一、破窗理论的概述

#### (一)破窗理论的提出

"破窗理论"又称"破窗效应",是一种社会心理学效应。美国斯坦福大学的心理学家曾做了一个试验:他将两辆一模一样的汽车分别放在两个社区,一个放在了治安较好的中产阶级社区,另一个放在了环境比较杂乱的布朗科斯社区,结果停在布朗科斯社区的车在一天中便被偷走了,而停在中产阶级社区的那辆车过了一周依然完好无损。后来这名心理学家用锤子把那辆车完好无损的车窗敲碎,结果仅过了几个小时这辆车也被偷走了。在这个试验的基础上,政治学家威尔逊和犯罪学家凯琳于 1982 年在大西洋月刊杂志上发表了一篇题为《"破窗"——警察与邻里安全》的文章,首次提出了"破窗理论"这一概念。主要说明如果有人将一个建筑物的玻璃打碎了,而这扇窗户没有被及时的修补,其他人就可能在这件事情上受到某种暗示性的纵容,去破坏更多的玻璃,最终就会使犯罪在这种麻木不仁的氛围中滋生。

### (二) 破窗理论内涵

根据该理论的不断发展,研究者认为其内涵应主要包括以下几个方面:首先,要有良好、有序的外在环境,这样可以有效防止"破窗"问题的出现;其次,对于已经出现的"破窗"要进行及时、准确、有效的修补,不然将可能造成更为严重的损失;此外,为防患于未然也要建立健全相应的危机管理制度,以避免"破窗"的出现。"破窗理论"启示我们:人的行为和环境均具有强烈的暗示性和诱导性,不能够忽视细节对事件结果的重要作用。该理论的价值在于提示相关机构或执法部门,要重视并注意改善有可能滋生犯罪的外部环境,通过及时的切断某种特定环境与某些犯罪之间的密切关系,来控制犯罪行为的发生。

医院环境包括两大类:一类是医院的物理环境,也可指硬件环境,例如就医环境是否舒适、安全,所拥有的仪器、设施是否完善等;另一类则是医院的社会环境,或称软环境,例如人际关系(护患关系、病友关系、群体关系)和医院规范(耐心解释,取得理解;满足患者需求、尊重探视人员;提供有关信息与健康教育等)。

破窗理论在医院管理中可以指导管理者及时发现医院环境内的"第一扇破窗",并采取相应的措施及时对其进行修补,进而为公众提供一个安全有序的就医环境。基于破窗理论的指导思想,我们将从医院环境和社会大环境中来寻找导致或可能导致医院工作场所暴力发生的具有强烈暗示性和诱导性的因素。当然,医院工作场所暴力的产生是一个复杂的社会现象,我们不仅要从环境的角度分析还要结合施暴者的心理特征及动机等因素进行研究。通过将这些因素进行归纳总结,及时发现医疗体系或医院管理中存在的"破窗"并提出相应的修补对策,以便预防暴力行为的发生。

## 二、医务人员的沟通能力和服务态度诱发医院工作场所暴力"破窗"

结果显示医务人员视角下"医方因素"的权重排在首位。该公因子共有7个指标,其中指标"医护人员沟通技巧欠缺""医护人员服务态度简单生硬""医护人员对其隐私保护工作不到位""医护人员主观服务意识不强"得分最高。以上4个指标在该项公因子中所占比重较大。

调查发现,大多数患者将医院工作场所暴力事件的发生归咎为医务人员的责任。一些患者认为部分医务人员的专业水平有限,或是因为患者量大,诊疗时间有限,在患者就医过程中对医疗服务信息解释不够,不能满足患者对疾病或治疗方法的认知需求,使患者对医务人员专业水平及工作态度产生疑问,导致个别患者认为医务人员缺少耐心,不愿与其进行过多的疾病信息以及治疗信息的解释,因此对医务人员的信任感降低,进而引发言语或躯体暴力行为。其次,这与医务人员的服务质量有着直接的关系。一些医务人员由于医院的患者量较大,工作压力的增加,与患者进行沟通方式过于简单,对患者缺少人文关怀,亦不能够对患者或患者家属的诉求进行耐心倾听,导致冲突的发生。有效倾听是国外学者在1989年提出的概念,倾听不止用"耳朵"在听,更要用心和脑来听,去发现倾诉者语言中隐含的信息。有效倾听是医务人员需要掌握的一个基本技能,并且是与患者沟通交流的一个重要因素。医生要从患者角度出发来看待问题,理解患者的情绪与感受并用适当的语言表达出来,才能达到与患者之间的有效沟通。但在实际临床工作中,医护人员由于繁重的工作压力,患者或患者家属的诉求并不能引起医务人员足够的重视与理解,造成患者及患者家属的不满,引发医患纠纷,导致医院工作场所暴力事件的发生。

另外,数据结果显示,患方角度将"治疗效果未达到预期"以及"患者发生并发症"归为"医方因素",而医务人员认为这两项指标是"客观条件因素"。由此可以看出,患者乃至公众不能够很好的认识到医疗行业存在的特殊性,"药到病除"的传统观念依然束缚着公众对医学知识的认知,这种对医学认知的偏差往往也是暴力发生的潜在因素。

## 三、患者的个性特征及就医观念引发医院工作场所暴力"破窗"

结果显示医务人员视角下"患方因素"为第二位诱发因素。该公因子共有7个指标,其中指标"患者因疾病本身及其他方面的压力而烦躁易怒"因子得分较高;其次是指标"患者个性偏激易怒""患者对医院规章制度不理解而迁怒于医护人员""患者在医院其他地方受到的委屈发泄于医护人员"。以上 4 个指标在该项公因子中所占比重较大,并且这 4 个指标均与患者的个性特征有关。

医院工作场所暴力事件与患者的就医经历有着直接的关系。患者在就医过程中既要承受疾病之苦,又要承受一定的生活压力,极易产生负面情绪,个别患者对压力宣泄方式选择不当,易出现过激行为。同时多数医务人员认为暴力事件的发生与患方人员的个性特征有着直接的关系。在对某儿科护士的访谈中了解到,发生暴力事件的患者家属,因为孩子不能够一次性穿刺成功,而对护士进行辱骂、推搡,甚至大打出手,这类患者家属往往脾气急躁,听不进去劝告。但多数患者还是能够体谅医务人员,能够认识到由于儿童患者的特殊性,一次穿刺失败很正常。

### 四、医院环境、逐利心理等因素诱发医院场所暴力"破窗"

结果分析显示,"医院环境因素"的权重为 18.84%,包括 5 个指标,其中就医流程比较烦琐以及诊疗时间较短在该项公因子中所占比重较大。分级诊疗制度的不健全以及资源分配不合理,使得大医院出现了"小病大治"、人满为患的局面。大医院患者量大,医务人员配比数量有限,必然会致使患者的等待时间过长,医生的诊疗时间缩短,这些会引起患者的焦躁情绪,再加上部分医院投诉机制的不完善,往往忽视了患方的意见或是不能够及时解决患方的投诉,这都可能引发医患冲突。而医院的科室布局、就医环境在该公因子中所占比重相对较小。在调研中发现,大部分医院的科室布局较为合理,特别是部分县级医院由政府拨款新建,环境整洁,基础设施及配套的医疗设备比较完善,但部分年代较早的医院依然存在着科室布局不合理的因素。

无论医方还是患方均认为"患者追究经济赔偿"是诱发医院工作场所暴力的主要因素之一。医务人员认为部分暴力行为是在经济利益的驱使下发生的。在访谈过程中了解到,一些患者在发生医疗纠纷时,不希望走法律程序,为了获取一定的经济利益甚至会雇佣一些职业"医闹",企图从医院获得更多的经济赔偿,而医院方面一般对此事的态度则是低于一定的赔偿标准,则会选择用"私了"的方式解决。这往往助长了"小闹小赔,不闹不赔"的不良从众心理,进而也影响公众对医疗行业的认知和评价,这些都是医院工作场所暴力发生的潜在因素。

### 五、政策制度中的"破窗"因素

结果显示,无论是从医务人员角度还是患者角度,"政策制度因素"都是影响暴力事件发生的重要因素。近年来,相关的政策措施也在逐步出台,例如 2013 年 10 月,国家卫生计生委、公安部联合出台《关于加强医院安全防范系统建设的指导意见》,相关机构如中国医院协会、中国医师协会呼吁对暴力伤医事件"零容忍",再到 2014 年 4 月最高人民法院、最高人民检察院、公安部、司法部、国家卫生计生委联合向社会发布《关于依法惩处涉医违法犯罪维护正常医疗秩序的意见》等。虽然相关的政策逐渐完善,但对暴力伤医事件处理的法律法规依旧不够健全,特别是在 2020 年以前,对医院是否是公共场所的界定模糊,我国《治安管理处罚法》规定的公共场所中没有医院,导致医院工作场所暴力事件发生后,并不能很好的适用相关法律对暴力实施人予以严惩,这直接影响到了对暴力事件的预防和控制。2021 年 6 月起实施的《中华人民共和国基本医疗卫生与健康促进法》第四十六条明确规定,医疗卫生机构执业场所是提供医疗卫生服务的公共场所,任何组织或者个人不得扰乱其秩序。政策法规的不断完善不仅仅能够在医院工作场所暴力发生时,对暴力行为人予以严惩,促进事件的合理解决,也能够通过其对犯罪分子强有力的震慑有效预防医院工作场所暴力事件的发生。

## 本 章 小 结

1. 面对频发的医院工作场所暴力事件,医患双方都认为社会和政府政策因素是导致医院工作场所暴力的诱发因素之一。虽然政府政策在不断完善,但医院工作场所暴力事件仍然以较高的频率发生,有些媒体的负面报道在一定程度上激化了医患矛盾,造成了医院工作场所暴力事件的高发。在未来的一段时间内,制度与法律的完善仍是有效遏制医院工作场所暴力事件的关键。

2. 在医务人员视角下的诱发因素数据分析中,将30个条目分成了5个公因子,分别为"医方因素""患方因素""医院环境因素""客观条件因素"与"政策因素"。而患者视角下的诱发因素数据分析,将32个条目分成了3个公因子,分别为"医方因素""社会和政府因素""患方因素"。对于医患之间共同认为导致医院工作场所暴力的首要原因"医方因素"中,患者将医院环境因素与客观条件导致的医院工作场所暴力都归结于"医方因素",而医务人员视角下的"医方因素",仅仅是医务人员自身的因素。由此可见,医务人员视角下的医院工作场所暴力诱发因素更加多元,对医院工作场所暴力事件的发生有着更加深刻的解读,对引发医院工作场所暴力的诱发因素分析更加细致。深入了解医患双方不同角度下造成诱发因素不同的原因,有针对性的采取措施,对于预防和控制医院工作场所暴力事件的发生尤为关键。

（李　哲　牟荟瞳　高　蕾）

# 第十二章　应对危害医疗秩序失信行为防控措施现状研究

## 第一节　研究概述

### 一、研究价值

在我国,无论政府还是医疗机构都坚定着对于危害医疗秩序失信行为"零容忍"的态度。国家出台一系列法律法规严厉打击医院工作场所暴力、医闹等危害医疗秩序失信行为,并要求医院加强安全防范,全社会各部门配合,医警联动,建立协调机制,提高医务工作者素质等来降低危害医疗秩序失信行为发生的概率。

时至今日,各国针对危害医疗秩序失信行为的应对措施如何,政策执行程度如何,还不是十分清晰。有必要了解国内外对危害医疗秩序失信行为的防控现状,发现其中的优点与不足,为进一步完善相关制度与措施提供借鉴。同时,本章以黑龙江省为例对二、三级医院进行调查,分析该省对危害医疗秩序失信行为所采取的防控措施,为后续制定危害医疗秩序失信行为防控策略提供依据。

### 二、资料来源

#### (一) 国内现场调查资料来源

根据研究目的,2018—2019 年以黑龙江省 54 家二、三级医院中的 14 515 名医护人员和主管医疗纠纷处理的负责人作为调查对象,取得知情同意后,对严重危害医疗秩序失信行为现状进行问卷调查,以医疗纠纷(或医院工作场所暴力)事件发生前、事件发生时、事件结束后划分时间节点,分别对这三个时间节点医院所采取的事前预防措施、事中保护措施以及事后处理措施进行现场调查和深度访谈。

#### (二) 国外危害医疗秩序失信行为防控措施资料来源

采用二手资料,通过文献搜集发达国家预防和控制医疗纠纷以及医院工作场所暴力的相关措施,进行分析、汇总、概述总结。

### 三、研究方法

#### (一) 文献研究法

以"医院工作场所暴力""医院暴力""医疗纠纷""防护措施"等作为关键词,使用中国知网、万方数据库、维普数据库、PubMed 等中英文数据库进行文献检索,收集国外严重危害医疗秩序失信行为的防控措施,为本研究奠定文献基础。

(二)问卷调查法

**1. 问卷设计**　在文献研究的基础上自行设计调查问卷,问卷初稿设计完成后进行了专家咨询,根据咨询意见对问卷进行进一步的修改与完善。而后选取哈尔滨市 2 家二级医院、2 家三级医院进行预调查,预调查结果显示该问卷信度、效度良好。

**2. 数据收集**　课题组进行现场调查前,编写了调查手册,确定了统一的调查标准,按照调查手册的要求对调查人员进行培训,并与医院主管医疗纠纷处理的负责人和医务人员沟通协调取得其知情同意后再进行问卷调查。在填写问卷之前,调查人员向被调查对象表明身份、说明来意,并采用匿名的方式开展调查。目的是消除被调查对象的顾虑和戒心,使其认真填写问卷,获得更加真实、有效和完整的数据。

(三)访谈法

选择黑龙江省医院管理领域的专家 15 人,按照自制访谈提纲,对危害医疗秩序失信行为现状,危害医疗秩序失信行为的事前预防措施、事中保护措施、事后处理措施,国家改善医患矛盾的政策等展开深度访谈。

(四)数据处理方法

利用 EpiData 3.1 录入数据并建立数据库,运用 SPSS 24.0 软件对数据进行描述性统计分析,描述危害医疗秩序失信行为防控措施的现状。

# 第二节　我国严重危害医疗秩序失信行为防控现状

严重危害医疗秩序失信行为事件的频发,对我国卫生事业的健康发展产生了很大的负面影响。了解我国危害医疗秩序失信行为防控现状,分析其中的优点与不足,对危害医疗秩序失信行为的防控具有重要意义。本节以黑龙江省为例,对中国公立医院防控危害医疗秩序失信行为现状进行调查分析,以期为后续防控政策和建议的提出奠定基础。

## 一、医院应对危害医疗秩序失信行为机构设置

经调查发现,54 家医院中,45 家由医务科来处理危害医疗秩序失信行为,占比 83.30%;有 5 家医院专门设置了医疗纠纷办公室,占比 9.26%;而有 3 家医院利用其他部门来处理此类事件,仅有 1 家医院尚无专门部门来处理此类事件,详见表 12-1。

表 12-1　医院设置处理危害医疗秩序失信行为的部门情况($n$=54 个)

| 处理医疗纠纷部门 | 数量 / 个 | 百分比 /% |
|---|---|---|
| 医务科 | 45 | 83.33 |
| 医疗纠纷办公室 | 5 | 9.26 |
| 其他部门 | 3 | 5.56 |
| 无 | 1 | 1.85 |

## 二、应对危害医疗秩序失信行为所采取的措施

### (一)事前防控措施

根据调查结果,我们发现在事前预防措施方面,被调查的研究对象中所有的二、三级医院能够做到"以病人为中心"并且重视医德医风建设、服务水平提升和医患沟通;在执行医院相关制度方面,比如实行探视制度、粘贴投诉渠道示意图、医疗文书质量控制、电子监控设备保持正常使用等,三级医院优于二级医院;三级医院和二级医院都不是很重视定期邀请心理医生对医务人员进行情绪疏导,能够定期邀请心理医生的医院均低于40%,详见表12-2。

本次调查结果表明,医院对本院职工在医患沟通培训、法律知识培训和医疗纠纷事件培训等工作开展情况一般,所有医院经常开展相关培训的频率均低于75%;被调查医院在对待医疗纠纷苗头事件的重视程度方面有细微差异,72.2%的三级医院和63.9%的二级医院特别重视该类事件的苗头;被调查医院的科室与保卫部门联系比较紧密,其频率均高于90.0%。

二级医院和三级医院相比,在对待投诉患者及其家属的态度以及对医院人员培训的考核方面应加强。二级医院、三级医院相关人员对医疗安全不良事件报告制度的执行力度中评价为"好"的频率都未达到90.0%。

表 12-2 事前预防措施情况

| 项目 | 三级医院(N=18 所) | | 二级医院(N=36 所) | |
|---|---|---|---|---|
| | n/ 所 | 百分比 /% | n/ 所 | 百分比 /% |
| 认同"以病人为中心"的服务理念 | 18 | 100.0 | 36 | 100.0 |
| 注重本院服务水平的提升 | 18 | 100.0 | 36 | 100.0 |
| 重视医务人员的医德医风建设 | 18 | 100.0 | 36 | 100.0 |
| 重视医务人员与患者及家属交流过程中的言行举止 | 18 | 100.0 | 36 | 100.0 |
| 实行医院探视制度 | 17 | 94.4 | 31 | 86.1 |
| 在院内明显位置张贴患方投诉流程及投诉渠道示意图 | 18 | 100.0 | 32 | 88.9 |
| 在院内明显位置张贴投诉电话号码 | 18 | 100.0 | 35 | 97.2 |
| 受理患者投诉的渠道时刻保持畅通 | 18 | 100.0 | 36 | 100.0 |
| 设立导诊台并有每日专门医务人员在岗 | 17 | 94.4 | 33 | 91.7 |
| 对于住院费用执行一日清单制度 | 17 | 94.4 | 34 | 94.4 |
| 患者在本院门诊就诊时所花费用有相应明细可供其查询 | 17 | 94.4 | 33 | 91.6 |
| 实行首诉负责制 | 18 | 100.0 | 35 | 97.2 |
| 针对不同科室的特点采取有针对性的防范措施 | 17 | 94.4 | 34 | 94.4 |
| 对本院急诊科的安全水平进行过相关的评估论证 | 13 | 72.2 | 25 | 69.4 |
| 实行医疗安全不良事件报告制度 | 18 | 100.0 | 35 | 97.2 |
| 专门对药品不良事件进行预防 | 18 | 100.0 | 35 | 97.2 |
| 有专门针对医疗器械不良事件进行预防的相应措施 | 16 | 88.9 | 30 | 83.3 |
| 有对院内的公共场所意外伤害进行预防 | 15 | 83.3 | 34 | 94.4 |
| 定期邀请心理医生帮助医务人员减轻心理压力 | 6 | 33.3 | 6 | 16.7 |
| 对医务人员的培训效果进行考核 | 15 | 83.3 | 30 | 83.3 |

| 项目 | 三级医院（N=18 所） | | 二级医院（N=36 所） | |
|---|---|---|---|---|
| | n/ 所 | 百分比 /% | n/ 所 | 百分比 /% |
| 对于疑似易发生医疗纠纷（医暴）的患者，建立相应的名单以进行风险预警 | 16 | 88.9 | 30 | 83.3 |
| 对于住院危重病人要求医护人员在病床前交接班 | 18 | 100.0 | 36 | 100.0 |
| 对医疗文书进行质量控制 | 18 | 100.0 | 19 | 52.8 |
| 为医务人员购买了医疗责任保险 | 11 | 61.1 | 21 | 58.3 |
| 为医务人员购买了工伤险 | 14 | 77.8 | 22 | 61.1 |
| 设有常驻警务室 | 17 | 94.4 | 31 | 86.1 |
| 设置了专门部门来处理医疗纠纷 | 18 | 100.0 | 34 | 94.4 |
| 安装了电子监控设备 | 18 | 100.0 | 36 | 100.0 |
| 电子监控设备能够正常使用 | 17 | 94.4 | 36 | 100.0 |
| 保安日常工作中分组定期对院内进行巡逻 | 18 | 100.0 | 33 | 91.7 |
| 定期进行医患沟通培训 | 12 | 66.7 | 18 | 50.0 |
| 定期进行法律知识培训 | 13 | 72.2 | 20 | 55.6 |
| 定期进行应对医院纠纷事件培训 | 10 | 55.6 | 17 | 47.2 |

### （二）事中保护措施

　　被调查的医院中，全部的三甲医院在遇到危害医疗秩序失信行为时均优先选择与患者协商解决，88.9% 的二级医院选择与患者协商解决，8.3% 的医院也会选择申请上级卫生行政部门介入。

　　调查结果显示，5.6% 的三级医院和 16.7% 的二级医院会专门成立处理危害医疗秩序失信行为小组；83.3% 的三级医院和 94.4% 的二级医院会对遭受危害医疗秩序失信行为的医务人员采取保护措施，详见表 12-3。

**表 12-3　事中保护措施情况**

| 项目 | 三级医院（N=18 所） | | 二级医院（N=36 所） | |
|---|---|---|---|---|
| | n/ 所 | 百分比 /% | n/ 所 | 百分比 /% |
| 危害医疗秩序失信行为发生后，成立专门小组来处理此件事 | 1 | 5.6 | 6 | 16.7 |
| 危害医疗秩序失信行为发生后，对当事人采取保护措施 | 15 | 83.3 | 34 | 94.4 |
| 对刚发生危害医疗秩序失信行为的患者的损害采取补救措施 | 18 | 100.0 | 35 | 97.2 |
| 危害医疗秩序失信行为发生后，有专人对患者进行沟通和情绪安抚 | 18 | 100.0 | 36 | 100.0 |
| 危害医疗秩序失信行为发生时，医务人员会第一时间上报主管部门或主管人员 | 15 | 83.3 | 36 | 100.0 |
| 危害医疗秩序失信行为发生后，立刻对当事患者的病案封存 | 18 | 100.0 | 36 | 100.0 |
| 危害医疗秩序失信行为发生后，会及时保存实物 | 17 | 94.4 | 34 | 94.4 |
| 危害医疗秩序失信行为发生后，将影像资料及时封存 | 13 | 72.2 | 27 | 75.0 |
| 安保能有效制止危害医疗秩序失信行为的发生 | 18 | 100.0 | 33 | 91.7 |
| 危害医疗秩序失信行为发生后，医院及时选择报警 | 13 | 72.2 | 23 | 63.9 |
| 警务室能有效制止危害医疗秩序失信行为的发生 | 15 | 83.3 | 27 | 75.0 |
| 警务室未能有效制止危害医疗秩序失信行为，报警后警察到达及时 | 9 | 50.0 | 10 | 27.8 |

续表

| 项目 | 三级医院（N=18 所） | | 二级医院（N=36 所） | |
|---|---|---|---|---|
| | n/ 所 | 百分比 /% | n/ 所 | 百分比 /% |
| 警察到达现场后，对危害医疗秩序失信行为有观望的情形 | 12 | 66.7 | 29 | 80.6 |
| 警察到达后，有效制止危害医疗秩序失信行为的发生 | 17 | 94.4 | 27 | 75.0 |
| 出现舆情后，医院指定专门部门统一发布信息 | 11 | 61.1 | 21 | 58.3 |

### （三）事后处理措施

危害医疗秩序失信行为得到解决后，44.4% 的三级医院和 30.6% 的二级医院会选择对涉及此次事件的相关人员进行责任追究；61.1% 的三级医院和 52.8% 的二级医院会追责患方对医院造成的损失以及对医生造成的损害；83.3% 的三级医院和 86.1% 的二级医院会对遭受严重危害医疗秩序失信行为并且受到器质性损害的医务人员提供治疗；83.3% 的三级医院和 75% 的二级医院在危害医疗秩序失信行为发生后改善患者就诊流程和环境，详见表 12-4。

表 12-4　事后处理措施情况

| 项目 | 三级医院（N=18 所） | | 二级医院（N=36 所） | |
|---|---|---|---|---|
| | n/ 所 | 百分比 /% | n/ 所 | 百分比 /% |
| 危害医疗秩序失信行为事件平息后，对相关责任人员进行责任追究 | 8 | 44.4 | 11 | 30.6 |
| 有专门部门追责患方给医院造成的损失以及给医生造成的损害 | 11 | 61.1 | 19 | 52.8 |
| 对遭受危害医疗秩序失信行为的医务人员进行及时的心理疏导 | 18 | 100.0 | 32 | 88.9 |
| 对遭受危害医疗秩序失信行为且受到器质性损害的医务人员提供治疗 | 15 | 83.3 | 31 | 86.1 |
| 对经历严重危害医疗秩序失信行为的医务人员（死亡或失去劳动能力）提供合理的经济补偿和安置 | 18 | 100.0 | 35 | 97.2 |
| 危害医疗秩序失信行为发生后，对本次事件进行讨论和总结 | 18 | 100.0 | 34 | 94.4 |
| 危害医疗秩序失信行为发生后，根据本次事件中暴露的问题，采取针对性措施应对危害医疗秩序失信行为的再次发生 | 15 | 83.3 | 30 | 83.3 |
| 在危害医疗秩序失信行为发生后，改善患者就诊流程 | 15 | 83.3 | 27 | 75.0 |
| 在危害医疗秩序失信行为发生后，改善患者就诊环境 | 15 | 83.3 | 27 | 75.0 |

# 第三节　国外危害医疗秩序失信行为防控措施概述

危害医疗秩序失信行为在世界各国普遍存在，总体上看发达国家危害医疗秩序失信行为发生率相对较低，部分发展中国家危害医疗秩序失信行为发生率较高。

如何有效控制危害医疗秩序失信行为的发生是一个世界性难题，各个国家均在试图寻求相对合理有效的办法。本节对亚洲、欧洲、北美洲、大洋洲的多个国家防控危害医疗秩序失信行为措施进行梳理总结，以期取长补短，为我国更好的防控危害医疗秩序失信行为提供经验借鉴。

## 一、美国危害医疗秩序失信行为防控措施

| 国家 | 措施 | 内容 |
|---|---|---|
| 美国 | 进行专门立法并提升其违法犯罪成本 | 1. 佛罗里达州　针对"企图伤害"医护人员的行为,罪行量级由二级轻罪上升到一级轻罪;针对"殴击"医护人员的行为,罪行量级由一级轻罪上升到三级重罪;针对"加重企图伤害"医护人员的行为(aggravated assault),罪行量级由三级重罪上升到二级重罪;针对"加重殴击"医护人员的行为(aggravated battery),罪行量级由二级重罪上升到一级重罪<br>2. 新泽西州《医院工作场所暴力防范法案》　该法案规定本州健康与公共服务部门许可的医院、疗养院、精神病院等都需要制定防范医院工作场所暴力发生的制度方针与措施,不按该法案执行将受到严厉的处罚<br>3. 纽约州《暴力袭击医护人员法例》　该法案要求将袭击值班医护人员的行为按重罪处置 |
| | 制定防范指南与标准,为防范危害医疗秩序失信行为提供具体指导 | 1.《医疗与社会服务工作者防治医院工作场所暴力指南》　①针对如何有效防范医院工作场所暴力的流程与程序做出了明确而详细的规定,向相关人员发出对言语暴力、躯体暴力等医院工作场所暴力零容忍的信号;②鼓励医务人员及时上报自己或他人所遭受的危害医疗秩序失信行为,医院及时对该事件进行记录、跟进与评估并采取相应的有针对性的防范和控制措施以降低危害医疗秩序失信行为对相关各方造成的损害程度,保护医务人员的安全以及医院正常的诊疗秩序;③针对如何构建安全的诊疗环境制定详细的规定,以医院与相关执法机构为核心多主体的联动机制为主,以对医务人员进行预防危害医疗秩序失信行为的相关培训为辅,达到群防群控危害医疗秩序失信行为的目的<br>2. 加利福尼亚州"医疗机构防范暴力标准"　界定医疗暴力:①对雇员威胁或者使用身体力,导致或者可能导致受伤、心理创伤、压力的行为,而不论雇员有否实际受伤;②威胁或者使用武器以及其他作为武器的普通物品的事件,同样不论其是否导致雇员受伤。明确工作场所暴力防止计划的程序,其要求雇主建立、执行和保持有效的工作场所暴力防止计划,并必须全覆盖至医疗服务提供的任何时间、任何地点和任何服务;雇主需以培训、援助、暴力信息报告反馈等方式,增强医疗机构和雇员的暴力防范能力;雇主须建立医疗暴力事件台账,并在72h内向监管者报告所有医疗暴力事件,对产生伤亡或者涉及枪支武器使用的事件,必须在24h内报告,实现对医疗暴力的零容忍 |
| | 从法律层面规定了医院的责任和义务 | 1.《劳动关系法》　规定医院作为医务人员的雇主,有保障医务人员人身安全与健康的义务<br>2. 加利福尼亚州《医院安全与防护法案》　该法案规定该州内所有开展急诊相关业务的医院应实行安全评估制度,并根据评估结果采取相应的安全措施来保护本院医务人员的安全,从而减少或避免危害医疗秩序失信行为的发生 |
| | 从制度和法律层面对医疗差错发生后医务人员的行为进行规定,达到缓和医患关系的目的 | 1. 国家公开披露制度　该制度规定,当医疗事故发生时,医务人员应及时向患者及患者家属说明该事件的补救方式,并对该事件进行反思,避免以后再犯类似的错误,从而降低以后医疗事故发生的概率<br>2.《道歉法》　1986年,美国马萨诸塞州第一个通过道歉法案,该法案规定"行为人就受害人及其家属遭受的伤害或痛苦,向其表达同情、关心或慰问的言行不得被当作'自认其过'的证据"受马萨诸塞州影响,自1999年起,得克萨斯州、加利福尼亚州及佛罗里达州亦相继出台其各州的道歉法案,其立法保护的内容仍限于同情或遗憾的表达,而"承认过错"之表述被排除在外,即后者仍可适用一般的证据法则<br>2003年,科罗拉多州开创性地将慰问、遗憾及承认错误的歉意表达规定在法案中,并提供完全的证据豁免保护。这一关键性的立法,彻底消除了医护人员因"道歉"而产生的"自认其过"及"担责"等顾虑<br>截至目前,美国已有36个州出台了道歉被作为"自认其过"的证据的豁免法案;其中,单纯为医疗事故中医方道歉行为提供"避风港"的有30个州,其余6个州即马萨诸塞州、田纳西州、加利福尼亚州、得克萨斯州、佛罗里达州以及哥伦比亚特区的道歉法案,则对任何意外事件中致害人的歉意表达提供保护。美国各州道歉法虽有相似之处,但其在具体内容如道歉方式、时限、对象等方面仍存差异 |

续表

| 国家 | 措施 | 内容 |
|---|---|---|
| 美国 | 建立和完善医疗责任保险制度,发挥其在纠纷解决中的作用 | 美国是世界上最早建立医疗责任保险的国家,美国政府实行强制的医疗责任保险制度,要求所有医院以及取得职业资格的医务人员必须购买医疗责任保险。当医患之间发生医疗纠纷后,一旦认定医务人员负有相应的责任,医疗责任保险负担全部的赔偿额度,而不会要求责任医务人员再负担相应的赔偿。但是为了避免医务人员因此导致责任心下降的问题,那些经常发生医疗事故或医疗差错的医务人员则会被纳入保险公司的黑名单,而被保险公司拒保<br>如果医患之间调解不能解决医疗纠纷时,就会进入诉讼程序。此时患方则会聘请有资质的律师,向法庭提供医生不当行为的证据。当进入诉讼程序后,保险公司会介入到事件当中来,这主要是因为医务人员购买了医疗责任保险。医生或医院会将律师信直接交给保险公司,由保险公司对事件进行调查研究。如果调查结果显示医务人员在该事件中负有明显的责任,保险公司所聘请的律师为了将赔偿的金额降到最低,会与患者或患者家属争取再次协商解决,如果协商不成,保险公司会代表医院或医生出庭,等待法院的判决 |
| | 通过替代性纠纷解决方式预防医疗纠纷事件的演化升级 | 美国还通过在医院设立仲裁委员会来对医疗纠纷进行解决。美国政府规定所有医院必须设立仲裁委员会,其成员多为医务人员、律师、社会工作者等,他们中的大多数人为志愿者,不收取任何报酬。他们的任务主要有两项:一是对本次医疗事故中医生的责任问题进行调查,二是发挥自身的调解功能,通过使医患双方之间进行充分的沟通来合理解决此次医疗纠纷。但是该仲裁委员会仅仅是提供咨询服务的机构,其所做出的仲裁结果并不具有相应的法律效力 |
| | 建立完善的社会保障体系 | 在美国,医院、医生诊所、护理院、康复中心、急救中心、门诊手术中心等构成了美国的医疗治疗体系。基于这种完善的医疗治疗体系,患者在就医时能够准确地选择自己所需要前往的就诊地点,避免了因患者拥挤、病情不能得到及时救治等原因产生的纠纷与暴力行为 |
| | 将针对医务人员的防范暴力行为培训纳入法律规定 | 将医务人员接受专门性的医院工作场所暴力培训规定为医务人员的法定义务,以此提升医务人员应对危害医疗秩序失信行为的能力,提升医务人员的安全防范意识,达到保护医务人员的人身安全、维护正常诊疗秩序的目的 |

## 二、澳大利亚危害医疗秩序失信行为防控措施

| 国家 | 措施 | 内容 |
|---|---|---|
| 澳大利亚 | 进行专门立法并提升其违法犯罪成本 | 对医务人员实行暴力行为最高可能被判处 14 年的刑罚 |
| | 通过对风险评价和监测预防危害医疗秩序失信行为事件的发生 | 1. "医患冲突风险评估和管理工具" 该管理工具由医院相关科室的护士来进行操作,从九个方面对发生医院工作场所暴力的风险进行评价,每个方面分为轻度、中度和重度三个等级进行评分,并根据评分结果给出相应的防范意见。Austin 医学中心建立了医院的"警示系统",即在患者病历中标记出对患者的风险评估结果,当医务人员拿到该患者病历时,可以根据风险评估结果以及防范意见做出相应的防范措施,进行提前预防,降低自己遭受医院工作场所暴力的风险<br>2. 意外事件监测系统 澳大利亚患者安全基金会建立了意外事件监测系统,从流行病学的角度对医疗服务场所的冲突进行数据统计分析。分析表明,其中患者方面的因素包括:心理失常、患者神志不清、酗酒或药物依赖作用 |
| | 对医院在预防危害医疗秩序失信行为方面的责任与工作进行明确规定 | 1. 在澳大利亚,医院为了降低危害医疗秩序失信行为发生的概率采取了一系列的措施,如:优化诊疗环境、缩短患者排队等候住院的时间;医院还在着力增强院方的威慑力,在相关区域对医院工作场所暴力进行宣传警示,明确对于暴力方式零容忍的态度,对患者以及患者家属形成震慑;对诊室构造进行规划,为医务人员设定专门的快速通道,避免与患者和患者家属进行过多的接触,并在危害医疗秩序失信行为发生时能够及时脱身;在诊疗区域内安装警报装置,使得医务人员能够在感受到人身危险时及时通知保卫部门。医院还在内部强调多部门协同配合,当医院工作场所暴力发生后,相关人员(受暴者及同事)可以拨打专线电话,告知"code black"(黑色代 |

续表

| 国家 | 措施 | 内容 |
|---|---|---|
| 澳大利亚 | 对医院在预防危害医疗秩序失信行为方面的责任与工作进行明确规定 | 码),并说明位置。当接到相关人员的电话后,接线人员会及时通知保卫部门和总值班医生相关信息,以保证这些人员快速到场处置情况。保卫部门在接到电话后,会及时到场处置情况,并与相关人员保持沟通,如认为有必要时应及时报警。若相关人员来不及拨打电话,则可以按下房间内设置的紧急按钮,保卫部门会及时到场<br>2.“关于预防与最小化医院工作场所暴力的计划”　在医院内采取诸如在诊疗区域设置安全警报、建立医务人员逃生通道等关键干预措施能够有效减少危害医疗秩序失信行为的发生率<br>3. 细化培训内容　第一是深化医务人员对医院工作场所暴力防范体系的理论认识,学习相关理论知识,包括医院工作场所暴力发生前的预兆和发生原因、该类患者或患者家属所具有的共同因素、医务人员个体应采取何种防范措施以及如何与患方进行恰当有效的沟通等,对医务人员进行防范理念上的指导。第二是组织医务人员进行危害医疗秩序失信行为演练,加强医务人员应对和处理危害医疗秩序失信行为的能力,包括与冲突和攻击有关的基本心理和行为学知识(人类的攻击行为和对攻击的反应行为等);员工的个体技术(面对攻击时的自我控制方法、医患冲突时应保持的态度、医患冲突时如何进行医患沟通等);环境的管理技术(怎样使用医院的安全警报装置、怎样在最短时间内快速寻求同事的帮助等);冲突处理技术(判断冲突发生的预兆、如何应对即将可能发生的冲突等);冲突发生后的处理方法(对当事人员的心理咨询支持、冲突事件的记录评价与报告等),从而对危害医疗秩序失信行为进行有效的防控<br>第三是加强对医务人员法律法规与相关行政措施的培训,包括民法、刑法、医师法、护士法等法律以及员工守则、责任和过失处理方法等相关行政措施。从而使得医务人员能够具备相应的法律知识,更好地维护自身的合法权益 |

## 三、英国危害医疗秩序失信行为防控措施

| 国家 | 措施 | 内容 |
|---|---|---|
| 英国 | 进行专门立法并提升其违法犯罪成本 | 《刑事司法与移民法案》,该法案规定任何人在医疗场所实行相关暴力行为将会受到1 000英镑的处罚,而且还明确表示,如果暴力行为针对的是医务人员将会面临更为严厉的刑事惩戒 |
| | 成立医师自助协会,实行医疗责任保险制度 | 该协会是世界上最大的医生互助责任保险组织之一。医师自助协会实行会员制,大部分医生都是该协会的会员,每位会员均需要缴纳相应的会费,这些会费用于出现医疗事故时医生个人向患者进行经济赔付。为改善协会的声誉获得大众对协会的认可,医师自助协会强调对医生的再教育,对于医生实行淘汰制,经常出现问题的医生将会被驱逐出会,从而提升本协会的公信力,也以此敦促医生提升自身的服务水平,以减少医疗事故的发生<br>医师自助协会的会员除了医生之外,还有非常庞大的专业律师和高水平的医学专家,用以提升协会自身水平,帮助医生更好地解决医疗纠纷事件。该协会在保护医生的同时也强调对患者利益的保护,不仅帮助医生应对患者投诉,也为患者提供相应的咨询服务,当出现医疗事故时,不能因为过度关注医生而忽视患者的利益,从而达到减少医疗纠纷,预防危害医疗秩序失信行为发生的目的 |
| | 为患者提供多种维权渠道 | 首先患者可以直接向医院进行投诉,医院则必须让相关责任人给予患者答复或者进行相关调查或者对双方进行调解<br>其次如果患者对之前的处理结果不满意,患者可以继续进行投诉,要求成立专门的独立审查小组对事件进行审查,审查小组对事件审查完毕后会责成医院进行解决<br>最后,如果患者对医院的处理方式依旧不满意,患者可以向独立于政府和医疗机构的医疗巡视官进行投诉,巡视官依法对事件做出最后的裁决。多层级的维权途径能够减少医患双方直接接触的机会,避免矛盾的升级演化,从而达到预防医院工作场所暴力的目的 |
| | 对患者病情进行分类 | 根据患者疾病的严重程度决定治疗的人员以及治疗的先后顺序,看病流程的优化使得医院因医患之间产生误会、争执引发的暴力事件降低了50% |

### 四、日本危害医疗秩序失信行为防控措施

| 国家 | 措施 | 内容 |
|---|---|---|
| 日本 | 建立医院评估机构 | 当患者就医时,可以根据医院和医生的等级评级结果进行选择。日本政府强调对于患者权利的保护,要求医院严格执行以患者为中心的服务理念,充分保障患者的权利不受侵害。在日本,医生要充分保障患者的知情权,患者的任何疑问都必须得到回应与解答。在这样的制度约束下,医院以及医生注重服务水平的提升与患者权利的保护,医患之间的信任程度大大提升,医患双方能够较好地履行自己的权利与义务,利于构建和谐的医患关系 |
| | 设置用来专门处理医疗纠纷的部门 | 医疗集中部的设置能够在案件审理的过程中,不断积累相关的处理经验,在提高审判效率方面起到了很好的作用 |
| | 建立诉讼外医疗纠纷处理制度 | 《日本关于促进诉讼外纠纷解决程序之利用的法律》简称《日本 ADR 法》 ADR 法能够尊重当事人自主解决纠纷的意愿,做到公正并适当的实施,同时也能够反映专业性的意见,达到迅速解决纠医疗纠纷的目的 |
| | 对医疗纠纷事件进行科学研究 | 1. 厚生劳动省设立了医疗安全调查委员会,该委员会由政府、医师协会和大学之间进行合作组成。其旨在通过探究医疗纠纷事件发生的原因,并针对原因讨论具体的对策建议,防治此类事件的再次发生<br>2. 日本还建立了医疗事故数据库,并成立由医生、律师以及其他人员组成的医疗事故研讨会,分析医疗事故原因,从中吸取经验教训,降低医疗事故的发生率 |
| | 建立完善的医疗卫生系统 | 日本的医院分为国立医院、公立医院和私立医院,家庭式医院在日本医院的构成中占据着主要地位。家庭式医院规模较小,数量较多,患者多为预约就诊,能够减少患者排队等待以及就医难的问题,并且基于这种形式,医患之间能够保持良好的沟通,较为容易建立和谐的医患关系 |
| | 建立和完善医疗责任保险制度,发挥其在纠纷解决中的作用 | 由医师协会为医生提供医疗责任保险。当医患之间发生医疗纠纷时,由医疗纠纷调解委员会与保险公司组成调查委员会进行调查,用保险金来解决医疗纠纷,保证医疗纠纷能够得到快速合理的解决,有利于医患关系的缓和,形成缓冲地带,降低危害医疗秩序失信行为发生的概率 |

### 五、其他国家危害医疗秩序失信行为防控措施

| 国家 | 措施 | 内容 |
|---|---|---|
| 韩国 | 进行专门立法并提升其违法犯罪成本 | 韩国国会在 2013 年提出了《医院工作场所暴力防止法》,旨在保护医护人员安全,对医院工作场所暴力进行从重处罚,但因法案部分条文存在争议并未能够获得通过。但韩国于 2016 年通过的《医疗法》修正案体现了这一法案核心精神,其主要内容主要包括以下三个方面:①该法案的保护对象不仅仅局限于医护人员,将与医疗行为有关的医疗机构工作人员也纳入保护范围之内,并将破坏医用设施、物品及侵占医疗机构的行为纳入刑罚惩戒范围;②该法案的犯罪约束范围并不限于诊室内,还包括所有实施医疗行为的空间;③该法案还规定任何人不得在医疗机构殴打、威胁医务人员,违者将处以 5 年以下有期徒刑及 2 000 万韩元的罚款 |
| 加拿大 | 强制医院为医务人员提供安全的工作场所 | 1.《职业卫生与安全法修正案》 该法案要求雇主为雇员提供并保持安全的工作场所,并制定反工作场所暴力和骚扰的政策及计划,以识别和评估工作场所暴力的风险。该法案要求雇员超过 5 人,雇主就必须提供书面的反工作场所暴力政策,将其张贴在较为显眼的地方,并且还要求雇主每年必须至少一次对反工作场所暴力政策的效果进行评估。此法案还规定要求相关的监管人员将曾经发生过暴力行为的人员信息告知可能面临危险的人员,提醒他们做好预防措施,尽量避免事件的发生并保护自己免受暴力行为的侵害<br>2. 加拿大政府规定,反工作场所暴力和骚扰的政策必须包含以下几方面的内容:①对风险进行控制和识别的方法和程序;②当暴力发生时受害对象寻求帮助的措施和程序;③雇员上报暴力事件的措施和程序;④规定调查暴力事件的方法;⑤为以上的相关政策提供信息和指引 |

续表

| 国家 | 措施 | 内容 |
|---|---|---|
| 西班牙 | 设定"反暴力伤医国家日" | 西班牙将每年的 4 月 20 日定为"反暴力伤医国家日",以此来引起民众对暴力伤医的认识,为减少暴力伤医事件的发生做出努力 |
| 德国 | 组成专业团体促进医疗纠纷事件的公平公正解决 | 德国各州医师协会设立医疗事故专家委员会,由法律专家和医学专家共同参与做出专业鉴定,尽最大努力对医疗纠纷事件的处理做到公平公正,避免其转化为危害医疗秩序失信行为 |
| 俄罗斯 | 对保护医务人员生命健康进行法律规定 | 《俄罗斯联邦刑事诉讼法》:该法案第 151 条做出了"保护患者和医务人员的生命健康"的修订,做出此修订的原因是试图干扰救护车通过的案件越来越多。并且俄罗斯还为医护人员配备电击器,以此使得医护人员及时保护自身的安全 |
| 法国 | 从制度层面对防范危害医疗秩序失信行为事件发生相关措施进行规定 | 30 条准则:<br>1. 成立改善医务人员安全委员会<br>2. 明确保障医务人员人身和财产安全,并责任到人<br>3. 与安保公司合作,在医院内增派保安巡逻<br>4. 改善儿科病房、急诊室等易受攻击科室的安全性,在这些科室增派保安人手<br>5. 设置带安全门的隔离病房<br>6. 对夜间出入医院大门进行限制<br>7. 设置专人保障 24h 应急电话畅通<br>8. 加强停车场内的安全防护,比如在停车场安装摄像头及安排专门的人员值班<br>9. 陪同受害者完成报案等相关法律手续<br>10. 建立"医闹事件档案",将所有医院内发生过的医闹事件详细记录下来,比如发生的科室、相关人员姓名及处理措施等<br>11. 完善对医务人员的培训<br>12. 更新医院、警察和司法部门三方的合作协议<br>13. 对急诊科的安全水平进行评估<br>14. 增强警方的应急能力<br>15. 进行夜间巡逻<br>16. 保证 24h 专人守夜<br>17. 优化监控系统和数据管理<br>18. 在易发生暴力行为的区域(如等候室)引入调解员<br>19. 留意和借鉴曾发生过医暴事件的医院的经验<br>20. 完善即将新建急诊医院的机构设置,保证医闹发生时,不会影响其他科室的工作<br>21. 重新审视已存在急诊医院的机构设置<br>22. 加强对嫌疑人信息的甄别并及时上报,形成震慑作用<br>23. 重新审视等候室内硬件设施的合理性<br>24. 及时更新和维护等候室内破损的设施,给患者更舒适的环境<br>25. 各医院每年定期招收安保人员,对他们进行医院内部的培训<br>26. 定期引入专业的谈话团队(比如,心理医生、社会工作志愿者等)帮助医务人员减压<br>27. 每次的医闹事件后,医院要组织全体人员开会,系统地对事件进行分析和总结经验教训<br>28. 加强院内反对医闹的信息宣传,并明确注明进行医闹的后果,起到震慑作用<br>29. 定期对医务人员进行专业的世界文化知识培训,帮助他们了解来自不同国家的患者都有哪些文化传统和风俗习惯,保证在接待不同患者时,使用符合其身份的温和语言,友善对待患者<br>30. 积极借鉴一切有利于缓解医患紧张关系的新型医疗形式,比如上门诊病或远程医疗等 |
| | 加重处罚严重危害医疗秩序失信行为 | 法国政府把医闹定性为寻衅滋事罪,处两年监禁及 3 万欧元(约合人民币 21 万元)的罚款 |

| 国家 | 措施 | 内容 |
|---|---|---|
| 印度 | 进行专门立法并提升其违法犯罪成本 | 《2019年医务人员人身侵害及医疗机构财物损害法案》立法草案　该法案草案规定对一名医生或其他医务人员进行暴力侵害,最高可判处10年监禁和100万卢比(约合人民币10万元)的罚款。这里的医务人员除了医生和助理医务人员,还包括医学生、医疗诊断人员和救护车司机。根据法案草案,暴力行为是指在医疗场所内进行的任何伤害、恐吓、妨碍或危及医务人员工作的行为,还包括对医疗机构的财产或文件的破坏和损害 |

### 六、世界卫生组织解决医疗机构工作场所暴力框架准则

**(一) 组织干预**

1. **人员配备**　应确保工作人员在人数和质量上的充足,特别是在危重病房或急诊室等地。

2. **管理风格**　当管理层在工作场所表现出积极的态度和行为时,整个组织很可能会效仿。

3. **患者交流**　及时向患者及其亲友提供诊治信息,编制和展示适用于患者、亲属的义务和权利的行为守则。

4. **高风险岗位管理**　提供紧急代码,使工作人员无须解释情况就能请求帮助,因此无须向攻击者发出警报。

**(二) 环境干预**

1. **现实环境**　噪声水平应保持在最低水平、色彩让人放松、照明良好、消除异味。

2. **场所设计**　安全服务应设置在主入口,靠近公众经过路线和紧急部门;空间安排:对有特殊风险的人应设置防护屏障,并对危险人员进行隔离,治疗室应该有两个出口。

3. **固定装置**　在危机处理区,家具应重量轻、没有尖角或棱角,并在适当的地方将家具贴在地板上。

**(三) 个人干预**

1. **培训**　包括人际关系和沟通技巧、发现潜在暴力情况的能力、管理政策和申诉程序等。

2. **帮助和咨询**　提供帮助和咨询,帮助个人认识到危险的存在。

**(四) 事后干预**

1. **报告记录**　报告和记录系统对于确定暴力可能成为问题的场所和工作活动至关重要。

2. **医疗服务**　应立即向受到暴力影响的人提供医疗服务。

3. **管理支持**　管理层应向所有受工作场所暴力影响的人提供长期支持。

4. **法律援助**　如有需要,工会、专业组织和同事应参与提供代表和法律援助。

5. **康复支持**　应在整个康复期间支持员工,让他们有充足时间康复,并鼓励他们重返工作岗位。

## 第四节　国内外危害医疗秩序失信行为防控透视

### 一、调查样本危害医疗秩序失信行为防控现状透视

对黑龙江省医疗机构为了遏制危害医疗秩序失信行为采取措施进行了现状调查。

**(一) 大部分医院都采取了事前防控措施**

大部分医院制定了相关处理办法,专门建立了安保队伍,设立了处理医疗纠纷、医院工作场所暴力事件等危害医疗秩序失信行为的办公室。通过对医院负责人的访谈还了解到,部分医院还定期开展演习活动,模拟危害医疗秩序失信行为发生的真实情况,为安保人员配备了相应的武器和工具,以此提升相关人

员的防控意识。但二、三级医院对本院职工在医患沟通培训、法律知识培训、医疗纠纷事件培训和考核等工作不够重视，院方第一时间接待患方投诉人员的态度不够好，对医疗安全不良事件报告制度的执行力度差，这些均不利于对危害医疗秩序失信行为的预防。仅有40%的医院定期邀请心理医生对医务人员进行情绪疏导，不利于排解医务人员因工作压力、生活压力产生的负面情绪，一旦带入工作容易产生医患纠纷。在制度执行层面，通过实行探视制度、粘贴投诉渠道示意图、对医疗文书质量控制、电子监控设备保持正常使用等工作的开展，有利于减少危害医疗秩序失信行为的发生。

### (二) 大部分医院能够积极应对

大部分二、三级医院在遇到危害医疗秩序失信行为时优先选择与患者协商解决。在发生医疗纠纷以后，绝大多数医院会在第一时间对医务人员采取保护措施，封存病历资料和影像资料，在第一时间对患者进行补救，并且保证第一时间接待患者及其家属，对其进行心理疏导，尽量协议解决纠纷。但罕有二、三级医院针对危害医疗秩序失信行为制定应对预案，仅有5.6%的三级医院和16.7%的二级医院会专门成立小组来处理危害医疗秩序失信行为，没有工作预案以及固定小组处理危害医疗秩序失信行为，一旦突发危害医疗秩序失信行为，不利于及时有效的减少损失以及控制事态，也容易发生医院内部门推诿责任的情况。

### (三) 在危害医疗秩序失信行为平息后医院汲取经验教训、抚慰医务人员

大多数医院会对遭受严重危害医疗失信行为并且受到器质性损害的医务人员提供治疗，及时对医务人员的情绪进行疏导。二、三级医院会在院内启动追责机制，医院负责人通常会重点强调内部管理和内部纠错，院内主管医疗纠纷负责人会组织相关人员对纠纷事件进行讨论，汲取经验教训，在改善患者就诊流程、就诊环境等方面逐渐加强。但仅有接近半数的医院会追究患方对医院、医生造成的损失及损伤的责任。

另外医院的追责能够在一定程度上对相关违法责任人起到震慑的作用，自我纠正也能汲取其中的经验教训，从而改善现有的防控措施，达到亡羊补牢的效果。因此应着重强化医院在追责与自我纠正方面的意识，进而降低危害医疗秩序失信行为的发生概率。

### (四) 当危害医疗秩序失信行为发生后警方介入起到威慑作用

多数情况下警方能够迅速出警，到达现场后有效控制局面，减少失信行为造成的损失。经调查发现，有66.7%的三级医院和80.6%的二级医院认为警务人员存在观望情形。对医院负责人访谈过程中，我们特别询问了在普通的医疗纠纷升级成为危害医疗秩序失信行为后警察的处理方式，存在以下两种情况：第一种情况是患者或者家属有持武器伤人的意图或者已经作出伤人的行为，警察会将行为人带回派出所刑事拘留，医院则可以解除安全警报。第二种情况比较复杂，如果患者本人或者家属聚众示威，在医院周边、自媒体上发表散布不实言论等，甚至其中可能存在"职业医闹"在事件发展中推波助澜，影响医院的诊疗秩序和医务人员的诊疗活动，警察到达现场后无法采取强制措施，只能对患者或家属进行劝说，无法解决真正的纠纷。在医疗纠纷处理过程中，患方与院方博弈是一个长期的过程，警察到达现场可起到威慑作用，但最终仍需要由医院出面和家属或协议或诉讼解决争端。

尽管我国出台了"医闹入刑"的法条，但是分析数例被追究刑事责任的"医闹事件"，都属于"暴力伤医"事件，而聚众、扰乱医院秩序等行为可以被认定寻衅滋事的"医闹事件"的案例几乎没有。职业医闹的认定和收集证据等方面尤其艰难，想要追究其法律责任也十分困难。

## 二、国外危害医疗秩序失信行为防控措施透视

### (一) 制定相关防范指南

制定相关防范指南为更好地防控危害医疗秩序失信行为的发生提供指导。

世界卫生组织制定的《解决医疗机构工作场所暴力框架准则》、美国职业安全与健康管理局出台的《医疗与社会服务工作者防治医院工作场所暴力指南》以及法国制定的36条准则等都能够作为防范指南为政府组织、医院以及医护人员在有效应对危害医疗秩序失信行为方面提供指导。权威机构针对医院工

作场所暴力出台的防范指南通过对危害医疗秩序失信行为的现状分析,强调医院和医护人员的参与和管理,并注重加强对医护人员的培训,提升医护人员的自我防范技能等,能够使得政府相关部门、医院以及医护人员个人明确危害医疗秩序失信行为发生之前以及失信行为发生后,采取何种行为避免这一失信行为的发生或降低失信行为造成的损害提供相应的指导,对于防范危害医疗秩序失信行为具有重要的作用。目前我国医患关系紧张,危害医疗秩序失信行为的发生率较高,且形式多样、危害严重。相关部门至今未就这一问题出台相应的防控指南为各方提供参考与指导。针对目前我国的实际情况,在借鉴其他国家相关经验的基础上制定符合我国国情的危害医疗秩序失信行为防控指南意义重大且迫在眉睫。

(二) 进行专门立法以加重处罚危害医疗秩序失信行为,提升其犯罪成本

国外针对危害医疗秩序失信行为的防控在法律方面主要体现在以下两点:第一,针对危害医疗秩序失信行为进行专门的立法。美国加利福尼亚州的《医院安全与防护法案》、纽约州的《暴力袭击医护人员法例》、韩国的《医疗法》修正案均是针对危害医疗秩序失信行为的专门性立法。在危害医疗秩序失信行为频发的背景之下,为了严厉惩处涉医违法犯罪行为,专门性的立法必不可少。针对危害医疗秩序失信行为进行专门性立法,能够为更好地处理涉医违法案件提供法律依据,当危害医疗秩序失信行为发生时,能够依据现行法律保护医护人员的人身安全,起到更好的防控作用。第二,加重危害医疗秩序失信行为的刑事处罚力度。与我国针对危害医疗秩序失信行为的刑事处罚相比,美国、澳大利亚、英国、韩国等国家对于危害医疗秩序失信行为的惩罚更为严厉,均高于普通犯罪行为的刑事处罚。提升危害医疗秩序失信行为的违法犯罪成本,能够有效地震慑犯罪分子,并对普通民众起到警示的目的,从而有效降低危害医疗秩序失信行为发生频次与概率。

(三) 强调通过多种方式相结合解决医疗纠纷预防危害医疗秩序失信行为

美国、英国以及日本均建立了"替代性医疗纠纷解决方式"以及相关调查或调解委员会,英国还通过建立多层级维权途径,用以公平合理有效地解决医疗纠纷事件。在早期的医疗纠纷解决方式中,由于诉讼自身的特点及其所承担的社会功能,诉讼无疑占据着核心地位。但是,由于医学领域的专业性特征,法院在审理时大多只能依靠医疗事故鉴定结论,这几乎成为法院认定事实和责任的唯一依据,而鉴定结论专业性过强,使得案件的审理往往时间长、成本高、效率低下。基于这些诉讼的局限性,为了更好地解决医疗纠纷,都要求各国采取其他措施与途径,对医患双方之间的矛盾进行调解,更好地维护医患双方的合法权利。当医疗纠纷发生时,多种方式与途径相结合的形式,有利于引导患者通过正规途径与手段合理表达自身诉求,维护自身的合法权益,避免因投诉无路、解决无门而造成危害医疗秩序失信行为的发生,公平合理有效的解决医疗纠纷,从而在根本上减少因医疗纠纷而引发的危害医疗秩序失信行为。

(四) 进行风险识别与评价提前做好应对准备

澳大利亚 Austin 医学中心根据以往处理患者冲突的经验,开发并使用了"医患冲突风险评估和管理工具"。其中内容包括风险评估指标,风险程度评价、建议的防范措施。加拿大政府规定,反工作场所暴力和骚扰的政策必须包含对风险进行控制和识别的方法和程序、当暴力发生时受害对象寻求帮助的措施和程序等内容。针对危害医疗秩序失信行为开发相应的风险评价工具能够提前根据患者的言语、行为等表现进行初步的评价与预判,对发生风险较高的患者进行重点关注,对与之接触的相关医护人员进行预警,并根据专业建议采取相应的防范措施,防范危害医疗失信行为的发生,保护自身的生命安全。中国针对防范危害医疗秩序失信行为的研究大都局限于宏观的政策建议,像澳大利亚和加拿大这样开发实用的风险评价工具的研究则较少,因此针对我国的实际情况,并基于我国前人研究的基础上开发实用的危害医疗秩序失信行为风险评价工具,对于预防和控制危害医疗秩序失信行为的发生,保护医护人员的生命安全具有重要的积极意义。

(五) 充分发挥医疗责任保险的作用

从各国针对危害医疗秩序失信行为的防控经验上来看,医疗责任保险作为一种行之有效的方式被各国普遍采用。其功能并不仅仅局限于传统的风险分散和弥补受害人损失,还具备了风险管理、纠纷解决等综合服务功能。从某种程度上来说,医疗责任保险在一定程度上发挥了转嫁医疗纠纷处理的作用,即实现医疗纠纷处理从医疗机构转移至保险人,医患之间的直接对抗与交涉,也就转变为患者与提供医疗责任保

险机构之间的理赔程序,从而有效地缓解了医患冲突,避免医患矛盾的恶化和升级。提供医疗保险的相应机构(美国的医疗保险公司、英国的医师自助协会等)在医患双方的纠纷调解中具有非常重要的积极作用。纠纷解决作为医疗责任保险的衍生功能,是保险产品服务功能不断完善的结果,但这种功能的发挥很大程度上依赖于保险人不断提高其产品的服务水平和服务能力,特别是高效的理赔服务和化解纠纷的能力。从目前看,我国保险市场仍处于初步发展阶段,整个保险行业还未实现专业分工和高度的市场竞争。医疗责任保险的实际作用必然与医疗机构的预期存在较大的差距,就当前我国医疗保险的发展水平与阶段而言,医疗机构对医疗责任保险期望无疑过于理想化。因此,建立和完善医疗纠纷的调解和处理机制,提升医疗责任保险产品的综合服务功能尤其是纠纷解决能力,建立医疗机构、保险公司和患者三方的沟通协调机制对于充分发挥医疗责任保险的功能,处理医疗纠纷更为重要。

### (六) 做好针对医护人员的培训与相关文化宣传

做好针对医护人员的培训与相关文化宣传使得防范观念深入人心。

澳大利亚政府注重通过专门性的培训提升医护人员对危害医疗秩序失信行为的防范能力。其对培训内容进行了详细而明确的规定,并要求各医院严格实施,以此提升医务人员自身的防范能力。专门性的培训作为防范危害医疗秩序失信行为事件发生的手段在发达国家得到普遍的施行,防范效果较好,医务人员能够根据既往的培训提升自身的相关技能,降低自身暴露于危害医疗失信行为的风险,保护自己的生命健康。现阶段我国医院和相关部门对此的重视程度较低,医务人员接受专门性的培训较少,内容简单、单一,导致医务人员在危害医疗秩序失信行为事件的预防和处理上能力较弱,自身的合法权益不能得到有效的保护。因此提升培训质量,引起医护人员以及相关管理人员对培训的重视程度迫在眉睫。此外,西班牙设立"反暴力国家纪念日",以此来纪念因暴力伤医而死去的一名医生。很多国家还在医院内针对危害医疗秩序失信行为进行宣传警示。设立国家纪念日以及对危害医疗秩序失信行为进行宣传警示能够引起普通民众与患者对这一行为的注意,提高其自觉遵守相关法律法规的意识,使得危害医疗秩序失信行为不可为的观念深入人心,从而在根本上达到预防危害医疗秩序失信行为发生的目的。

总之,危害医疗秩序失信行为对医护人员的安全产生了严重的威胁,破坏了良好的诊疗秩序,多个国际组织以及国家都对危害医疗秩序失信行为采取了多种措施进行防控,对于预防危害医疗秩序失信行为的发生起到了积极作用,最大限度降低医护人员遭受危害医疗秩序失信行为带来的风险,有利于和谐医患关系以及有序的诊疗环境的构建。

## 本 章 小 结

1. **黑龙江省危害医疗秩序失信行为防控现状**　黑龙江省危害医疗秩序失信行为防控措施分为三个方面。事前防控措施方面,二、三医院均重视医德医风建设、服务水平提升和医患沟通,医院科室与保卫部门联系均比较紧密。医患沟通培训、法律知识培训和医疗纠纷事件培训等工作情况一般,不重视定期邀请心理医生对医务人员进行情绪疏导。在医院管理及医暴防控制度的执行方面三级医院要优于二级医院。事中保护措施方面,大多数医院遇到医院工作场所暴力事件均优先选择与患者协商解决,第一时间接待患者及其家属,对其进行心理疏导,尽量协议解决纠纷。但罕有二、三级医院针对医暴事件制定应对预案,仅有 5.6% 的三级医院和 16.7% 的二级医院会专门成立小组来处理医院工作场所暴力事件。事后处理措施方面在医疗纠纷或者"医闹""医暴"事件平息后,大多数医院会对遭受医院工作场所暴力并且受到器质性损害的医务人员提供治疗,及时对医护人员进行情绪疏导。分别有 30.6%、44.4% 的二、三级医院会在院内启动追责机制,医院负责人通常会重点强调内部管理和内部纠错,院内主管医疗纠纷负责人组织讨论会,汲取经验教训,在改善患者就诊流程、就诊环境等方面逐渐加强。但仅有接近半数的医院会追究患方对医院、医生造成的损失及损伤的责任。

2. **国外危害医疗秩序失信行为防控现状**　世界各国均采取了多种防控措施对危害医疗秩序失信行为进行防控,包括:进行相关立法,提高失信行为违法成本;出台相关指南,为危害医疗失信行为发生时,政府相关部门、医院以及医护人员提供指导,尽量减少其遭受的损害,并促进事件的有效解决;采取多种解决方式相结合的形式,对医疗纠纷进行合理有效地解决,达到预防危害医疗秩序失信行为的目的;设立医疗责任保险,充分发挥医疗保险在医疗纠纷中所发挥的纠纷解决与风险分担功能;对危害医疗秩序失信行为进行研究,进行风险识别与评价,以此更为有效地预防危害医疗秩序失信行为的发生;进行宣传警示,使得失信行为不可为的观念深入人心。这些措施的施行使得国外危害医疗秩序失信行为的发生率相对较低,防控效果较为明显,对我国在今后的危害医疗秩序失信行为防控工作具有非常重要的借鉴意义。

(马元硕 王 谦 时 宇)

# 第十三章　危害医疗秩序失信行为应对措施及策略研究

## 第一节　研究概述

### 一、研究目标与研究意义

危害医疗秩序失信行为已成为现今我国社会的一个主要问题,给医务人员的身心健康、医院的诊疗秩序以及和谐医患关系的构建带来了严重的不良作用,减少和降低这类事件的不良作用,对危害医疗秩序失信行为进行有效防控已经成为社会各界的共同期盼。该类事件的发生不仅仅是一个简单的事件过程,而是一个由各个要素相互作用而构成的复杂系统。通过对危害医疗秩序失信行为发生发展全过程的研究,明晰该复杂系统内各要素间相互作用关系,筛选影响事件走向的关键介入点,并根据介入点选取关键应对措施,以期为危害医疗秩序失信行为事件提供针对性的博弈策略,为指导卫生政策制定者进行危害医疗秩序失信行为事件的预防、干预与处理形成一套完备的方案,为医疗行业的良好诊疗秩序和医疗卫生事业的健康发展提供保障。

### 二、资料来源

#### (一) 文献搜集

本章通过搜索国内外相关文献,总结现有针对危害医疗秩序失信行为的风险评价工具。从中了解危害医疗秩序失信行为的主要特征和风险评价方法,为有效识别与预防危害医疗秩序失信行为的发生提供借鉴。

#### (二) 现场调查

为了解危害医疗秩序失信行为事件发生原因及其行为人的行为特征,在参考国内外暴力风险评价工具的基础上,制定调查问卷与访谈提纲,对北京市 3 家三级甲等医院 34 名医务人员进行问卷调查及深度访谈,以期为挑选危害医疗秩序失信行为事件的关键介入点奠定基础。

#### (三) 典型案例搜集

在互联网各大新闻平台对危害医疗秩序失信行为进行检索,并对一件危害医疗秩序失信行为事件的多次搜索结果进行合并重组,最大限度将事件发生过程补充完整。从中挑选事件过程最为完整、事件涉及主体要素最为清晰的典型事件,以此案例为分析蓝本,对危害医疗秩序失信行为事件的发生发展过程进行深度剖析,明晰影响事件发生发展的关键要素,为应对建议的提出提供参考。

### 三、应对危害医疗秩序失信行为研究工具介绍

**1. 员工观察攻击性量表** Palmstierna 和 Wistedt 为评估住院患者的攻击性行为,开发了员工观察攻击性量表(staff observation aggression scale,SOAS)。该量表主要用来评估精神科住院患者暴力和攻击行为的程度和频度。为了使量表更易于操作,减少对护理人员日常工作的干扰,将观察攻击性事件的程序与评分程序进行了分离,并设计了一份报告表。报告表由患者身份、对观察员的简短指示和报告部分组成。这些"核心"项目可以根据操作定义的标准进行评分。每一个项目的评分范围从 0 分到 4 分,其中 0 分是指没有行为手段,没有目标,没有造成伤害,4 分是每个项目可得的最高分数。研究者认为,如果不使用一定的方法手段或对侵略没有目的,观察者就无法识别它。然而,即使没有受伤或造成损害,也可以观察到攻击行为。这意味着条目中"手段"和"目的"的范围只有 1~4 个等级,而"结果"项的范围是 0~4 个等级。这也是为了保证评分标准更加符合量表对准确度的要求所进行设定的。攻击性事件的严重程度根据三个项目的分值之和分为三种,分别为轻度(2~5 分)、中度(6~8 分)和重度(9~12 分)。进一步研究发现,员工观察攻击性量表有能力区分不同的攻击模式,特别是攻击的频率、种类和严重程度。并且能够在不干扰观察护理人员日常工作的情况下使用该方法,突出了该量表方便、简单、高效的优点。

**2. 医患冲突风险评估和管理工具** 澳大利亚 Austin 医学中心为了预防和应对危害医疗秩序失信行为研发出了"医患冲突风险评估和管理工具"。该工具主要包含风险评估指标、风险程度评定以及相关防范措施三个方面,其中,风险评估指标主要包含患者及其家属的情绪波动状态和精神状况、暴力行为史、酗酒或吸毒史等九个关键指标。在风险评估中将每一个指标赋值为 1 分、2 分、3 分,1 分代表轻度,2 分代表中度,3 分代表重度。根据个体得分情况划分风险程度,采取不同的应对措施以防范医患冲突的发生。张晓隆在此医患冲突风险评价工具的基础上提出了我国风险评估工具研制的有关设想。他认为我国风险评估工具包含的指标还应包含患者的个人信息、疾病类型与疾病严重程度、家庭经济状况信息、医患冲突的高危科室、患者接受治疗的依从性与期望值等。

**3. 布罗塞特暴力风险评估量表** 是学者 Linaker 和 Busch 根据自身的研究经验所制定的一种暴力检查量表。两位学者在挪威布尔塞特的区域安全部门研究期间,翻阅了 5 年间的每日报告,并发现在医院暴力事件发生之前的 24h 内,有 56 种不同形式的行为。经过归纳总结发现,所有这些行为都可以预测暴力行为,最常见的六种行为是困惑、易怒、喧闹、身体威胁、言语威胁和毁坏物品行为。基于此,建立了布罗塞特暴力风险评估量表(BVC)。该量表主要对"混乱、易激惹、喧闹、口头威胁、躯体威胁、毁坏物品行为"进行测量,每个条目分别计分为 0 分和 1 分,0 分表示无风险,1 分表示有风险。各条目相加总分为最终得分,最高分为 6 分,最低分为 0 分。得分越高说明该患者在未来 24h 内发生暴力行为的风险越高。同时量表制定者还按照得分的高低进行了风险等级的划分,0 分为低等程度风险;1~2 分为中等程度风险,应采取一定的预防措施;3~6 分为高等程度风险,需采取相应的防范措施,并作出防范暴力行为的计划。该量表简单易于操作,评估耗时较短,绝大部分医务人员均可作为量表的操控者,对患者的潜在暴力风险进行预判。但是,有些研究结果则显示,该量表容易将没有暴力风险的患者归结为有暴力风险的患者,造成判断结果准确性上的降低。我国学者张娟在该量表的基础上进行了改良,通过增加"暴力史"这一条目,大幅提升了量表的灵敏度。使得该量表的可操作性更强,结果更为准确。

**4. STAMP 评估量表** 是 Luck 等采用定量与定性的研究相结合方法形成的急诊暴力风险评估指南,该指南包含五个方面的内容,通过观察患者及家属和其朋友的眼神、语气、语调、焦虑状态、语态以及步态等行为,判断该个体对医护人员施行暴力行为的风险程度。作者指出,被观察者的眼神、患者长时间的凝视、尖锐与逐步提高的语调、焦虑的表现、喃喃自语状态、踱来踱去的步伐等具体行为特征可能会暗示医院工作场所暴力事件的发生。因为结果的可靠性,该指南已被美国急救协会公共培训课程"暴力不是工作的一部分:保护你自己"作为推荐使用的医院工作场所暴力风险评估工具。

**5. ABC 评估指南** 《分诊暴力风险评估 ABC》是一个分为三步走的指南,旨在为暴力风险评估的系

统方法提供一个实用框架。暴力风险评估的三个组成部分包括：初步调查、观察行为及从患者处获得疾病症状的自我报告。原始调查包含 9 项内容：被评估者的外观表现、目前的医疗现状、目前接受的药物治疗、暴力史、意识状态、皮肤充血、瞳孔扩大、浅快的呼吸、出汗；行为观察包含 10 项内容：醉酒与焦虑、易怒、敌意与愤怒、易冲动、坐立不安与踱步、烦躁、疑心、财产损害、与儿童相关的愤怒、威胁性身体行为；患者的自我报告包含 8 项内容：承认有武器、承认有暴力史、有伤害他人的经历、计划伤害他人、有威胁恐吓行为、承认物质滥用、因幻听去伤害他人、承认极端愤怒。暴力风险评估的第一步（A）是完成通常的初步调查，在此，分诊护士应特别注意可能出现的攻击性生理指标；暴力风险评估的第二步（B）是对患者的行为进行离散观察，尤其是识别任何威胁或恐吓手势，在此，分诊护士也应该寻找观察对象言语行为过激的迹象；分诊时暴力风险评估的第三步（C）包括对患者谈话的分析。在此，关于威胁和 / 或对自己或他人有害的信息，以及任何承认以前的攻击事件都是特别值得注意的。如果出现 2 个或 2 个以上的风险评估量表中的指标则应考虑患者是否有发生攻击性行为的可能，从而考虑是否采取相应的干预措施。

**6. M55 评估量表**　主要应用于急诊暴力风险评估，共包含 11 个项目，患者的暴力史或攻击史、身体攻击或威胁行为、语言攻击或言语威胁、大声喊叫、药物或酒精中毒、处于幻觉状态、认知障碍、威胁私自离开、多疑的性格、孤僻的性格、易怒。这 11 项中前 3 项被认定为高风险因素，患者若存在前 3 项的任一项行为，则被认定为具有暴力攻击倾向。或者患者不存在前 3 项的行为，但在后 8 项中存在的行为 ≥3 项，则被认定为存在暴力攻击倾向。Ideker 等将 M55 应用于外科领域时发现 M55 量表的敏感性不尽如人意，因此仍需对其不断地进行改进，以符合实际需要。

Calow 等对 BVC、STAMP、ABC、M55 等风险评估工具的使用情况进行了系统评价。结果显示，BVC 与 STAMP 是国外医院最为常用的风险评估工具，可以有效识别潜在的暴力风险；ABC 评估指南则被认为对于潜在暴力风险的识别可能具备有效性，建议对其有效性进行进一步验证；M55 评估工具则被证实因其敏感性太低，因而导致在实际运用时对潜在的暴力风险因素的识别率太低，从而被建议对其进行进一步的调整。在以上的风险评估工具中，仅 BVC 风险评估量表被我国引进汉化，并运用于我国精神科，对精神科患者的潜在暴力行为进行评估，而其他风险评估工具尚未被引进使用。

# 第二节　危害医疗秩序失信行为应对介入点及措施选择

## 一、研究方法

文献研究法：针对危害医疗秩序失信行为事件（医闹、医院暴力等）在知网、万方、PubMed 等学术网站进行相关的文献检索，资料收集、加工与整理，形成对危害医疗秩序失信行为事件的科学认识，寻找应对危害医疗秩序失信行为的有效措施与方法。

典型案例分析：以各大互联网新闻网站为平台，以典型危害医疗秩序失信行为事件为搜索内容进行检索，寻找事件发生发展过程详细、事件涉及相关主体关系描述清晰的典型危害医疗秩序失信行为事件。以此典型案例为研究文本进行案例分析，梳理该类事件演化过程及双方博弈过程，提取事件中的关键信息，为危害医疗秩序失信行为应对策略的提出提供支持。

问卷调查法：通过在文献研究的基础上，设计调查问卷进行调查，以期了解危害医疗秩序失信行为事件发生原因及行为人实施失信行为前的特征，为后续应对建议的提出以及医务人员在日常工作中遇到类似情况时更好地保护自己、免受不法侵害提供借鉴。

深入访谈法：通过对相关人员进行深度访谈，了解危害医疗秩序失信行为事件发生发展的全过程及其中涉及的关键因素，找出事件变化发展的关键时间节点，了解事件演化过程中医患双方博弈的焦点、要达成的目标以及采取的应对策略等关键信息，筛选有效的应对介入点及措施。

头脑风暴法：以危害医疗秩序失信行为事件的关键介入点及应对措施为主题召开专题会议，进行头脑风暴。参会人员针对该问题进行充分的讨论,提出自己的看法与观点。通过对会议结果进行整理总结,为危害医疗秩序失信行为介入点及措施的选择提供参考。

专家咨询法:根据文献分析、深度访谈以及典型案例分析结果,选取在医院管理领域对研究或处理危害医疗秩序失信行为事件具有丰富经验的专家学者,对危害医疗秩序失信行为在各个阶段的关键介入点与应对措施进行多轮次专家咨询,以求选取最为有效的介入点及相对应的措施。

## 二、危害医疗秩序失信行为原因及特征分析

2019 年,为了解危害医疗秩序失信行为事件当事人在实施失信行为前的特征以及实施原因,从而更好地对危害医疗秩序失信行为加以预防,进行了本次调查。选取北京儿童医院、北京中医医院,中国医学科学院阜外医院的 34 名医疗纠纷处理人员、临床医生、护理人员进行问卷调查及深度访谈,调查结果如下。

### (一)患方原因及特征

医务人员认为在危害医疗秩序失信行为事件发生前,当事人的表现较多,其中医务人员提到频次最多的为患方人员情绪激动、焦躁、喧闹、着急;患方人员无理取闹、推卸责任;患方的要求未能得到满足;就诊等候时间长,具体见表 13-1。

表 13-1　危害医疗秩序失信行为事件患方原因及事前特征

| 原因 / 特征 |
| --- |
| 患方人员情绪激动、焦躁、喧闹、着急 |
| 患方人员无理取闹,推卸责任 |
| 未能满足其提出的要求 |
| 就诊等候时间长 |
| 在与医护人员接触前即因就诊流程烦琐等原因导致情绪变化 |
| 患者家属的性格属于冲动型 |
| 对医务人员不信任("指手画脚"、质疑) |
| 患者家属固执己见 |
| 期望高,对疾病治疗效果不满意 |
| 同一问题反复多次询问 |
| 陪同人员较多,对事件评论较多 |
| 多次就医 |
| 外貌判断(文身、衣冠不整、言行不端等) |
| 文化程度较低 |
| 患者家属喝酒或醉酒状态 |
| 患者家属揪住细节不放 |
| 诊疗费用贵或经济压力大 |
| 与家人或其他患者家属生气时 |
| 沟通(时间短、方式不恰当、解释不到位、恶语相向) |
| 患者家属依从性差 |
| 对医务人员不尊重 |
| 首次就医 |

| 原因 / 特征 |
| --- |
| 对待非诊疗人员与诊疗人员态度不一 |
| 撒谎、隐瞒病情或其他情况(在与医务人员交流时,眼睛没有直视医务人员) |
| 家属因为患儿病情严重 |
| 特殊职业人群 |
| 直接到顶级医院就诊的人 |
| 患者家属溺爱患儿 |
| 患者家属对医务人员的言语产生误解 |
| 患者家属将一切问题归因于医务人员和医院 |
| 对医务人员进行录音、录像,威胁发到网上 |
| 挂错号 |
| 患者家属觉得已经无路可走,事情没有解决的渠道 |
| 年龄在>30~40 岁的人 |
| 患方精神有问题 |

### (二) 医方原因

受访医务人员认为,患方人员实施危害医疗秩序失信行为医方原因主要有以下几点:医患之间的沟通不到位,医务人员自身的服务态度、责任心、人文关怀、职业操守较差,医务人员自身的性格、医务人员专业技术水平有问题等,具体见表 13-2。

**表 13-2　危害医疗秩序失信行为事件医方原因**

| 原因 |
| --- |
| 医患之间的沟通不到位 |
| 服务态度、责任心、人文关怀、职业操守较差 |
| 自身性格 |
| 专业技术水平问题 |
| 同事关系、领导重视程度 |
| 工作强度大 |

通过总结分析发现,失信行为人在实施失信行为前特征明显,医务人员能够对其进行有效识别。当患方人员出现相应特征或表现时,医务人员应及时采取有效措施,努力避免危害医疗秩序失信行为事件的发生,保护自己及同事的安全。但医务人员在日常工作中也应时刻注意避免自身原因所造成的危害医疗秩序失信行为事件发生风险的增加,积极主动采取措施、转变行为方式,以此降低危害医疗秩序失信行为事件的发生。

## 三、典型危害医疗秩序失信行为事件案例分析

### (一)案例解析

2016 年,山东省某三级综合医院儿科诊室发生一起恶性杀人事件,杀人者为此前在医院内死亡患儿的父亲。患儿父亲使用事先准备好的凶器,将负责该患儿诊治的医生残忍杀害。此案手段凶狠、性质恶

劣,造成了极坏的社会影响。此事件处理过程中有多方主体参与,事件过程涉及要素清晰完整,以此典型案例为蓝本,对事件进行深刻剖析,以期挑选对事件发展走向产生较大影响的关键变量,筛选应对该类事件发生所需的关键介入点。

本案中,患儿出生后因相关疾病转入儿科病房进行诊治,其间患儿家属要求转院,诊治大夫建议不要转院。而后患儿病情加重,抢救无效死亡。患儿家属对患儿死亡原因产生疑问,并怀疑与医务人员的不当操作有关。患儿死亡后,多名患儿家属聚集在医院,要求医院对患儿死亡原因等相关疑问做出合理解释。在长时间等候无人接待且医方有关承诺并未兑现的情况下,为引起医方的重视,患儿家属对医院进行了打砸。打砸行为实施后,警方介入,家属对打砸的物品给予了赔偿,赔偿金交由警方保管(事后调查发现,赔偿金额远大于物品实际损失金额,并且派出所保管赔偿金属于违规行为),院方相关领导也与患儿家属进行约定,就双方争议事件进行调解。事件由此进入四次调解程序。

医患双方第一次调解是在市医患调解中心的主导下进行的,因患方不同意进行尸检,第一次调解并未使医患双方就事件解决方案达成一致。而后患儿家属向医院提出了相应诉求(经济赔偿、道歉),并希望能够与院长进行对话,但均遭到院方拒绝,此时,患儿家属情绪开始发生明显转变。之后患方不再要求经济赔偿,只是想要回患儿遗体和由派出所保管的赔偿金,又遭到医院及派出所的拒绝。而后,患方请村支书作为代表与院方进行协商,希望得到合理解决,但并未如愿,患儿家属情绪再次产生消极变化。某日,患儿家属到医院与患儿的主治医生进行交谈,询问患儿死亡的真实原因,最终将医生残忍杀害。事件发生后,当地政府发放给患儿家属5万元抚恤金,也允许患儿家属将遗体从医院带回,安葬在村子的公墓边,最终杀害医生的患儿家属被判处死刑,案例过程如图13-1所示。

医患沟通是在诊疗过程中不可避免的关键环节。良好的医患沟通有利于患者或患者家属形成对疾病的正确认识,形成合理的期望。本案例中,在最初对患儿进行诊疗过程中,医务人员由于认识不足、对疾病过于乐观,造成患儿家属期望较高,并且其家属对患儿病情存在的疑问始终未能得到合理清晰的回复,这一现象一直延续到事件发生之时。在事件发生之前,患儿家属依旧在询问患儿死亡的真正原因,说明医患双方的沟通始终是无效的、不充分的。萦绕在患儿家属头脑中的病情疑惑势必会对患儿家属的情绪以及心理产生消极的负面影响,加之多重因素的干扰,导致了暴力伤医事件的发生。

从事件发生发展的过程中我们不难看出,医院处理此事件的积极性始终不高,没能积极主动的与患儿家属协商解决、化解双方分歧。在对待患方所提诉求方面,医院态度与负责和患儿家属协商的工作人员态度并不一致,医院对待患儿家属诉求的反复使得患儿家属在看到希望后又转变为失望,反反复复的情绪变化,对患儿家属的心理造成了较大的负面影响。并且,医院在事件处理过程中存在违规现象,根据国家相关法律规定,患者家属对遗体有自主决定权,这也就意味着在本事件中,患儿家属可以领回遗体。但是医院却并未遵守这一规定。求偿的失败以及在事件处理过程中的弱势,加深了患儿家属对医院的不满意程度,最终超越了心理承受能力极限,演变为暴力犯罪事件。

派出所作为第三方参与到事件的解决过程中来。在事件发生之初,出于对派出所的信任,患儿家属将赔偿金交予警方管理。此时的派出所在患儿家属的心中是促成事件解决的力量。但派出所帮助医患双方保管赔偿金,对打砸事件久拖未决,没能依法履职行为加剧了医患双方之间的矛盾,在一定程度上对事件的发生起到了推动作用。派出所未能返还患方的赔偿金与医院拒绝将患儿遗体交予患方对患儿家属的心理造成了巨大的冲击。在此种情况下,院方的承诺不兑现成为“压死骆驼的最后一根稻草”。本应能够缓解医患矛盾的警方介入,却因未能依法履职,在事件演变过程中起到了激化矛盾的作用。因此,加强政府部门的公信力,保持其在事件处理过程中立场的公平公正、依法办事对缓和医患双方矛盾,促使事件合理有效的解决是至关重要的。

患儿死亡后,患儿家属在寻求医方解释未果的情况下,选择对医院进行打砸,并且在诉求得不到满足的情况下,选择极端的方式解决问题,是极为不理智的行为。在这种情况下,患者家属应积极寻求法律救助,通过正当途径维护自身的合法权益。所以医患双方在处理医疗纠纷过程中,医方应积极引导患方走法律途径解决医疗纠纷。患方应增强自身法律意识,通过正当途径,处理矛盾,化解分歧,维护自身的合法权益。

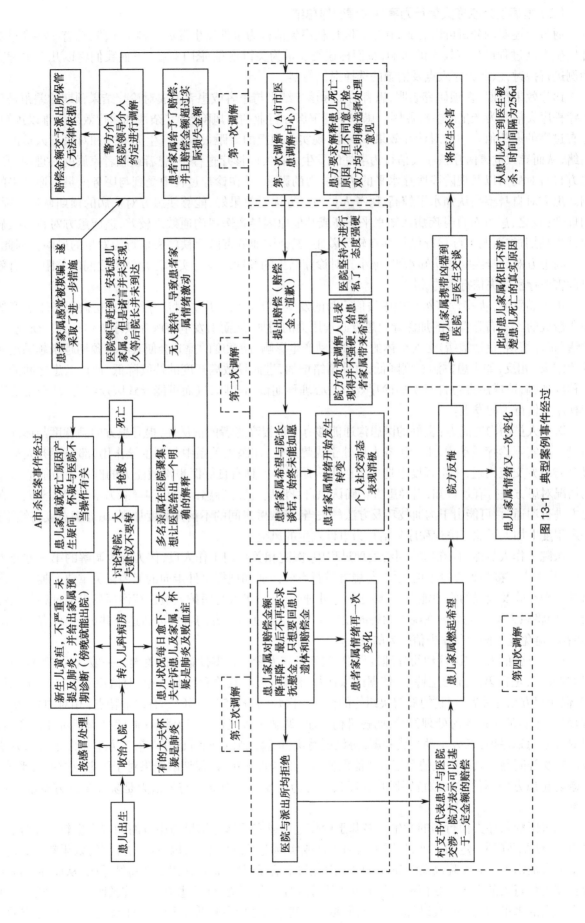

图 13-1  典型案例事件经过

### (二) 危害医疗秩序失信行为事件关键变量总结

通过上述案例分析可以看到,在危害医疗秩序失信行为事件发生发展的各个阶段,总有一些变量对事件发生发展过程产生着较大的影响,我们称这类变量为关键变量(图 13-2)。下面我们将以几个关键变量为例进行探讨,以期为介入点及措施的选择提供借鉴。

诊疗效果预期:多项研究表明,患者的实际诊疗结果与患者或患者家属对诊疗结果预期的差距是危害医疗秩序失信行为产生的主要原因。患方不理解医疗行业的高风险性、复杂性和诊疗效果的难以预知性,存有过高的期望值。一旦对诊疗效果不满意,现实与理想的差距很容易产生无助感和对医务人员的不满情绪,从而导致危害医疗秩序失信行为事件的发生。在实际诊疗过程中,患者或患者家属的心理预期还受患方自身对病情以及现阶段医疗水平的认知能力的影响,并在诊疗过程中受到与医务人员沟通效果的影响。患方对自身疾病认知水平较高、医务人员与患方沟通效果好,能够使患方对疾病的预期贴近实际,回归理性;反之,患方对自身疾病认知水平不高或其他原因导致医患沟通效果较差,造成患方对自身疾病诊疗结果预期过高,与实际诊疗结果存在较大差距,就会增加危害医疗秩序失信行为发生的风险。因此,有效提高患方对自身疾病的认知水平,缩小其对诊疗结果的预期以及与实际诊疗结果之间的差距,是有效应对危害医疗秩序失信行为的关键。

患方满意度:大多危害医疗秩序失信行为的发生几乎是由于患方对诊疗结果或医院服务不满意等方面所造成的。不满意程度的加深导致患方心理压力的增加,从而引发危害医疗秩序失信行为。研究表明,情绪(正性情绪、负性情绪)会对个体的认知活动产生影响,满意度的提升会使其心理预期越来越贴近实际诊疗结果;相反,如果患方满意度降低,负性情绪增加,进而导致满意度的持续降低,使得医患之间的不信任程度加剧,造成患方对自身疾病诊疗效果的心理预期偏离实际,进而可能导致医疗纠纷,甚至是危害医疗秩序失信行为的发生。

医务人员的沟通能力:良好的医患沟通能够有效地提高患者的依从性,提升患方的满意度与诊疗服务质量。在实际诊疗活动中,由于医务人员处于优势地位,在医患关系中起到主导作用,部分医务人员不愿过多与患方交流沟通,一定程度上造成了医患沟通障碍。具有良好医患沟通能力的医务人员能够就患者的情况对患方进行有效告知,引导患方正确认识自身疾病,消除疑惑;相反,沟通能力不足的医务人员在与患方进行沟通时,可能由于沟通技巧及方法的失当,导致医患间的不信任程度加剧、患方满意度持续下降,一定程度上加大了危害医疗秩序失信行为事件发生的风险。

医院工作人员能力:在医疗纠纷处理过程中,医院相关部门工作人员,作为院内调解的第三方介入事件中,其作为直接与患方接触的主体,与患方进行有效沟通和把握事件走向的能力至关重要。拥有丰富的事件处理经验及较强的沟通能力,能够把事件处理好,平息患方与医护人员进行沟通后未能理解的负性情绪,进而将患方引导至继续在院内调解的途径上来,并通过与患方的有效沟通达成共识,合理有效解决医疗纠纷,避免危害医疗秩序失信行为的发生。

第三方公信力:在医疗纠纷处理过程中,院外第三方参与是事件解决的关键。一般认为"医疗纠纷第三方调解",是在第三方的主持下,依据国家法律、法规、规章政策和社会公德,对医患双方进行劝说和斡旋,促使双方相互谅解,通过协商解决纠纷的组织。医疗纠纷第三方调解具有以下特点:相对中立,易于双方接受;丰富的医疗纠纷处理经验,调解机构专业;调解过程灵活,节约成本;调解过程不对外公开,有利于双方的隐私保护;双方主动达成和解,协议更易执行等优势;但同时也存在第三方中立性不被患方或医方所接受等问题。只有中立的第三方才能促使纠纷的合理解决,确保调解结果对于医患双方的公平公正,有效防止患方的不信任导致危害医疗秩序失信行为的发生。中立性与公信力是院外第三方调解成功的关键。

危害医疗秩序失信行为的发生大多源于诊疗过程或实际诊疗结果与患方的期望产生较大差异,使得患方满意度下降到一定的程度,且医患沟通不畅或实际沟通效果不佳,以及第三方调解效果较差,在一定程度上会加剧患方对医院以及医务人员的不满与不信任程度,造成医患关系持续紧张,从而导致危害医疗秩序失信行为的发生。如何有效防范危害医疗秩序失信行为,保持患方对医院及医务人员的满意度在一个适当的水平,并防止突破界值是至关重要的。就危害医疗秩序失信行为事件来说,加强与患方的"有效沟通",撤除"形式沟通",通过有效的沟通交流提升患者的认知度,使患方的期望与实际情况更加相符。同时,一旦双方因患者的诊疗或其他出现医疗纠纷,纠纷调解第三方的中立性对应对危害医疗秩序失信行为具有重要的价值。只有保持第三方的中立性与公信力,才能保证调解的公平公正,才能有利于化解医患双方的矛盾,预防危害医疗秩序失信行为的发生。

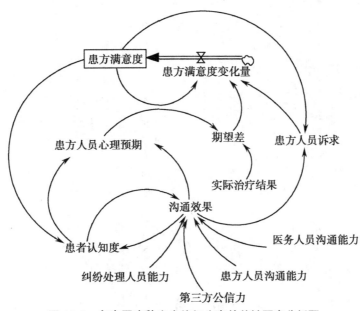

图 13-2　危害医疗秩序失信行为事件关键要素分析图

## 四、危害医疗秩序失信行为应对介入点及措施筛选

### 介入点及措施筛选方法

1. **制作专家咨询表**　在对上述危害医疗秩序失信行为案例分析的基础上,筛选出危害医疗秩序失信行为事件发生发展的关键介入点及措施,并进行整理形成专家咨询表。该专家咨询表共分为三部分,分别为事前、事中和事后阶段。其中,每一部分又分为两个小部分,分别为介入点和措施评分。每一介入点及措施均从重要性(该介入点或措施在危害医疗秩序失信行为防控中的重要性)、敏感性(该介入点或措施在应对危害医疗秩序失信行为过程中对其他变量影响程度的大小)以及可行性(在危害医疗秩序失信行为应对过程中该介入点及措施是否具有可操作性)三个方面进行评价。其中,重要性按照"非常不重要 =1、比较不重要 =2、一般重要 =3、比较重要 =4、非常重要 =5"进行评分和赋值;敏感性按照"非常不敏感 =1、比较不敏感 =2、一般敏感 =3、比较敏感 =4、非常敏感 =5"进行评分和赋值;可行性按照"非常不可行 =1、比较不可行 =2、一般可行 =3、比较可行 =4、非常可行 =5"进行评分和赋值。

采用目的抽样法,选取黑龙江省、山西省、北京市、天津市 13 家三甲医院的 13 名管理人员,以及浙江省、广东省两所高校中从事过相关研究工作的 2 名教师作为函询对象。专家的纳入标准:①从事过医疗纠纷及医院工作场所暴力事件处理工作或对该类事件进行过相关研究;②本科及以上学历;③自愿参与本研究。在进行第一轮专家咨询后,经课题组讨论,根据专家评分的变异系数、均值及满分比等指标情况,对第一轮专家咨询结果进行了补充、修改和删除,形成第二轮专家咨询问卷。

2. **专家咨询结果**

(1)专家的一般资料:来自医院、高校的 15 名函询专家包括男性 9 名(60.00%),女性 6 名(40.00%);年龄以大于 40 岁者为主,共计 11 名,占比 73.33%;工作年限 10 年以上的有 12 人,占比 80.00%;大多数专家拥有高级职称,共 11 名,占比 73.33%;拥有硕士、博士学历者 9 名,占比 60.00%;从专家工作单位性质来看,高校教师 2 人,医院管理者 13 人;咨询专家的专业以临床医学和卫生管理学为主,共计 11 名,占比

73.33%,见表13-3。

**表13-3 咨询专家基本情况**

| 项目 | 例数/人 | 百分比/% |
|---|---|---|
| 性别 | | |
| 男 | 9 | 60.00 |
| 女 | 6 | 40.00 |
| 年龄 | | |
| ≤40 | 4 | 26.67 |
| >40~50 | 4 | 26.67 |
| >50 | 7 | 46.66 |
| 工作年限 | | |
| <10年 | 3 | 20.00 |
| 10~<20年 | 7 | 46.67 |
| ≥20年 | 5 | 33.33 |
| 职称 | | |
| 初级 | 1 | 6.67 |
| 中级 | 3 | 20.00 |
| 高级 | 11 | 73.33 |
| 学历 | | |
| 本科 | 6 | 40.00 |
| 硕士 | 3 | 20.00 |
| 博士 | 6 | 40.00 |
| 职务 | | |
| 医院院长 | 5 | 33.33 |
| 纠纷办主任 | 5 | 33.33 |
| 高校教师 | 2 | 13.33 |
| 其他 | 3 | 20.00 |
| 所学专业 | | |
| 临床医学 | 6 | 40.00 |
| 卫生管理学 | 5 | 33.33 |
| 其他医学类专业 | 2 | 13.33 |
| 其他非医学类专业 | 2 | 13.33 |

(2)专家的积极程度:本研究通过问卷回收率和专家提出意见的比例来反映专家的积极系数。第一轮共发放专家咨询表15份,收回专家咨询表15份,回收率与有效回收率均为100%;6名专家提出了修改意见和建议,提出意见率为40%。第二轮共发放专家咨询表15份,收回专家咨询表15份,有效率和回收率均为100%;5名专家提出了修改意见和建议,提出意见率为33.33%(表13-4)。

表 13-4　问卷回收情况及专家提出建议情况

| 轮次 | 问卷回收情况 | | | | | 专家提出建议情况 | |
|------|------|------|------|------|------|------|------|
| | 发出问卷/份 | 收回问卷/份 | 回收率/% | 有效问卷/份 | 有效率/% | 专家人数 | 百分比/% |
| 第一轮 | 15 | 15 | 100.00 | 15 | 100.00 | 6 | 40.00 |
| 第二轮 | 15 | 15 | 100.00 | 15 | 100.00 | 5 | 33.33 |

(3)专家的权威程度:专家权威程度是影响咨询结果可靠性的一项重要因素。一般通过专家对研究问题的判断依据及熟悉程度的自评结果来反映。在本研究中,专家对问题的判断依据主要分为实践经验、理论知识、参考国内外资料以及主观感受四个维度。其中,每个维度又根据对专家判断的影响程度分为大、中、小三个程度。不同维度对专家判断影响程度大小赋值见表 13-5。同时,对专家的熟悉程度进行了评分,见表 13-6。第一轮专家咨询的结果显示,判断依据(Ca)为 0.84,熟悉程度(Cs)为 0.92,权威程度(Cr)为 0.88;第二轮专家咨询的结果显示,判断依据(Ca)为 0.83,熟悉程度(Cs)为 0.92,权威程度(Cr)为 0.88。一般认为 $Cr > 0.8$ 则表示研究结果可靠。本研究两轮专家咨询结果 Ca、Cs、Cr 三个指标均大于 0.8,证明本次咨询结果权威程度较高,见表 13-7。

表 13-5　专家判断依据自我评价标准赋值表

| 判断依据 | 对专家判断的影响程度 | | |
|------|------|------|------|
| | 大 | 中 | 小 |
| 实践经验 | 0.4 | 0.3 | 0.2 |
| 理论知识 | 0.3 | 0.2 | 0.1 |
| 参考国内外资料 | 0.2 | 0.1 | 0.1 |
| 主观感受 | 0.1 | 0.1 | 0.1 |
| 合计 | 1 | 0.7 | 0.5 |

表 13-6　专家熟悉程度判断标准

| 熟悉程度 | 很熟悉 | 比较熟悉 | 一般熟悉 | 不太熟悉 | 不熟悉 |
|------|------|------|------|------|------|
| 评分 | 1.0 | 0.8 | 0.6 | 0.4 | 0.2 |

表 13-7　函询专家对问题的判断依据、熟悉程度及权威程度

| 调查轮数 | Ca | Cs | Cr |
|------|------|------|------|
| 第一轮 | 0.84 | 0.92 | 0.88 |
| 第二轮 | 0.83 | 0.92 | 0.88 |
| 总计 | 0.84 | 0.92 | 0.88 |

(4)专家的一致程度:一般通过变异系数表示全部专家对每一条目判断意见的协调程度。两轮指标中介入点的平均变异系数分别为 0.22 和 0.15,措施的平均变异系数分别为 0.21 和 0.14。第二轮的平均变异系数均小于第一轮平均变异系数,说明随着函询轮数的增加,专家意见趋于集中。

(5)专家函询结果分析:经过第一轮函询后,根据专家意见与建议,对危害医疗秩序失信行为量表进行了修改。结合咨询指标删除标准与专家意见,删除了专家们一致认为程度较差的介入点和措施。增加了"临床科室主治医师必须轮转医务处或医患办"条目。第二轮专家函询结果显示介入点与措施的变异系数为 0~0.15(变异系数 < 0.25 表明专家意见一致性程度较好),表明专家意见趋于一致,最终结果包含 19

个介入点和 76 条应对措施,见表 13-8~表 13-10。

表 13-8　事前阶段应对介入点及措施

| 介入点 | 措施 |
|---|---|
| 事前准备 | A1 入院时对患方进行安全检查 |
| | A2 安装一键报警装置(室内、随身携带或安放于工作地点指定位置) |
| | A3 重视医院安保工作,配备足够数量人员,人流量大的区域配备固定安保人员,增加巡逻频次和人数,发现问题及时妥善处理 |
| | A4 通过外请专家讲座,剖析身边典型案例,当事人现身说教等形式定期开展相关教育,提升医务人员的防范意识 |
| | A5 使用人脸识别系统,甄别在本院有不良记录者 |
| | A6 定期进行医院工作场所暴力事件演练,提升医务人员、管理人员、安保人员处理医院工作场所突发事件的能力 |
| | A7 注重纠纷处理人员能力的提升与处理团队人员构成的合理性 |
| | A8 控制进入住院处或病房人数及探访人数 |
| | A9 学习、研究化解冲突矛盾的技巧 |
| | A10 临床科室主治医师必须轮转医务处或医患办 |
| 医务人员沟通技巧 | A11 定期开展多种形式的医患沟通培训,不能流于形式。如专家讲座、优秀案例分享、同行经验介绍、为纠纷管理人员做培训等 |
| | A12 经常出现因沟通问题与患方产生矛盾的应给与一定的惩罚 |
| | A13 在日常诊疗过程中,有意的去训练自己 |
| 诊疗流程与诊疗环境 | A14 管理人员的现场体验,发现不足并予以优化 |
| | A15 对同级别医院进行参观考察,与自身进行对比,对诊疗流程进行优化 |
| | A16 引导人员的培训与岗位科学设置 |
| | A17 诊疗流程图的合理张贴及相关人员对患方人员疑问的解答 |
| | A18 窗口服务人员等注意服务态度,耐心解答患方疑问 |
| | A19 医务人员对需要帮助的患者或患者家属主动提供帮助 |
| | A20 应提升面向患方提供服务的职能部门(如门诊部、医保办、医风办等)人员的能力与素质 |
| | A21 优化挂号、退卡退费服务流程,避免让患者或家属多跑路 |
| 诊疗时患方人员情绪激动 | A22 相关负责人引导患者或家属到安静的办公室或会议室进行沟通 |
| | A23 根据状况选择是否向当事医生提出预警 |
| | A24 安保人员及时跟踪关注 |
| | A25 医护人员避免与患方正面冲突,不能与其恶语相向,进行耐心解释,细心沟通 |
| | A26 诊疗时控制诊室内的人员数量 |
| 责任医生首次接触患者时 | A27 进一步对患者病情进行告知与交代 |
| | A28 加强对患方的人文关怀(是否在生活或经济上有困难,对确有困难的,科室通过一定途径予以帮助) |
| | A29 对患者入院后的注意事项逐一告知,患方确认后在相关告知单上签字 |
| | A30 必要的沟通进行录音留档(如术前风险告知) |

续表

| 介入点 | 措施 |
|---|---|
| 对自身疾病真实情况认知低,出现情绪波动 | A31 医院将此种人员记录在案备查 |
| | A32 重点内容医患双方可签署沟通记录备查 |
| | A33 医务人员对患方情况做出判断,选择是否向保卫部门进行报备 |
| 诊治过程中,患者疾病恶化,患方人员情绪激动 | A34 设置一键报警装置,安保人员即刻到场 |
| | A35 相关医生向患方详细说明病情加重或突然变化的原因,耐心解释,加强人文关怀 |
| | A36 如果患方有人身威胁倾向,涉事医生应避免单独行动,提高防范意识,同时报警 |
| 患方人员进行投诉 | A37 医院管理部门第一时间介入,接待患方投诉 |
| | A38 如果医方无过错,以平息患方情绪为主,引导其走正规途径[(医疗纠纷人民调解委员会(以下简称医调委),法院等] |
| | A39 如果确因医方过错导致问题的出现,医院应向患方提出医院的解决方案,并告知得出该解决方案的依据 |
| 答复不能使患方满意 | A40 更高级别管理人员介入 |
| | A41 倾听患方要求,如要求不合理,应再次耐心进行解释,向其说明国家相关规定,包括损害赔偿标准,以及采取不法行为的后果 |
| 声称通过自媒体等发布不良信息,威胁医务人员 | A42 如患者还不满意,告知其维权途径,并表示医院愿意积极配合 |
| | A43 关注网络新闻以及相关信息的浏览量、转发量,及时评估现有事件的影响,并针对事件发布官方声明 |
| | A44 在第一时间通过官方媒体由专职部门、专职人员向公众发布真实客观的消息 |
| | A45 对于虚假宣传的媒体,通过律师对其进行警告,保留追责的权利 |
| | A46 与患方交涉过程中,尽量规避患方录音、录像的行为;如患方坚持录音录像,医务人员也同样做,以便更好维权 |
| | A47 与医院保持一致,避免自己单独通过社交媒体等途径发声 |

**表 13-9　事中阶段应对介入点及措施**

| 介入点 | 措施 |
|---|---|
| 当事医务人员的应对 | B1 向有安保人员值守的位置进行移动 |
| | B2 使用防卫工具进行自卫,保护自身安全 |
| | B3 报告科室主任,请科室主任尽快协调人员给予帮助 |
| 当事医务人员同事的应对 | B4 发现该事件矛盾较大时,提前向安保部门报告 |
| | B5 及时向科室主任或医院管理部门汇报 |
| | B6 在保证自己安全的前提下能够主动帮助受困医务人员 |
| 当事科室的应对 | B7 配合纠纷管理部门进行处理(汇报事件原因、发生程度、造成的影响) |
| | B8 配合安保部门进行处理(汇报施暴人员数量、事件性质) |
| 安保部门的应对 | B9 按规定告知事件处理的正常途径,以及法律法规中对影响医疗秩序的相关规定,如不配合将采取强制措施 |
| | B10 造成严重影响的,应控制局面后交警方处理 |
| 纠纷管理部门的应对 | B11 做好患方的情绪疏导工作,防止事态进一步扩大 |
| | B12 第一时间告知患方正常处理流程及相关规定 |
| | B13 尽快了解患方诉求、争议点,同时向当事医务人员和科室了解详细情况 |

续表

| 介入点 | 措施 |
|---|---|
| 公安部门 | B14 尽快了解患方诉求、争议点,同时向院方了解详细情况 |
| | B15 携带警用器械与装备第一时间到达现场 |
| | B16 到达现场后将相关人员带离进行下一步处理 |
| | B17 防止当事医务人员与施暴者再次直接接触 |

**表 13-10　事后阶段应对介入点及措施**

| 介入点 | 措施 |
|---|---|
| 物品损坏及诊疗秩序受到影响的处理 | C1 主管部门积极协调院方,第一时间恢复诊疗秩序 |
| | C2 院方应针对医暴行为对医院造成的影响大小,通过法律途径对施暴者进行追责 |
| | C3 对其他患方人员造成不良影响的,要指定专人做好沟通解释工作,主动帮助解决问题,获得其认可 |
| | C4 对医务人员进行情绪安抚 |
| 人员受伤或死亡后的救助 | C5 必要时可停止当事医务人员的诊疗活动,休假 |
| | C6 聘请专业的心理医生对相关医务人员进行心理疏导 |
| | C7 帮助医务人员或家属维护自己的合法权利,为其提供法律上、资金上的支持与帮助 |
| | C8 按照国家相关法律法规及规定程序对施暴者进行追责 |
| 事后反思与改进 | C9 成立专门的事件调查组,进行认真核查,找出造成事件发生的关键所在 |
| | C10 针对从事件中发现的问题,尽快出台制度与措施,并保证措施与制度的落实,避免类似事件的再次发生 |
| | C11 对暴力事件高发科室进行重点防范,增添防护设施 |
| | C12 事件涉及的当事人、管理人员、安保人员以及事件发生的科室责任人、同事均应对在此次事件中自己的行为进行反思(原因、不足、以后该如何应对),吸取经验教训 |

# 第三节　危害医疗秩序失信行为应对策略建议

　　危害医疗秩序失信行为事件的解决在于各方的共同努力与协同治理,国家层面需完善相应法律法规和出台相应的制度政策,医院层面采取相应的防范措施,医务人员层面不断提高技术水平和沟通能力等,才能从根本上防范危害医疗秩序失信行为。研究者在借鉴国内外针对危害医疗秩序失信行为所采取的应对措施的基础上,结合危害医疗秩序失信行为典型案例分析,以及危害医疗秩序介入点及措施专家咨询结果,从事前、事中、事后三个阶段提出以下对策建议,为更好地应对危害医疗秩序失信行为提供借鉴。

## 一、事前阶段

### (一)针对国家的对策建议

**1. 国家应继续完善相关的法律法规,保护医患双方的合法权益**　一个时期以来,国家虽然陆续出台了相关的法律法规,对危害医疗秩序失信行为进行处理和规范治理,对危害医疗秩序失信行为有明显的遏制作用,但仍时有发生,医务人员被打被杀现象依旧存在。在针对危害医疗秩序失信行为事件的法律法规中,并未对危害医务人员人身安全的行为加重处罚,只是采取按照一般性法规对暴力行为人实施惩戒,惩戒力度较小,违法犯罪成本较低,未能达到有效震慑犯罪分子的目的。借鉴其他国家经验,我国应针对危害医疗秩序失信行为进行专门性的立法,并将对危害医疗秩序失信行为的惩戒力度与其他一般性暴力行为的惩戒力度区别开来,进行从重处罚,提高实施危害医疗秩序失信行为的违法成本。

除了对危害医疗秩序失信行为进行从重处罚外,在相关法律法规中还应明确医院的责任与义务,强制医院主动采取措施预防危害医疗秩序失信行为的防范指南刻不容缓。防范指南的确立,能够为有关各方在应对危害医疗秩序失信行为事件的过程中,提供详细而明确的指导,做到有章可循,从而达到更好的预防和控制效果,保护医务人员的生命健康。

**2. 国家应完善医疗责任保险制度,促进医疗纠纷事件的合理解决** 2018年10月1日,正式实施的《医疗纠纷预防和处理条例》总则第七条明确规定"发挥保险机制在医疗纠纷处理中的第三方赔付和医疗风险社会化分担的作用,鼓励医疗机构参加医疗责任保险"。但从医院实际管理过程来看,部分医疗机构或医务人员并未缴纳医疗责任保险。当医疗损害发生后,医疗机构或医务人员个人不愿赔偿或无力赔偿,导致医患之间矛盾升级,引发暴力伤医事件。相关部门应积极分析医疗机构或医务人员不愿缴纳医疗责任保险的原因,依据我国实际情况继续修改完善医疗责任保险制度,从而减少因医院或医务人员赔偿意愿或赔偿能力问题引发的医患冲突。

国家相关制度规定,发生医患纠纷后,医患双方可以申请医疗纠纷人民调解委员会进行调解。医疗纠纷人民调解委员会通过对事件详情了解,调解员按照公平、公正、合理的原则组织医患双方进行调解,双方达成调解协议后,保险公司根据医调委出具的赔偿协议向患方支付款项。在现有调解模式下,调解过程依旧是医患双方直接接触的过程,在此过程中因双方直接接触而导致的矛盾升级现象时有发生。借鉴其他国家经验,让保险公司代表医方与医调委一起进入到医疗纠纷的调解中来,对事件进行评估后与患方协商,从而避免医患双方的直接接触,缓和双方矛盾,有效降低危害医疗秩序失信行为发生的可能性,促进纠纷的合理解决。

**3. 实行国家公开披露制度,促进和谐医患关系的构建** 有些国家,国家公开披露制度要求在医疗损害发生后,医方应在第一时间向患方说明该损害的相关情况以及能够采取的补救措施。国家公开披露制度还要求医务人员在医疗损害发生后对事件进行反思,防范在诊疗过程中所犯的错误。借鉴这些国家的经验,建立适合我国国情的国家公开披露制度,有助于缓解当前紧张的医患关系,促进医患双方之间的沟通与交流,使患方能够及时了解事件的真实情况,避免因信息不对称所导致的医患矛盾激化,进而发生危害医疗秩序失信行为事件。该制度在一定程度上可以促进医方尽可能地提升服务质量与水平,从而提升患者满意度,构建和谐医患关系,降低危害医疗秩序失信行为的发生风险。

**4. 建立完善的医疗服务保障体系,优化医疗服务资源配置** 现阶段我国医疗资源配置不均衡,二、三级医疗机构掌控绝大部分的资源,基层医疗机构由于获得的资源相对较少,难以承担相应的诊疗任务。资源分配的不均衡造成分级诊疗制度难以实行,三级医院人满为患,基层医院"门可罗雀",造成三级医院医务人员工作压力大,人们看病难、看病贵的问题依然突出,由此导致的医疗纠纷以及危害医疗秩序失信行为事件频发。因此,进一步优化医疗服务资源配置,建立完善的医疗服务保障体系,推进我国分级诊疗制度,对于改善我国的就医环境,减轻医务人员的工作压力,提升医疗服务水平,提高患方满意度,减少危害医疗秩序失信行为的发生具有重要的现实意义。

**5. 健全并完善医疗机构监督机制,提升医疗机构服务质量与服务水平** 有效的监督机制能够促进医疗机构服务水平的提升。现阶段我国针对医院评审的相关制度对医院评审内容进行了详细的阐述,并结合国外先进经验进行了修改完善。但在实际评审过程中的执行效果却不尽人意,考察内容不全面,如社会评价等指标并未在评审的考察范围内。患者满意度作为社会评价指标的主要内容,对医疗机构以及医务人员预防医疗纠纷、医院工作场所暴力等事件的发生具有重要的影响。因此,健全并完善社会监督机制,实行评价主体多元化,将患者满意度等社会评价指标纳入医院评审内容当中,全方位多角度对医院进行评价,做到评审结果客观公正,从而促进医院服务质量和服务水平的提升,以及和谐医患关系的建立,减少危害医疗秩序失信行为事件的发生。

**6. 加强科学研究,为应对危害医疗秩序失信行为的发生提供依据** 良好的科学研究能够为危害医疗秩序失信行为事件的有效解决提供科学的方法指导。国家、高校、医院等相关部门应加强对危害医疗秩序失信行为事件的研究,包括对事件发生原因、高发科室、高发人群、高发时间以及事件的发生机制、演变过程等,通过对事件的深入剖析,总结事件的内在规律。在科学研究的基础上,根据已有研究结果提出预防和控制危害医疗秩序失信行为事件的具有针对性的科学方法,从而降低危害医疗秩序失信行为事件发生的风险,以及事件对各方造成的影响和损失,进而维护正常诊疗秩序,构建和谐医患关系。

**7. 完善纠纷调解制度与机制,促进医疗纠纷事件的合理解决** 医疗纠纷具有多发性、专业性的特点。面对医疗纠纷,选择恰当的处理方式,除了能够有效维护当事双方的合法权益外,还能够有效缓解对立情绪和医患矛盾。数据显示,以调解方式处理医疗纠纷的比例在 60% 以上。相比于仲裁、诉讼等较为强硬的处理方式,调解作为一种相对缓和的手段,可以让发生医疗纠纷的双方,能够心平气和地分析问题、明晰责任、解决矛盾,实现当事双方的和解,建立和谐的医患关系。因此,国家相关部门应当重视调解的价值,并通过设立调解委员会,明确调解程序,构建多元调解体系等一系列措施,提高对医疗纠纷的处理能力,进而减少因医疗纠纷演化为危害医疗秩序失信行为的事件。

**8. 引导患方正确认识疾病诊疗过程并形成客观合理期望** 患方选择就诊医院时,常常是对其提供的医疗服务抱有较高期望,而实际诊疗结果与期望之间往往存在着差距,这也是患方采取过激行为维权的重要原因。患方维权意识的逐渐增强,以及对医疗服务特殊性的不理解,对国家法律法规的不了解,会加剧医患之间的冲突,导致紧张的医患关系始终不能得到有效的调和。国家应注重对人们基本健康与医学知识的普及宣教,使患方能够对自身疾病情况有较为清晰合理的认识。同时,还应通过媒体宣传、社区宣教等方式,对大众宣传相关法律法规知识,发挥法律震慑作用,预防危害医疗秩序失信行为的发生。

**(二)针对医疗机构的对策建议**

**1. 医疗机构应开展专门性培训,提升医务人员防范风险能力** 专门性培训作为防范危害医疗秩序失信行为事件发生的手段在许多国家得到普遍的实施,医务人员能够根据既往的培训提升自身的相关技能,降低自身暴露于危害医疗秩序失信行为的风险,保护自己的生命健康免受不法侵害。但现阶段我国的医疗机构和相关部门对此重视程度不高,医务人员接受专门性培训较少,内容简单、单一,导致医务人员在对危害医疗秩序失信行为事件的预防和处理上能力较弱,自身合法权益不能得到有效的保护。借鉴他国的相关经验,为对危害医疗秩序失信行为事件进行有效的预防和控制,势必要通过开展针对性的培训来提升医方对危害医疗秩序失信行为事件的相关认识,切实有效地通过提升医方防范风险的能力来降低危害医疗秩序失信行为事件发生风险。结合我国实际情况与国内外好的经验,研究者认为应从以下几方面对医务人员进行培训:①学习危害医疗秩序失信行为相关的理论知识,提升医务人员对危害医疗秩序失信行为的认识,包括对危害医疗秩序失信行为的概念、事件发生前的预兆、事件发生的原因、暴力实施者的共同特征以及事件发生后医务人员应采取哪些防范措施等进行培训。②学习相关法律法规和文件,更好地维护自身的合法权益,这里所说的法律法规不仅包括《中华人民共和国执业医师法》《护士条例》《医疗机构管理条例》《医疗纠纷预防和处理条例》等规范医务人员执业行为的法律法规,还包括《中华人民共和国民法典》等法律法规中规定的当医务人员受到不法侵害时保护自身合法权益免受不法侵害的法律条款。③学习已经发生的典型危害医疗秩序失信行为事件,从中吸取经验教训,保护自身的生命健康安全。通过对典型危害医疗秩序失信行为事件的剖析,明晰事件的发生发展过程,能够让医务人员从中吸取经验教训,知晓事件的危险因素,从而在日常工作中,更好地保护自己,避免危害医疗秩序失信行为事件的发生或演化升级。④有针对性地继续开展危害医疗秩序失信行为事件模拟情景演练,提升医务人员以及医院相关部门防范和处理危害医疗秩序失信行为事件的应急处置能力。模拟真实的患者就医情景,能够使医院相关人员在真实危害医疗秩序失信行为事件即将发生或已经发生后及时迅速地采取相应的措施,对危害医疗秩序失信行为事件进行有效的预防或处理,控制事态的发展,保护医务人员安全,维持医院的正常诊疗秩序。

**2. 医院应注重对医务人员心理压力的疏解** 现阶段我国医务人员总量相对较少,医务人员工作任务繁重,承受着巨大的工作压力。危害医疗秩序失信行为的发生更是对医务人员的心理健康产生了严重的负面影响,但这并没有引起医院管理者的重视。遭受危害医疗秩序失信行为后,有的医务人员的消极情绪难以通过自身调节得到较好的疏解,以至于将此种负面情绪带到工作中。继而引发工作质量下降,医患关系持续紧张等不良现象。为避免因医务人员工作情绪、工作态度等原因造成的危害医疗秩序失信行为事件的发生,医院应对医务人员的心理健康给予重点关注,采取心理疏导和心理减压等措施,缓解工作压力以及危害医疗秩序失信行为对医务人员心理健康造成的损害,达到维护医务人员身心健康,提升医务人员工作质量,预防危害医疗秩序失信行为发生的目的。

3. **医院应注重安保队伍素质能力的提升,提高防控风险的能力**　2020 年,珠海市某医院内发生一起患者持刀伤医事件。从监控画面可以看到,在患者持刀伤医的过程中,安保人员在场,但该安保人员并未上前制止患者行凶,而是选择逃离现场,弃医务人员安危于不顾。医院安保能力是维护院内良好医疗秩序的重要力量。但从现实状况来看,我国医院安保力量普遍偏弱,安保人员年龄偏大、待遇差、流动性大等特点就造成了在危害医疗秩序失信行为发生之时,安保人员没能发挥其应有的作用。所以,在医院的日常管理中,将安保队伍年轻化,提升安保人员的待遇与整体素质,对于预防和控制危害医疗秩序失信行为至关重要。同时,采用数字化信息化手段弥补因安保力量不足所带来的缺陷也是医院在应对危害医疗秩序失信行为事件的工作中可以采取的有效措施。

4. **医院应优化诊疗流程与医院环境,着重提升患者的就医体验**　随着社会的发展,患者维权意识逐渐增强,患者对就医体验的要求越来越高。医院就诊的环境及诊疗流程的复杂程度直接影响患方对医院的直观感受。既往研究显示,医院环境的改善,比如设置清晰科室指示标志、整洁舒适的环境、便捷的就医流程等均可以提升患者的就医体验,提高患者满意度,减少纠纷的发生。因此,在医院管理过程中,医院管理者应不断优化医院的诊疗流程,创造和谐有序的诊疗环境,避免因诊疗流程的复杂与诊疗环境的嘈杂等原因,影响患方的就医体验以及医务人员的工作情绪,导致危害医疗秩序失信行为事件的发生。

(三) 针对医务人员的对策建议

1. **增强自身共情能力,缓解紧张医患关系**　Rogers 指出,共情是体验他人的精神世界如体验自身精神世界一样的能力。共情既是一种态度,也是一种能力,其核心是理解。国外学者研究表明,患者满意度与患者对医生的共情感知有关。此外,共情对患者的治疗效果也可产生积极的影响,可使患者减少被疏远的感觉和陷于困境中的孤独感,给患者以舒畅、释然和满足的感受,有助于缓解患者的心理压力,使其更好地配合治疗。此种共情也必然会对医患之间的沟通产生积极的影响,增进医患之间的信任,化解矛盾分歧,营造和谐信任的医患关系。因此,医务人员应主动增强自身的共情能力,可以通过角色扮演、模拟游戏等共情干预方式提高其理解和分享他人情感的能力,以改善医患交往中的不和谐因素,努力化解医方与患方的紧张关系,帮助医患之间形成良好的沟通氛围。

2. **积极学习沟通技巧,提升自身沟通能力**　医患矛盾产生的一个重要原因就是医患之间信息不对称,而造成信息不对称的原因之一就是医患之间的沟通不充分。适当且有效的医患沟通有利于提升患方对疾病的认识,消除对疾病诊治所产生的疑问,增加对医务人员的信任程度,减少医疗纠纷的发生。因此,医务人员积极学习有效的沟通技巧,增强自身的沟通能力,提升医患之间沟通的有效性,是医务人员在日常工作中增进医患信任程度,预防危害医疗秩序失信行为发生的行之有效的方法。

3. **及时向医院上报不良情况,寻求科室及医院的帮助**　在患者治疗过程中,医务人员是与患者及其家属接触时间最长、最为密切者,也是对患方行为表现观察最为清晰者。当医务人员感知到患方可能会与医方发生冲突时,医务人员应及时向科室或医院相关部门上报,说明详细情况,请求同事、科室或医院管理部门对患方相关人员进行重点关注。医务人员对不良情况的及时上报,能够使医院相关管理人员对可能即将发生的危害医疗失信行为事件提前采取预防措施,对防止或减少危害医疗秩序失信行为的发生起到事半功倍的效果。

## 二、事中阶段

(一) 纠纷管理部门的应对

当医疗纠纷未得到合理有效的解决或患方不认同医方提出的解决方案时,患方就有可能会采取危害医疗秩序失信行为。诸如在医院内吵闹、堵塞诊室大门等一般性的危害医疗秩序失信行为发生时,医疗纠纷管理部门的有效应对是解决事件的关键。做好患方的情绪疏导工作,防止事态的进一步扩大;了解患方的诉求争议点;第一时间告知患方正常的处理流程以及相关规定对于防止医患矛盾的进一步升级,引导其走正规途径解决医疗纠纷至关重要。这就要求纠纷管理部门的相关人员能够及时全面的了解纠纷事件发生的原因、情况及患方诉求等。同时,纠纷管理部门对危害医疗秩序失信行为的有效管控也源于医务人员或相关科室的及时上报。因此,院内的部门间协同合作,才是有效解决医疗纠纷、在危害医疗秩序失信行为发生时进行有效控制的关键。

### (二) 当事医务人员的应对

医务人员深处临床工作的第一线,与患者及其家属接触时间最长、距离最近。所以,无论采取何种形式的危害医疗秩序失信行为的直接或间接受害者都会是医务人员。当危害医疗秩序失信行为发生时,最能够减轻医务人员遭受伤害程度的措施就是医务人员能够采取诸如尽快离开现场,使用防暴工具与暴力行为人进行搏斗等有效措施进行自救。所以,医务人员应提高在此种情景下自救的本领,只有这样,才能最大限度地保证自身免受伤害或把危害降到最低。

### (三) 当事医务人员同事的应对

当危害医疗秩序失信行为发生时,当事医务人员大多处于孤立无援的状态,弱小的个人力量往往不能有效地应对抗伤害事件的发生。而医务人员的同事作为事件发生时的现场人员,保证自身安全的前提下,能够以最快的速度向当事医务人员提供帮助。多人对失信行为的反抗对于失信行为的实施者具有较大震慑作用,迫使其放弃对医务人员以及医院秩序的破坏行动,或对失信行为人予以控制,阻止失信行为人继续实施失信行为,使其对医务人员的伤害及对医院诊疗秩序的破坏程度降到最低。

### (四) 医院安保的应对

保安作为医院安保系统的中坚力量,维持医院的正常诊疗秩序,保护院内医护人员安全是其应有的责任。当危害医疗秩序失信行为发生时,对于情节较轻的,应对失信行为人进行教育说服,引导其走正规途径解决医疗纠纷。对于情节严重的失信行为,安保人员应第一时间快速反应,采取有效措施制止失信行为人实施失信行为,保护医务人员免受不法侵害,维护正常的诊疗秩序。警务人员到场后,配合警务人员工作,将失信行为实施人移交警方。

### (五) 公安机关的应对

危害医疗秩序失信行为不再是医患关系问题,而属于严重的违法犯罪行为。《中华人民共和国刑法》《中华人民共和国治安管理处罚法》等相关法律法规对危害医疗秩序相关行为的法律适用进行了说明。当危害医疗秩序失信行为事件发生时,公安机关应迅速反应,在院民警或辖区派出所民警应及时到达现场,依据相关法律法规对失信行为实施人采取果断措施予以控制,并将相关人员带离现场,恢复现场诊疗秩序。民警在处理事件过程中,不应以失信行为人未伤害医务人员或造成其他不良损害后果为由,任由失信行为人继续实施失信行为,致使正常诊疗秩序受到负面影响。

## 三、事后阶段

### (一) 对当事医务人员提供及时的救助与心理疏导

既往研究表明,危害医疗秩序失信行为会对医务人员的身心健康造成严重的负面影响,引发焦虑、抑郁等负性情绪,影响医务人员的正常生活与工作。当危害医疗秩序失信行为发生后,向当事医务人员提供及时有效的救助与心理疏导有利于降低失信行为事件对医务人员造成的损害后果,最大程度地维护医务人员的身心健康,同时也有利于医务人员尽快从失信行为的负面影响中走出来,回到正常的生活和工作当中,避免因失信行为事件的负面影响带来的持久伤害。

### (二) 对危害医疗秩序失信行为责任人进行追责

对于危害医疗秩序失信行为造成的人员伤害及财产损失,医方应积极通过适当的途径对失信行为实施人进行追责。在既往发生的危害医疗秩序失信行为事件中,大部分事件都未对失信行为人进行追责,最终不了了之。也正是这种对失信行为的容忍态度,导致了更多危害医疗秩序失信行为事件的不断发生。对失信行为的追责能够对潜在的失信行为实施人产生一定的震慑作用,在某种程度上达到劝诫失信行为人实施失信行为的目的。

### (三) 相关人员及部门的反思、总结与改进

"亡羊补牢,犹未为晚"。危害医疗秩序失信行为发生后,当事医务人员、涉及科室、医院纠纷管理部门应通过提交报告,召开专题会议等方式积极分析事件发生原因,事件发生发展过程中自身应对存在的不足等进行经验总结,从中吸取经验教训,迅速采取有效措施改正存在的问题,完善医患沟通等诊疗过程中医务人员自身行为规范,有针对性地提升医院安保处置突发事件的能力,修正相关制度中存在的不足,防止此类事件的再次发生。

### (四) 对危害医疗秩序失信行为人进行从严惩处

危害医疗秩序失信行为之所以层出不穷的一个重要原因是实施这一行为的违法犯罪成本低,甚至对失信行为实施人没有任何的惩罚。我们可以适当借鉴某些国家的经验,当危害医疗秩序失信行为发生后,相关部门应根据失信行为事件严重程度,依据相关法律法规对失信行为实施人从严惩处,从而使医护人员得到强有力的保护。同时,相关部门及院方均应通过媒体对典型失信行为事件进行报道,使人们知晓政府及医院对危害医疗秩序失信行为零容忍的态度,对潜在的失信行为实施人予以警示,从而引导患方及其家属通过合法途径解决医疗纠纷。

## 本 章 小 结

本章首先总结了针对医疗秩序失信行为的风险评价工具,如员工观察攻击性量表、医患冲突风险评估和管理工具、布罗塞特暴力风险评估量表、STAMP 评估量表和 ABC 评估指南。其次,通过问卷调查法和深入访谈法对当前危害医疗秩序失信行为事件的患方原因及特征、医方原因进行了调查分析。然后,通过典型案例分析法分析典型案例事件经过,并总结出诊疗效果预期、患方满意度、医务人员的沟通能力、医院工作人员能力及第三方公信力等几个关键变量。再次,通过文献研究法、头脑风暴法和专家咨询法对危害医疗秩序失信行为应对介入点及措施进行了筛选。最后,对危害医疗秩序失信行为从事前、事中、事后三个阶段提出应对策略建议,为更好地应对危害医疗秩序失信行为提供借鉴。

(马元硕　王立成　王 谦)

# 参考文献

［1］艾尔肯. 发达国家医疗纠纷第三方调解机制对我国的启示与借鉴 [J]. 时代法学 , 2015, 13 (2): 3-12.

［2］蔡建政 , 王海芳 , 钮美娥 , 等 . 综合医院护士工作场所暴力诱发因素和应对资源的研究进展 [J]. 护理研究 , 2017, 31 (34): 4330-4334.

［3］樊立华 , 周辰宇 . 医院工作场所暴力现状、影响及应对策略探讨 [J]. 中国公共卫生管理 , 2013, 29 (1): 33-35.

［4］樊立华 , 彭博识 , 孙涛 . 医院暴力成因分析及防控对策探讨 [J]. 中国医院 , 2014 (4): 75-76.

［5］理查德·格里格 , 菲利浦·津巴多 . 心理学与生活 [M]. 19 版 . 王垒 , 译 . 北京 : 人民邮电出版社 , 2014.

［6］姜锗明 , 赵敏 . 国外暴力伤医现象及防控对策研究 [J]. 医学与哲学 (A), 2018, 39 (21): 67-70.

［7］蒋雨婷 , 刘鲁蓉 . 医务人员工作场所暴力研究综述 [J]. 中国医学伦理学 , 2015, 28 (5): 695-698.

［8］李昌超 . 医疗纠纷第三方调解机制实证研究 [J]. 中国卫生事业管理 , 2014, 31 (2): 125-127.

［9］石磊 , 哈敏 , 孙涛 , 等 . 县级医院护士遭受工作场所暴力的现状及危险因素分析 [J]. 护理研究 , 2017, 31 (5): 592-594.

［10］韦福祥 . 服务质量评价与管理 [M]. 北京 : 人民邮电出版社 , 2005.

［11］殷向杰 . 医患纠纷协同治理研究 [D]. 天津 : 南开大学 , 2014.

［12］张鼎 , 陆丹 , 时宇 , 等 . 公立医院工作场所患者暴力对护士职业倦怠的影响 [J]. 中国医院管理 , 2016, 36 (9): 69-71.

［13］张学民 . 实验心理学 ( 修订版 )[M]. 北京 : 北京师范大学出版社 , 2007.

［14］张燕 , 肖明朝 , 赵庆华 , 等 . 急诊护士工作场所暴力应对策略的 SWOT 分析 [J]. 护理学杂志 , 2017, 32 (17): 47-50.

［15］朱九田 . 医患纠纷治理研究 [D]. 北京 : 中央民族大学 , 2015.

［16］AL-ALI N, Al FAOURI I, AL-NIARAT T. The impact of training program on nurses'attitudes toward workplace violence in Jordan [J]. Appl Nurs Res, 2016, 30: 83-89.

［17］BORDIGNON M, MONTEIRO M I. Violence in the workplace in Nursing: consequences overview [J]. Rev Bras Enferm, 2016, 69 (5): 996-999.

［18］BOYLE M, MCKENNA L. Paramedic and midwifery student exposure to workplace violence during clinical placements in Australia-A pilot study [J]. Int J Med Educ, 2016, 7: 393-399.

［19］CALOW N, LEWIS A, SHOWEN S, et al. Literature Synthesis: Patient Aggression Risk Assessment Tools in the Emergency Department [J]. J Emerg Nurs, 2016, 42 (1): 19-24.

［20］DEBATA B R, PATNAIL B, MAHAPATRA S S, et al. Interrelations of service quality and service loyalty dimensions in medical tourism: A structural equation modelling approach [J]. Benchmarking: An International Journal, 2015, 22 (1): 18-55.

［21］HILLS D J. Associations between Australian clinical medical practitioner exposure to workplace aggression and workforce participation intentions [J]. Aust Health Rev, 2016, 40 (1): 36-42.

［22］HYLAND S, WATTS J, FRY M. Rates of workplace aggression in the emergency department and nurses' perceptions of this challenging behaviour: A multimethod study [J]. Australas Emerg Nurs J, 2016, 19 (3): 143-148.

［23］JAFREE S R. Workplace violence against women nurses working in two public sector hospitals of Lahore, Pakistan [J]. Nurs Outlook, 2017, 65 (4): 420-427.

［24］ MIRANDA H, PUNNETT L, GORE R J. Musculoskeletal pain and reported workplace assault: a prospective study of clinical staff in nursing homes [J]. Hum Factors, 2014, 56 (1): 215-227.

［25］ MUZEMBO B A, MBUTSHU L H, NGATU N R, et al. Workplace violence towards Congolese health care workers: a survey of 436 healthcare facilities in Katanga province, Democratic Republic of Congo [J]. J Occup Health, 2015, 57 (1): 69-80.

［26］ PHILLIPS J P. Workplace Violence against Health Care Workers in the United States [J]. N Engl J Med, 2016, 374 (17): 1661-1669.

［27］ RAMACCIATI N, CECCAGNOLI A, ADDEY B. Violence against nurses in the triage area: An Italian qualitative study [J]. Int Emerg Nurs, 2015, 23 (4): 274-280.

［28］ SCHNAPP B H, SLOVIS B H, SHAH A D, et al. Workplace Violence and Harassment Against Emergency Medicine Residents [J]. West J Emerg Med, 2016, 17 (5): 567-573.

［29］ SHI L, ZHANG D, ZHOU C, et al. A cross-sectional study on the prevalence and associated risk factors for workplace violence against Chinese nurses [J]. BMJ Open, 2017, 7 (6): e013105.

［30］ XING K, ZHANG X, JIAO M, et al. Concern about Workplace Violence and Its Risk Factors in Chinese Township Hospitals: A Cross-Sectional Study [J]. Int J Environ Res Public Health, 2016, 13 (8): 811.

# 附录1 医疗事故处理条例

## 第一章 总 则

**第一条** 为了正确处理医疗事故,保护患者和医疗机构及其医务人员的合法权益,维护医疗秩序,保障医疗安全,促进医学科学的发展,制定本条例。

**第二条** 本条例所称医疗事故,是指医疗机构及其医务人员在医疗活动中,违反医疗卫生管理法律、行政法规、部门规章和诊疗护理规范、常规,过失造成患者人身损害的事故。

**第三条** 处理医疗事故,应当遵循公开、公平、公正、及时、便民的原则,坚持实事求是的科学态度,做到事实清楚、定性准确、责任明确、处理恰当。

**第四条** 根据对患者人身造成的损害程度,医疗事故分为四级:

一级医疗事故:造成患者死亡、重度残疾的;

二级医疗事故:造成患者中度残疾、器官组织损伤导致严重功能障碍的;

三级医疗事故:造成患者轻度残疾、器官组织损伤导致一般功能障碍的;

四级医疗事故:造成患者明显人身损害的其他后果的。

具体分级标准由国务院卫生行政部门制定。

## 第二章 医疗事故的预防与处置

**第五条** 医疗机构及其医务人员在医疗活动中,必须严格遵守医疗卫生管理法律、行政法规、部门规章和诊疗护理规范、常规,恪守医疗服务职业道德。

**第六条** 医疗机构应当对其医务人员进行医疗卫生管理法律、行政法规、部门规章和诊疗护理规范、常规的培训和医疗服务职业道德教育。

**第七条** 医疗机构应当设置医疗服务质量监控部门或者配备专(兼)职人员,具体负责监督本医疗机构的医务人员的医疗服务工作,检查医务人员执业情况,接受患者对医疗服务的投诉,向其提供咨询服务。

**第八条** 医疗机构应当按照国务院卫生行政部门规定的要求,书写并妥善保管病历资料。

因抢救急危患者,未能及时书写病历的,有关医务人员应当在抢救结束后6小时内据实补记,并加以注明。

**第九条** 严禁涂改、伪造、隐匿、销毁或者抢夺病历资料。

**第十条** 患者有权复印或者复制其门诊病历、住院志、体温单、医嘱单、化验单(检验报告)、医学影像检查资料、特殊检查同意书、手术同意书、手术及麻醉记录单、病理资料、护理记录以及国务院卫生行政部门规定的其他病历资料。

患者依照前款规定要求复印或者复制病历资料的,医疗机构应当提供复印或者复制服务并在复印或者复制的病历资料上加盖证明印记。复印或者复制病历资料时,应当有患者在场。

医疗机构应患者的要求,为其复印或者复制病历资料,可以按照规定收取工本费。具体收费标准由省、自治区、直辖市人民政府价格主管部门会同同级卫生行政部门规定。

**第十一条** 在医疗活动中,医疗机构及其医务人员应当将患者的病情、医疗措施、医疗风险等如实告知患者,及时解答其咨询;但是,应当避免对患者产生不利后果。

**第十二条** 医疗机构应当制定防范、处理医疗事故的预案,预防医疗事故的发生,减轻医疗事故的损害。

**第十三条** 医务人员在医疗活动中发生或者发现医疗事故、可能引起医疗事故的医疗过失行为或者发生医疗事故争议的,应当立即向所在科室负责人报告,科室负责人应当及时向本医疗机构负责医疗服务质量监控的部门或者专(兼)职人员报告;负责医疗服务质量监控的部门或者专(兼)职人员接到报告后,应当立即进行调查、核实,将有关情况如实向本医疗机构的负责人报告,并向患者通报、解释。

**第十四条** 发生医疗事故的,医疗机构应当按照规定向所在地卫生行政部门报告。

发生下列重大医疗过失行为的,医疗机构应当在 12 小时内向所在地卫生行政部门报告:

(一) 导致患者死亡或者可能为二级以上的医疗事故;

(二) 导致 3 人以上人身损害后果;

(三) 国务院卫生行政部门和省、自治区、直辖市人民政府卫生行政部门规定的其他情形。

**第十五条** 发生或者发现医疗过失行为,医疗机构及其医务人员应当立即采取有效措施,避免或者减轻对患者身体健康的损害,防止损害扩大。

**第十六条** 发生医疗事故争议时,死亡病例讨论记录、疑难病例讨论记录、上级医师查房记录、会诊意见、病程记录应当在医患双方在场的情况下封存和启封。封存的病历资料可以是复印件,由医疗机构保管。

**第十七条** 疑似输液、输血、注射、药物等引起不良后果的,医患双方应当共同对现场实物进行封存和启封,封存的现场实物由医疗机构保管;需要检验的,应当由双方共同指定的、依法具有检验资格的检验机构进行检验;双方无法共同指定时,由卫生行政部门指定。

疑似输血引起不良后果,需要对血液进行封存保留的,医疗机构应当通知提供该血液的采供血机构派员到场。

**第十八条** 患者死亡,医患双方当事人不能确定死因或者对死因有异议的,应当在患者死亡后48小时内进行尸检;具备尸体冻存条件的,可以延长至 7 日。尸检应当经死者近亲属同意并签字。

尸检应当由按照国家有关规定取得相应资格的机构和病理解剖专业技术人员进行。承担尸检任务的机构和病理解剖专业技术人员有进行尸检的义务。

医疗事故争议双方当事人可以请法医病理学人员参加尸检,也可以委派代表观察尸检过程。拒绝或者拖延尸检,超过规定时间,影响对死因判定的,由拒绝或者拖延的一方承担责任。

**第十九条** 患者在医疗机构内死亡的,尸体应当立即移放太平间。死者尸体存放时间一般不得超过 2 周。逾期不处理的尸体,经医疗机构所在地卫生行政部门批准,并报经同级公安部门备案后,由医疗机构按照规定进行处理。

## 第三章 医疗事故的技术鉴定

**第二十条** 卫生行政部门接到医疗机构关于重大医疗过失行为的报告或者医疗事故争议当事人要求处理医疗事故争议的申请后,对需要进行医疗事故技术鉴定的,应当交由负责医疗事故技术鉴定工作的医学会组织鉴定;医患双方协商解决医疗事故争议,需要进行医疗事故技术鉴定的,由双方当事人共同委托负责医疗事故技术鉴定工作的医学会组织鉴定。

**第二十一条** 设区的市级地方医学会和省、自治区、直辖市直接管辖的县(市)地方医学会负责组织首次医疗事故技术鉴定工作。省、自治区、直辖市地方医学会负责组织再次鉴定工作。

必要时,中华医学会可以组织疑难、复杂并在全国有重大影响的医疗事故争议的技术鉴定工作。

**第二十二条** 当事人对首次医疗事故技术鉴定结论不服的,可以自收到首次鉴定结论之日起 15 日内向医疗机构所在地卫生行政部门提出再次鉴定的申请。

**第二十三条** 负责组织医疗事故技术鉴定工作的医学会应当建立专家库。

专家库由具备下列条件的医疗卫生专业技术人员组成:

(一)有良好的业务素质和执业品德;

(二)受聘于医疗卫生机构或者医学教学、科研机构并担任相应专业高级技术职务 3 年以上。

符合前款第(一)项规定条件并具备高级技术任职资格的法医可以受聘进入专家库。

负责组织医疗事故技术鉴定工作的医学会依照本条例规定聘请医疗卫生专业技术人员和法医进入专家库,可以不受行政区域的限制。

**第二十四条** 医疗事故技术鉴定,由负责组织医疗事故技术鉴定工作的医学会组织专家鉴定组进行。

参加医疗事故技术鉴定的相关专业的专家,由医患双方在医学会主持下从专家库中随机抽取。在特殊情况下,医学会根据医疗事故技术鉴定工作的需要,可以组织医患双方在其他医学会建立的专家库中随机抽取相关专业的专家参加鉴定或者函件咨询。

符合本条例第二十三条规定条件的医疗卫生专业技术人员和法医有义务受聘进入专家库,并承担医疗事故技术鉴定工作。

**第二十五条** 专家鉴定组进行医疗事故技术鉴定,实行合议制。专家鉴定组人数为单数,涉及的主要学科的专家一般不得少于鉴定组成员的二分之一;涉及死因、伤残等级鉴定的,并应当从专家库中随机抽取法医参加专家鉴定组。

**第二十六条** 专家鉴定组成员有下列情形之一的,应当回避,当事人也可以以口头或者书面的方式申请其回避:

(一)是医疗事故争议当事人或者当事人的近亲属的;

(二)与医疗事故争议有利害关系的;

(三)与医疗事故争议当事人有其他关系,可能影响公正鉴定的。

**第二十七条** 专家鉴定组依照医疗卫生管理法律、行政法规、部门规章和诊疗护理规范、常规,运用医学科学原理和专业知识,独立进行医疗事故技术鉴定,对医疗事故进行鉴别和判定,为处理医疗事故争议提供医学依据。

任何单位或者个人不得干扰医疗事故技术鉴定工作,不得威胁、利诱、辱骂、殴打专家鉴定组成员。

专家鉴定组成员不得接受双方当事人的财物或者其他利益。

**第二十八条** 负责组织医疗事故技术鉴定工作的医学会应当自受理医疗事故技术鉴定之日起 5 日内通知医疗事故争议双方当事人提交进行医疗事故技术鉴定所需的材料。

当事人应当自收到医学会的通知之日起 10 日内提交有关医疗事故技术鉴定的材料、书面陈述及答辩。医疗机构提交的有关医疗事故技术鉴定的材料应当包括下列内容:

(一)住院患者的病程记录、死亡病例讨论记录、疑难病例讨论记录、会诊意见、上级医师查房记录等病历资料原件;

(二)住院患者的住院志、体温单、医嘱单、化验单(检验报告)、医学影像检查资料、特殊检查同意书、手术同意书、手术及麻醉记录单、病理资料、护理记录等病历资料原件;

(三)抢救急危患者,在规定时间内补记的病历资料原件;

(四)封存保留的输液、注射用物品和血液、药物等实物,或者依法具有检验资格的检验机构对这些物品、实物作出的检验报告;

(五)与医疗事故技术鉴定有关的其他材料。

在医疗机构建有病历档案的门诊、急诊患者,其病历资料由医疗机构提供;没有在医疗机构建立病历档案的,由患者提供。

医患双方应当依照本条例的规定提交相关材料。医疗机构无正当理由未依照本条例的规定如实提供相关材料,导致医疗事故技术鉴定不能进行的,应当承担责任。

**第二十九条** 负责组织医疗事故技术鉴定工作的医学会应当自接到当事人提交的有关医疗事故技术鉴定的材料、书面陈述及答辩之日起45日内组织鉴定并出具医疗事故技术鉴定书。

负责组织医疗事故技术鉴定工作的医学会可以向双方当事人调查取证。

**第三十条** 专家鉴定组应当认真审查双方当事人提交的材料,听取双方当事人的陈述及答辩并进行核实。

双方当事人应当按照本条例的规定如实提交进行医疗事故技术鉴定所需要的材料,并积极配合调查。当事人任何一方不予配合,影响医疗事故技术鉴定的,由不予配合的一方承担责任。

**第三十一条** 专家鉴定组应当在事实清楚、证据确凿的基础上,综合分析患者的病情和个体差异,作出鉴定结论,并制作医疗事故技术鉴定书。鉴定结论以专家鉴定组成员的过半数通过。鉴定过程应当如实记载。

医疗事故技术鉴定书应当包括下列主要内容:

(一)双方当事人的基本情况及要求;

(二)当事人提交的材料和负责组织医疗事故技术鉴定工作的医学会的调查材料;

(三)对鉴定过程的说明;

(四)医疗行为是否违反医疗卫生管理法律、行政法规、部门规章和诊疗护理规范、常规;

(五)医疗过失行为与人身损害后果之间是否存在因果关系;

(六)医疗过失行为在医疗事故损害后果中的责任程度;

(七)医疗事故等级;

(八)对医疗事故患者的医疗护理医学建议。

**第三十二条** 医疗事故技术鉴定办法由国务院卫生行政部门制定。

**第三十三条** 有下列情形之一的,不属于医疗事故:

(一)在紧急情况下为抢救垂危患者生命而采取紧急医学措施造成不良后果的;

(二)在医疗活动中由于患者病情异常或者患者体质特殊而发生医疗意外的;

(三)在现有医学科学技术条件下,发生无法预料或者不能防范的不良后果的;

(四)无过错输血感染造成不良后果的;

(五)因患方原因延误诊疗导致不良后果的;

(六)因不可抗力造成不良后果的。

**第三十四条** 医疗事故技术鉴定,可以收取鉴定费用。经鉴定,属于医疗事故的,鉴定费用由医疗机构支付;不属于医疗事故的,鉴定费用由提出医疗事故处理申请的一方支付。鉴定费用标准由省、自治区、直辖市人民政府价格主管部门会同同级财政部门、卫生行政部门规定。

## 第四章 医疗事故的行政处理与监督

**第三十五条** 卫生行政部门应当依照本条例和有关法律、行政法规、部门规章的规定,对发生医疗事故的医疗机构和医务人员作出行政处理。

**第三十六条** 卫生行政部门接到医疗机构关于重大医疗过失行为的报告后,除责令医疗机构及时采取必要的医疗救治措施,防止损害后果扩大外,应当组织调查,判定是否属于医疗事故;对不能判定是否属于医疗事故的,应当依照本条例的有关规定交由负责医疗事故技术鉴定工作的医学会组织鉴定。

**第三十七条** 发生医疗事故争议,当事人申请卫生行政部门处理的,应当提出书面申请。申请书应当载明申请人的基本情况、有关事实、具体请求及理由等。

当事人自知道或者应当知道其身体健康受到损害之日起1年内,可以向卫生行政部门提出医疗事故争议处理申请。

**第三十八条** 发生医疗事故争议,当事人申请卫生行政部门处理的,由医疗机构所在地的县级人民政府卫生行政部门受理。医疗机构所在地是直辖市的,由医疗机构所在地的区、县人民政府卫生行政部门受理。

有下列情形之一的,县级人民政府卫生行政部门应当自接到医疗机构的报告或者当事人提出医疗事故争议处理申请之日起 7 日内移送上一级人民政府卫生行政部门处理:

(一)患者死亡;

(二)可能为二级以上的医疗事故;

(三)国务院卫生行政部门和省、自治区、直辖市人民政府卫生行政部门规定的其他情形。

**第三十九条** 卫生行政部门应当自收到医疗事故争议处理申请之日起 10 日内进行审查,作出是否受理的决定。对符合本条例规定,予以受理,需要进行医疗事故技术鉴定的,应当自作出受理决定之日起 5 日内将有关材料交由负责医疗事故技术鉴定工作的医学会组织鉴定并书面通知申请人;对不符合本条例规定,不予受理的,应当书面通知申请人并说明理由。

当事人对首次医疗事故技术鉴定结论有异议,申请再次鉴定的,卫生行政部门应当自收到申请之日起 7 日内交由省、自治区、直辖市地方医学会组织再次鉴定。

**第四十条** 当事人既向卫生行政部门提出医疗事故争议处理申请,又向人民法院提起诉讼的,卫生行政部门不予受理;卫生行政部门已经受理的,应当终止处理。

**第四十一条** 卫生行政部门收到负责组织医疗事故技术鉴定工作的医学会出具的医疗事故技术鉴定书后,应当对参加鉴定的人员资格和专业类别、鉴定程序进行审核;必要时,可以组织调查,听取医疗事故争议双方当事人的意见。

**第四十二条** 卫生行政部门经审核,对符合本条例规定作出的医疗事故技术鉴定结论,应当作为对发生医疗事故的医疗机构和医务人员作出行政处理以及进行医疗事故赔偿调解的依据;经审核,发现医疗事故技术鉴定不符合本条例规定的,应当要求重新鉴定。

**第四十三条** 医疗事故争议由双方当事人自行协商解决的,医疗机构应当自协商解决之日起 7 日内向所在地卫生行政部门作出书面报告,并附具协议书。

**第四十四条** 医疗事故争议经人民法院调解或者判决解决的,医疗机构应当自收到生效的人民法院的调解书或者判决书之日起 7 日内向所在地卫生行政部门作出书面报告,并附具调解书或者判决书。

**第四十五条** 县级以上地方人民政府卫生行政部门应当按照规定逐级将当地发生的医疗事故以及依法对发生医疗事故的医疗机构和医务人员作出行政处理的情况,上报国务院卫生行政部门。

## 第五章 医疗事故的赔偿

**第四十六条** 发生医疗事故的赔偿等民事责任争议,医患双方可以协商解决;不愿意协商或者协商不成的,当事人可以向卫生行政部门提出调解申请,也可以直接向人民法院提起民事诉讼。

**第四十七条** 双方当事人协商解决医疗事故的赔偿等民事责任争议的,应当制作协议书。协议书应当载明双方当事人的基本情况和医疗事故的原因、双方当事人共同认定的医疗事故等级以及协商确定的赔偿数额等,并由双方当事人在协议书上签名。

**第四十八条** 已确定为医疗事故的,卫生行政部门应医疗事故争议双方当事人请求,可以进行医疗事故赔偿调解。调解时,应当遵循当事人双方自愿原则,并应当依据本条例的规定计算赔偿数额。

经调解,双方当事人就赔偿数额达成协议的,制作调解书,双方当事人应当履行;调解不成或者经调解达成协议后一方反悔的,卫生行政部门不再调解。

**第四十九条** 医疗事故赔偿,应当考虑下列因素,确定具体赔偿数额:

(一)医疗事故等级;

(二)医疗过失行为在医疗事故损害后果中的责任程度;

(三)医疗事故损害后果与患者原有疾病状况之间的关系。

不属于医疗事故的,医疗机构不承担赔偿责任。

**第五十条** 医疗事故赔偿,按照下列项目和标准计算:

(一)医疗费:按照医疗事故对患者造成的人身损害进行治疗所发生的医疗费用计算,凭据支付,但不包括原发病医疗费用。结案后确实需要继续治疗的,按照基本医疗费用支付。

(二)误工费:患者有固定收入的,按照本人因误工减少的固定收入计算,对收入高于医疗事故发生地上一年度职工年平均工资 3 倍以上的,按照 3 倍计算;无固定收入的,按照医疗事故发生地上一年度职工年平均工资计算。

(三)住院伙食补助费:按照医疗事故发生地国家机关一般工作人员的出差伙食补助标准计算。

(四)陪护费:患者住院期间需要专人陪护的,按照医疗事故发生地上一年度职工年平均工资计算。

(五)残疾生活补助费:根据伤残等级,按照医疗事故发生地居民年平均生活费计算,自定残之月起最长赔偿 30 年;但是,60 周岁以上的,不超过 15 年;70 周岁以上的,不超过 5 年。

(六)残疾用具费:因残疾需要配置补偿功能器具的,凭医疗机构证明,按照普及型器具的费用计算。

(七)丧葬费:按照医疗事故发生地规定的丧葬费补助标准计算。

(八)被扶养人生活费:以死者生前或者残疾者丧失劳动能力前实际扶养且没有劳动能力的人为限,按照其户籍所在地或者居所地居民最低生活保障标准计算。对不满 16 周岁的,扶养到 16 周岁。对年满 16 周岁但无劳动能力的,扶养 20 年;但是,60 周岁以上的,不超过 15 年;70 周岁以上的,不超过 5 年。

(九)交通费:按照患者实际必需的交通费用计算,凭据支付。

(十)住宿费:按照医疗事故发生地国家机关一般工作人员的出差住宿补助标准计算,凭据支付。

(十一)精神损害抚慰金:按照医疗事故发生地居民年平均生活费计算。造成患者死亡的,赔偿年限最长不超过 6 年;造成患者残疾的,赔偿年限最长不超过 3 年。

**第五十一条**　参加医疗事故处理的患者近亲属所需交通费、误工费、住宿费,参照本条例第五十条的有关规定计算,计算费用的人数不超过 2 人。

医疗事故造成患者死亡的,参加丧葬活动的患者的配偶和直系亲属所需交通费、误工费、住宿费,参照本条例第五十条的有关规定计算,计算费用的人数不超过 2 人。

**第五十二条**　医疗事故赔偿费用,实行一次性结算,由承担医疗事故责任的医疗机构支付。

## 第六章　罚　则

**第五十三条**　卫生行政部门的工作人员在处理医疗事故过程中违反本条例的规定,利用职务上的便利收受他人财物或者其他利益,滥用职权,玩忽职守,或者发现违法行为不予查处,造成严重后果的,依照刑法关于受贿罪、滥用职权罪、玩忽职守罪或者其他有关罪的规定,依法追究刑事责任;尚不够刑事处罚的,依法给予降级或者撤职的行政处分。

**第五十四条**　卫生行政部门违反本条例的规定,有下列情形之一的,由上级卫生行政部门给予警告并责令限期改正;情节严重的,对负有责任的主管人员和其他直接责任人员依法给予行政处分:

(一)接到医疗机构关于重大医疗过失行为的报告后,未及时组织调查的;

(二)接到医疗事故争议处理申请后,未在规定时间内审查或者移送上一级人民政府卫生行政部门处理的;

(三)未将应当进行医疗事故技术鉴定的重大医疗过失行为或者医疗事故争议移交医学会组织鉴定的;

(四)未按照规定逐级将当地发生的医疗事故以及依法对发生医疗事故的医疗机构和医务人员的行政处理情况上报的;

(五)未依照本条例规定审核医疗事故技术鉴定书的。

**第五十五条**　医疗机构发生医疗事故的,由卫生行政部门根据医疗事故等级和情节,给予警告;情节严重的,责令限期停业整顿直至由原发证部门吊销执业许可证,对负有责任的医务人员依照刑法关于医疗事故罪的规定,依法追究刑事责任;尚不够刑事处罚的,依法给予行政处分或者纪律处分。

对发生医疗事故的有关医务人员,除依照前款处罚外,卫生行政部门并可以责令暂停 6 个月以上 1 年以下执业活动;情节严重的,吊销其执业证书。

**第五十六条**　医疗机构违反本条例的规定,有下列情形之一的,由卫生行政部门责令改正;情节严重

的,对负有责任的主管人员和其他直接责任人员依法给予行政处分或者纪律处分:

(一)未如实告知患者病情、医疗措施和医疗风险的;

(二)没有正当理由,拒绝为患者提供复印或者复制病历资料服务的;

(三)未按照国务院卫生行政部门规定的要求书写和妥善保管病历资料的;

(四)未在规定时间内补记抢救工作病历内容的;

(五)未按照本条例的规定封存、保管和启封病历资料和实物的;

(六)未设置医疗服务质量监控部门或者配备专(兼)职人员的;

(七)未制定有关医疗事故防范和处理预案的;

(八)未在规定时间内向卫生行政部门报告重大医疗过失行为的;

(九)未按照本条例的规定向卫生行政部门报告医疗事故的;

(十)未按照规定进行尸检和保存、处理尸体的。

**第五十七条**　参加医疗事故技术鉴定工作的人员违反本条例的规定,接受申请鉴定双方或者一方当事人的财物或者其他利益,出具虚假医疗事故技术鉴定书,造成严重后果的,依照刑法关于受贿罪的规定,依法追究刑事责任;尚不够刑事处罚的,由原发证部门吊销其执业证书或者资格证书。

**第五十八条**　医疗机构或者其他有关机构违反本条例的规定,有下列情形之一的,由卫生行政部门责令改正,给予警告;对负有责任的主管人员和其他直接责任人员依法给予行政处分或者纪律处分;情节严重的,由原发证部门吊销其执业证书或者资格证书:

(一)承担尸检任务的机构没有正当理由,拒绝进行尸检的;

(二)涂改、伪造、隐匿、销毁病历资料的。

**第五十九条**　以医疗事故为由,寻衅滋事、抢夺病历资料,扰乱医疗机构正常医疗秩序和医疗事故技术鉴定工作,依照刑法关于扰乱社会秩序罪的规定,依法追究刑事责任;尚不够刑事处罚的,依法给予治安管理处罚。

## 第七章　附　　则

**第六十条**　本条例所称医疗机构,是指依照《医疗机构管理条例》的规定取得《医疗机构执业许可证》的机构。

县级以上城市从事计划生育技术服务的机构依照《计划生育技术服务管理条例》的规定开展与计划生育有关的临床医疗服务,发生的计划生育技术服务事故,依照本条例的有关规定处理;但是,其中不属于医疗机构的县级以上城市从事计划生育技术服务的机构发生的计划生育技术服务事故,由计划生育行政部门行使依照本条例有关规定由卫生行政部门承担的受理、交由负责医疗事故技术鉴定工作的医学会组织鉴定和赔偿调解的职能;对发生计划生育技术服务事故的该机构及其有关责任人员,依法进行处理。

**第六十一条**　非法行医,造成患者人身损害,不属于医疗事故,触犯刑律的,依法追究刑事责任;有关赔偿,由受害人直接向人民法院提起诉讼。

**第六十二条**　军队医疗机构的医疗事故处理办法,由中国人民解放军卫生主管部门会同国务院卫生行政部门依据本条例制定。

**第六十三条**　本条例自 2002 年 9 月 1 日起施行。1987 年 6 月 29 日国务院发布的《医疗事故处理办法》同时废止。本条例施行前已经处理结案的医疗事故争议,不再重新处理。

# 附录2 最高人民法院 最高人民检察院 公安部 司法部 国家卫生和计划生育委员会 关于依法惩处涉医违法犯罪维护正常医疗秩序的意见

为依法惩处涉医违法犯罪,维护正常医疗秩序,构建和谐医患关系,根据《中华人民共和国刑法》《中华人民共和国治安管理处罚法》等法律法规,结合工作实践,制定本意见。

### 一、充分认识依法惩处涉医违法犯罪维护正常医疗秩序的重要性

加强医药卫生事业建设,是实现人民群众病有所医,提高全民健康水平的重要社会建设工程。经过多年努力,我国医药卫生事业发展取得显著成就,但医疗服务能力、医疗保障水平与人民群众不断增长的医疗服务需求之间仍存在一定差距。一段时期以来,个别地方相继发生暴力杀医、伤医以及在医疗机构聚众滋事等违法犯罪行为,严重扰乱了正常医疗秩序,侵害了人民群众的合法利益。良好的医疗秩序是社会和谐稳定的重要体现,也是增进人民福祉的客观要求。依法惩处涉医违法犯罪,维护正常医疗秩序,有利于保障医患双方的合法权益,为患者创造良好的看病就医环境,为医务人员营造安全的执业环境,从而促进医疗服务水平的整体提高和医药卫生事业的健康发展。

### 二、严格依法惩处涉医违法犯罪

对涉医违法犯罪行为,要依法严肃追究、坚决打击。公安机关要加大对暴力杀医、伤医、扰乱医疗秩序等违法犯罪活动的查处力度,接到报警后应当及时出警、快速处置,需要追究刑事责任的,及时立案侦查,全面、客观地收集、调取证据,确保侦查质量。人民检察院应当及时依法批捕、起诉,对于重大涉医犯罪案件要加强法律监督,必要时可以对收集证据、适用法律提出意见。人民法院应当加快审理进度,在全面查明案件事实的基础上依法准确定罪量刑,对于犯罪手段残忍、主观恶性深、人身危险性大的被告人或者社会影响恶劣的涉医犯罪行为,要依法从严惩处。

(一) 在医疗机构内殴打医务人员或者故意伤害医务人员身体、故意损毁公私财物,尚未造成严重后果的,分别依照治安管理处罚法第四十三条、第四十九条的规定处罚;故意杀害医务人员,或者故意伤害医务人员造成轻伤以上严重后果,或者随意殴打医务人员情节恶劣、任意损毁公私财物情节严重,构成故意杀人罪、故意伤害罪、故意毁坏财物罪、寻衅滋事罪的,依照刑法的有关规定定罪处罚。

（二）在医疗机构私设灵堂、摆放花圈、焚烧纸钱、悬挂横幅、堵塞大门或者以其他方式扰乱医疗秩序，尚未造成严重损失，经劝说、警告无效的，要依法驱散，对拒不服从的人员要依法带离现场，依照治安管理处罚法第二十三条的规定处罚；聚众实施的，对首要分子和其他积极参加者依法予以治安处罚；造成严重损失或者扰乱其他公共秩序情节严重，构成寻衅滋事罪、聚众扰乱社会秩序罪、聚众扰乱公共场所秩序、交通秩序罪的，依照刑法的有关规定定罪处罚。

在医疗机构的病房、抢救室、重症监护室等场所及医疗机构的公共开放区域违规停放尸体，影响医疗秩序，经劝说、警告无效的，依照治安管理处罚法第六十五条的规定处罚；严重扰乱医疗秩序或者其他公共秩序，构成犯罪的，依照前款的规定定罪处罚。

（三）以不准离开工作场所等方式非法限制医务人员人身自由的，依照治安管理处罚法第四十条的规定处罚；构成非法拘禁罪的，依照刑法的有关规定定罪处罚。

（四）公然侮辱、恐吓医务人员的，依照治安管理处罚法第四十二条的规定处罚；采取暴力或者其他方法公然侮辱、恐吓医务人员情节严重（恶劣），构成侮辱罪、寻衅滋事罪的，依照刑法的有关规定定罪处罚。

（五）非法携带枪支、弹药、管制器具或者爆炸性、放射性、毒害性、腐蚀性物品进入医疗机构的，依照治安管理处罚法第三十条、第三十二条的规定处罚；危及公共安全情节严重，构成非法携带枪支、弹药、管制刀具、危险物品危及公共安全罪的，依照刑法的有关规定定罪处罚。

（六）对于故意扩大事态，教唆他人实施针对医疗机构或者医务人员的违法犯罪行为，或者以受他人委托处理医疗纠纷为名实施敲诈勒索、寻衅滋事等行为的，依照治安管理处罚法和刑法的有关规定从严惩处。

### 三、积极预防和妥善处理医疗纠纷

（一）卫生计生行政部门应当加强医疗行业监管，指导医疗机构提高医疗服务能力，保障医疗安全和医疗质量。医疗机构及其医务人员要严格遵守医疗卫生管理法律、行政法规、部门规章和诊疗护理规范，加强医德医风建设，改善服务态度，注重人文关怀，尊重患者的隐私权、知情权、选择权等权利，根据患者病情、预后不同以及患者实际需求，采取适当方式进行沟通，做好解释说理工作，从源头上预防和减少医疗纠纷。

（二）卫生计生行政部门应当指导医疗机构加强投诉管理，设立医患关系办公室或者指定部门统一承担医疗机构投诉管理工作，建立畅通、便捷的投诉渠道。

医疗机构投诉管理部门应当在医疗机构显著位置公布该部门及医疗纠纷人民调解组织等相关机构的联系方式、医疗纠纷的解决程序，加大对患者法律知识的宣传，引导患者依法、理性解决医疗纠纷。有条件的医疗机构可设立网络投诉平台，并安排专人处理、回复患者投诉。要做到投诉必管、投诉必复，在规定期限内向投诉人反馈处理情况。

对于医患双方自行协商解决不成的医疗纠纷，医疗机构应当及时通过向人民调解委员会申请调解等其他合法途径解决。

（三）司法行政机关应当会同卫生计生行政部门加快推进医疗纠纷人民调解组织建设，在医疗机构集中、医疗纠纷突出的地区建立独立的医疗纠纷人民调解委员会。

司法行政机关应当会同人民法院加强对医疗纠纷人民调解委员会的指导，帮助完善医疗纠纷人民调解受理、调解、回访、反馈等各项工作制度，加强医疗纠纷人民调解员队伍建设和业务培训，建立医学、法律等专家咨询库，确保调解依法、规范、有效进行。

司法行政机关应当组织法律援助机构为有需求并符合条件的医疗纠纷患者及其家属提供法律援助，指导律师事务所、公证机构等为医疗纠纷当事人提供法律服务，指导律师做好代理服务工作，促使医疗纠纷双方当事人妥善解决争议。

（四）人民法院对起诉的医疗损害赔偿案件应当及时立案受理，积极开展诉讼调解，对调解不成的，及时依法判决，切实维护医患双方的合法利益。在诉讼过程中应当加强诉讼指导，并做好判后释疑工作。

（五）卫生计生行政部门应当会同公安机关指导医疗机构建立健全突发事件预警应对机制和警医联动联防联控机制，提高应对突发事件的现场处置能力。公安机关可根据实际需要在医疗机构设立警务室，及时受理涉医报警求助，加强动态管控。医疗机构在诊治过程中发现有暴力倾向的患者，或者在处理医疗纠纷过程中发现有矛盾激化，可能引发治安案件、刑事案件的情况，应当及时报告公安机关。

## 四、建立健全协调配合工作机制

各有关部门要高度重视打击涉医违法犯罪、维护正常医疗秩序的重要性，认真落实党中央、国务院关于构建和谐医患关系的决策部署，加强组织领导与协调配合，形成构建和谐医患关系的合力。地市级以上卫生计生行政部门应当积极协调相关部门建立联席会议等工作制度，定期互通信息，及时研究解决问题，共同维护医疗秩序，促进我国医药卫生事业健康发展。

# 附录3 中华人民共和国刑法修正案(九)(选摘)

三十一、将刑法第二百九十条第一款修改为："聚众扰乱社会秩序,情节严重,致使工作、生产、营业和教学、科研、医疗无法进行,造成严重损失的,对首要分子,处三年以上七年以下有期徒刑;对其他积极参加的,处三年以下有期徒刑、拘役、管制或者剥夺政治权利。"

# 附录4 医疗纠纷预防和处理条例

## 第一章 总 则

**第一条** 为了预防和妥善处理医疗纠纷,保护医患双方的合法权益,维护医疗秩序,保障医疗安全,制定本条例。

**第二条** 本条例所称医疗纠纷,是指医患双方因诊疗活动引发的争议。

**第三条** 国家建立医疗质量安全管理体系,深化医药卫生体制改革,规范诊疗活动,改善医疗服务,提高医疗质量,预防、减少医疗纠纷。

在诊疗活动中,医患双方应当互相尊重,维护自身权益应当遵守有关法律、法规的规定。

**第四条** 处理医疗纠纷,应当遵循公平、公正、及时的原则,实事求是,依法处理。

**第五条** 县级以上人民政府应当加强对医疗纠纷预防和处理工作的领导、协调,将其纳入社会治安综合治理体系,建立部门分工协作机制,督促部门依法履行职责。

**第六条** 卫生主管部门负责指导、监督医疗机构做好医疗纠纷的预防和处理工作,引导医患双方依法解决医疗纠纷。

司法行政部门负责指导医疗纠纷人民调解工作。

公安机关依法维护医疗机构治安秩序,查处、打击侵害患者和医务人员合法权益以及扰乱医疗秩序等违法犯罪行为。

财政、民政、保险监督管理等部门和机构按照各自职责做好医疗纠纷预防和处理的有关工作。

**第七条** 国家建立完善医疗风险分担机制,发挥保险机制在医疗纠纷处理中的第三方赔付和医疗风险社会化分担的作用,鼓励医疗机构参加医疗责任保险,鼓励患者参加医疗意外保险。

**第八条** 新闻媒体应当加强医疗卫生法律、法规和医疗卫生常识的宣传,引导公众理性对待医疗风险;报道医疗纠纷,应当遵守有关法律、法规的规定,恪守职业道德,做到真实、客观、公正。

## 第二章 医疗纠纷预防

**第九条** 医疗机构及其医务人员在诊疗活动中应当以患者为中心,加强人文关怀,严格遵守医疗卫生法律、法规、规章和诊疗相关规范、常规,恪守职业道德。

医疗机构应当对其医务人员进行医疗卫生法律、法规、规章和诊疗相关规范、常规的培训,并加强职业道德教育。

**第十条** 医疗机构应当制定并实施医疗质量安全管理制度,设置医疗服务质量监控部门或者配备专(兼)职人员,加强对诊断、治疗、护理、药事、检查等工作的规范化管理,优化服务流程,提高服务水平。

医疗机构应当加强医疗风险管理,完善医疗风险的识别、评估和防控措施,定期检查措施落实情况,及时消除隐患。

**第十一条**　医疗机构应当按照国务院卫生主管部门制定的医疗技术临床应用管理规定,开展与其技术能力相适应的医疗技术服务,保障临床应用安全,降低医疗风险;采用医疗新技术的,应当开展技术评估和伦理审查,确保安全有效、符合伦理。

**第十二条**　医疗机构应当依照有关法律、法规的规定,严格执行药品、医疗器械、消毒药剂、血液等的进货查验、保管等制度。禁止使用无合格证明文件、过期等不合格的药品、医疗器械、消毒药剂、血液等。

**第十三条**　医务人员在诊疗活动中应当向患者说明病情和医疗措施。需要实施手术,或者开展临床试验等存在一定危险性、可能产生不良后果的特殊检查、特殊治疗的,医务人员应当及时向患者说明医疗风险、替代医疗方案等情况,并取得其书面同意;在患者处于昏迷等无法自主作出决定的状态或者病情不宜向患者说明等情形下,应当向患者的近亲属说明,并取得其书面同意。

紧急情况下不能取得患者或者其近亲属意见的,经医疗机构负责人或者授权的负责人批准,可以立即实施相应的医疗措施。

**第十四条**　开展手术、特殊检查、特殊治疗等具有较高医疗风险的诊疗活动,医疗机构应当提前预备应对方案,主动防范突发风险。

**第十五条**　医疗机构及其医务人员应当按照国务院卫生主管部门的规定,填写并妥善保管病历资料。

因紧急抢救未能及时填写病历的,医务人员应当在抢救结束后 6 小时内据实补记,并加以注明。

任何单位和个人不得篡改、伪造、隐匿、毁灭或者抢夺病历资料。

**第十六条**　患者有权查阅、复制其门诊病历、住院志、体温单、医嘱单、化验单(检验报告)、医学影像检查资料、特殊检查同意书、手术同意书、手术及麻醉记录、病理资料、护理记录、医疗费用以及国务院卫生主管部门规定的其他属于病历的全部资料。

患者要求复制病历资料的,医疗机构应当提供复制服务,并在复制的病历资料上加盖证明印记。复制病历资料时,应当有患者或者其近亲属在场。医疗机构应患者的要求为其复制病历资料,可以收取工本费,收费标准应当公开。

患者死亡的,其近亲属可以依照本条例的规定,查阅、复制病历资料。

**第十七条**　医疗机构应当建立健全医患沟通机制,对患者在诊疗过程中提出的咨询、意见和建议,应当耐心解释、说明,并按照规定进行处理;对患者就诊疗行为提出的疑问,应当及时予以核实、自查,并指定有关人员与患者或者其近亲属沟通,如实说明情况。

**第十八条**　医疗机构应当建立健全投诉接待制度,设置统一的投诉管理部门或者配备专(兼)职人员,在医疗机构显著位置公布医疗纠纷解决途径、程序和联系方式等,方便患者投诉或者咨询。

**第十九条**　卫生主管部门应当督促医疗机构落实医疗质量安全管理制度,组织开展医疗质量安全评估,分析医疗质量安全信息,针对发现的风险制定防范措施。

**第二十条**　患者应当遵守医疗秩序和医疗机构有关就诊、治疗、检查的规定,如实提供与病情有关的信息,配合医务人员开展诊疗活动。

**第二十一条**　各级人民政府应当加强健康促进与教育工作,普及健康科学知识,提高公众对疾病治疗等医学科学知识的认知水平。

## 第三章　医疗纠纷处理

**第二十二条**　发生医疗纠纷,医患双方可以通过下列途径解决:

(一)双方自愿协商;

(二)申请人民调解;

(三)申请行政调解;

(四)向人民法院提起诉讼;

(五)法律、法规规定的其他途径。

**第二十三条**  发生医疗纠纷,医疗机构应当告知患者或者其近亲属下列事项:

(一) 解决医疗纠纷的合法途径;

(二) 有关病历资料、现场实物封存和启封的规定;

(三) 有关病历资料查阅、复制的规定。

患者死亡的,还应当告知其近亲属有关尸检的规定。

**第二十四条**  发生医疗纠纷需要封存、启封病历资料的,应当在医患双方在场的情况下进行。封存的病历资料可以是原件,也可以是复制件,由医疗机构保管。病历尚未完成需要封存的,对已完成病历先行封存;病历按照规定完成后,再对后续完成部分进行封存。医疗机构应当对封存的病历开列封存清单,由医患双方签字或者盖章,各执一份。

病历资料封存后医疗纠纷已经解决,或者患者在病历资料封存满 3 年未再提出解决医疗纠纷要求的,医疗机构可以自行启封。

**第二十五条**  疑似输液、输血、注射、用药等引起不良后果的,医患双方应当共同对现场实物进行封存、启封,封存的现场实物由医疗机构保管。需要检验的,应当由双方共同委托依法具有检验资格的检验机构进行检验;双方无法共同委托的,由医疗机构所在地县级人民政府卫生主管部门指定。

疑似输血引起不良后果,需要对血液进行封存保留的,医疗机构应当通知提供该血液的血站派员到场。

现场实物封存后医疗纠纷已经解决,或者患者在现场实物封存满 3 年未再提出解决医疗纠纷要求的,医疗机构可以自行启封。

**第二十六条**  患者死亡,医患双方对死因有异议的,应当在患者死亡后 48 小时内进行尸检;具备尸体冻存条件的,可以延长至 7 日。尸检应当经死者近亲属同意并签字,拒绝签字的,视为死者近亲属不同意进行尸检。不同意或者拖延尸检,超过规定时间,影响对死因判定的,由不同意或者拖延的一方承担责任。

尸检应当由按照国家有关规定取得相应资格的机构和专业技术人员进行。

医患双方可以委派代表观察尸检过程。

**第二十七条**  患者在医疗机构内死亡的,尸体应当立即移放太平间或者指定的场所,死者尸体存放时间一般不得超过 14 日。逾期不处理的尸体,由医疗机构在向所在地县级人民政府卫生主管部门和公安机关报告后,按照规定处理。

**第二十八条**  发生重大医疗纠纷的,医疗机构应当按照规定向所在地县级以上地方人民政府卫生主管部门报告。卫生主管部门接到报告后,应当及时了解掌握情况,引导医患双方通过合法途径解决纠纷。

**第二十九条**  医患双方应当依法维护医疗秩序。任何单位和个人不得实施危害患者和医务人员人身安全、扰乱医疗秩序的行为。

医疗纠纷中发生涉嫌违反治安管理行为或者犯罪行为的,医疗机构应当立即向所在地公安机关报案。公安机关应当及时采取措施,依法处置,维护医疗秩序。

**第三十条**  医患双方选择协商解决医疗纠纷的,应当在专门场所协商,不得影响正常医疗秩序。医患双方人数较多的,应当推举代表进行协商,每方代表人数不超过 5 人。

协商解决医疗纠纷应当坚持自愿、合法、平等的原则,尊重当事人的权利,尊重客观事实。医患双方应当文明、理性表达意见和要求,不得有违法行为。

协商确定赔付金额应当以事实为依据,防止畸高或者畸低。对分歧较大或者索赔数额较高的医疗纠纷,鼓励医患双方通过人民调解的途径解决。

医患双方经协商达成一致的,应当签署书面和解协议书。

**第三十一条**  申请医疗纠纷人民调解的,由医患双方共同向医疗纠纷人民调解委员会提出申请;一方申请调解的,医疗纠纷人民调解委员会在征得另一方同意后进行调解。

申请人可以以书面或者口头形式申请调解。书面申请的,申请书应当载明申请人的基本情况、申请调解的争议事项和理由等;口头申请的,医疗纠纷人民调解员应当当场记录申请人的基本情况、申请调解的争议事项和理由等,并经申请人签字确认。

医疗纠纷人民调解委员会获悉医疗机构内发生重大医疗纠纷,可以主动开展工作,引导医患双方申请调解。

当事人已经向人民法院提起诉讼并且已被受理,或者已经申请卫生主管部门调解并且已被受理的,医疗纠纷人民调解委员会不予受理;已经受理的,终止调解。

**第三十二条**　设立医疗纠纷人民调解委员会,应当遵守《中华人民共和国人民调解法》的规定,并符合本地区实际需要。医疗纠纷人民调解委员会应当自设立之日起 30 个工作日内向所在地县级以上地方人民政府司法行政部门备案。

医疗纠纷人民调解委员会应当根据具体情况,聘任一定数量的具有医学、法学等专业知识且热心调解工作的人员担任专(兼)职医疗纠纷人民调解员。

医疗纠纷人民调解委员会调解医疗纠纷,不得收取费用。医疗纠纷人民调解工作所需经费按照国务院财政、司法行政部门的有关规定执行。

**第三十三条**　医疗纠纷人民调解委员会调解医疗纠纷时,可以根据需要咨询专家,并可以从本条例第三十五条规定的专家库中选取专家。

**第三十四条**　医疗纠纷人民调解委员会调解医疗纠纷,需要进行医疗损害鉴定以明确责任的,由医患双方共同委托医学会或者司法鉴定机构进行鉴定,也可以经医患双方同意,由医疗纠纷人民调解委员会委托鉴定。

医学会或者司法鉴定机构接受委托从事医疗损害鉴定,应当由鉴定事项所涉专业的临床医学、法医学等专业人员进行鉴定;医学会或者司法鉴定机构没有相关专业人员的,应当从本条例第三十五条规定的专家库中抽取相关专业专家进行鉴定。

医学会或者司法鉴定机构开展医疗损害鉴定,应当执行规定的标准和程序,尊重科学,恪守职业道德,对出具的医疗损害鉴定意见负责,不得出具虚假鉴定意见。医疗损害鉴定的具体管理办法由国务院卫生、司法行政部门共同制定。

鉴定费预先向医患双方收取,最终按照责任比例承担。

**第三十五条**　医疗损害鉴定专家库由设区的市级以上人民政府卫生、司法行政部门共同设立。专家库应当包含医学、法学、法医学等领域的专家。聘请专家进入专家库,不受行政区域的限制。

**第三十六条**　医学会、司法鉴定机构作出的医疗损害鉴定意见应当载明并详细论述下列内容:

(一)是否存在医疗损害以及损害程度;

(二)是否存在医疗过错;

(三)医疗过错与医疗损害是否存在因果关系;

(四)医疗过错在医疗损害中的责任程度。

**第三十七条**　咨询专家、鉴定人员有下列情形之一的,应当回避,当事人也可以以口头或者书面形式申请其回避:

(一)是医疗纠纷当事人或者当事人的近亲属;

(二)与医疗纠纷有利害关系;

(三)与医疗纠纷当事人有其他关系,可能影响医疗纠纷公正处理。

**第三十八条**　医疗纠纷人民调解委员会应当自受理之日起 30 个工作日内完成调解。需要鉴定的,鉴定时间不计入调解期限。因特殊情况需要延长调解期限的,医疗纠纷人民调解委员会和医患双方可以约定延长调解期限。超过调解期限未达成调解协议的,视为调解不成。

**第三十九条**　医患双方经人民调解达成一致的,医疗纠纷人民调解委员会应当制作调解协议书。调解协议书经医患双方签字或者盖章,人民调解员签字并加盖医疗纠纷人民调解委员会印章后生效。

达成调解协议的,医疗纠纷人民调解委员会应当告知医患双方可以依法向人民法院申请司法确认。

**第四十条**　医患双方申请医疗纠纷行政调解的,应当参照本条例第三十一条第一款、第二款的规定向医疗纠纷发生地县级人民政府卫生主管部门提出申请。

卫生主管部门应当自收到申请之日起 5 个工作日内作出是否受理的决定。当事人已经向人民法院提起诉讼并且已被受理,或者已经申请医疗纠纷人民调解委员会调解并且已被受理的,卫生主管部门不予受理;已经受理的,终止调解。

卫生主管部门应当自受理之日起30个工作日内完成调解。需要鉴定的,鉴定时间不计入调解期限。超过调解期限未达成调解协议的,视为调解不成。

**第四十一条** 卫生主管部门调解医疗纠纷需要进行专家咨询的,可以从本条例第三十五条规定的专家库中抽取专家;医患双方认为需要进行医疗损害鉴定以明确责任的,参照本条例第三十四条的规定进行鉴定。

医患双方经卫生主管部门调解达成一致的,应当签署调解协议书。

**第四十二条** 医疗纠纷人民调解委员会及其人民调解员、卫生主管部门及其工作人员应当对医患双方的个人隐私等事项予以保密。

未经医患双方同意,医疗纠纷人民调解委员会、卫生主管部门不得公开进行调解,也不得公开调解协议的内容。

**第四十三条** 发生医疗纠纷,当事人协商、调解不成的,可以依法向人民法院提起诉讼。当事人也可以直接向人民法院提起诉讼。

**第四十四条** 发生医疗纠纷,需要赔偿的,赔付金额依照法律的规定确定。

## 第四章 法 律 责 任

**第四十五条** 医疗机构篡改、伪造、隐匿、毁灭病历资料的,对直接负责的主管人员和其他直接责任人员,由县级以上人民政府卫生主管部门给予或者责令给予降低岗位等级或者撤职的处分,对有关医务人员责令暂停6个月以上1年以下执业活动;造成严重后果的,对直接负责的主管人员和其他直接责任人员给予或者责令给予开除的处分,对有关医务人员由原发证部门吊销执业证书;构成犯罪的,依法追究刑事责任。

**第四十六条** 医疗机构将未通过技术评估和伦理审查的医疗新技术应用于临床的,由县级以上人民政府卫生主管部门没收违法所得,并处5万元以上10万元以下罚款,对直接负责的主管人员和其他直接责任人员给予或者责令给予降低岗位等级或者撤职的处分,对有关医务人员责令暂停6个月以上1年以下执业活动;情节严重的,对直接负责的主管人员和其他直接责任人员给予或者责令给予开除的处分,对有关医务人员由原发证部门吊销执业证书;构成犯罪的,依法追究刑事责任。

**第四十七条** 医疗机构及其医务人员有下列情形之一的,由县级以上人民政府卫生主管部门责令改正,给予警告,并处1万元以上5万元以下罚款;情节严重的,对直接负责的主管人员和其他直接责任人员给予或者责令给予降低岗位等级或者撤职的处分,对有关医务人员可以责令暂停1个月以上6个月以下执业活动;构成犯罪的,依法追究刑事责任:

(一)未按规定制定和实施医疗质量安全管理制度;

(二)未按规定告知患者病情、医疗措施、医疗风险、替代医疗方案等;

(三)开展具有较高医疗风险的诊疗活动,未提前预备应对方案防范突发风险;

(四)未按规定填写、保管病历资料,或者未按规定补记抢救病历;

(五)拒绝为患者提供查阅、复制病历资料服务;

(六)未建立投诉接待制度、设置统一投诉管理部门或者配备专(兼)职人员;

(七)未按规定封存、保管、启封病历资料和现场实物;

(八)未按规定向卫生主管部门报告重大医疗纠纷;

(九)其他未履行本条例规定义务的情形。

**第四十八条** 医学会、司法鉴定机构出具虚假医疗损害鉴定意见的,由县级以上人民政府卫生、司法行政部门依据职责没收违法所得,并处5万元以上10万元以下罚款,对该医学会、司法鉴定机构和有关鉴定人员责令暂停3个月以上1年以下医疗损害鉴定业务,对直接负责的主管人员和其他直接责任人员给予或者责令给予降低岗位等级或者撤职的处分;情节严重的,该医学会、司法鉴定机构和有关鉴定人员5

年内不得从事医疗损害鉴定业务或者撤销登记,对直接负责的主管人员和其他直接责任人员给予或者责令给予开除的处分;构成犯罪的,依法追究刑事责任。

**第四十九条** 尸检机构出具虚假尸检报告的,由县级以上人民政府卫生、司法行政部门依据职责没收违法所得,并处5万元以上10万元以下罚款,对该尸检机构和有关尸检专业技术人员责令暂停3个月以上1年以下尸检业务,对直接负责的主管人员和其他直接责任人员给予或者责令给予降低岗位等级或者撤职的处分;情节严重的,撤销该尸检机构和有关尸检专业技术人员的尸检资格,对直接负责的主管人员和其他直接责任人员给予或者责令给予开除的处分;构成犯罪的,依法追究刑事责任。

**第五十条** 医疗纠纷人民调解员有下列行为之一的,由医疗纠纷人民调解委员会给予批评教育、责令改正;情节严重的,依法予以解聘:

(一)偏袒一方当事人;

(二)侮辱当事人;

(三)索取、收受财物或者牟取其他不正当利益;

(四)泄露医患双方个人隐私等事项。

**第五十一条** 新闻媒体编造、散布虚假医疗纠纷信息的,由有关主管部门依法给予处罚;给公民、法人或者其他组织的合法权益造成损害的,依法承担消除影响、恢复名誉、赔偿损失、赔礼道歉等民事责任。

**第五十二条** 县级以上人民政府卫生主管部门和其他有关部门及其工作人员在医疗纠纷预防和处理工作中,不履行职责或者滥用职权、玩忽职守、徇私舞弊的,由上级人民政府卫生等有关部门或者监察机关责令改正;依法对直接负责的主管人员和其他直接责任人员给予处分;构成犯罪的,依法追究刑事责任。

**第五十三条** 医患双方在医疗纠纷处理中,造成人身、财产或者其他损害的,依法承担民事责任;构成违反治安管理行为的,由公安机关依法给予治安管理处罚;构成犯罪的,依法追究刑事责任。

## 第五章 附 则

**第五十四条** 军队医疗机构的医疗纠纷预防和处理办法,由中央军委机关有关部门会同国务院卫生主管部门依据本条例制定。

**第五十五条** 对诊疗活动中医疗事故的行政调查处理,依照《医疗事故处理条例》的相关规定执行。

**第五十六条** 本条例自2018年10月1日起施行。

# 附录5 关于对严重危害正常医疗秩序的失信行为责任人实施联合惩戒合作备忘录

为全面贯彻党的十九大和十九届二中、三中全会精神,以习近平新时代中国特色社会主义思想为指导,落实《国务院关于建立完善守信联合激励和失信联合惩戒制度加快推进社会诚信建设的指导意见》(国发〔2016〕33号)和《国务院关于印发社会信用体系建设规划纲要(2014—2020年)的通知》(国发〔2014〕21号)等有关文件要求,加快推进医疗服务领域信用体系建设,打击暴力杀医伤医以及在医疗机构寻衅滋事等严重危害正常医疗秩序的失信行为,建立健全失信联合惩戒机制,国家发展改革委、人民银行、卫生健康委、中央组织部、中央宣传部、中央编办、中央文明办、中央网信办、最高人民法院、工业和信息化部、公安部、人力资源社会保障部、自然资源部、住房城乡建设部、交通运输部、商务部、文化和旅游部、国资委、海关总署、市场监管总局、银保监会、证监会、全国总工会、共青团中央、全国妇联、民航局、中医药局、铁路总公司等部门就医疗服务领域涉医违法犯罪行为人开展联合惩戒工作达成以下意见。

## 一、联合惩戒的对象

联合惩戒对象是指因实施或参与涉医违法犯罪活动,被公安机关处以行政拘留以上处罚,或被司法机关追究刑事责任的严重危害正常医疗秩序的自然人。本备忘录中所提及的严重危害正常医疗秩序的失信行为是指倒卖医院号源等破坏、扰乱医院正常诊疗秩序的涉医违法犯罪活动,以及2014年4月28日最高人民法院、最高人民检察院、公安部、原国家卫生计生委联合印发的《关于依法惩处涉医违法犯罪维护正常医疗秩序的意见》中所列举的6类涉医违法犯罪活动。这6类涉医违法犯罪活动主要包括以下情形:

(一)在医疗机构内故意伤害医务人员、损毁公私财物的;

(二)扰乱医疗秩序的;

(三)非法限制医务人员人身自由的;

(四)侮辱恐吓医务人员的;

(五)非法携带枪支、弹药、管制器具或危险物品进入医疗机构的;

(六)教唆他人或以受他人委托为名实施涉医违法犯罪行为的。

## 二、跨部门联合惩戒措施

（一）限制补贴性资金支持。

（实施单位：国家发展改革委、国资委）

（二）引导保险公司按照风险定价原则调整财产保险费率。

（实施单位：银保监会）

（三）将其严重危害正常医疗秩序的失信行为作为限制享受优惠性政策的重要参考因素。

（实施单位：国家发展改革委、商务部、海关总署、市场监管总局）

（四）限制担任国有企业法定代表人、董事、监事、高级管理人员。

（实施单位：中央组织部、国资委、市场监管总局）

（五）限制登记为事业单位法定代表人。

（实施单位：中央编办）

（六）限制招录（聘）为公务员或事业单位工作人员。

（实施单位：中央组织部、人力资源社会保障部）

（七）按程序及时撤销相关荣誉，取消惩戒对象参加评先评优资格，不得向惩戒对象授予"道德模范"、"劳动模范"、"五一劳动奖章"等荣誉。

（实施单位：中央文明办、全国总工会、共青团中央、全国妇联等有关单位）

（八）未按执行通知书指定的期间履行生效法律文书确定的给付义务并被人民法院依法采取限制消费措施的，或未履行生效法律文书确定的义务被人民法院依法纳入失信被执行人名单的，限制其乘坐飞机、列车软卧、G字头动车组列车、其他动车组列车一等以上座位等高消费及其他非生活和工作必需的消费行为。

（实施单位：交通运输部、铁路总公司、民航局、文化和旅游部、自然资源部、住房城乡建设部、最高人民法院）

（九）将严重危害正常医疗秩序的失信行为人纳入全国信用信息共享平台并通报其所在单位。

（实施单位：卫生健康委、公安部）

（十）将严重危害正常医疗秩序的失信行为人通过"信用中国"网站及其他主要新闻网站等向社会公布。

（实施单位：中央宣传部、中央网信办）

（十一）限制取得认证机构资质。

（实施单位：市场监管总局）

（十二）将违法失信信息作为证券公司、保险公司、基金管理公司及期货公司的设立及股权或实际控制人变更审批或备案，保险中介业务许可或保险专业中介机构股东、实际控制人变更备案，私募投资基金管理人登记、重大事项变更以及基金备案时的重要参考。

（实施单位：证监会、银保监会）

（十三）将违法失信信息作为证券公司、保险公司、基金管理公司、期货公司的董事、监事和高级管理人员及分支机构负责人任职审批或备案的参考。

（实施单位：证监会、银保监会）

（十四）将违法失信信息作为独立基金销售机构审批时的参考。对存在失信记录的相关主体在证券、基金、期货从业资格申请中予以从严审核，对已成为证券、基金、期货从业人员的相关主体予以重点关注。

（实施单位：证监会）

（十五）限制享受投资等领域优惠政策。

（实施单位：国家发展改革委等有关单位）

（十六）在申请经营性互联网信息服务时，将其失信信息作为审核相关许可的重要参考。

（实施单位：工业和信息化部）

## 三、联合惩戒实施方式

（一）公安部向卫生健康委提供严重危害正常医疗秩序的失信行为人名单信息。卫生健康委通过全国信用信息共享平台向参与联合惩戒的部门提供该名单信息。相关部门收到相关名单后根据本备忘录约定的内容对其实施惩戒。

（二）建立惩戒效果定期通报机制，相关部门定期将联合惩戒措施的实施情况通过全国信用信息共享平台反馈至国家发展改革委和卫生健康委。

（三）涉及地方事权的，由地方公安机关定期向当地卫生健康行政部门提供严重危害正常医疗秩序的失信行为人名单信息。地方卫生健康行政部门将公安机关提供的严重危害正常医疗秩序的失信行为人名单推送至其他部门，由其他部门按照本备忘录采取惩戒措施。

（四）建立联合惩戒退出机制。联合惩戒的实施期限自行为人被治安或刑事处罚结束之日起计算，满五年为止。期间再次发生严重危害正常医疗秩序的失信行为的，惩戒期限累加计算。惩戒实施期限届满即退出联合惩戒。

## 四、联合惩戒动态管理

卫生健康委对严重危害正常医疗秩序的失信行为等严重违法违规名单进行动态管理，及时补充、撤销和更新相关信息，并及时推送至参与严重危害正常医疗秩序的失信行为联合惩戒的相关部门，对于从该严重违法违规名单中撤销的主体，相关部门应当及时停止实施惩戒措施。

## 五、其他事宜

各部门应当密切协作，积极落实本备忘录。实施过程中涉及部门之间协调配合的问题，由各部门协商解决。

本备忘录签署后，各项惩戒措施所依据的法律、法规、规章及规范性文件有修改或调整的，以修改后的法律、法规、规章及规范性文件为准。

# 附录6 中华人民共和国基本医疗卫生与健康促进法

## 第一章 总 则

**第一条** 为了发展医疗卫生与健康事业,保障公民享有基本医疗卫生服务,提高公民健康水平,推进健康中国建设,根据宪法,制定本法。

**第二条** 从事医疗卫生、健康促进及其监督管理活动,适用本法。

**第三条** 医疗卫生与健康事业应当坚持以人民为中心,为人民健康服务。

医疗卫生事业应当坚持公益性原则。

**第四条** 国家和社会尊重、保护公民的健康权。

国家实施健康中国战略,普及健康生活,优化健康服务,完善健康保障,建设健康环境,发展健康产业,提升公民全生命周期健康水平。

国家建立健康教育制度,保障公民获得健康教育的权利,提高公民的健康素养。

**第五条** 公民依法享有从国家和社会获得基本医疗卫生服务的权利。

国家建立基本医疗卫生制度,建立健全医疗卫生服务体系,保护和实现公民获得基本医疗卫生服务的权利。

**第六条** 各级人民政府应当把人民健康放在优先发展的战略地位,将健康理念融入各项政策,坚持预防为主,完善健康促进工作体系,组织实施健康促进的规划和行动,推进全民健身,建立健康影响评估制度,将公民主要健康指标改善情况纳入政府目标责任考核。

全社会应当共同关心和支持医疗卫生与健康事业的发展。

**第七条** 国务院和地方各级人民政府领导医疗卫生与健康促进工作。

国务院卫生健康主管部门负责统筹协调全国医疗卫生与健康促进工作。国务院其他有关部门在各自职责范围内负责有关的医疗卫生与健康促进工作。

县级以上地方人民政府卫生健康主管部门负责统筹协调本行政区域医疗卫生与健康促进工作。县级以上地方人民政府其他有关部门在各自职责范围内负责有关的医疗卫生与健康促进工作。

**第八条** 国家加强医学基础科学研究,鼓励医学科学技术创新,支持临床医学发展,促进医学科技成果的转化和应用,推进医疗卫生与信息技术融合发展,推广医疗卫生适宜技术,提高医疗卫生服务质量。

国家发展医学教育,完善适应医疗卫生事业发展需要的医学教育体系,大力培养医疗卫生人才。

**第九条** 国家大力发展中医药事业,坚持中西医并重、传承与创新相结合,发挥中医药在医疗卫生与健康事业中的独特作用。

**第十条** 国家合理规划和配置医疗卫生资源,以基层为重点,采取多种措施优先支持县级以下医疗卫生机构发展,提高其医疗卫生服务能力。

**第十一条**　国家加大对医疗卫生与健康事业的财政投入,通过增加转移支付等方式重点扶持革命老区、民族地区、边疆地区和经济欠发达地区发展医疗卫生与健康事业。

**第十二条**　国家鼓励和支持公民、法人和其他组织通过依法举办机构和捐赠、资助等方式,参与医疗卫生与健康事业,满足公民多样化、差异化、个性化健康需求。

公民、法人和其他组织捐赠财产用于医疗卫生与健康事业的,依法享受税收优惠。

**第十三条**　对在医疗卫生与健康事业中做出突出贡献的组织和个人,按照国家规定给予表彰、奖励。

**第十四条**　国家鼓励和支持医疗卫生与健康促进领域的对外交流合作。

开展医疗卫生与健康促进对外交流合作活动,应当遵守法律、法规,维护国家主权、安全和社会公共利益。

## 第二章　基本医疗卫生服务

**第十五条**　基本医疗卫生服务,是指维护人体健康所必需、与经济社会发展水平相适应、公民可公平获得的,采用适宜药物、适宜技术、适宜设备提供的疾病预防、诊断、治疗、护理和康复等服务。

基本医疗卫生服务包括基本公共卫生服务和基本医疗服务。基本公共卫生服务由国家免费提供。

**第十六条**　国家采取措施,保障公民享有安全有效的基本公共卫生服务,控制影响健康的危险因素,提高疾病的预防控制水平。

国家基本公共卫生服务项目由国务院卫生健康主管部门会同国务院财政部门、中医药主管部门等共同确定。

省、自治区、直辖市人民政府可以在国家基本公共卫生服务项目基础上,补充确定本行政区域的基本公共卫生服务项目,并报国务院卫生健康主管部门备案。

**第十七条**　国务院和省、自治区、直辖市人民政府可以将针对重点地区、重点疾病和特定人群的服务内容纳入基本公共卫生服务项目并组织实施。

县级以上地方人民政府针对本行政区域重大疾病和主要健康危险因素,开展专项防控工作。

**第十八条**　县级以上人民政府通过举办专业公共卫生机构、基层医疗卫生机构和医院,或者从其他医疗卫生机构购买服务的方式提供基本公共卫生服务。

**第十九条**　国家建立健全突发事件卫生应急体系,制定和完善应急预案,组织开展突发事件的医疗救治、卫生学调查处置和心理援助等卫生应急工作,有效控制和消除危害。

**第二十条**　国家建立传染病防控制度,制定传染病防治规划并组织实施,加强传染病监测预警,坚持预防为主、防治结合,联防联控、群防群控、源头防控、综合治理,阻断传播途径,保护易感人群,降低传染病的危害。

任何组织和个人应当接受、配合医疗卫生机构为预防、控制、消除传染病危害依法采取的调查、检验、采集样本、隔离治疗、医学观察等措施。

**第二十一条**　国家实行预防接种制度,加强免疫规划工作。居民有依法接种免疫规划疫苗的权利和义务。政府向居民免费提供免疫规划疫苗。

**第二十二条**　国家建立慢性非传染性疾病防控与管理制度,对慢性非传染性疾病及其致病危险因素开展监测、调查和综合防控干预,及时发现高危人群,为患者和高危人群提供诊疗、早期干预、随访管理和健康教育等服务。

**第二十三条**　国家加强职业健康保护。县级以上人民政府应当制定职业病防治规划,建立健全职业健康工作机制,加强职业健康监督管理,提高职业病综合防治能力和水平。

用人单位应当控制职业病危害因素,采取工程技术、个体防护和健康管理等综合治理措施,改善工作环境和劳动条件。

**第二十四条**　国家发展妇幼保健事业,建立健全妇幼健康服务体系,为妇女、儿童提供保健及常见病防治服务,保障妇女、儿童健康。

国家采取措施,为公民提供婚前保健、孕产期保健等服务,促进生殖健康,预防出生缺陷。

**第二十五条** 国家发展老年人保健事业。国务院和省、自治区、直辖市人民政府应当将老年人健康管理和常见病预防等纳入基本公共卫生服务项目。

**第二十六条** 国家发展残疾预防和残疾人康复事业,完善残疾预防和残疾人康复及其保障体系,采取措施为残疾人提供基本康复服务。

县级以上人民政府应当优先开展残疾儿童康复工作,实行康复与教育相结合。

**第二十七条** 国家建立健全院前急救体系,为急危重症患者提供及时、规范、有效的急救服务。

卫生健康主管部门、红十字会等有关部门、组织应当积极开展急救培训,普及急救知识,鼓励医疗卫生人员、经过急救培训的人员积极参与公共场所急救服务。公共场所应当按照规定配备必要的急救设备、设施。

急救中心(站)不得以未付费为由拒绝或者拖延为急危重症患者提供急救服务。

**第二十八条** 国家发展精神卫生事业,建设完善精神卫生服务体系,维护和增进公民心理健康,预防、治疗精神障碍。

国家采取措施,加强心理健康服务体系和人才队伍建设,促进心理健康教育、心理评估、心理咨询与心理治疗服务的有效衔接,设立为公众提供公益服务的心理援助热线,加强未成年人、残疾人和老年人等重点人群心理健康服务。

**第二十九条** 基本医疗服务主要由政府举办的医疗卫生机构提供。鼓励社会力量举办的医疗卫生机构提供基本医疗服务。

**第三十条** 国家推进基本医疗服务实行分级诊疗制度,引导非急诊患者首先到基层医疗卫生机构就诊,实行首诊负责制和转诊审核责任制,逐步建立基层首诊、双向转诊、急慢分治、上下联动的机制,并与基本医疗保险制度相衔接。

县级以上地方人民政府根据本行政区域医疗卫生需求,整合区域内政府举办的医疗卫生资源,因地制宜建立医疗联合体等协同联动的医疗服务合作机制。鼓励社会力量举办的医疗卫生机构参与医疗服务合作机制。

**第三十一条** 国家推进基层医疗卫生机构实行家庭医生签约服务,建立家庭医生服务团队,与居民签订协议,根据居民健康状况和医疗需求提供基本医疗卫生服务。

**第三十二条** 公民接受医疗卫生服务,对病情、诊疗方案、医疗风险、医疗费用等事项依法享有知情同意的权利。

需要实施手术、特殊检查、特殊治疗的,医疗卫生人员应当及时向患者说明医疗风险、替代医疗方案等情况,并取得其同意;不能或者不宜向患者说明的,应当向患者的近亲属说明,并取得其同意。法律另有规定的,依照其规定。

开展药物、医疗器械临床试验和其他医学研究应当遵守医学伦理规范,依法通过伦理审查,取得知情同意。

**第三十三条** 公民接受医疗卫生服务,应当受到尊重。医疗卫生机构、医疗卫生人员应当关心爱护、平等对待患者,尊重患者人格尊严,保护患者隐私。

公民接受医疗卫生服务,应当遵守诊疗制度和医疗卫生服务秩序,尊重医疗卫生人员。

## 第三章 医疗卫生机构

**第三十四条** 国家建立健全由基层医疗卫生机构、医院、专业公共卫生机构等组成的城乡全覆盖、功能互补、连续协同的医疗卫生服务体系。

国家加强县级医院、乡镇卫生院、村卫生室、社区卫生服务中心(站)和专业公共卫生机构等的建设,建立健全农村医疗卫生服务网络和城市社区卫生服务网络。

**第三十五条** 基层医疗卫生机构主要提供预防、保健、健康教育、疾病管理,为居民建立健康档案,常见病、多发病的诊疗以及部分疾病的康复、护理,接收医院转诊患者,向医院转诊超出自身服务能力的患者等基本医疗卫生服务。

医院主要提供疾病诊治,特别是急危重症和疑难病症的诊疗,突发事件医疗处置和救援以及健康教育等医疗卫生服务,并开展医学教育、医疗卫生人员培训、医学科学研究和对基层医疗卫生机构的业务指导等工作。

专业公共卫生机构主要提供传染病、慢性非传染性疾病、职业病、地方病等疾病预防控制和健康教育、妇幼保健、精神卫生、院前急救、采供血、食品安全风险监测评估、出生缺陷防治等公共卫生服务。

**第三十六条** 各级各类医疗卫生机构应当分工合作,为公民提供预防、保健、治疗、护理、康复、安宁疗护等全方位全周期的医疗卫生服务。

各级人民政府采取措施支持医疗卫生机构与养老机构、儿童福利机构、社区组织建立协作机制,为老年人、孤残儿童提供安全、便捷的医疗和健康服务。

**第三十七条** 县级以上人民政府应当制定并落实医疗卫生服务体系规划,科学配置医疗卫生资源,举办医疗卫生机构,为公民获得基本医疗卫生服务提供保障。

政府举办医疗卫生机构,应当考虑本行政区域人口、经济社会发展状况、医疗卫生资源、健康危险因素、发病率、患病率以及紧急救治需求等情况。

**第三十八条** 举办医疗机构,应当具备下列条件,按照国家有关规定办理审批或者备案手续:

(一)有符合规定的名称、组织机构和场所;

(二)有与其开展的业务相适应的经费、设施、设备和医疗卫生人员;

(三)有相应的规章制度;

(四)能够独立承担民事责任;

(五)法律、行政法规规定的其他条件。

医疗机构依法取得执业许可证。禁止伪造、变造、买卖、出租、出借医疗机构执业许可证。

各级各类医疗卫生机构的具体条件和配置应当符合国务院卫生健康主管部门制定的医疗卫生机构标准。

**第三十九条** 国家对医疗卫生机构实行分类管理。

医疗卫生服务体系坚持以非营利性医疗卫生机构为主体、营利性医疗卫生机构为补充。政府举办非营利性医疗卫生机构,在基本医疗卫生事业中发挥主导作用,保障基本医疗卫生服务公平可及。

以政府资金、捐赠资产举办或者参与举办的医疗卫生机构不得设立为营利性医疗卫生机构。

医疗卫生机构不得对外出租、承包医疗科室。非营利性医疗卫生机构不得向出资人、举办者分配或者变相分配收益。

**第四十条** 政府举办的医疗卫生机构应当坚持公益性质,所有收支均纳入预算管理,按照医疗卫生服务体系规划合理设置并控制规模。

国家鼓励政府举办的医疗卫生机构与社会力量合作举办非营利性医疗卫生机构。

政府举办的医疗卫生机构不得与其他组织投资设立非独立法人资格的医疗卫生机构,不得与社会资本合作举办营利性医疗卫生机构。

**第四十一条** 国家采取多种措施,鼓励和引导社会力量依法举办医疗卫生机构,支持和规范社会力量举办的医疗卫生机构与政府举办的医疗卫生机构开展多种类型的医疗业务、学科建设、人才培养等合作。

社会力量举办的医疗卫生机构在基本医疗保险定点、重点专科建设、科研教学、等级评审、特定医疗技术准入、医疗卫生人员职称评定等方面享有与政府举办的医疗卫生机构同等的权利。

社会力量可以选择设立非营利性或者营利性医疗卫生机构。社会力量举办的非营利性医疗卫生机构按照规定享受与政府举办的医疗卫生机构同等的税收、财政补助、用地、用水、用电、用气、用热等政策,并依法接受监督管理。

**第四十二条** 国家以建成的医疗卫生机构为基础,合理规划与设置国家医学中心和国家、省级区域性医疗中心,诊治疑难重症,研究攻克重大医学难题,培养高层次医疗卫生人才。

**第四十三条** 医疗卫生机构应当遵守法律、法规、规章,建立健全内部质量管理和控制制度,对医疗卫生服务质量负责。

医疗卫生机构应当按照临床诊疗指南、临床技术操作规范和行业标准以及医学伦理规范等有关要求，合理进行检查、用药、诊疗，加强医疗卫生安全风险防范，优化服务流程，持续改进医疗卫生服务质量。

**第四十四条**　国家对医疗卫生技术的临床应用进行分类管理，对技术难度大、医疗风险高，服务能力、人员专业技术水平要求较高的医疗卫生技术实行严格管理。

医疗卫生机构开展医疗卫生技术临床应用，应当与其功能任务相适应，遵循科学、安全、规范、有效、经济的原则，并符合伦理。

**第四十五条**　国家建立权责清晰、管理科学、治理完善、运行高效、监督有力的现代医院管理制度。

医院应当制定章程，建立和完善法人治理结构，提高医疗卫生服务能力和运行效率。

**第四十六条**　医疗卫生机构执业场所是提供医疗卫生服务的公共场所，任何组织或者个人不得扰乱其秩序。

**第四十七条**　国家完善医疗风险分担机制，鼓励医疗机构参加医疗责任保险或者建立医疗风险基金，鼓励患者参加医疗意外保险。

**第四十八条**　国家鼓励医疗卫生机构不断改进预防、保健、诊断、治疗、护理和康复的技术、设备与服务，支持开发适合基层和边远地区应用的医疗卫生技术。

**第四十九条**　国家推进全民健康信息化，推动健康医疗大数据、人工智能等的应用发展，加快医疗卫生信息基础设施建设，制定健康医疗数据采集、存储、分析和应用的技术标准，运用信息技术促进优质医疗卫生资源的普及与共享。

县级以上人民政府及其有关部门应当采取措施，推进信息技术在医疗卫生领域和医学教育中的应用，支持探索发展医疗卫生服务新模式、新业态。

国家采取措施，推进医疗卫生机构建立健全医疗卫生信息交流和信息安全制度，应用信息技术开展远程医疗服务，构建线上线下一体化医疗服务模式。

**第五十条**　发生自然灾害、事故灾难、公共卫生事件和社会安全事件等严重威胁人民群众生命健康的突发事件时，医疗卫生机构、医疗卫生人员应当服从政府部门的调遣，参与卫生应急处置和医疗救治。对致病、致残、死亡的参与人员，按照规定给予工伤或者抚恤、烈士褒扬等相关待遇。

## 第四章　医疗卫生人员

**第五十一条**　医疗卫生人员应当弘扬敬佑生命、救死扶伤、甘于奉献、大爱无疆的崇高职业精神，遵守行业规范，恪守医德，努力提高专业水平和服务质量。

医疗卫生行业组织、医疗卫生机构、医学院校应当加强对医疗卫生人员的医德医风教育。

**第五十二条**　国家制定医疗卫生人员培养规划，建立适应行业特点和社会需求的医疗卫生人员培养机制和供需平衡机制，完善医学院校教育、毕业后教育和继续教育体系，建立健全住院医师、专科医师规范化培训制度，建立规模适宜、结构合理、分布均衡的医疗卫生队伍。

国家加强全科医生的培养和使用。全科医生主要提供常见病、多发病的诊疗和转诊、预防、保健、康复，以及慢性病管理、健康管理等服务。

**第五十三条**　国家对医师、护士等医疗卫生人员依法实行执业注册制度。医疗卫生人员应当依法取得相应的职业资格。

**第五十四条**　医疗卫生人员应当遵循医学科学规律，遵守有关临床诊疗技术规范和各项操作规范以及医学伦理规范，使用适宜技术和药物，合理诊疗，因病施治，不得对患者实施过度医疗。

医疗卫生人员不得利用职务之便索要、非法收受财物或者牟取其他不正当利益。

**第五十五条**　国家建立健全符合医疗卫生行业特点的人事、薪酬、奖励制度，体现医疗卫生人员职业特点和技术劳动价值。

对从事传染病防治、放射医学和精神卫生工作以及其他在特殊岗位工作的医疗卫生人员，应当按照国家规定给予适当的津贴。津贴标准应当定期调整。

**第五十六条**　国家建立医疗卫生人员定期到基层和艰苦边远地区从事医疗卫生工作制度。

国家采取定向免费培养、对口支援、退休返聘等措施,加强基层和艰苦边远地区医疗卫生队伍建设。

执业医师晋升为副高级技术职称的,应当有累计一年以上在县级以下或者对口支援的医疗卫生机构提供医疗卫生服务的经历。

对在基层和艰苦边远地区工作的医疗卫生人员,在薪酬津贴、职称评定、职业发展、教育培训和表彰奖励等方面实行优惠待遇。

国家加强乡村医疗卫生队伍建设,建立县乡村上下贯通的职业发展机制,完善对乡村医疗卫生人员的服务收入多渠道补助机制和养老政策。

**第五十七条**　全社会应当关心、尊重医疗卫生人员,维护良好安全的医疗卫生服务秩序,共同构建和谐医患关系。

医疗卫生人员的人身安全、人格尊严不受侵犯,其合法权益受法律保护。禁止任何组织或者个人威胁、危害医疗卫生人员人身安全,侵犯医疗卫生人员人格尊严。

国家采取措施,保障医疗卫生人员执业环境。

## 第五章　药品供应保障

**第五十八条**　国家完善药品供应保障制度,建立工作协调机制,保障药品的安全、有效、可及。

**第五十九条**　国家实施基本药物制度,遴选适当数量的基本药物品种,满足疾病防治基本用药需求。

国家公布基本药物目录,根据药品临床应用实践、药品标准变化、药品新上市情况等,对基本药物目录进行动态调整。

基本药物按照规定优先纳入基本医疗保险药品目录。

国家提高基本药物的供给能力,强化基本药物质量监管,确保基本药物公平可及、合理使用。

**第六十条**　国家建立健全以临床需求为导向的药品审评审批制度,支持临床急需药品、儿童用药品和防治罕见病、重大疾病等药品的研制、生产,满足疾病防治需求。

**第六十一条**　国家建立健全药品研制、生产、流通、使用全过程追溯制度,加强药品管理,保证药品质量。

**第六十二条**　国家建立健全药品价格监测体系,开展成本价格调查,加强药品价格监督检查,依法查处价格垄断、价格欺诈、不正当竞争等违法行为,维护药品价格秩序。

国家加强药品分类采购管理和指导。参加药品采购投标的投标人不得以低于成本的报价竞标,不得以欺诈、串通投标、滥用市场支配地位等方式竞标。

**第六十三条**　国家建立中央与地方两级医药储备,用于保障重大灾情、疫情及其他突发事件等应急需要。

**第六十四条**　国家建立健全药品供求监测体系,及时收集和汇总分析药品供求信息,定期公布药品生产、流通、使用等情况。

**第六十五条**　国家加强对医疗器械的管理,完善医疗器械的标准和规范,提高医疗器械的安全有效水平。

国务院卫生健康主管部门和省、自治区、直辖市人民政府卫生健康主管部门应当根据技术的先进性、适宜性和可及性,编制大型医用设备配置规划,促进区域内医用设备合理配置、充分共享。

**第六十六条**　国家加强中药的保护与发展,充分体现中药的特色和优势,发挥其在预防、保健、医疗、康复中的作用。

## 第六章　健康促进

**第六十七条**　各级人民政府应当加强健康教育工作及其专业人才培养,建立健康知识和技能核心信息发布制度,普及健康科学知识,向公众提供科学、准确的健康信息。

医疗卫生、教育、体育、宣传等机构、基层群众性自治组织和社会组织应当开展健康知识的宣传和普及。医疗卫生人员在提供医疗卫生服务时,应当对患者开展健康教育。新闻媒体应当开展健康知识的公益宣传。健康知识的宣传应当科学、准确。

**第六十八条**　国家将健康教育纳入国民教育体系。学校应当利用多种形式实施健康教育,普及健康知识、科学健身知识、急救知识和技能,提高学生主动防病的意识,培养学生良好的卫生习惯和健康的行为习惯,减少、改善学生近视、肥胖等不良健康状况。

学校应当按照规定开设体育与健康课程,组织学生开展广播体操、眼保健操、体能锻炼等活动。

学校按照规定配备校医,建立和完善卫生室、保健室等。

县级以上人民政府教育主管部门应当按照规定将学生体质健康水平纳入学校考核体系。

**第六十九条**　公民是自己健康的第一责任人,树立和践行对自己健康负责的健康管理理念,主动学习健康知识,提高健康素养,加强健康管理。倡导家庭成员相互关爱,形成符合自身和家庭特点的健康生活方式。

公民应当尊重他人的健康权利和利益,不得损害他人健康和社会公共利益。

**第七十条**　国家组织居民健康状况调查和统计,开展体质监测,对健康绩效进行评估,并根据评估结果制定、完善与健康相关的法律、法规、政策和规划。

**第七十一条**　国家建立疾病和健康危险因素监测、调查和风险评估制度。县级以上人民政府及其有关部门针对影响健康的主要问题,组织开展健康危险因素研究,制定综合防治措施。

国家加强影响健康的环境问题预防和治理,组织开展环境质量对健康影响的研究,采取措施预防和控制与环境问题有关的疾病。

**第七十二条**　国家大力开展爱国卫生运动,鼓励和支持开展爱国卫生月等群众性卫生与健康活动,依靠和动员群众控制和消除健康危险因素,改善环境卫生状况,建设健康城市、健康村镇、健康社区。

**第七十三条**　国家建立科学、严格的食品、饮用水安全监督管理制度,提高安全水平。

**第七十四条**　国家建立营养状况监测制度,实施经济欠发达地区、重点人群营养干预计划,开展未成年人和老年人营养改善行动,倡导健康饮食习惯,减少不健康饮食引起的疾病风险。

**第七十五条**　国家发展全民健身事业,完善覆盖城乡的全民健身公共服务体系,加强公共体育设施建设,组织开展和支持全民健身活动,加强全民健身指导服务,普及科学健身知识和方法。

国家鼓励单位的体育场地设施向公众开放。

**第七十六条**　国家制定并实施未成年人、妇女、老年人、残疾人等的健康工作计划,加强重点人群健康服务。

国家推动长期护理保障工作,鼓励发展长期护理保险。

**第七十七条**　国家完善公共场所卫生管理制度。县级以上人民政府卫生健康等主管部门应当加强对公共场所的卫生监督。公共场所卫生监督信息应当依法向社会公开。

公共场所经营单位应当建立健全并严格实施卫生管理制度,保证其经营活动持续符合国家对公共场所的卫生要求。

**第七十八条**　国家采取措施,减少吸烟对公民健康的危害。

公共场所控制吸烟,强化监督执法。

烟草制品包装应当印制带有说明吸烟危害的警示。

禁止向未成年人出售烟酒。

**第七十九条**　用人单位应当为职工创造有益于健康的环境和条件,严格执行劳动安全卫生等相关规定,积极组织职工开展健身活动,保护职工健康。

国家鼓励用人单位开展职工健康指导工作。

国家提倡用人单位为职工定期开展健康检查。法律、法规对健康检查有规定的,依照其规定。

## 第七章　资金保障

**第八十条**　各级人民政府应当切实履行发展医疗卫生与健康事业的职责,建立与经济社会发展、财政状况和健康指标相适应的医疗卫生与健康事业投入机制,将医疗卫生与健康促进经费纳入本级政府预算,按照规定主要用于保障基本医疗服务、公共卫生服务、基本医疗保障和政府举办的医疗卫生机构建设和运行发展。

**第八十一条** 县级以上人民政府通过预算、审计、监督执法、社会监督等方式,加强资金的监督管理。

**第八十二条** 基本医疗服务费用主要由基本医疗保险基金和个人支付。国家依法多渠道筹集基本医疗保险基金,逐步完善基本医疗保险可持续筹资和保障水平调整机制。

公民有依法参加基本医疗保险的权利和义务。用人单位和职工按照国家规定缴纳职工基本医疗保险费。城乡居民按照规定缴纳城乡居民基本医疗保险费。

**第八十三条** 国家建立以基本医疗保险为主体,商业健康保险、医疗救助、职工互助医疗和医疗慈善服务等为补充的、多层次的医疗保障体系。

国家鼓励发展商业健康保险,满足人民群众多样化健康保障需求。

国家完善医疗救助制度,保障符合条件的困难群众获得基本医疗服务。

**第八十四条** 国家建立健全基本医疗保险经办机构与协议定点医疗卫生机构之间的协商谈判机制,科学合理确定基本医疗保险基金支付标准和支付方式,引导医疗卫生机构合理诊疗,促进患者有序流动,提高基本医疗保险基金使用效益。

**第八十五条** 基本医疗保险基金支付范围由国务院医疗保障主管部门组织制定,并应当听取国务院卫生健康主管部门、中医药主管部门、药品监督管理部门、财政部门等的意见。

省、自治区、直辖市人民政府可以按照国家有关规定,补充确定本行政区域基本医疗保险基金支付的具体项目和标准,并报国务院医疗保障主管部门备案。

国务院医疗保障主管部门应当对纳入支付范围的基本医疗保险药品目录、诊疗项目、医疗服务设施标准等组织开展循证医学和经济性评价,并应当听取国务院卫生健康主管部门、中医药主管部门、药品监督管理部门、财政部门等有关方面的意见。评价结果应当作为调整基本医疗保险基金支付范围的依据。

## 第八章 监 督 管 理

**第八十六条** 国家建立健全机构自治、行业自律、政府监管、社会监督相结合的医疗卫生综合监督管理体系。

县级以上人民政府卫生健康主管部门对医疗卫生行业实行属地化、全行业监督管理。

**第八十七条** 县级以上人民政府医疗保障主管部门应当提高医疗保障监管能力和水平,对纳入基本医疗保险基金支付范围的医疗服务行为和医疗费用加强监督管理,确保基本医疗保险基金合理使用、安全可控。

**第八十八条** 县级以上人民政府应当组织卫生健康、医疗保障、药品监督管理、发展改革、财政等部门建立沟通协商机制,加强制度衔接和工作配合,提高医疗卫生资源使用效率和保障水平。

**第八十九条** 县级以上人民政府应当定期向本级人民代表大会或者其常务委员会报告基本医疗卫生与健康促进工作,依法接受监督。

**第九十条** 县级以上人民政府有关部门未履行医疗卫生与健康促进工作相关职责的,本级人民政府或者上级人民政府有关部门应当对其主要负责人进行约谈。

地方人民政府未履行医疗卫生与健康促进工作相关职责的,上级人民政府应当对其主要负责人进行约谈。

被约谈的部门和地方人民政府应当立即采取措施,进行整改。

约谈情况和整改情况应当纳入有关部门和地方人民政府工作评议、考核记录。

**第九十一条** 县级以上地方人民政府卫生健康主管部门应当建立医疗卫生机构绩效评估制度,组织对医疗卫生机构的服务质量、医疗技术、药品和医用设备使用等情况进行评估。评估应当吸收行业组织和公众参与。评估结果应当以适当方式向社会公开,作为评价医疗卫生机构和卫生监管的重要依据。

**第九十二条** 国家保护公民个人健康信息,确保公民个人健康信息安全。任何组织或者个人不得非法收集、使用、加工、传输公民个人健康信息，不得非法买卖、提供或者公开公民个人健康信息。

　　**第九十三条**　县级以上人民政府卫生健康主管部门、医疗保障主管部门应当建立医疗卫生机构、人员等信用记录制度，纳入全国信用信息共享平台，按照国家规定实施联合惩戒。

　　**第九十四条**　县级以上地方人民政府卫生健康主管部门及其委托的卫生健康监督机构，依法开展本行政区域医疗卫生等行政执法工作。

　　**第九十五条**　县级以上人民政府卫生健康主管部门应当积极培育医疗卫生行业组织，发挥其在医疗卫生与健康促进工作中的作用，支持其参与行业管理规范、技术标准制定和医疗卫生评价、评估、评审等工作。

　　**第九十六条**　国家建立医疗纠纷预防和处理机制，妥善处理医疗纠纷，维护医疗秩序。

　　**第九十七条**　国家鼓励公民、法人和其他组织对医疗卫生与健康促进工作进行社会监督。

　　任何组织和个人对违反本法规定的行为，有权向县级以上人民政府卫生健康主管部门和其他有关部门投诉、举报。

## 第九章　法　律　责　任

　　**第九十八条**　违反本法规定，地方各级人民政府、县级以上人民政府卫生健康主管部门和其他有关部门，滥用职权、玩忽职守、徇私舞弊的，对直接负责的主管人员和其他直接责任人员依法给予处分。

　　**第九十九条**　违反本法规定，未取得医疗机构执业许可证擅自执业的，由县级以上人民政府卫生健康主管部门责令停止执业活动，没收违法所得和药品、医疗器械，并处违法所得五倍以上二十倍以下的罚款，违法所得不足一万元的，按一万元计算。

　　违反本法规定，伪造、变造、买卖、出租、出借医疗机构执业许可证的，由县级以上人民政府卫生健康主管部门责令改正，没收违法所得，并处违法所得五倍以上十五倍以下的罚款，违法所得不足一万元的，按一万元计算；情节严重的，吊销医疗机构执业许可证。

　　**第一百条**　违反本法规定，有下列行为之一的，由县级以上人民政府卫生健康主管部门责令改正，没收违法所得，并处违法所得二倍以上十倍以下的罚款，违法所得不足一万元的，按一万元计算；对直接负责的主管人员和其他直接责任人员依法给予处分：

　　（一）政府举办的医疗卫生机构与其他组织投资设立非独立法人资格的医疗卫生机构；

　　（二）医疗卫生机构对外出租、承包医疗科室；

　　（三）非营利性医疗卫生机构向出资人、举办者分配或者变相分配收益。

　　**第一百零一条**　违反本法规定，医疗卫生机构等的医疗信息安全制度、保障措施不健全，导致医疗信息泄露，或者医疗质量管理和医疗技术管理制度、安全措施不健全的，由县级以上人民政府卫生健康等主管部门责令改正，给予警告，并处一万元以上五万元以下的罚款；情节严重的，可以责令停止相应执业活动，对直接负责的主管人员和其他直接责任人员依法追究法律责任。

　　**第一百零二条**　违反本法规定，医疗卫生人员有下列行为之一的，由县级以上人民政府卫生健康主管部门依照有关执业医师、护士管理和医疗纠纷预防处理等法律、行政法规的规定给予行政处罚：

　　（一）利用职务之便索要、非法收受财物或者牟取其他不正当利益；

　　（二）泄露公民个人健康信息；

　　（三）在开展医学研究或提供医疗卫生服务过程中未按照规定履行告知义务或者违反医学伦理规范。

　　前款规定的人员属于政府举办的医疗卫生机构中的人员的，依法给予处分。

　　**第一百零三条**　违反本法规定，参加药品采购投标的投标人以低于成本的报价竞标，或者以欺诈、串通投标、滥用市场支配地位等方式竞标的，由县级以上人民政府医疗保障主管部门责令改正，没收违法所得；中标的，中标无效，处中标项目金额千分之五以上千分之十以下的罚款，对法定代表人、主要负责人、直接负责的主管人员和其他责任人员处对单位罚款数额百分之五以上百分之十以下的罚款；情节严重的，取消其二年至五年内参加药品采购投标的资格并予以公告。

　　**第一百零四条**　违反本法规定，以欺诈、伪造证明材料或者其他手段骗取基本医疗保险待遇，或者基本医疗保险经办机构以及医疗机构、药品经营单位等以欺诈、伪造证明材料或者其他手段骗取基本医疗保险基金支出的,由县级以上人民政府医疗保障主管部门依照有关社会保险的法律、行政法规规定给予行政处罚。

**第一百零五条**　违反本法规定,扰乱医疗卫生机构执业场所秩序,威胁、危害医疗卫生人员人身安全,侵犯医疗卫生人员人格尊严,非法收集、使用、加工、传输公民个人健康信息,非法买卖、提供或者公开公民个人健康信息等,构成违反治安管理行为的,依法给予治安管理处罚。

**第一百零六条**　违反本法规定,构成犯罪的,依法追究刑事责任;造成人身、财产损害的,依法承担民事责任。

## 第十章　附　则

**第一百零七条**　本法中下列用语的含义:

(一) 主要健康指标,是指人均预期寿命、孕产妇死亡率、婴儿死亡率、五岁以下儿童死亡率等。

(二) 医疗卫生机构,是指基层医疗卫生机构、医院和专业公共卫生机构等。

(三) 基层医疗卫生机构,是指乡镇卫生院、社区卫生服务中心(站)、村卫生室、医务室、门诊部和诊所等。

(四) 专业公共卫生机构,是指疾病预防控制中心、专科疾病防治机构、健康教育机构、急救中心(站)和血站等。

(五) 医疗卫生人员,是指执业医师、执业助理医师、注册护士、药师(士)、检验技师(士)、影像技师(士)和乡村医生等卫生专业人员。

(六) 基本药物,是指满足疾病防治基本用药需求,适应现阶段基本国情和保障能力,剂型适宜,价格合理,能够保障供应,可公平获得的药品。

**第一百零八条**　省、自治区、直辖市和设区的市、自治州可以结合实际,制定本地方发展医疗卫生与健康事业的具体办法。

**第一百零九条**　中国人民解放军和中国人民武装警察部队的医疗卫生与健康促进工作,由国务院和中央军事委员会依照本法制定管理办法。

**第一百一十条**　本法自 2020 年 6 月 1 日起施行。

# 附录7　中华人民共和国民法典（第七编　侵权责任）

## 第六章　医疗损害责任

**第一千二百一十八条**　患者在诊疗活动中受到损害，医疗机构或者其医务人员有过错的，由医疗机构承担赔偿责任。

**第一千二百一十九条**　医务人员在诊疗活动中应当向患者说明病情和医疗措施。需要实施手术、特殊检查、特殊治疗的，医务人员应当及时向患者具体说明医疗风险、替代医疗方案等情况，并取得其明确同意；不能或者不宜向患者说明的，应当向患者的近亲属说明，并取得其明确同意。

医务人员未尽到前款义务，造成患者损害的，医疗机构应当承担赔偿责任。

**第一千二百二十条**　因抢救生命垂危的患者等紧急情况，不能取得患者或者其近亲属意见的，经医疗机构负责人或者授权的负责人批准，可以立即实施相应的医疗措施。

**第一千二百二十一条**　医务人员在诊疗活动中未尽到与当时的医疗水平相应的诊疗义务，造成患者损害的，医疗机构应当承担赔偿责任。

**第一千二百二十二条**　患者在诊疗活动中受到损害，有下列情形之一的，推定医疗机构有过错：

（一）违反法律、行政法规、规章以及其他有关诊疗规范的规定；

（二）隐匿或者拒绝提供与纠纷有关的病历资料；

（三）遗失、伪造、篡改或者违法销毁病历资料。

**第一千二百二十三条**　因药品、消毒产品、医疗器械的缺陷，或者输入不合格的血液造成患者损害的，患者可以向药品上市许可持有人、生产者、血液提供机构请求赔偿，也可以向医疗机构请求赔偿。患者向医疗机构请求赔偿的，医疗机构赔偿后，有权向负有责任的药品上市许可持有人、生产者、血液提供机构追偿。

**第一千二百二十四条**　患者在诊疗活动中受到损害，有下列情形之一的，医疗机构不承担赔偿责任：

（一）患者或者其近亲属不配合医疗机构进行符合诊疗规范的诊疗；

（二）医务人员在抢救生命垂危的患者等紧急情况下已经尽到合理诊疗义务；

（三）限于当时的医疗水平难以诊疗。

前款第一项情形中，医疗机构或者其医务人员也有过错的，应当承担相应的赔偿责任。

**第一千二百二十五条**　医疗机构及其医务人员应当按照规定填写并妥善保管住院志、医嘱单、检验报告、手术及麻醉记录、病理资料、护理记录等病历资料。

患者要求查阅、复制前款规定的病历资料的，医疗机构应当及时提供。

**第一千二百二十六条** 医疗机构及其医务人员应当对患者的隐私和个人信息保密。泄露患者的隐私和个人信息,或者未经患者同意公开其病历资料的,应当承担侵权责任。

**第一千二百二十七条** 医疗机构及其医务人员不得违反诊疗规范实施不必要的检查。

**第一千二百二十八条** 医疗机构及其医务人员的合法权益受法律保护。

干扰医疗秩序,妨碍医务人员工作、生活,侵害医务人员合法权益的,应当依法承担法律责任。

# 附录 8 中华人民共和国医师法（选摘）

## 第五章 保 障 措 施

**第四十九条** 县级以上人民政府及其有关部门应当将医疗纠纷预防和处理工作纳入社会治安综合治理体系，加强医疗卫生机构及周边治安综合治理，维护医疗卫生机构良好的执业环境，有效防范和依法打击涉医违法犯罪行为，保护医患双方合法权益。

医疗卫生机构应当完善安全保卫措施，维护良好的医疗秩序，及时主动化解医疗纠纷，保障医师执业安全。

禁止任何组织或者个人阻碍医师依法执业，干扰医师正常工作、生活；禁止通过侮辱、诽谤、威胁、殴打等方式，侵犯医师的人格尊严、人身安全。

## 第六章 法 律 责 任

**第六十条** 违反本法规定，阻碍医师依法执业，干扰医师正常工作、生活，或者通过侮辱、诽谤、威胁、殴打等方式，侵犯医师人格尊严、人身安全，构成违反治安管理行为的，依法给予治安管理处罚。

# 附录9 课题组公开发表的与本书相关的学术论文索引

1. 丛培强,王振远,刘超,王晶,樊立华[*].黑龙江垦区管局级医院暴力事件现状调查研究[J].临床医药文献电子杂志,2016,3(48):9640-9641.DOI:10.16281/j.cnki.jocml.2016.48.121.

2. 赵岩,王凤民,周辰宇,徐雯,彭博识,马龙,王晓杉,樊立华[*].黑龙江省三级医院和县级医院工作场所暴力现状调查与分析[J].医学与社会,2016,29(9):35-37.DOI:10.13723/j.yxysh.2016.09.011.

3. 徐雯,周辰宇,彭博识,赵岩,石磊,童鑫发,陈振康,樊立华[*].黑龙江省医院工作场所暴力事件诱发因素调查[J].医学与社会,2016,29(9):38-40.DOI:10.13723/j.yxysh.2016.09.012.

4. 石磊,樊立华[*],王玲玲,贾晓莉,周辰宇,童鑫发,陈振康.县级医院工作场所暴力现状及影响因素分析[J].中国医院管理,2016,36(7):49-51.

5. 彭博识,周辰宇,徐雯,赵岩,童鑫发,石磊,陈振康,樊立华[*].医护人员对工作场所暴力的认知及相应对策[J].中国医院管理,2016,36(4):71-72.

6. 牟荟瞳,刘欣,石磊,李哲,高蕾,刘文慧,孙涛,樊立华[*].我国三级医院工作场所暴力现状及危险因素调查[J].医学与社会,2018,31(4):27-29.DOI:10.13723/j.yxysh.2018.04.008.

7. 石磊,哈敏,孙涛,高蕾,刘文慧,李哲,牟荟瞳,刘欣,李安琪,樊立华[*].县级医院护士遭受工作场所暴力的现状及危险因素分析[J].护理研究,2017,31(5):592-594.DOI:10.3969/j.issn.1009-6493.2017.05.025.

8. 刘欣,王玲玲,贾晓莉,牟荟瞳,李哲,高蕾,石磊,樊立华[*].北京市患者对医院服务质量的感知与期望[J].医学与社会,2018,31(7):33-36.DOI:10.13723/j.yxysh.2018.07.011.

9. 马元硕,时宇,石磊,刘铭,杨曦,樊立华[*].我国严重危害正常医疗秩序的失信行为调查[J].医学与社会,2019,32(7):5-8.DOI:10.13723/j.yxysh.2019.07.002.

10. 齐迹,杨曦,马元硕,樊立华[*].哈尔滨市二级以上医疗机构医疗纠纷防控现状调查[J].中国公共卫生管理,2020,36(3):380-384.DOI:10.19568/j.cnki.23-1318.2020.03.024.

11. ZHOU C,MOU H,XU W,LI Z,LIU X,SHI L,PENG B,ZHAO Y,GAO L,FAN L[*]. Study on factors inducing workplace violence in Chinese hospitals based on the broken window theory:a cross-sectional study [J]. BMJ Open.2017 Jul 28;7(7):e016290.doi:10.1136/bmjopen-2017-016290.

12. SHI L,ZHANG D,ZHOUu C,YANG L,SUN T,HAO T,PENG X,GAO L,LIU W,MU Y,HAN Y,FAN L[*].A cross-sectional study on the prevalence and associated risk factors for workplace violence against Chinese nurses [J].BMJ Open.2017 Jun 24;7(6):e013105.doi:10.1136/bmjopen-2016-013105.

13. SHI L,WANG L,JIA X,LI Z,MU H,IUu X,PENG B,LI A,FAN L[*].Prevalence and correlates of symptoms of post-traumatic stress disorder among Chinese healthcare workers exposed to physical violence:a

cross-sectional study［J］.BMJ Open.2017 Aug 1；7（7）：e016810.doi：10.1136/bmjopen-2017-016810.

14. LI Z，YAN CM，SHI L，MU HT，LI X，LI AQ，ZHAO CS，SUN T，GAO L，FAN LH[*]，MU Y.Workplace violence against medical staff of Chinese children's hospitals：A cross-sectional study［J］.PLoS One.2017 Jun 13；12（6）：e0179373.doi：10.1371/journal.pone.0179373.

15. SUN T，GAO L，LI F，SHI Y，XIE F，WANG J，WANG S，ZHANG S，LIU W，DUAN X，LIU X，ZHANG Z，LI L，FAN L[*].Workplace violence，psychological stress，sleep quality and subjective health in Chinese doctors：a large cross-sectional study［J］.BMJ Open.2017 Dec 7；7（12）：e017182.doi：10.1136/bmjopen-2017-017182.

16. FAN L[*]，GAO L，LIU X，ZHAO SH，MU HT，LI Z，SHI L，WANG LL，JIA XL，HA M，LOU FG.Patients' perceptions of service quality in China：An investigation using the SERVQUAL model［J］.PLoS One.2017 Dec 22；12（12）：e0190123.doi：10.1371/journal.pone.0190123.

17. ZHAO S，XIE F，WANG J，SHI Y，ZHANG S，HAN X，SUN Z，SHI L，LI Z，MU H，LIU X，LIU W，GAO L，SUN T，FAN L[*].Prevalence of Workplace Violence Against Chinese Nurses and Its Association with Mental Health：A Cross-sectional Survey［J］.Arch Psychiatr Nurs.2018 Apr；32（2）：242-247.doi：10.1016/j.apnu.2017.11.009.

18. ZHAO SH，SHI Y，SUN ZN，XIE FZ，WANG JH，ZHANG SE，GOU TY，HA XY，SUN T，FAN LH[*]. Impact of workplace violence against nurses' thriving at work，job satisfaction and turnover intention：A cross-sectional study［J］.J Clin Nurs.2018 Jul；27（13-14）：2620-2632.doi：10.1111/jocn.14311.

19. ZHOU C，SHI L，GAO L，LIU W，CHEN Z，TONG X，XU W，PENG B，ZHAO Y，FAN L[*].Determinate factors of mental health status in Chinese medical staff：A cross-sectional study［J］.Medicine（Baltimore）.2018 Mar；97（10）：e0113.doi：10.1097/MD.0000000000010113.

20. SHI Y，GUO H，ZHANG S，XIE F，WANG J，SUN Z，DONG X，SUN T，FAN L[*].Impact of workplace incivility against new nurses on job burn-out：a cross-sectional study in China［J］.BMJ Open.2018 Apr 5；8（4）：e020461.doi：10.1136/bmjopen-2017-020461.

21. DUAN X，NI X，SHI L，ZHANG L，YE Y，MU H，LI Z，LIU X，FAN L[*]，WANG Y.The impact of workplace violence on job satisfaction，job burnout，and turnover intention：the mediating role of social support［J］. Health Qual Life Outcomes.2019 May 30；17（1）：93.doi：10.1186/s12955-019-1164-3.

22. SHI L，LI G，HAO J，WANG W，CHEN W，LIU S，YU Z，SHI Y，MA Y，FAN L[*]，Zhang L，Han X.Psychological depletion in physicians and nurses exposed to workplace violence：A cross-sectional study using propensity score analysis［J］.Int J Nurs Stud.2020 Mar；103：103493.doi：10.1016/j.ijnurstu.2019.103493.

注：[*]为第一通讯作者。

# 附录 10 本书使用的问卷及量表

1. 医护人员遭受患者及来访者暴力事件调查问卷
2. 医院工作场所暴力事件对于医护人员身心健康影响调查表
3. 患者对医疗服务感知与期望调查问卷
4. 患者医院工作场所暴力事件情况调查表
5. 患者医院工作场所暴力情绪感染问卷
6.《医院工作场所暴力防控介入点及关键防控措施选择》咨询邀请函

**附表1**

### 医护人员遭受患者及来访者暴力事件调查问卷

尊敬的医护人员：

您好！近年来医护人员遭受患者及来访者的暴力事件频发，医护人员遭受的侵害也越来越严重。本研究站在医护人员的角度，了解医护人员在暴力事件过程中的遭遇、暴力事件发生后对医护人员身心伤害以及对于医疗暴力事件的看法。为了维护医护人员及其他医院工作人员的正当权益，维持医院正常秩序，我们将进行一次"医疗工作场所暴力事件"情况调查。

填表说明：1. 本调查为匿名；

2. 请在合适的方框内打√，有的问题可以多选，部分问题有劳您填写，请在"_____"处耐心填写。

——哈尔滨医科大学课题组

#### 一、生活质量量表（LES）

指导语：下面是每个人都有可能遇到的一些日常生活事件，究竟是好事还是坏事，可根据个人情况自行判断。这些事件可能对个人有精神上的影响（体验为紧张、压力、兴奋或苦恼等），影响的轻重程度是各不相同的。影响持续的时间也不一样。请您根据自身的情况，实事求是地回答下列问题，填表不记姓名，完全保密，请在最合适的答案上打钩√。

| 生活事件名称 | 事件发生时间 | | | | 性质 | | 精神影响程度 | | | | 影响持续时间 | | | |
|---|---|---|---|---|---|---|---|---|---|---|---|---|---|---|
| | 未发生 | 一年前 | 一年内 | 长期性 | 好事 | 坏事 | 无影响 | 轻度 | 中度 | 重度 | 极重 | 三个月内 | 半年内 | 一年内 | 一年以上 |
| 举例：房屋拆迁 | | | √ | | | √ | | √ | | | | | √ | | |
| **家庭有关问题** | | | | | | | | | | | | | | | |
| 1. 恋爱或订婚 | | | | | | | | | | | | | | | |
| 2. 恋爱失败、破裂 | | | | | | | | | | | | | | | |
| 3. 结婚 | | | | | | | | | | | | | | | |
| 4. 自己（爱人）怀孕 | | | | | | | | | | | | | | | |
| 5. 自己（爱人）流产 | | | | | | | | | | | | | | | |
| 6. 家庭增添新成员 | | | | | | | | | | | | | | | |
| 7. 与爱人父母不和 | | | | | | | | | | | | | | | |
| 8. 夫妻感情不好 | | | | | | | | | | | | | | | |
| 9. 夫妻分居（因感情不和） | | | | | | | | | | | | | | | |
| 10. 夫妻两地分居（工作需要） | | | | | | | | | | | | | | | |
| 11. 性生活不满意或独身 | | | | | | | | | | | | | | | |
| 12. 配偶一方有外遇 | | | | | | | | | | | | | | | |
| 13. 夫妻重归于好 | | | | | | | | | | | | | | | |
| 14. 超指标生育 | | | | | | | | | | | | | | | |
| 15. 本人（爱人）做绝育手术 | | | | | | | | | | | | | | | |
| 16. 配偶死亡 | | | | | | | | | | | | | | | |

续表

| 生活事件名称 | 事件发生时间 | | | | 性质 | | 精神影响程度 | | | | | 影响持续时间 | | | |
|---|---|---|---|---|---|---|---|---|---|---|---|---|---|---|---|
| | 未发生 | 一年前 | 一年内 | 长期性 | 好事 | 坏事 | 无影响 | 轻度 | 中度 | 重度 | 极重 | 三个月内 | 半年内 | 一年内 | 一年以上 |
| 17. 离婚 | | | | | | | | | | | | | | | |
| 18. 子女升学(就业)失败 | | | | | | | | | | | | | | | |
| 19. 子女管教困难 | | | | | | | | | | | | | | | |
| 20. 子女长期离家 | | | | | | | | | | | | | | | |
| 21. 父母不和 | | | | | | | | | | | | | | | |
| 22. 家庭经济困难 | | | | | | | | | | | | | | | |
| 23. 欠债 500 元以上 | | | | | | | | | | | | | | | |
| 24. 经济情况显著改善 | | | | | | | | | | | | | | | |
| 25. 家庭成员病重、重伤 | | | | | | | | | | | | | | | |
| 26. 家庭成员死亡 | | | | | | | | | | | | | | | |
| 27. 本人重病或受伤 | | | | | | | | | | | | | | | |
| 28. 住房紧张 | | | | | | | | | | | | | | | |
| **工作学习中的问题** | | | | | | | | | | | | | | | |
| 29. 待业、无业 | | | | | | | | | | | | | | | |
| 30. 开始就业 | | | | | | | | | | | | | | | |
| 31. 高考失败 | | | | | | | | | | | | | | | |
| 32. 扣发奖金或罚款 | | | | | | | | | | | | | | | |
| 33. 突出的个人成就 | | | | | | | | | | | | | | | |
| 34. 晋升、提级 | | | | | | | | | | | | | | | |
| 35. 对现职工作不满意 | | | | | | | | | | | | | | | |
| 36. 工作学习中压力大(如成绩不好) | | | | | | | | | | | | | | | |
| 37. 与上级关系紧张 | | | | | | | | | | | | | | | |
| 38. 与同事邻居不和 | | | | | | | | | | | | | | | |
| 39. 第一次远走他乡异国 | | | | | | | | | | | | | | | |
| 40. 生活规律重大变动(饮食睡眠规律改变) | | | | | | | | | | | | | | | |
| 41. 本人退休离休或未安排具体工作 | | | | | | | | | | | | | | | |
| **社会与其他问题** | | | | | | | | | | | | | | | |
| 42. 好友病重或重伤 | | | | | | | | | | | | | | | |
| 43. 好友死亡 | | | | | | | | | | | | | | | |
| 44. 被人误会、错怪、诬告、议论 | | | | | | | | | | | | | | | |
| 45. 介入民事法律纠纷 | | | | | | | | | | | | | | | |
| 46. 被拘留、受审 | | | | | | | | | | | | | | | |
| 47. 失窃、财产损失 | | | | | | | | | | | | | | | |
| 48. 意外惊吓、发生事故、自然灾害 | | | | | | | | | | | | | | | |

二、过去的 12 个月中,在医院有没有人对您:

| 语言攻击; | 无 | 1 次 | 2~3 次 | 4 次以上 |
|---|---|---|---|---|
| 1. 责骂、谩骂、辱骂、贬低或其他有损个人尊严的言语(当面、电话、书信或者传单等),但没有身体接触 | □ | □ | □ | □ |
| 2. 威胁(言语、吐口水、挥拳、拍桌、跺脚、拿东西对着你,也包括电话、文字、第三人传话等),但没有身体接触,威胁内容涉及人身财产安全、扬言投诉等 | □ | □ | □ | □ |

躯体攻击(以身体接触或用东西攻击,包括打、踢、拍、扎、推、咬、掷物、拧胳膊、拽头发等);

| | 无 | 1 次 | 2~3 次 | 4 次以上 |
|---|---|---|---|---|
| 3. 躯体攻击,没有造成躯体损伤 | □ | □ | □ | □ |
| 4. 造成轻度损伤,如疼痛、擦伤、刮伤或瘀斑 | □ | □ | □ | □ |
| 5. 造成明显损伤,如伤口、骨折、内脏或头部损伤 | □ | □ | □ | □ |
| 6. 造成严重后果,如功能障碍或永久性残疾 | □ | □ | □ | □ |

性骚扰;

| | 无 | 1 次 | 2~3 次 | 4 次以上 |
|---|---|---|---|---|
| 7. 性骚扰或性挑逗,包括语言、动作或暴露性器官 | □ | □ | □ | □ |
| 8. 性袭击,如被异性大力拉扯、抱、吻或接触敏感部位 | □ | □ | □ | □ |
| 9. 强奸或强奸未遂 | □ | □ | □ | □ |

如没有上述经历请跳至第三部分开始继续答题

三、请描述您亲身经历的暴力事件中最深刻的一件事件的情况:

10. 事件发生的科室:门诊___科□　　住院部___科□　　急诊科□　　行政科室□　　其他___□

11. 事件发生地点:病房□　　医生办公室□　　护士站 / 办公室□　　治疗室□　　其他___□

12. 事件发生时间:白班□　　夜班□　　下班后□

13. 事件发生时,您是:独自一人□　　有其他同事在场□

14. 施暴者是(可多选):患者□　　患者家属□　　探视者□　　其他___□

15. 施暴者的性别(如果有多人,只选为首者):男□　　女□
年龄:≤20 岁□　　>20~30 岁□　　>30~40 岁□　　>40~50 岁□　　>50~60 岁□　　>60 岁□

16. 此次事件发生时您认为下列哪些比较符合施暴者当时的情况(可多选):
1 患者致残或死亡□　　2 功能障碍或出现并发症□　　3 精神障碍□　　4 受教育水平低□
5 就诊等候时间长□　　6 酒精及药物滥用□　　7 认为医疗费用高□　　8 要求被拒绝□
9 对医护人员服务态度不满意□　　10 对治疗效果不满意□　　11 认为医院服务流程烦琐□
12 想谋求经济赔偿□　　13 其他原因___□

17. 您对此类事件选择的应对方式(可多选):
1 忍让回避□　　2 耐心理解□　　3 针锋相对(如对骂 / 打)□　　4 先讲理后反击□
5 求助同事□　　6 求助领导或保安□　　7 求助其他患者 / 家属□　　8 报警□
9 其他___□

18. 此次事件发生对您心理与行为上的影响(可多选):
1 无影响□　　2 精神无法集中□　　3 委屈□　　4 气愤□　　5 焦虑、抑郁□
6 失眠□　　7 工作热情下降□　　8 工作效率下降□　　9 讨厌和恐惧患者及其家属□
10 人际交往障碍□　　11 离职倾向□　　12 自杀念头□　　13 其他___□

19. 您因此次事件而就诊? 心理咨询□　　常规诊疗□　　否□

20. 此次事件发生后您有没有向有关领导或同事、朋友及家人说起过?　　有□　　没有□
若没有,是因为:不值得大惊小怪□　　怕领导批评□　　怕病人及家属报复□
怕被人笑话或被人误认为工作不称职□　　其他___□

21. 您认为以下哪些方面因素会导致医务人员产生注意力不集中、焦虑不安、烦躁易怒、失眠多梦以及无法积极投入医疗救治等现象？

以下 26 个问题中每个问题有 1~5 五个维度的评分，1 代表个体感到不适与该因素完全没关，5 代表与该因素极其相关。

| 项目 | 完全不相关 | 不相关 | 不确定 | 有点相关 | 非常有相关 |
|---|---|---|---|---|---|
| 1. 亲身经历医院暴力事件的发生，导致内心的不安情绪 | 1 | 2 | 3 | 4 | 5 |
| 2. 数次目睹医院暴力事件的发生，导致内心的不安情绪 | 1 | 2 | 3 | 4 | 5 |
| 3. 发生医院暴力时，患者或其家属情绪行为越过激，不良情绪越严重 | 1 | 2 | 3 | 4 | 5 |
| 4. 遭受或目睹医院暴力后，医院或工作单位如对此处理得当，将会使医务人员的不良情绪得以有效缓解 | 1 | 2 | 3 | 4 | 5 |
| 5. 与父母及同胞关系好的人，不良情绪得以有效缓解 | 1 | 2 | 3 | 4 | 5 |
| 6. 知心朋友多的人，不良情绪得以有效缓解 | 1 | 2 | 3 | 4 | 5 |
| 7. 患者病情加重或死亡，会导致情绪低落 | 1 | 2 | 3 | 4 | 5 |
| 8. 救治重症或重伤患者，会导致情绪变化 | 1 | 2 | 3 | 4 | 5 |
| 9. 医患纠纷发生导致自身名誉受损，会导致不良情绪发生 | 1 | 2 | 3 | 4 | 5 |
| 10. 性格内向的人未将情绪发泄出来会使痛苦加深 | 1 | 2 | 3 | 4 | 5 |
| 11. 心理承受能力差的人在遭受暴力后痛苦更深 | 1 | 2 | 3 | 4 | 5 |
| 12. 独居者在遭受暴力后痛苦更深 | 1 | 2 | 3 | 4 | 5 |
| 13. 有精神疾病遗传史的医务人员更加难以承受医院暴力所带来的伤害 | 1 | 2 | 3 | 4 | 5 |
| 14. 父母受教育程度不同，可导致医务人员情绪反映的不同 | 1 | 2 | 3 | 4 | 5 |
| 15. 女性医务工作者在特殊生理周期更为脆弱敏感，更易出现情感多变或抑郁、焦虑等不良情绪 | 1 | 2 | 3 | 4 | 5 |
| 16. 个别男性医务工作者有酗酒情况，加重不良情绪 | 1 | 2 | 3 | 4 | 5 |
| 17. 发生医院暴力后，女性比男性更容易产生不良情绪 | 1 | 2 | 3 | 4 | 5 |
| 18. 文化差异可导致医院暴力发生后情绪反映的不同 | 1 | 2 | 3 | 4 | 5 |
| 19. 工作年限长、阅历丰富的医务工作者对医院暴力的不良情绪反应较少 | 1 | 2 | 3 | 4 | 5 |
| 20. 个体身体素质较差（如患心脏病）的医务人员更易产生不良情绪 | 1 | 2 | 3 | 4 | 5 |
| 21. 面对医院暴力，防御方式较差的人更易产生不良情绪 | 1 | 2 | 3 | 4 | 5 |
| 22. 对收入不满意，会加重不良情绪 | 1 | 2 | 3 | 4 | 5 |
| 23. 婚姻家庭不和睦或亲人生病，会导致心情不佳 | 1 | 2 | 3 | 4 | 5 |
| 24. 医务人员工作超负荷会加重不良情绪 | 1 | 2 | 3 | 4 | 5 |
| 25. 医务人员社会地位低，会导致不良情绪 | 1 | 2 | 3 | 4 | 5 |
| 26. 医务人员感到所处工作环境不安全，会产生不良情绪 | 1 | 2 | 3 | 4 | 5 |

### 四、创伤后应激障碍症状自评量表（PCL-C）

填写说明：此量表是针对医院暴力事件发生后，医务人员出现的创伤后应激障碍症状及身心不良反应，根据症状反应分为 5 个程度，分别是：1 代表一点也不；2 代表有一点；3 代表中度的；4 代表相当程度的；5 代表极度的。请您在您认为最合适的答案标号上打√。

| 项目 | 一点也不 | 有一点 | 中度的 | 相当程度的 | 极度的 |
|---|---|---|---|---|---|
| 1. 过去的医院暴力事件的经历引起的令您反复发生不安的记忆、想法或形象？ | 1 | 2 | 3 | 4 | 5 |
| 2. 过去的医院暴力事件的经历引起的令您反复发生不安的梦境？ | 1 | 2 | 3 | 4 | 5 |
| 3. 过去的医院暴力事件的经历仿佛突然间又发生了、又感觉到了(好像您再次体验)？ | 1 | 2 | 3 | 4 | 5 |
| 4. 当有些事情让您想起过去的医院暴力事件的经历时，您会非常局促不安？ | 1 | 2 | 3 | 4 | 5 |
| 5. 当有些事情让您想起过去的医院暴力事件的经历时，有身体反应(比如心悸、呼吸困难、出汗)？ | 1 | 2 | 3 | 4 | 5 |
| 6. 避免想起或谈论过去的医院暴力事件经历或避免产生与之相关的感觉？ | 1 | 2 | 3 | 4 | 5 |
| 7. 避免那些能使您想起医院暴力事件经历的活动和局面？ | 1 | 2 | 3 | 4 | 5 |
| 8. 记不起医院暴力事件经历的重要内容？ | 1 | 2 | 3 | 4 | 5 |
| 9. 对您过去喜欢的活动失去兴趣？ | 1 | 2 | 3 | 4 | 5 |
| 10. 感觉与他人疏远或脱离？ | 1 | 2 | 3 | 4 | 5 |
| 11. 感觉到感情麻木或不能对与您亲近的人有爱的感觉？ | 1 | 2 | 3 | 4 | 5 |
| 12. 感觉好像您的将来由于某种原因将被突然中断？ | 1 | 2 | 3 | 4 | 5 |
| 13. 入睡困难或易醒？ | 1 | 2 | 3 | 4 | 5 |
| 14. 易怒或怒气爆发？ | 1 | 2 | 3 | 4 | 5 |
| 15. 注意力很难集中？ | 1 | 2 | 3 | 4 | 5 |
| 16. 处于过度机警或警戒状态？ | 1 | 2 | 3 | 4 | 5 |
| 17. 感觉神经质或易受惊吓？ | 1 | 2 | 3 | 4 | 5 |

### 五、健康状况自评量表

填写说明：此量表是针对医务人员身心健康状况进行评价，根据症状反应分为 5 个程度，请您在您认为最合适的答案标号上打√。

| 项目 | 没有 | 很轻 | 中等 | 偏重 | 严重 |
|---|---|---|---|---|---|
| 1. 头痛 | 1 | 2 | 3 | 4 | 5 |
| 2. 神经过敏,心中不踏实 | 1 | 2 | 3 | 4 | 5 |
| 3. 头脑中有不必要的想法或字句盘旋 | 1 | 2 | 3 | 4 | 5 |
| 4. 头晕或昏倒 | 1 | 2 | 3 | 4 | 5 |
| 5. 对异性的兴趣减退 | 1 | 2 | 3 | 4 | 5 |
| 6. 对旁人责备求全 | 1 | 2 | 3 | 4 | 5 |
| 7. 感到别人能控制您的思想 | 1 | 2 | 3 | 4 | 5 |
| 8. 责怪别人制造麻烦 | 1 | 2 | 3 | 4 | 5 |

续表

| 项目 | 没有 | 很轻 | 中等 | 偏重 | 严重 |
|---|---|---|---|---|---|
| 9. 忘性大 | 1 | 2 | 3 | 4 | 5 |
| 10. 担心自己衣饰的整齐及仪态的端正 | 1 | 2 | 3 | 4 | 5 |
| 11. 容易烦恼和激动 | 1 | 2 | 3 | 4 | 5 |
| 12. 胸痛 | 1 | 2 | 3 | 4 | 5 |
| 13. 害怕空旷的场所或街道 | 1 | 2 | 3 | 4 | 5 |
| 14. 感到自己的精力下降,活动减慢 | 1 | 2 | 3 | 4 | 5 |
| 15. 想结束自己的生命 | 1 | 2 | 3 | 4 | 5 |
| 16. 听到旁人听不到的声音 | 1 | 2 | 3 | 4 | 5 |
| 17. 发抖 | 1 | 2 | 3 | 4 | 5 |
| 18. 感到大多数人都不可信任 | 1 | 2 | 3 | 4 | 5 |
| 19. 胃口不好 | 1 | 2 | 3 | 4 | 5 |
| 20. 容易哭泣 | 1 | 2 | 3 | 4 | 5 |
| 21. 同异性相处感到害羞不自在 | 1 | 2 | 3 | 4 | 5 |
| 22. 感到受骗,中了圈套或有人想抓住您 | 1 | 2 | 3 | 4 | 5 |
| 23. 无缘无故地感到害怕 | 1 | 2 | 3 | 4 | 5 |
| 24. 自己不能控制地大发脾气 | 1 | 2 | 3 | 4 | 5 |
| 25. 怕单独出门 | 1 | 2 | 3 | 4 | 5 |
| 26. 经常责怪自己 | 1 | 2 | 3 | 4 | 5 |
| 27. 腰痛 | 1 | 2 | 3 | 4 | 5 |
| 28. 感到难以完成任务 | 1 | 2 | 3 | 4 | 5 |
| 29. 感到孤单 | 1 | 2 | 3 | 4 | 5 |
| 30. 感到苦闷 | 1 | 2 | 3 | 4 | 5 |
| 31. 过分担忧 | 1 | 2 | 3 | 4 | 5 |
| 32. 对事物不感兴趣 | 1 | 2 | 3 | 4 | 5 |
| 33. 感到害怕 | 1 | 2 | 3 | 4 | 5 |
| 34. 您的感情容易受到伤害 | 1 | 2 | 3 | 4 | 5 |
| 35. 旁人能知道您的私下想法 | 1 | 2 | 3 | 4 | 5 |
| 36. 感到别人不理解您,不同情您 | 1 | 2 | 3 | 4 | 5 |
| 37. 感到人们对您不友好,不喜欢您 | 1 | 2 | 3 | 4 | 5 |
| 38. 做事必须做得很慢,以保证做得正确 | 1 | 2 | 3 | 4 | 5 |
| 39. 心跳得很厉害 | 1 | 2 | 3 | 4 | 5 |
| 40. 恶心或胃部不舒服 | 1 | 2 | 3 | 4 | 5 |
| 41. 感到比不上他人 | 1 | 2 | 3 | 4 | 5 |
| 42. 肌肉酸痛 | 1 | 2 | 3 | 4 | 5 |
| 43. 感到有人在监视您、谈论您 | 1 | 2 | 3 | 4 | 5 |
| 44. 难以入睡 | 1 | 2 | 3 | 4 | 5 |

续表

| 项目 | 没有 | 很轻 | 中等 | 偏重 | 严重 |
|---|---|---|---|---|---|
| 45. 做事必须反复检查 | 1 | 2 | 3 | 4 | 5 |
| 46. 难以作出决定 | 1 | 2 | 3 | 4 | 5 |
| 47. 怕乘电车、公共汽车、地铁或火车 | 1 | 2 | 3 | 4 | 5 |
| 48. 呼吸有困难 | 1 | 2 | 3 | 4 | 5 |
| 49. 一阵阵感到发冷或发热 | 1 | 2 | 3 | 4 | 5 |
| 50. 因为感到害怕而避开某些东西、场合或活动 | 1 | 2 | 3 | 4 | 5 |
| 51. 脑子变空 | 1 | 2 | 3 | 4 | 5 |
| 52. 身体发麻或刺痛 | 1 | 2 | 3 | 4 | 5 |
| 53. 喉咙有梗塞感 | 1 | 2 | 3 | 4 | 5 |
| 54. 感到前途没有希望 | 1 | 2 | 3 | 4 | 5 |
| 55. 不能集中注意 | 1 | 2 | 3 | 4 | 5 |
| 56. 感到身体的某一部分软弱无力 | 1 | 2 | 3 | 4 | 5 |
| 57. 感到紧张或容易紧张 | 1 | 2 | 3 | 4 | 5 |
| 58. 感到手或脚发重 | 1 | 2 | 3 | 4 | 5 |
| 59. 想到死亡的事 | 1 | 2 | 3 | 4 | 5 |
| 60. 吃得太多 | 1 | 2 | 3 | 4 | 5 |
| 61. 别人看着您或谈论您时感到不自在 | 1 | 2 | 3 | 4 | 5 |
| 62. 有一些不属于您自己的想法 | 1 | 2 | 3 | 4 | 5 |
| 63. 有想打人或伤害他人的冲动 | 1 | 2 | 3 | 4 | 5 |
| 64. 醒得太早 | 1 | 2 | 3 | 4 | 5 |
| 65. 必须反复洗手、点数 | 1 | 2 | 3 | 4 | 5 |
| 66. 睡得不稳、不深 | 1 | 2 | 3 | 4 | 5 |
| 67. 有想摔坏或破坏东西的想法 | 1 | 2 | 3 | 4 | 5 |
| 68. 有一些别人没有的想法 | 1 | 2 | 3 | 4 | 5 |
| 69. 感到对别人神经过敏 | 1 | 2 | 3 | 4 | 5 |
| 70. 在商店或电影院等人多的地方感到不自在 | 1 | 2 | 3 | 4 | 5 |
| 71. 感到任何事情都很困难 | 1 | 2 | 3 | 4 | 5 |
| 72. 感到一阵阵恐惧或惊恐 | 1 | 2 | 3 | 4 | 5 |
| 73. 在公共场合吃东西感到很不舒服 | 1 | 2 | 3 | 4 | 5 |
| 74. 经常与人争论 | 1 | 2 | 3 | 4 | 5 |
| 75. 单独一人时神经很紧张 | 1 | 2 | 3 | 4 | 5 |
| 76. 别人对您的成绩没有作出恰当的评价 | 1 | 2 | 3 | 4 | 5 |
| 77. 即使和别人在一起也感到孤单 | 1 | 2 | 3 | 4 | 5 |
| 78. 感到坐立不安心神不宁 | 1 | 2 | 3 | 4 | 5 |
| 79. 感到自己没有什么价值 | 1 | 2 | 3 | 4 | 5 |
| 80. 感到熟悉的东西变成陌生或不像真的 | 1 | 2 | 3 | 4 | 5 |

| 项目 | 没有 | 很轻 | 中等 | 偏重 | 严重 |
|---|---|---|---|---|---|
| 81. 大叫或摔东西 | 1 | 2 | 3 | 4 | 5 |
| 82. 害怕会在公共场合昏倒 | 1 | 2 | 3 | 4 | 5 |
| 83. 感到别人想占便宜 | 1 | 2 | 3 | 4 | 5 |
| 84. 为一些有关性的想法苦恼 | 1 | 2 | 3 | 4 | 5 |
| 85. 您认为应该因为自己的过错而受到惩罚 | 1 | 2 | 3 | 4 | 5 |
| 86. 感到要很快把事情做完 | 1 | 2 | 3 | 4 | 5 |
| 87. 感到自己的身体有严重问题 | 1 | 2 | 3 | 4 | 5 |
| 88. 从未感到和其他人很亲近 | 1 | 2 | 3 | 4 | 5 |
| 89. 感到自己"有罪" | 1 | 2 | 3 | 4 | 5 |
| 90. 感到自己"脑子有毛病" | 1 | 2 | 3 | 4 | 5 |

### 六、焦虑状况自评量表

填写说明:此量表是针对医务人员出现的焦虑症状进行评价,根据症状反应分为 4 个程度,请您在您认为最合适的答案标号上打√。

| 项目 | 没有或很少有时间 | 少部分时间 | 相当多时间 | 绝大部分或全部时间 |
|---|---|---|---|---|
| 1. 我觉得比平常容易紧张或着急 | 1 | 2 | 3 | 4 |
| 2. 我无缘无故地感到害怕 | 1 | 2 | 3 | 4 |
| 3. 我容易心里烦乱或觉得惊恐 | 1 | 2 | 3 | 4 |
| 4. 我觉得我可能将要发疯 | 1 | 2 | 3 | 4 |
| 5. 我觉得一切都很好,也不会发生什么不幸 | 1 | 2 | 3 | 4 |
| 6. 我手脚发抖、打颤 | 1 | 2 | 3 | 4 |
| 7. 我因为头痛、颈痛和背痛而苦恼 | 1 | 2 | 3 | 4 |
| 8. 我觉得容易衰弱和疲乏 | 1 | 2 | 3 | 4 |
| 9. 我得心平气和,并且容易安静坐着 | 1 | 2 | 3 | 4 |
| 10. 我觉得心跳得很快 | 1 | 2 | 3 | 4 |
| 11. 我因为一阵阵头晕而苦恼 | 1 | 2 | 3 | 4 |
| 12. 我有晕倒发作,或觉得要晕倒似的 | 1 | 2 | 3 | 4 |
| 13. 我吸气呼气都感到很容易 | 1 | 2 | 3 | 4 |
| 14. 我的手脚麻木和刺痛 | 1 | 2 | 3 | 4 |
| 15. 我因为胃痛和消化不良而苦恼 | 1 | 2 | 3 | 4 |
| 16. 我常常要小便 | 1 | 2 | 3 | 4 |
| 17. 我的手脚常常是干燥温暖的 | 1 | 2 | 3 | 4 |
| 18. 我脸红发热 | 1 | 2 | 3 | 4 |
| 19. 我容易入睡并且一夜睡得很好 | 1 | 2 | 3 | 4 |
| 20. 我做噩梦 | 1 | 2 | 3 | 4 |

### 七、抑郁状况自评量表

填写说明:此量表是针对医务人员出现的抑郁症状进行评价,根据症状反应分为 4 个程度,请您在您认为最合适的答案标号上打√。

| 项目 | 无 | 有时 | 经常 | 持续 |
|---|---|---|---|---|
| 1. 我感到情绪沮丧、郁闷 | 1 | 2 | 3 | 4 |
| 2. 我感到早晨心情最好 | 1 | 2 | 3 | 4 |
| 3. 我要哭或想哭 | 1 | 2 | 3 | 4 |
| 4. 我夜间睡眠不好 | 1 | 2 | 3 | 4 |
| 5. 我吃饭像平时一样 | 1 | 2 | 3 | 4 |
| 6. 我的性功能正常 | 1 | 2 | 3 | 4 |
| 7. 我感到体重减轻 | 1 | 2 | 3 | 4 |
| 8. 我为便秘烦恼 | 1 | 2 | 3 | 4 |
| 9. 我的心跳比平时快 | 1 | 2 | 3 | 4 |
| 10. 我感到十分疲劳 | 1 | 2 | 3 | 4 |
| 11. 我的头脑像往常一样清楚 | 1 | 2 | 3 | 4 |
| 12. 我做事情像平时一样,不感到困难 | 1 | 2 | 3 | 4 |
| 13. 我坐卧不安,难以保持平静 | 1 | 2 | 3 | 4 |
| 14. 我对未来感到有希望 | 1 | 2 | 3 | 4 |
| 15. 我比平时更容易激怒 | 1 | 2 | 3 | 4 |
| 16. 我觉得决定什么事很容易 | 1 | 2 | 3 | 4 |
| 17. 我感到自己是有用的且是不可缺少的人 | 1 | 2 | 3 | 4 |
| 18. 我的生活很有意义 | 1 | 2 | 3 | 4 |
| 19. 假若我死了,别人会过得更好 | 1 | 2 | 3 | 4 |
| 20. 我仍旧喜欢自己平时喜爱的东西 | 1 | 2 | 3 | 4 |

### 八、您对医院工作场所暴力事件及应对的认知和态度

1. 您以前是否听说过"医院工作场所暴力"这个名词? 是□ 否□
2. 您是否认为"医院工作场所暴力"在医疗工作中是不可避免的? 是□ 否□
3. 您是否认为"医院工作场所暴力"不值得大惊小怪? 是□ 否□
4. 您是否认为医疗岗位培训内容应该包含预防医院工作场所暴力的内容? 是□ 否□
5. 您是否愿意参加医院组织的预防医院工作场所暴力的培训? 是□ 否□
6. 您是否认为您会受益于预防医院工作场所暴力的培训? 是□ 否□
7. 您认为医院有没有必要专设一个处理"医院工作场所暴力"的机构或组织?

   有必要□ 没有必要□ 无所谓□
8. 您认为采取下列哪些措施可以预防或减少"医院工作场所暴力"的发生(可多选)?

   (1)针对医院工作场所暴力立法□ (2)设立医疗责任险□ (3)第三方医疗纠纷调解组织□
   (4)降低医疗服务工作量□ (5)改善就医环境优化服务流程□ (6)开展宣传教育,倡导礼让□
   (7)改善服务态度,提高人际沟通技能□ (8)进行针对性培训,加强暴力应对能力□
   (9)提高业务水平和诊疗能力□ (10)媒体正确导向,提倡尊重医务工作者□
   (11)增加保安人员和值班岗位□ (12)公安机构进驻医院□ (13)门诊及病区安装摄像头□
   (14)其他_____□

### 九、医院对工作场所暴力事件的态度及采取的措施

1. 您所在的医院是否在员工中开展与医院工作场所暴力预防有关的培训？ 是□ 否□

2. 您所在的医院所采取的预防医院工作场所暴力的措施有(可多选)：

(1)保安全天定时巡逻□ (2)门诊及病房安装摄像头□

(3)门诊及病房安装报警设备□ (4)候诊区设固定座椅□

(5)第三方医疗纠纷调解机构□ (6)设立医疗责任险□

(7)公安部门进驻□ (8)其他_____□

3. 您所在的医院是否鼓励员工在遭受医院工作场所暴力后要及时上报？ 是□ 否□

4. 您所在的医院是否有专门科室来处理员工的医院工作场所暴力事件？ 是□ 否□

5. 您认为所在的医院对既往医院工作场所暴力处理是否及时合理？ 是□ 否□

6. 您所在的医院对员工遭受医院工作场所暴力后的态度是：

(1)积极维护员工的利益□ (2)依据事实,公平处理□

(3)不表态也不积极处理□ (4)不问原委,责罚员工□

7. 您认为所在的医院在处理医生、护士遭受医院工作场所暴力的重视程度为：

(1)更重视医生的遭遇□ (2)更重视护士的遭遇□ (3)对医生护士的遭遇重视程度一致□

### 十、诱发医院暴力发生的影响因素调查表

填写说明：此调查表是站在医护人员的角度,您认为引发医院暴力事件的原因有哪些？根据影响的大小分为：1 表示非常不重要；2 表示不重要；3 表示一般；4 表示重要；5 表示非常重要。请您在您认为最合适的答案标号上打√。

| 项目 | 非常不重要 | 不重要 | 一般 | 重要 | 非常重要 |
|---|---|---|---|---|---|
| 1. 患方对医务人员的理解程度不够 | 1 | 2 | 3 | 4 | 5 |
| 2. 患方对医疗效果期望值过高 | 1 | 2 | 3 | 4 | 5 |
| 3. 患方对诊疗过程的满意程度不够 | 1 | 2 | 3 | 4 | 5 |
| 4. 患方个性偏激易怒 | 1 | 2 | 3 | 4 | 5 |
| 5. 患方因疾病本身及其他方面的压力而烦躁易怒 | 1 | 2 | 3 | 4 | 5 |
| 6. 患方对医院规章制度不理解而迁怒医护人员 | 1 | 2 | 3 | 4 | 5 |
| 7. 患方将在医院其他地方受到的委屈发泄于医护人员 | 1 | 2 | 3 | 4 | 5 |
| 8. 患方缺乏通过法律途径解决医疗差错或事故的观念 | 1 | 2 | 3 | 4 | 5 |
| 9. 患方追究经济赔偿 | 1 | 2 | 3 | 4 | 5 |
| 10. 患方认为医疗费用过高 | 1 | 2 | 3 | 4 | 5 |
| 11. 患者自身受教育水平不高 | 1 | 2 | 3 | 4 | 5 |
| 12. 患方认为医生用药不合理 | 1 | 2 | 3 | 4 | 5 |
| 13. 患方认为候诊时间过长 | 1 | 2 | 3 | 4 | 5 |
| 14. 医护人员主观服务意识不强 | 1 | 2 | 3 | 4 | 5 |
| 15. 医护人员对医疗服务信息解释不够 | 1 | 2 | 3 | 4 | 5 |
| 16. 医务人员沟通技巧欠佳 | 1 | 2 | 3 | 4 | 5 |
| 17. 医务人员服务态度简单生硬 | 1 | 2 | 3 | 4 | 5 |
| 18. 医护人员对其隐私保护工作不到位 | 1 | 2 | 3 | 4 | 5 |
| 19. 医疗服务效率不高 | 1 | 2 | 3 | 4 | 5 |
| 20. 医护人员工作压力大诊疗时间较短 | 1 | 2 | 3 | 4 | 5 |

续表

| 项目 | 非常不重要 | 不重要 | 一般 | 重要 | 非常重要 |
|---|---|---|---|---|---|
| 21. 医疗服务质量还待加强 | 1 | 2 | 3 | 4 | 5 |
| 22. 患者发生并发症或药物不良反应 | 1 | 2 | 3 | 4 | 5 |
| 23. 患者病危且情况复杂 | 1 | 2 | 3 | 4 | 5 |
| 24. 医疗设施配备不完善 | 1 | 2 | 3 | 4 | 5 |
| 25. 就医环境比较嘈杂 | 1 | 2 | 3 | 4 | 5 |
| 26. 医院管理制度不够完善 | 1 | 2 | 3 | 4 | 5 |
| 27. 医院管理制度的执行力度不够 | 1 | 2 | 3 | 4 | 5 |
| 28. 媒体及舆论不良导向 | 1 | 2 | 3 | 4 | 5 |
| 29. 公众对于医疗行业的认同和评价不高 | 1 | 2 | 3 | 4 | 5 |
| 30. 公众对于医学的认知程度不够 | 1 | 2 | 3 | 4 | 5 |
| 31. 社会不良因素(如医闹等) | 1 | 2 | 3 | 4 | 5 |
| 32. 同病区发生医疗纠纷、暴力事件 | 1 | 2 | 3 | 4 | 5 |
| 33. 患者及其家属对医院暴力事件的从众心理 | 1 | 2 | 3 | 4 | 5 |
| 34. 卫生费用投入不足 | 1 | 2 | 3 | 4 | 5 |
| 35. 现行医疗体制不完善 | 1 | 2 | 3 | 4 | 5 |
| 36. 处理医疗纠纷的相关法律法规不完善 | 1 | 2 | 3 | 4 | 5 |
| 37. 以往医院暴力事件肇事者未受到相应处罚 | 1 | 2 | 3 | 4 | 5 |
| 38. 卫生资源稀缺(包括人员、技术、设备等) | 1 | 2 | 3 | 4 | 5 |
| 39. 分级诊疗制度不健全 | 1 | 2 | 3 | 4 | 5 |
| 40. 医保深度、高度不够 | 1 | 2 | 3 | 4 | 5 |

### 十一、职业倦怠量表

填写说明:请您根据自己的感受和体会,判断它们在您所在的单位或者您身上发生的频率,并在合适的数字上划√。

| 项目 | 从不 | 极少,一年几次或更少 | 偶尔,一个月一次或者更少 | 经常,一个月几次 | 频繁,每星期一次 | 非常频繁,一星期几次 | 每天 |
|---|---|---|---|---|---|---|---|
| 1　工作让我感觉身心俱惫 | 0 | 1 | 2 | 3 | 4 | 5 | 6 |
| 2　下班的时候我感觉精疲力竭 | 0 | 1 | 2 | 3 | 4 | 5 | 6 |
| 3　早晨起床不得不去面对一天的工作时,我感觉非常累 | 0 | 1 | 2 | 3 | 4 | 5 | 6 |
| 4　整天工作对我来说确实压力很大 | 0 | 1 | 2 | 3 | 4 | 5 | 6 |
| 5　工作让我有快要崩溃的感觉 | 0 | 1 | 2 | 3 | 4 | 5 | 6 |
| 6　自从开始干这份工作,我对工作越来越不感兴趣 | 0 | 1 | 2 | 3 | 4 | 5 | 6 |
| 7　我对工作不像以前那样热心了 | 0 | 1 | 2 | 3 | 4 | 5 | 6 |
| 8　我怀疑自己所做工作的意义 | 0 | 1 | 2 | 3 | 4 | 5 | 6 |
| 9　我对自己所做工作是否有贡献越来越不关心 | 0 | 1 | 2 | 3 | 4 | 5 | 6 |
| 10　我能有效地解决工作中出现的问题 | 0 | 1 | 2 | 3 | 4 | 5 | 6 |

续表

| 项目 | 从不 | 极少,一年几次或更少 | 偶尔,一个月一次或者更少 | 经常,一个月几次 | 频繁,每星期一次 | 非常频繁,一星期几次 | 每天 |
|---|---|---|---|---|---|---|---|
| 11　我觉得我在为医院做贡献 | 0 | 1 | 2 | 3 | 4 | 5 | 6 |
| 12　在我看来,我擅长于自己的工作 | 0 | 1 | 2 | 3 | 4 | 5 | 6 |
| 13　当完成工作上的一些事情时,我感到非常高兴 | 0 | 1 | 2 | 3 | 4 | 5 | 6 |
| 14　我完成了很多有价值的工作 | 0 | 1 | 2 | 3 | 4 | 5 | 6 |
| 15　我自信自己能有效地完成各项工作 | 0 | 1 | 2 | 3 | 4 | 5 | 6 |

### 十二、离职倾向量表

1. 您是否考虑要辞去目前的工作?　　　经常□　　偶尔□　　甚少□　　从不□
2. 您是否想要寻找其他相同性质的工作?　经常□　　偶尔□　　甚少□　　从不□
3. 您是否想要寻找其他不同性质的工作?　经常□　　偶尔□　　甚少□　　从不□
4. 以您目前的状况及条件,您认为在别的机构找到合适职位的可能性如何?
　极有可能□　　有可能□　　不可能□　　极不可能□
5. 如果您知道别的机构有一个适合您的工作空缺,您认为您获得这份工作的可能性如何?
　极有可能□　　有可能□　　不可能□　　极不可能□
6. 您是否会辞去现在的工作?　　肯定会□　　可能会□　　可能不会□　　肯定不会□

### 十三、工作投入量表

填写说明:下面是对您目前工作情况的一些描述,每项描述后有 5 个选项,它们代表的程度是依次递增的,请选择符合您真实情况的选项。在最能表达您真实感受那个数字上面打"√"。

| 项目 | 很不符合 | 不符合 | 不确定 | 符合 | 很符合 |
|---|---|---|---|---|---|
| 1. 早上起床时,我很乐意去上班 | 1 | 2 | 3 | 4 | 5 |
| 2. 工作时,我觉得干劲十足 | 1 | 2 | 3 | 4 | 5 |
| 3. 即使工作进展不顺利,我也不会灰心丧气,能坚持不懈 | 1 | 2 | 3 | 4 | 5 |
| 4. 我能持续工作很长时间,中间不需要假期休息 | 1 | 2 | 3 | 4 | 5 |
| 5. 工作时,我的心情非常好,精神愉悦 | 1 | 2 | 3 | 4 | 5 |
| 6. 工作时,我感到精力充沛 | 1 | 2 | 3 | 4 | 5 |
| 7. 工作对我具有挑战性 | 1 | 2 | 3 | 4 | 5 |
| 8. 我所做的工作能够激励我 | 1 | 2 | 3 | 4 | 5 |
| 9. 我对自己的工作非常热衷,充满热情 | 1 | 2 | 3 | 4 | 5 |
| 10. 我为自己所从事的工作感到骄傲 | 1 | 2 | 3 | 4 | 5 |
| 11. 我觉得我所从事的工作非常有意义 | 1 | 2 | 3 | 4 | 5 |
| 12. 当我工作时,我忘记了周围的一切 | 1 | 2 | 3 | 4 | 5 |
| 13. 当我工作时,感觉时间飞逝,总是不知不觉就过去了 | 1 | 2 | 3 | 4 | 5 |
| 14. 当我工作时,我满脑子就只有工作 | 1 | 2 | 3 | 4 | 5 |
| 15. 让我放下手中的工作,是件很困难的事情 | 1 | 2 | 3 | 4 | 5 |
| 16. 我工作的时候,完全沉浸在其中 | 1 | 2 | 3 | 4 | 5 |
| 17. 当我专心工作时,我感觉到快乐 | 1 | 2 | 3 | 4 | 5 |

### 十四、组织支持感量表

填写说明：请您仔细阅读每道题目，在最能表达您真实感受那个数字上面打"√"。

| 项目 | 非常不符合 | 不符合 | 一般 | 符合 | 非常符合 |
|---|---|---|---|---|---|
| 1. 我所在单位会注意到我工作中的出色表现 | 1 | 2 | 3 | 4 | 5 |
| 2. 我所在单位在工作中不会一有机会就"利用我" | 1 | 2 | 3 | 4 | 5 |
| 3. 我所在单位会同意我合理的改变工作条件的要求 | 1 | 2 | 3 | 4 | 5 |
| 4. 我所在单位看中我的工作目标价值观 | 1 | 2 | 3 | 4 | 5 |
| 5. 我所在单位对我工作中遇到的问题给予帮助 | 1 | 2 | 3 | 4 | 5 |
| 6. 我所在单位让我担当最适合我的工作 | 1 | 2 | 3 | 4 | 5 |
| 7. 我所在单位为我提供晋升的机会 | 1 | 2 | 3 | 4 | 5 |
| 8. 我对工作充满兴趣 | 1 | 2 | 3 | 4 | 5 |
| 9. 我所在单位帮助我发挥最大的工作潜能 | 1 | 2 | 3 | 4 | 5 |
| 10. 我所在单位重视我工作中的意见 | 1 | 2 | 3 | 4 | 5 |
| 11. 我所在单位认为留住我对单位的作用不小 | 1 | 2 | 3 | 4 | 5 |
| 12. 如果我要离职，我所在单位会挽留我 | 1 | 2 | 3 | 4 | 5 |
| 13. 我所在单位认为解雇我会是不小的损失 | 1 | 2 | 3 | 4 | 5 |
| 14. 我所在单位不轻易解雇员工 | 1 | 2 | 3 | 4 | 5 |
| 15. 我所在单位对员工只采取换岗而不是解雇 | 1 | 2 | 3 | 4 | 5 |
| 16. 我所在单位会为我的成就而感到骄傲 | 1 | 2 | 3 | 4 | 5 |
| 17. 我所在单位的员工下岗后，可再被召回 | 1 | 2 | 3 | 4 | 5 |
| 18. 我所在单位会对我的额外劳动给予奖励 | 1 | 2 | 3 | 4 | 5 |
| 19. 我所在单位对偶尔因私人原因缺勤给予理解 | 1 | 2 | 3 | 4 | 5 |
| 20. 我所在单位会为员工提供特殊帮助 | 1 | 2 | 3 | 4 | 5 |
| 21. 我所在单位很关心我的生活状态 | 1 | 2 | 3 | 4 | 5 |
| 22. 我所在单位在利润多时，会为员工加薪 | 1 | 2 | 3 | 4 | 5 |
| 23. 我所在单位会考虑到员工应得多少薪水的问题 | 1 | 2 | 3 | 4 | 5 |
| 24. 我所在单位在做决策时，会考虑到员工的利益 | 1 | 2 | 3 | 4 | 5 |

### 十五、社会支持评定量表

下面的问题用于反映您在社会中所获得的支持，根据您的实际情况，请在合适的方框内打√。

1. 您有多少关系密切，可以得到支持和帮助的朋友？（只选一项）

　　(1)一个也没有□　　(2)1~2 个□　　(3)3~5 个□　　(4)6 个或 6 个以上□

2. 近一年来您:(只选一项)

　　(1)远离家人，且独居一室□　　　(2)住处经常变动，多数时间和陌生人住在一起□

　　(3)和同学、同事或朋友住在一起□　　(4)和家人住在一起□

3. 您与邻居:(只选一项)

　　(1)相互之间从不关心，只是点头之交□　　(2)遇到困难可能稍微关心□

　　(3)有些邻居很关心您□　　　　　　　　(4)大多数邻居都很关心您□

4. 您与同事:(只选一项)

　　(1)相互之间从不关心，只是点头之交□　　(2)遇到困难可能稍微关心□

　　(3)有些同事很关心您□　　　　　　　　(4)大多数同事都很关心您□

5. 从家庭成员得到的支持和照顾(在合适的框内划"√")

|  | 无 | 极少 | 一般 | 全力支持 |
|---|---|---|---|---|
| A. 夫妻(恋人) | □ | □ | □ | □ |
| B. 父母 | □ | □ | □ | □ |
| C. 儿女 | □ | □ | □ | □ |
| D. 兄弟姐妹 | □ | □ | □ | □ |
| E. 其他成员 | □ | □ | □ | □ |

6. 过去,在您遇到急难情况时,曾经得到的经济支持和解决实际问题的帮助的来源有:

(1)无任何来源□

(2)下列来源:(可选多项)

A. 配偶□　　B. 其他家人□　　C. 朋友□　　D. 亲戚□　　E. 同事□　　F. 工作单位□

G. 党团工会等官方或半官方组织□　　　H. 宗教、社会团体等非官方组织□

I. 其他(请列出)_____

7. 过去,在您遇到急难情况时,曾经得到的安慰和关心的来源有:

(1)无任何来源□

(2)下列来源(可选多项)

A. 配偶□　　B. 其他家人□　　C. 朋友□　　D. 亲戚□　　E. 同事□　　F. 工作单位□

G. 党团工会等官方或半官方组织□　　　H. 宗教、社会团体等非官方组织□

I. 其他(请列出)_____

8. 您遇到烦恼时的倾诉方式:(只选一项)

(1)从不向任何人诉述□　　　　　　(2)只向关系极为密切的1~2个人诉述□

(3)如果朋友主动询问您会说出来□　　(4)主动诉述自己的烦恼,以获得支持和理解□

9. 您遇到烦恼时的求助方式:(只选一项)

(1)只靠自己,不接受别人帮助□　　　(2)很少请求别人帮助□

(3)有时请求别人帮助□　　　　　　(4)有困难时经常向家人、亲友、组织求援□

10. 对于团体(如党团组织、宗教组织、工会、学生会等)组织活动,您:(只选一项)

(1)从不参加□　　(2)偶尔参加□　　(3)经常参加□　　(4)主动参加并积极活动□

**十六、为了便于统计分析,请填写您的个人资料**

请您留给我们一个联系方式,以便我们对您做回访和调查结果的反馈,使您了解医院暴力事件对您身心造成的伤害。我们会对您的个人信息保密,谢谢!

性别:男□　　　女□

1. 年龄:≤30岁□　　>30~40岁□　　>40~50岁□　　>50~60岁□　　>60岁□

2. 教育程度:中专□　　本科□　　硕士□　　博士□

3. 婚姻状况:已婚□　　未婚□　　离异□　　丧偶□

4. 职称:　　高级□　　中级□　　初级□

5. 聘用形式:正式职工□　　合同职工□

6. 月平均收入:3 000元以下□　　3 000~<5 000元□　　5 000元~<1万元□　　1万元及以上□

7. 工作性质:医生□　　护士□　　医技人员□　　行政人员□

8. 您所在的科室:急诊□　　门诊□　　住院部□　　行政管理科室□

　　具体为:内科□　　外科□　　妇科□　　儿科□　　口腔科□

　　　　　　五官科□　　医技科室□　　其他_____□

9. 在医院工作的时间:1年以下□　　1~<5年□　　5~<10年□　　10~<20年□　　20年及以上□

10. 与患者直接接触时间:0~<2小时□　　2~<4小时□　　4~<6小时□　　6小时及以上□

　　电话:_____　　　　邮箱:_____

非常感谢您的协助,请检查上列各项有没有漏填!

附表2

## 医院场所暴力事件对于医护人员身心健康影响调查表

尊敬的医护人员：

您好！近年来医护人员遭受患者及来访者的暴力事件频发,医护人员遭受的侵害也越来越严重。本研究站在医护人员的角度,了解医护人员在暴力事件过程中的遭遇、暴力事件发生后产生的身心伤害以及对于医疗暴力事件的看法。为了维护医护人员及相关医院工作人员的正当权益,维持医院正常秩序,我们将进行一次"医疗工作场所暴力事件"情况调查。

关于被访者信息保密的保证:对于您提供的一切信息,我们会严格遵守《中华人民共和国统计法》予以保密;您的姓名、地址和电话记录仅作为日后随访调查之用,请您无须有任何顾虑。

### 一、请填写您的基本资料

姓名:_____　　联系电话_____　　邮箱_____

1. 性别:男□　　女□

2. 年龄:≤ 30 岁□　　>30~40 岁□　　>40~50 岁□　　>50~0 岁□　　>60 岁□

3. 教育程度:专科及以下□　　本科□　　硕士及以上□

4. 婚姻状况:已婚□　　未婚□　　其他□

5. 职称:医生:主任医师□　　副主任医师□　　主治医师□　　住院医师□
　　　　护士:护士长□　　护师□　　护士□　　实习护士□

6. 您对于收入满意?　非常不满意□　　不满意□　　一般□　　满意□　　非常满意□

7. 工作性质:医生□　　护士□　　医技人员□

8. 您所在的科室:急诊□　　门诊□　　住院部□
　　　具体为:内科□　　外科□　　妇产科□　　儿科□　　口腔科□
　　　　　　　五官科□　　医技科室□　　其他___□

9. 您认为工作环境是否安全?　非常不安全□　　不安全□　　一般□　　安全□　　非常安全□

10. 您认为目前医护人员受尊重程度?　非常低□　　不高□　　一般□　　比较高□　　非常高□

11. 您是否认为发生医患纠纷或医院暴力事件的发生将导致自身名誉受损?　是□　　否□

12. 您喝酒吗?　不喝□　　偶尔□　　经常□

13. 您是否有精神心理疾病遗传史?　是□　　否□

14. 救治重症或重伤患者时,您的情绪会因为患者病重或重伤而受到影响吗?　是□　　否□

15. 患者病情加重或死亡时,您的情绪是否会受到影响?　　　　　　　是□　　否□

16. 遭遇或目睹医院暴力,是否会让您在工作中感到压力?　　　　　　是□　　否□

17. 您是否患有慢性病?　心脑血管疾病(高血压、冠心病、脑卒中等)□　　糖尿病□　　恶性肿瘤□
慢性阻塞性肺部疾病(慢性气管炎、肺气肿等)□　　其他_____□　　无□

18. 您遇到突发事件的心理承受能力:　　非常差□　　差□　　一般□　　很好□　　非常好□

19. 在医院工作的时间:1 年以下□　　1~<5 年□　　5~<10 年□　　10~<20 年□　　20 年及以上□

20. 与患者直接接触时间:0~<2 小时□　　2~<4 小时□　　4~<6 小时□　　6 小时及以上□

21. 你对当前工作负荷程度是否接受?　是□　　否□

二、过去的 12 个月中,在医院您是否遭受过患者及来访者暴力侵犯?　是☐　　否☐　　如果"是"请填写下表。

| 暴力类型 | 无 | 1次 | 2~3次 | 4次以上 |
|---|---|---|---|---|
| **语言暴力** | | | | |
| 1. 责骂、谩骂、辱骂、贬低或其他有损个人尊严的言语(当面、电话、书信或者传单等),但没有身体接触 | ☐ | ☐ | ☐ | ☐ |
| 2. 威胁(言语、吐口水、挥拳、拍桌、跺脚、拿东西对着你,也包括电话、文字、第三人传话等),威胁内容涉及人身财产安全、扬言投诉等,但没有身体接触 | ☐ | ☐ | ☐ | ☐ |
| **躯体暴力**(以身体接触或用东西攻击,包括打、踢、推、咬、掷物,等等) | | | | |
| 3. 躯体攻击,没有造成躯体损伤 | ☐ | ☐ | ☐ | ☐ |
| 4. 造成轻度损伤,如疼痛、擦伤、刮伤或瘀斑 | ☐ | ☐ | ☐ | ☐ |
| 5. 造成明显损伤,如伤口、骨折、内脏或头部损伤 | ☐ | ☐ | ☐ | ☐ |
| 6. 造成严重后果,如功能障碍或永久性残疾 | ☐ | ☐ | ☐ | ☐ |
| **性骚扰** | | | | |
| 7. 性骚扰或性挑逗,包括语言、动作或暴露性器官 | ☐ | ☐ | ☐ | ☐ |
| 8. 性袭击,如被异性大力拉扯、抱、吻或接触敏感部位 | ☐ | ☐ | ☐ | ☐ |
| 9. 强奸或强奸未遂 | ☐ | ☐ | ☐ | ☐ |

### 三、艾森克人格问卷简式量表

填写说明:请您仔细阅读每道题目,在最能表达您真实感受的选项上面打"√"。

| | | |
|---|---|---|
| 1. 你的情绪是否时起时落? | 是☐ | 否☐ |
| 2. 当你看到小孩(或动物)受折磨时,是否感到难受? | 是☐ | 否☐ |
| 3. 你是个健谈的人吗? | 是☐ | 否☐ |
| 4. 如果你说了要做什么事,是否无论此事顺利与否,你都总能遵守诺言? | 是☐ | 否☐ |
| 5. 你是否会无缘无故地感到"很惨"? | 是☐ | 否☐ |
| 6. 欠债会使你感到忧虑吗? | 是☐ | 否☐ |
| 7. 你是个生气勃勃的人吗? | 是☐ | 否☐ |
| 8. 你是否曾贪图过超过你应得的分外之物? | 是☐ | 否☐ |
| 9. 你是个容易被激怒的人吗? | 是☐ | 否☐ |
| 10. 你会服用能产生奇异或危险效果的药物吗? | 是☐ | 否☐ |
| 11. 你愿意认识陌生人吗? | 是☐ | 否☐ |
| 12. 你是否曾经有过明知自己做错了事却责备别人的情况? | 是☐ | 否☐ |
| 13. 你的感情容易受伤害吗? | 是☐ | 否☐ |
| 14. 你是否愿意按照自己的方式行事,而不愿意按照规则办事? | 是☐ | 否☐ |
| 15. 在热闹的聚会中,你能使自己放得开,使自己玩得开心吗? | 是☐ | 否☐ |
| 16. 你所有的习惯是否都是好的? | 是☐ | 否☐ |
| 17. 你是否时常感到"极其厌倦"? | 是☐ | 否☐ |
| 18. 良好的举止和整洁对你来说很重要吗? | 是☐ | 否☐ |

续表

| | | | |
|---|---|---|---|
| 19. 在结交新朋友时,你经常是积极主动的吗? | 是□ | 否□ |
| 20. 你是否有过随口骂人的时候? | 是□ | 否□ |
| 21. 你认为自己是一个胆怯不安的人吗? | 是□ | 否□ |
| 22. 你是否认为婚姻是不合时宜的,应该废除? | 是□ | 否□ |
| 23. 你能否很容易地给一个沉闷的聚会注入活力? | 是□ | 否□ |
| 24. 你曾毁坏或丢失过别人的东西吗? | 是□ | 否□ |
| 25. 你是个忧心忡忡的人吗? | 是□ | 否□ |
| 26. 你爱和别人合作吗? | 是□ | 否□ |
| 27. 在社交场合你是否倾向于待在不显眼的地方? | 是□ | 否□ |
| 28. 如果在你的工作中出现了错误,你知道后会感到忧虑吗? | 是□ | 否□ |
| 29. 你讲过别人的坏话或脏话吗? | 是□ | 否□ |
| 30. 你认为自己是个神经紧张或"弦绷得过紧"的人吗? | 是□ | 否□ |
| 31. 你是否觉得人们为了未来有保障,而在储蓄和保险方面花费的时间太多了? | 是□ | 否□ |
| 32. 你是否喜欢和人们相处在一起? | 是□ | 否□ |
| 33. 当你还是个小孩子的时候,你是否曾有过对父母耍赖或不听话的行为? | 是□ | 否□ |
| 34. 在经历了一次令人难堪的事之后,你是否会为此烦恼很长时间? | 是□ | 否□ |
| 35. 你是否努力使自己对人不粗鲁? | 是□ | 否□ |
| 36. 你是否喜欢在自己周围有许多热闹和令人兴奋的事情? | 是□ | 否□ |
| 37. 你曾在玩游戏时,作过弊吗? | 是□ | 否□ |
| 38. 你是否因自己的"神经过敏"而感到痛苦? | 是□ | 否□ |
| 39. 你愿意别人怕你吗? | 是□ | 否□ |
| 40. 你曾利用过别人吗? | 是□ | 否□ |
| 41. 你是否喜欢说笑话和谈论有趣的事? | 是□ | 否□ |
| 42. 你是否时常感到孤独? | 是□ | 否□ |
| 43. 你是否认为遵循社会规范比按照个人方式行事更好一些? | 是□ | 否□ |
| 44. 在别人眼里你总是充满活力的吗? | 是□ | 否□ |
| 45. 你总能做到言行一致吗? | 是□ | 否□ |
| 46. 你是否时常被负疚感所困扰? | 是□ | 否□ |
| 47. 你有时会将今天该做的事情拖到明天去做吗? | 是□ | 否□ |
| 48. 你能使一个聚会顺利进行下去吗? | 是□ | 否□ |

### 四、特质应对方式问卷

| | 当您遇到平日里的各种困难或不愉快时(也就是遇到各种生活事件时),您往往是如何对待的? | 与我极其相符 | 与我非常相符 | 与我中等程度相符 | 与我一点儿相符 | 与我一点儿也不相符合 |
|---|---|---|---|---|---|---|
| 1 | 能尽快地将不愉快忘掉 | 5 | 4 | 3 | 2 | 1 |
| 2 | 易陷入对事件的回忆和幻想之中而不能摆脱 | 5 | 4 | 3 | 2 | 1 |

续表

| 当您遇到平日里的各种困难或不愉快时(也就是遇到各种生活事件时),您往往是如何对待的? | 与我极其相符 | 与我非常相符 | 与我中等程度相符 | 与我一点儿相符 | 与我一点儿也不相符合 |
|---|---|---|---|---|---|
| 3 | 当作事情根本未发生过 | 5 | 4 | 3 | 2 | 1 |
| 4 | 易迁怒于别人而经常发脾气 | 5 | 4 | 3 | 2 | 1 |
| 5 | 通常向好的方面想,能想开些 | 5 | 4 | 3 | 2 | 1 |
| 6 | 不愉快的事很容易引起情绪波动 | 5 | 4 | 3 | 2 | 1 |
| 7 | 喜欢将情绪压在心底不让其表现出来,但又忘不掉 | 5 | 4 | 3 | 2 | 1 |
| 8 | 通常与类似的人比较,就觉得算不了什么 | 5 | 4 | 3 | 2 | 1 |
| 9 | 能较快将消极因素化为积极因素,例如参加活动 | 5 | 4 | 3 | 2 | 1 |
| 10 | 遇到烦恼的事总想悄悄哭一场 | 5 | 4 | 3 | 2 | 1 |
| 11 | 旁人很容易使你重新高兴起来 | 5 | 4 | 3 | 2 | 1 |
| 12 | 如果与人发生冲突,宁可长期不理对方 | 5 | 4 | 3 | 2 | 1 |
| 13 | 对重大困难往往举棋不定,想不出办法 | 5 |  | 3 | 2 | 1 |
| 14 | 对困难和痛苦能很快适应 | 5 | 4 | 3 | 2 | 1 |
| 15 | 相信困难和挫折可以锻炼人 | 5 | 4 | 3 | 2 | 1 |
| 16 | 在很长的时间里回忆所遇到的不愉快事 | 5 | 4 | 3 | 2 | 1 |
| 17 | 遇到难题往往责怪自己无能而怨恨自己 | 5 | 4 | 3 | 2 | 1 |
| 18 | 认为天底下没有什么大不了的事 | 5 | 4 | 3 | 2 | 1 |
| 19 | 遇到苦恼的事喜欢一人独处 | 5 | 4 | 3 | 2 | 1 |
| 20 | 通常以幽默的方式化解尴尬局面 | 5 | 4 | 3 | 2 | 1 |

### 五、归因方式问卷

以下是每个人都有可能遇到的一些生活事件,请您认真思考这件事可能是由于什么原因所引起的?并根据这个原因回答一些问题,在下表中选择符合自己情况的程度,在数字画上"√"。

**事件一**:假如您和一位好友关系破裂了,请您思考可能发生这件事的主要原因:

| 1. 您认为发生这件事是由于您自己还是由于其他人? | ①完全是由于其他人的原因 | ②主要是由于其他人的原因 | ③自己与他人原因皆有 | ④主要是由于我自己的原因 | ⑤完全是由于我自己的原因 |
|---|---|---|---|---|---|
| 2. 将来遇到类似的事情,该原因还会再出现吗? | ①永远不会再出现 | ②很可能不会再出现 | ③可能偶尔出现 | ④很可能一直都会出现 | ⑤一直都会出现 |
| 3. 该事件发生的原因仅影响到了这类事件,还是也会影响到您生活的所有方面? | ①仅影响这类事件 | ②仅影响与此事有关的事件 | ③影响到其他一些方面 | ④影响到其他很多方面 | ⑤影响所有方面 |

**事件二**:假如您受到了别人的表扬,请您思考可能发生这件事的主要原因:

| 1. 您认为发生这件事是由于您自己还是由于其他人? | ①完全是由于其他人的原因 | ②主要是由于其他人的原因 | ③自己与他人原因皆有 | ④主要是由于我自己的原因 | ⑤完全是由于我自己的原因 |
|---|---|---|---|---|---|
| 2. 将来遇到类似的事情,该原因还会再出现吗? | ①永远不会再出现 | ②很可能不会再出现 | ③可能偶尔出现 | ④很可能一直都会出现 | ⑤一直都会出现 |
| 3. 该事件发生的原因仅影响到了这类事件,还是也会影响到您生活的所有方面? | ①仅影响这类事件 | ②仅影响与此事有关的事件 | ③影响到其他一些方面 | ④影响到其他很多方面 | ⑤影响所有方面 |

**事件三：假如您得到了升职加薪，请您思考可能发生这件事的主要原因：**

| | | | | | |
|---|---|---|---|---|---|
| 1. 您认为发生这件事是由于您自己还是由于其他人？ | ①完全是由于其他人的原因 | ②主要是由于其他人的原因 | ③自己与他人原因皆有 | ④主要是由于我自己的原因 | ⑤完全是由于我自己的原因 |
| 2. 将来遇到类似的事情，该原因还会再出现吗？ | ①永远不会再出现 | ②很可能不会再出现 | ③可能偶尔出现 | ④很可能一直都会出现 | ⑤一直都会出现 |
| 3. 该事件发生的原因仅影响到了这类事件，还是也会影响到您生活的所有方面？ | ①仅影响这类事件 | ②仅影响与此事有关的事件 | ③影响到其他一些方面 | ④影响到其他很多方面 | ⑤影响所有方面 |

**事件四：假如在一次评选先进中，您当选了。请您思考可能发生这件事的主要原因：**

| | | | | | |
|---|---|---|---|---|---|
| 1. 您认为发生这件事是由于您自己还是由于其他人？ | ①完全是由于其他人的原因 | ②主要是由于其他人的原因 | ③自己与他人原因皆有 | ④主要是由于我自己的原因 | ⑤完全是由于我自己的原因 |
| 2. 将来遇到类似的事情，该原因还会再出现吗？ | ①永远不会再出现 | ②很可能不会再出现 | ③可能偶尔出现 | ④很可能一直都会出现 | ⑤一直都会出现 |
| 3. 该事件发生的原因仅影响到了这类事件，还是也会影响到您生活的所有方面？ | ①仅影响这类事件 | ②仅影响与此事有关的事件 | ③影响到其他一些方面 | ④影响到其他很多方面 | ⑤影响所有方面 |

**事件五：假如在工作中，您受到了批评和处分。请您思考可能发生这件事的主要原因：**

| | | | | | |
|---|---|---|---|---|---|
| 1. 您认为发生这件事是由于您自己还是由于其他人？ | ①完全是由于其他人的原因 | ②主要是由于其他人的原因 | ③自己与他人原因皆有 | ④主要是由于我自己的原因 | ⑤完全是由于我自己的原因 |
| 2. 将来遇到类似的事情，该原因还会再出现吗？ | ①永远不会再出现 | ②很可能不会再出现 | ③可能偶尔出现 | ④很可能一直都会出现 | ⑤一直都会出现 |
| 3. 该事件发生的原因仅影响到了这类事件，还是也会影响到您生活的所有方面？ | ①仅影响这类事件 | ②仅影响与此事有关的事件 | ③影响到其他一些方面 | ④影响到其他很多方面 | ⑤影响所有方面 |

**事件六：假如在家时，您与亲人发生了争执。请您思考可能发生这件事的主要原因：**

| | | | | | |
|---|---|---|---|---|---|
| 1. 您认为发生这件事是由于您自己还是由于其他人？ | ①完全是由于其他人的原因 | ②主要是由于其他人的原因 | ③自己与他人原因皆有 | ④主要是由于我自己的原因 | ⑤完全是由于我自己的原因 |
| 2. 将来遇到类似的事情，该原因还会再出现吗？ | ①永远不会再出现 | ②很可能不会再出现 | ③可能偶尔出现 | ④很可能一直都会出现 | ⑤一直都会出现 |
| 3. 该事件发生的原因仅影响到了这类事件，还是也会影响到您生活的所有方面？ | ①仅影响这类事件 | ②仅影响与此事有关的事件 | ③影响到其他一些方面 | ④影响到其他很多方面 | ⑤影响所有方面 |

**事件七：假如您生病了，能够迅速康复。请您思考可能发生这件事的主要原因：**

| | | | | | |
|---|---|---|---|---|---|
| 1. 您认为发生这件事是由于您自己还是由于其他人？ | ①完全是由于其他人的原因 | ②主要是由于其他人的原因 | ③自己与他人原因皆有 | ④主要是由于我自己的原因 | ⑤完全是由于我自己的原因 |
| 2. 将来遇到类似的事情，该原因还会再出现吗？ | ①永远不会再出现 | ②很可能不会再出现 | ③可能偶尔出现 | ④很可能一直都会出现 | ⑤一直都会出现 |
| 3. 该事件发生的原因仅影响到了这类事件，还是也会影响到您生活的所有方面？ | ①仅影响这类事件 | ②仅影响与此事有关的事件 | ③影响到其他一些方面 | ④影响到其他很多方面 | ⑤影响所有方面 |

**事件八：假如在单位的一次技术考核中，您通过了。请您思考可能发生这件事的主要原因：**

| | | | | | |
|---|---|---|---|---|---|
| 1. 您认为发生这件事是由于您自己还是由于其他人？ | ①完全是由于其他人的原因 | ②主要是由于其他人的原因 | ③自己与他人原因皆有 | ④主要是由于我自己的原因 | ⑤完全是由于我自己的原因 |
| 2. 将来遇到类似的事情，该原因还会再出现吗？ | ①永远不会再出现 | ②很可能不会再出现 | ③可能偶尔出现 | ④很可能一直都会出现 | ⑤一直都会出现 |
| 3. 该事件发生的原因仅影响到了这类事件，还是也会影响到您生活的所有方面？ | ①仅影响这类事件 | ②仅影响与此事有关的事件 | ③影响到其他一些方面 | ④影响到其他很多方面 | ⑤影响所有方面 |

**事件九：假如与自己关系亲密的人身体出了问题，如意外受伤。请您思考可能发生这件事的主要原因：**

| | | | | | |
|---|---|---|---|---|---|
| 1. 您认为发生这件事是由于您自己还是由于其他人？ | ①完全是由于其他人的原因 | ②主要是由于其他人的原因 | ③自己与他人原因皆有 | ④主要是由于我自己的原因 | ⑤完全是由于我自己的原因 |
| 2. 将来遇到类似的事情，该原因还会再出现吗？ | ①永远不会再出现 | ②很可能不会再出现 | ③可能偶尔出现 | ④很可能一直都会出现 | ⑤一直都会出现 |
| 3. 该事件发生的原因仅影响到了这类事件，还是也会影响到您生活的所有方面？ | ①仅影响这类事件 | ②仅影响与此事有关的事件 | ③影响到其他一些方面 | ④影响到其他很多方面 | ⑤影响所有方面 |

**事件十：假如在公共场合您与别人发生争执。请您思考可能发生这件事的主要原因：**

| | | | | | |
|---|---|---|---|---|---|
| 1. 您认为发生这件事是由于您自己还是由于其他人？ | ①完全是由于其他人的原因 | ②主要是由于其他人的原因 | ③自己与他人原因皆有 | ④主要是由于我自己的原因 | ⑤完全是由于我自己的原因 |
| 2. 将来遇到类似的事情，该原因还会再出现吗？ | ①永远不会再出现 | ②很可能不会再出现 | ③可能偶尔出现 | ④很可能一直都会出现 | ⑤一直都会出现 |
| 3. 该事件发生的原因仅影响到了这类事件，还是也会影响到您生活的所有方面？ | ①仅影响这类事件 | ②仅影响与此事有关的事件 | ③影响到其他一些方面 | ④影响到其他很多方面 | ⑤影响所有方面 |

## 六、社会支持调查表

1. 您有多少关系密切，可以得到支持和帮助的朋友？（只选一项）

　　(1)一个也没有　　(2)1~2个　　(3)3~5个　　(4)6个或6个以上

2. 近一年来您：(只选一项)

　　(1)远离家人，且独居一室　　　　　　(2)住处经常变动，多数时间和陌生人住在一起

　　(3)和同学、同事或朋友住在一起　　　(4)和家人住在一起

3. 您和邻居：(只选一项)

　　(1)相互之间从不关心，只是点头之交　　(2)遇到困难可能稍微关心

　　(3)有些邻居很关心您　　　　　　　　　(4)大多数邻居都很关心您

4. 您和同事：(只选一项)

　　(1)相互之间从不关心，只是点头之交　　(2)遇到困难可能稍微关心

　　(3)有些同事很关心您　　　　　　　　　(4)大多数同事都很关心您

5. 从家庭成员得到的支持和照顾(在合适的框内划"√")

| | 无 | 极少 | 一般 | 全力支持 |
|---|---|---|---|---|
| A. 夫妻(恋人) | | | | |
| B. 父母 | | | | |
| C. 儿女 | | | | |
| D. 兄弟姐妹 | | | | |
| E. 其他成员(如嫂子) | | | | |

6. 过去，在您遇到急难情况时，曾经得到的经济支持和解决实际问题的帮助的来源有：

　　(1)无任何来源　　(2)下列来源(可选多项)A. 配偶；B. 其他家人；C. 亲戚；D. 同事；E. 工作单位；

　　F. 党团工会等官方或半官方组织；G. 宗教、社会团体等非官方组织；H. 其他(请列出)_____

7. 过去，在您遇到急难情况时，曾经得到的安慰和关心的来源有：

　　(1)无任何来源　　(2)下列来源(可选多项)A. 配偶；B. 其他家人；C. 亲戚；D. 同事；E. 工作单位；

　　F. 党团工会等官方或半官方组织；G. 宗教、社会团体等非官方组织；H. 其他(请列出)_____

8. 您遇到烦恼时的倾诉方式:(只选一项)

 (1)从不向任何人诉讼     (2)只向关系极为密切的 1~2 个人诉讼

 (3)如果朋友主动询问您会说出来  (4)主动诉讼自己的烦恼,以获得支持和理解

9. 您遇到烦恼时的求助方式:(只选一项)

 (1)只靠自己,不接受别人帮助   (2)很少请求别人帮助

 (3)有时请求别人帮助     (4)有困难时经常向家人、亲友、组织求援

10. 对于团体(如党组织、宗教组织、工会、学生会等)组织活动,您:(只选一项)

 (1)从不参加  (2)偶尔参加  (3)经常参加  (4)主动参加并积极活动

  非常感谢您的协助,请检查上列各项有没有漏填!

**附表 3**

### 患者对医疗服务感知与期望调查问卷

问卷编号:＿＿＿＿＿＿＿

尊敬的女士、先生:

您好! 我们拟通过此次调查了解您对住院服务质量的实际感受和期望的情况,以分析医院在住院服务质量方面存在的问题,为医院进一步提高住院服务质量提供意见和建议。本调查问卷的信息仅用于此课题的研究,采用匿名的方式作答,您的填写资料我们会严格保密,恳请您抽出宝贵时间填写,谢谢支持!

**第一部分　基本情况**

1. 性别:男□　　　女□

2. 年龄:18~30 岁□　　　>30~40 岁□　　　>40~50 岁□　　　>50~60 岁□　　　>60 岁□

3. 您接受教育的程度:初中及以下□　　中专、高中□　　大专、本科□　　硕士及以上□

4. 您家庭的月平均收入:<1 000 元□　　　1 000~<3 000 元□

　　3 000~<5 000 元□　　5 000~<8 000 元□　　≥8 000 元□

5. 您本次就诊的科室是:内科□　　外科□　　妇产科□　　儿科□　　其他□

6. 您是哪种付费方式

完全自费□　　　城镇职工基本医疗保险□

城镇居民基本医疗保险□　　　新农合□

商业保险□　　　其他□

**第二部分: 感知与期望调查**　该部分以 5 分为最高标准,调查您期望该医院住院部提供医疗服务质量的水平,以及您在本医院实际感受到的服务质量。如果您对某项内容的期望值比较高,请选择较高的分数,反之,请选择较低的分数;实际感受部分,若您认同医院在某项内容上做得比较好,请选择较高的分数;反之,请选择较低的分数。24 个调查内容中分别用 1~5 分来表示,请您根据自己的实际情况在最合适的选项上打"√"。

您对医院感知的服务质量:

| 调查内容 | 感知程度 | | | | |
| --- | --- | --- | --- | --- | --- |
| | 非常不满意 | 不满意 | 一般 | 比较满意 | 满意 |
| 1. 医院拥有现代化医疗设备 | 1 | 2 | 3 | 4 | 5 |
| 2. 医院环境、卫生条件等不错(如清洁的病房、走廊、厕所) | 1 | 2 | 3 | 4 | 5 |
| 3. 医院医务人员穿着整洁得体 | 1 | 2 | 3 | 4 | 5 |
| 4. 医院提供就诊咨询、导医以及小推车等便民服务 | 1 | 2 | 3 | 4 | 5 |
| 5. 医院提供健康宣传、服务指南等资料 | 1 | 2 | 3 | 4 | 5 |
| 6. 医院按您的治疗方案及时提供诊疗服务 | 1 | 2 | 3 | 4 | 5 |
| 7. 该医院在您接受诊疗服务时,医务人员通常第一次就做对(如一次性抽血、注射成功等) | 1 | 2 | 3 | 4 | 5 |
| 8. 医院准确无误地执行您的治疗方案 | 1 | 2 | 3 | 4 | 5 |
| 9. 医院准确记录您的诊疗情况 | 1 | 2 | 3 | 4 | 5 |
| 10. 医院医务人员准确、详细告诉您治疗的计划安排 | 1 | 2 | 3 | 4 | 5 |
| 11. 当您急需医疗服务时,该医院能及时提供 | 1 | 2 | 3 | 4 | 5 |
| 12. 医院重视并快速处理您的意见或投诉 | 1 | 2 | 3 | 4 | 5 |

续表

| 调查内容 | 感知程度 | | | | |
|---|---|---|---|---|---|
| | 非常不满意 | 不满意 | 一般 | 比较满意 | 满意 |
| 13. 医院医务人员平时总是乐于帮助您并能主动关心您 | 1 | 2 | 3 | 4 | 5 |
| 14. 医院医务人员有良好的医风医德（如不收受红包、礼品或不接受请客吃饭） | 1 | 2 | 3 | 4 | 5 |
| 15. 医院医务人员值得您信赖 | 1 | 2 | 3 | 4 | 5 |
| 16. 在该医院就诊让您感到放心 | 1 | 2 | 3 | 4 | 5 |
| 17. 医院医务人员有很好的服务态度 | 1 | 2 | 3 | 4 | 5 |
| 18. 医院医务人员有较高的知识技能水平 | 1 | 2 | 3 | 4 | 5 |
| 19. 医院医务人员详细询问您病情并清晰地跟您解释 | 1 | 2 | 3 | 4 | 5 |
| 20. 医院医务人员向您征求治疗方案意见 | 1 | 2 | 3 | 4 | 5 |
| 21. 该医院优先考虑您的利益，而不是医院的利益 | 1 | 2 | 3 | 4 | 5 |
| 22. 医院各项医疗费用收取合理 | 1 | 2 | 3 | 4 | 5 |
| 23. 各项医疗费用查询服务及时、便捷 | 1 | 2 | 3 | 4 | 5 |
| 24. 医院收费单中给出各项目费用的明细列表 | 1 | 2 | 3 | 4 | 5 |

您对医院期望的服务质量：

| 调查内容 | 期望程度 | | | | |
|---|---|---|---|---|---|
| | 不高 | 不太高 | 一般 | 较高 | 高 |
| 1. 医院拥有现代化医疗设备 | 1 | 2 | 3 | 4 | 5 |
| 2. 医院环境、卫生条件等不错（如清洁的病房、走廊、厕所） | 1 | 2 | 3 | 4 | 5 |
| 3. 医院医务人员穿着整洁得体 | 1 | 2 | 3 | 4 | 5 |
| 4. 医院提供就诊咨询、导医以及小推车等便民服务 | 1 | 2 | 3 | 4 | 5 |
| 5. 医院提供健康宣传、服务指南等资料 | 1 | 2 | 3 | 4 | 5 |
| 6. 医院按您的治疗方案及时提供诊疗服务 | 1 | 2 | 3 | 4 | 5 |
| 7. 该医院在您接受诊疗服务时，医务人员通常第一次就做对（如一次性抽血、注射成功等） | 1 | 2 | 3 | 4 | 5 |
| 8. 医院准确无误地执行您的治疗方案 | 1 | 2 | 3 | 4 | 5 |
| 9. 医院准确记录您的诊疗情况 | 1 | 2 | 3 | 4 | 5 |
| 10. 医院医务人员准确、详细告诉您治疗的计划安排 | 1 | 2 | 3 | 4 | 5 |
| 11. 当您急需医疗服务时，该医院能及时提供 | 1 | 2 | 3 | 4 | 5 |
| 12. 医院重视并快速处理您的意见或投诉 | 1 | 2 | 3 | 4 | 5 |
| 13. 医院医务人员平时总是乐于帮助您并能主动关心您 | 1 | 2 | 3 | 4 | 5 |
| 14. 医院医务人员有良好的医风医德（如不收受红包、礼品或不接受请客吃饭） | 1 | 2 | 3 | 4 | 5 |
| 15. 医院医务人员值得您信赖 | 1 | 2 | 3 | 4 | 5 |
| 16. 在该医院就诊让您感到放心 | 1 | 2 | 3 | 4 | 5 |
| 17. 医院医务人员有很好的服务态度 | 1 | 2 | 3 | 4 | 5 |
| 18. 医院医务人员有较高的知识技能水平 | 1 | 2 | 3 | 4 | 5 |

续表

| 调查内容 | 期望程度 | | | | |
|---|---|---|---|---|---|
| | 不高 | 不太高 | 一般 | 较高 | 高 |
| 19. 医院医务人员详细询问您病情并清晰地跟您解释 | 1 | 2 | 3 | 4 | 5 |
| 20. 医院医务人员向您征求治疗方案意见 | 1 | 2 | 3 | 4 | 5 |
| 21. 该医院优先考虑您的利益,而不是医院的利益 | 1 | 2 | 3 | 4 | 5 |
| 22. 医院各项医疗费用收取合理 | 1 | 2 | 3 | 4 | 5 |
| 23. 各项医疗费用查询服务及时、便捷 | 1 | 2 | 3 | 4 | 5 |
| 24. 医院收费单中给出各项目费用的明细列表 | 1 | 2 | 3 | 4 | 5 |

感谢您的合作,祝您早日康复！调查员:＿＿＿＿＿＿＿＿　　　调查日期:＿＿＿＿＿＿＿＿

**附表4**

## 患者医疗工作场所暴力事件情况调查表

尊敬的医护人员:

您好! 近年来医护人员遭受患者及来访者的暴力事件频发,医护人员遭受的侵害也越来越严重。本研究站在医护人员角度,了解医护人员在暴力事件过程中的遭遇、事件发生后对医护人员身心伤害以及对于医疗暴力事件的看法。为维护医护人员及其他医院工作人员正当权益,维持医院正常秩序,我们将进行一次"医疗工作场所暴力事件"情况调查。

关于被访者信息保密的保证:对于您提供的一切信息,我们会严格遵守《中华人民共和国统计法》予以保密;您的姓名、地址和电话记录仅作为日后随访调查之用,请您无须有任何顾虑。

**一、请填写您的基本资料姓名:_____ 联系电话_____ 邮箱_____**

1. 性别:男□ 女□

2. 年龄:≤30 岁□ >30~40 岁□ >40~50 岁□ >50~60 岁□ >60 岁□

3. 教育程度:专科及以下□ 本科□ 硕士及以上□

4. 婚姻状况:已婚□ 未婚□ 其他□

5. 职称医生:主任医师□ 副主任医师□ 主治医师□ 住院医师□ 实习医生□ 进修医生□
   护士:护士长□ 护师□ 护士□ 实习护士□

7. 工作性质: 医生□ 护士□ 医技人员□

8. 您所在的科室:急诊□ 门诊□ 住院部□
   具体为:内科□ 外科□ 妇产科□ 儿科□ 口腔科□ 五官科□ 医技科室□ 其他_____□

9. 您认为工作环境是否安全? 非常不安全□ 不安全□ 一般□ 安全□ 非常安全□

10. 您认为目前医护人员受尊重程度? 非常低□ 不高□ 一般□ 比较高□ 非常高□

11. 您是否认为发生医患纠纷或医院暴力事件的发生将导致自身名誉受损? 是□ 否□

12. 您是否患有慢性病? 心脑血管疾病(高血压、冠心病、脑卒中等)□
    糖尿病□ 恶性肿瘤□ 慢性阻塞性肺部疾病(慢性气管炎、肺气肿等) □其他_____□ 无□

13. 在医院工作的时间:1 年以下□ 1~<5 年□ 5~<10 年□ 10~<20 年□ 20 年及以上□

14. 与患者直接接触时间:0~<2 小时□ 2~<4 小时□ 4~<6 小时□ 6 小时及以上□

15. 在过去 1 年中,您是否**看到**过患方责骂、谩骂、辱骂医务人员:
    是□ 否□ 次数是 1□ 2~3□ 4 次以上□

16. 在过去 1 年中,您是否**看到**过患方用肢体或物品攻击医务人员?
    是□ 否□ 次数是 1□ 2~3□ 4 次以上□
    这种躯体攻击给医务人员造成的后果是:无损伤□ 轻伤□ 明显损伤□ 重伤□

17. 如您曾看到医务人员遭受过**较严重的躯体攻击**,受攻击者是:
    同科室人员□ 不同科室但同医院□ 其他医院□

18. 在过去 1 年中,您是否**看到**过患者对医务人员性骚扰或袭击?
    是□ 否□ 次数是 1□ 2~3□ 4 次以上□

19. 在过去 1 年中,您是否**听说**过患方责骂、谩骂、辱骂医务人员?
    是□ 否□ 次数是 1□ 2~3□ 4 次以上□

20. 在过去 1 年中,您是否**听说**过患者用肢体或物品攻击医务人员?
    是□ 否□ 次数是 1□ 2~3□ 4 次以上□
    您听说到这种躯体攻击给医务人员造成的后果是:无损伤□ 轻伤□ 明显损伤□ 重伤□

21. 在过去 1 年中,您是否**听说**过患者对医务人员性骚扰或袭击?
    是□ 否□ 次数是 1□ 2~3□ 4 次以上□

二、过去 1 年中,在医院您本人是否遭受过患者及来访者暴力侵犯?　是□　否□　如果"是"请填写下表。

| 暴力类型 | 无 | 1 次 | 2~3 次 | 4 次以上 |
|---|---|---|---|---|
| **语言暴力** | | | | |
| 1. 责骂、谩骂、辱骂、贬低或其他有损个人尊严言语(当面、电话、书信或者传单等),但没有身体接触 | 无□ | 1 次□ | 2~3 □ | ≥4 次□ |
| 2. 威胁(言语、吐口水、挥拳、拍桌跺脚、拿东西对着你,包括电话、文字、第三人传话等),威胁内容涉及人身财产安全、扬言投诉等,无身体接触 | 无□ | 1 次□ | 2~3 □ | ≥4 次□ |
| **躯体暴力**(以身体接触或用东西攻击,包括打、踢、推、咬、掷物等) | | | | |
| 3. 躯体攻击,没有造成躯体损伤 | 无□ | 1 次□ | 2~3 □ | ≥4 次□ |
| 4. 造成轻度损伤,如疼痛、擦伤、刮伤或瘀斑 | 无□ | 1 次□ | 2~3 □ | ≥4 次□ |
| 5. 造成明显损伤,如皮肤伤口、骨折、内脏或头部损伤 | 无□ | 1 次□ | 2~3 □ | ≥4 次□ |
| 6. 造成严重后果,如功能障碍或永久性残疾 | 无□ | 1 次□ | 2~3 □ | ≥4 次□ |
| **性骚扰** | | | | |
| 7. 性骚扰或性挑逗,包括语言、动作或暴露性器官 | 无□ | 1 次□ | 2~3 □ | ≥4 次□ |
| 8. 性袭击,如被异性大力拉扯、抱、吻或接触敏感部位 | 无□ | 1 次□ | 2~3 □ | ≥4 次□ |
| 9. 强奸或强奸未遂 | 无□ | 1 次□ | 2~3 □ | ≥4 次□ |

三、经历、目睹或听说医院暴力,您的主观体验如何,请选择适合您的选项
情绪维度等级量表(DRS)

| | | | | | |
|---|---|---|---|---|---|
| 1. 感受到愉快 | 1 一点也不□ | 2 有一点□ | 3 中度□ | 4 相当程度□ | 5 极度□ |
| 2. 感受到紧张 | 1 一点也不□ | 2 有一点□ | 3 中度□ | 4 相当程度□ | 5 极度□ |
| 3. 感受到冲动 | 1 一点也不□ | 2 有一点□ | 3 中度□ | 4 相当程度□ | 5 极度□ |
| 4. 你能意识到自己的感受吗 | 1 一点也不□ | 2 有一点□ | 3 中度□ | 4 相当程度□ | 5 极度□ |
| 5. 你能认识的自己愉快 | 1 一点也不□ | 2 有一点□ | 3 中度□ | 4 相当程度□ | 5 极度□ |
| 6. 你能认识到自己的紧张 | 1 一点也不□ | 2 有一点□ | 3 中度□ | 4 相当程度□ | 5 极度□ |
| 7. 你能认识到自己的冲动 | 1 一点也不□ | 2 有一点□ | 3 中度□ | 4 相当程度□ | 5 极度□ |
| 8. 你能清楚确认自己的这种认知吗 | 1 一点也不□ | 2 有一点□ | 3 中度□ | 4 相当程度□ | 5 极度□ |
| 9. 你有愉快的行为表现吗 | 1 一点也不□ | 2 有一点□ | 3 中度□ | 4 相当程度□ | 5 极度□ |
| 10. 你有紧张的行为表现吗 | 1 一点也不□ | 2 有一点□ | 3 中度□ | 4 相当程度□ | 5 极度□ |
| 11. 你有冲动的行为表现吗 | 1 一点也不□ | 2 有一点□ | 3 中度□ | 4 相当程度□ | 5 极度□ |
| 12. 你能意识到自己有这种行为表现吗 | 1 一点也不□ | 2 有一点□ | 3 中度□ | 4 相当程度□ | 5 极度□ |

四、经历、目睹或听说医院暴力事件,您的心情如何,请根据您的情况选择适合您的选项
分化情绪成分量表(DES)

| | | | |
|---|---|---|---|
| 1. 气愤(生气、愤怒) | 轻度 / 仅有一点□ | 中度 / 一般□ | 重度 / 非常□ |
| 2. 惊奇(竟然会发生这样的事) | 轻度 / 仅有一点□ | 中度 / 一般□ | 重度 / 非常□ |
| 3. 感兴趣 | 轻度 / 仅有一点□ | 中度 / 一般□ | 重度 / 非常□ |
| 4. 轻蔑(轻视、藐视、鄙视) | 轻度 / 仅有一点□ | 中度 / 一般□ | 重度 / 非常□ |

续表

| 5. 害怕(担心、恐惧) | 轻度 / 仅有一点□ | 中度 / 一般□ | 重度 / 非常□ |
| 6. 内疚(惭愧、抱歉) | 轻度 / 仅有一点□ | 中度 / 一般□ | 重度 / 非常□ |
| 7. 害羞(不好意思、难为情、羞怯) | 轻度 / 仅有一点□ | 中度 / 一般□ | 重度 / 非常□ |
| 8. 快乐 | 轻度 / 仅有一点□ | 中度 / 一般□ | 重度 / 非常□ |
| 9. 痛苦 | 轻度 / 仅有一点□ | 中度 / 一般□ | 重度 / 非常□ |
| 10. 厌恶(厌烦、讨厌、感到恶心) | 轻度 / 仅有一点□ | 中度 / 一般□ | 重度 / 非常□ |

**五、下面是测试不同情绪中情绪和行为变化的量表，请你认真阅读每道题，选择一个最合适您的答案**
**情绪感染量表(ECS)**

| 和我一起说话的人如伤心地哭了,我也会难过,眼睛湿润 | 从不□ | 不怎么这样□ | 有时□ | 较多时□ | 完全是□ |
| 在我情绪低落时,和快乐的人在一起,会让我心情好起来 | 从不□ | 不怎么这样□ | 有时□ | 较多时□ | 完全是□ |
| 别人对我热情地微笑,我能感受到温情并还以微笑 | 从不□ | 不怎么这样□ | 有时□ | 较多时□ | 完全是□ |
| 当人们谈到他们亲人离开人世时,我也会感到难过 | 从不□ | 不怎么这样□ | 有时□ | 较多时□ | 完全是□ |
| 看到电视新闻里人们愤怒的表情时,我会有类似的反应 | 从不□ | 不怎么这样□ | 有时□ | 较多时□ | 完全是□ |
| 注视爱人的眼睛时,我能体会到特别浪漫 | 从不□ | 不怎么这样□ | 有时□ | 较多时□ | 完全是□ |
| 在愤怒的人群旁边,我会感到焦躁不安 | 从不□ | 不怎么这样□ | 有时□ | 较多时□ | 完全是□ |
| 看到新闻里受害人惊恐的表情,我也会感到有些惊慌 | 从不□ | 不怎么这样□ | 有时□ | 较多时□ | 完全是□ |
| 当爱人拥抱我的时候,我会感到陶醉 | 从不□ | 不怎么这样□ | 有时□ | 较多时□ | 完全是□ |
| 不经意听到别人愤怒的争吵,我会变得有些紧张 | 从不□ | 不怎么这样□ | 有时□ | 较多时□ | 完全是□ |
| 和快乐的人在一起,我也会感到快乐 | 从不□ | 不怎么这样□ | 有时□ | 较多时□ | 完全是□ |
| 当爱人接触我的时候,我的身体会有积极的反应 | 从不□ | 不怎么这样□ | 有时□ | 较多时□ | 完全是□ |
| 当周围的人特别紧张的时候,我也会变得紧张起来 | 从不□ | 不怎么这样□ | 有时□ | 较多时□ | 完全是□ |
| 伤感的电影剧情会让我伤心流泪 | 从不□ | 不怎么这样□ | 有时□ | 较多时□ | 完全是□ |
| 候诊室里孩子因为害怕而发出的尖叫声,让我心里发慌 | 从不□ | 不怎么这样□ | 有时□ | 较多时□ | 完全是□ |

**六、下面是对您目前工作情况的描述，这些描述符合您的程度如何，请选择与您实际情况符合的选项**
**工作投入量表**

| 项目 | 很不符合 | 不符合 | 一般 | 符合 | 很符合 |
| --- | --- | --- | --- | --- | --- |
| 1. 早上起床时,我很乐意去上班 | 1□ | 2□ | 3□ | 4□ | 5□ |
| 2. 工作时,我觉得干劲十足 | 1□ | 2□ | 3□ | 4□ | 5□ |
| 3. 即使工作进展不顺利,我也不会灰心丧气,能坚持不懈 | 1□ | 2□ | 3□ | 4□ | 5□ |
| 4. 我能持续工作很长时间,中间不需要假期休息 | 1□ | 2□ | 3□ | 4□ | 5□ |
| 5. 工作时,我的心情非常开朗,精神愉悦 | 1□ | 2□ | 3□ | 4□ | 5□ |
| 6. 工作时,我感到精力充沛 | 1□ | 2□ | 3□ | 4□ | 5□ |
| 7. 工作对我具有挑战性 | 1□ | 2□ | 3□ | 4□ | 5□ |
| 8. 我所做的工作能够激励我 | 1□ | 2□ | 3□ | 4□ | 5□ |
| 9. 我对自己的工作非常热衷,充满热情 | 1□ | 2□ | 3□ | 4□ | 5□ |
| 10. 我为自己所从事的工作感到骄傲 | 1□ | 2□ | 3□ | 4□ | 5□ |

续表

| 项目 | 很不符合 | 不符合 | 一般 | 符合 | 很符合 |
|---|---|---|---|---|---|
| 11. 我觉得我所从事的工作非常有意义 | 1 □ | 2 □ | 3 □ | 4 □ | 5 □ |
| 12. 当我工作时,我忘记了周围的一切 | 1 □ | 2 □ | 3 □ | 4 □ | 5 □ |
| 13. 当我工作时,感觉时间飞逝,总是不知不觉就过去了 | 1 □ | 2 □ | 3 □ | 4 □ | 5 □ |
| 14. 当我工作时,我满脑子就只有工作 | 1 □ | 2 □ | 3 □ | 4 □ | 5 □ |
| 15. 让我放下手中的工作,是件很困难的事情 | 1 □ | 2 □ | 3 □ | 4 □ | 5 □ |
| 16. 我工作的时候,完全沉浸在其中 | 1 □ | 2 □ | 3 □ | 4 □ | 5 □ |
| 17. 当我专心工作时,我感觉到快乐 | 1 □ | 2 □ | 3 □ | 4 □ | 5 □ |

非常感谢您的协助,请检查上列各项有没有漏填!

附表5

## 患者医院暴力情绪感染问卷

尊敬的女士、先生：

您好！我们拟通过此次调查了解您对住院服务质量的期望和实际感受的情况，以分析医院在住院服务质量方面存在的问题，为医院进一步提高住院服务质量提供意见和建议。本调查问卷的信息仅用于此课题的研究，采用匿名的方式作答，您的填写资料我们会严格保密，恳请您抽出宝贵时间填写，谢谢支持！

**第一部分　基本情况**

1. 性别：男□　女□
2. 年龄：18~30 岁□　>30~40 岁□　>40~50 岁□　>50~60 岁□　>60 岁□
3. 您接受教育的程度：初中及以下□　中专、高中□　大专、本科□　硕士及以上□
4. 您家庭的月平均收入：
   <1 000 元□　1 000~<3 000 元□　3 000~<5 000 元□　5 000~<8 000 元□　≥8 000 □
5. 您本次就诊的科室是：
   内科□　外科□　妇产科□　儿科□　口腔科□　五官科□　影像检查科□　其他＿＿＿＿□
6. 您是哪种付费方式（可多选）
   完全自费□　城镇职工基本医疗保险□　城镇居民基本医疗保险□　新农合□
   商业保险□　其他＿＿＿＿＿＿□
7. 您此次对住院所患的疾病是否清楚？　是□　否□
8. 您对所患疾病的治疗方法是否清楚？　是□　否□
9. 您对此次就医是否满意？非常满意□　满意□　一般□　不满意□　非常不满意□

**第二部分：期望与感知调查**　该部分以 5 分为最高标准，调查您期望该医院住院部提供医疗服务质量的水平，以及您在本医院实际感受到的服务质量。如果您对某项内容的期望值比较高，请选择较高的分数，反之，请选择较低的分数；实际感受部分，若您认同医院在某项内容上做得比较好，请选择较高的分数；反之，请选择较低的分数。25 个调查内容中分别用 1~5 分来表示，请您根据自己的实际情况在最合适的选项上打"√"。

| 调查内容 | 期望程度 | | | | | 实际感知程度 | | | | |
|---|---|---|---|---|---|---|---|---|---|---|
| | 不高 | 不太高 | 一般 | 比较高 | 高 | 不认同 | 不太认同 | 一般 | 比较认同 | 认同 |
| 1. 医院拥有现代化医疗设备 | 1 | 2 | 3 | 4 | 5 | 1 | 2 | 3 | 4 | 5 |
| 2. 医院环境、卫生条件不错（如清洁病房、走廊厕所） | 1 | 2 | 3 | 4 | 5 | 1 | 2 | 3 | 4 | 5 |
| 3. 医院医务人员穿着整洁得体 | 1 | 2 | 3 | 4 | 5 | 1 | 2 | 3 | 4 | 5 |
| 4. 医院提供就诊咨询、导医以及小推车等便民服务 | 1 | 2 | 3 | 4 | 5 | 1 | 2 | 3 | 4 | 5 |
| 5. 医院提供健康宣传、服务指南等资料 | 1 | 2 | 3 | 4 | 5 | 1 | 2 | 3 | 4 | 5 |
| 6. 医院按您的治疗方案及时提供诊疗服务 | 1 | 2 | 3 | 4 | 5 | 1 | 2 | 3 | 4 | 5 |
| 7. 该医院在您接受诊疗服务时，医务人员通常第一次就做对（如一次性抽血、注射成功等） | 1 | 2 | 3 | 4 | 5 | 1 | 2 | 3 | 4 | 5 |
| 8. 医院准确无误地执行您的治疗方案 | 1 | 2 | 3 | 4 | 5 | 1 | 2 | 3 | 4 | 5 |
| 9. 医院准确记录您的诊疗情况 | 1 | 2 | 3 | 4 | 5 | 1 | 2 | 3 | 4 | 5 |
| 10. 医院医务人员准确、详细告诉您治疗的计划安排 | 1 | 2 | 3 | 4 | 5 | 1 | 2 | 3 | 4 | 5 |

续表

| 调查内容 | 期望程度 | | | | | 实际感知程度 | | | | |
|---|---|---|---|---|---|---|---|---|---|---|
| | 不高 | 不太高 | 一般 | 比较高 | 高 | 不认同 | 不太认同 | 一般 | 比较认同 | 认同 |
| 11. 当您急需医疗服务时,该医院能及时提供 | 1 | 2 | 3 | 4 | 5 | 1 | 2 | 3 | 4 | 5 |
| 12. 医院重视并快速处理您的意见或投诉 | 1 | 2 | 3 | 4 | 5 | 1 | 2 | 3 | 4 | 5 |
| 13. 医院医务人员平时总是乐于帮助您并能主动关心您 | 1 | 2 | 3 | 4 | 5 | 1 | 2 | 3 | 4 | 5 |
| 14. 当您急需医疗服务时,医院能够及时为您提供 | 1 | 2 | 3 | 4 | 5 | 1 | 2 | 3 | 4 | 5 |
| 15. 医院医务人员有良好的医风医德(如不收受红包、礼品或不接受请客吃饭) | 1 | 2 | 3 | 4 | 5 | 1 | 2 | 3 | 4 | 5 |
| 16. 医院医务人员值得您信赖 | 1 | 2 | 3 | 4 | 5 | 1 | 2 | 3 | 4 | 5 |
| 17. 在该医院就诊让您感到放心 | 1 | 2 | 3 | 4 | 5 | 1 | 2 | 3 | 4 | 5 |
| 18. 医院医务人员有很好的服务态度 | 1 | 2 | 3 | 4 | 5 | 1 | 2 | 3 | 4 | 5 |
| 19. 医院医务人员有较高的知识技能水平 | 1 | 2 | 3 | 4 | 5 | 1 | 2 | 3 | 4 | 5 |
| 20. 医院医务人员详细询问您病情并清晰地跟您解释 | 1 | 2 | 3 | 4 | 5 | 1 | 2 | 3 | 4 | 5 |
| 21. 医院医务人员向您征求治疗方案意见 | 1 | 2 | 3 | 4 | 5 | 1 | 2 | 3 | 4 | 5 |
| 22. 该医院优先考虑您的利益,而不是医院的利益 | 1 | 2 | 3 | 4 | 5 | 1 | 2 | 3 | 4 | 5 |
| 23. 医院各项医疗费用收取合理 | 1 | 2 | 3 | 4 | 5 | 1 | 2 | 3 | 4 | 5 |
| 24. 各项医疗费用查询服务及时、便捷 | 1 | 2 | 3 | 4 | 5 | 1 | 2 | 3 | 4 | 5 |
| 25. 医院收费单中给出各项目费用的明细列表 | 1 | 2 | 3 | 4 | 5 | 1 | 2 | 3 | 4 | 5 |

**第三部分**:在过去的 12 个月中,在医院里,您是否看到过下列情况:

| | | | | |
|---|---|---|---|---|
| 1. 有人责骂、谩骂、辱骂医护人员 | 无□ | 1 次□ | 2~3 次□ | 4 次以上□ |
| 2. 有人用身体或者东西攻击医护人员 | 无□ | 1 次□ | 2~3 次□ | 4 次以上□ |
| 3. 有人对医护人员实施性骚扰、性袭击等 | 无□ | 1 次□ | 2~3 次□ | 4 次以上□ |

**第四部分**:在过去的 12 个月中,您是否听说过下列事件:

| | | | | |
|---|---|---|---|---|
| 1. 有人责骂、谩骂、辱骂医护人员 | 无□ | 1 次□ | 2~3 次□ | 4 次以上□ |
| 2. 有人用身体或者东西攻击医护人员 | 无□ | 1 次□ | 2~3 次□ | 4 次以上□ |
| 3. 有人对医护人员实施性骚扰、性袭击等 | 无□ | 1 次□ | 2~3 次□ | 4 次以上□ |

**第五部分**:在过去的 12 个月中您在医院是否与医护人员发生过冲突?

否□　是□　语言□　肢体□　其他_____

**第六部分**:对于医患之间的语言、肢体冲突,打骂医护人员的事件,您的感觉如何:

| | | | | |
|---|---|---|---|---|
| 1. 感受到愉快 | 1 一点也不□ | 2 有一点□ | 3 中度□ | 4 相当程度□ | 5 极度□ |
| 2. 感受到紧张 | 1 一点也不□ | 2 有一点□ | 3 中度□ | 4 相当程度□ | 5 极度□ |
| 3. 感受到冲动 | 1 一点也不□ | 2 有一点□ | 3 中度□ | 4 相当程度□ | 5 极度□ |
| 4. 你能意识到自己的感受吗 | 1 一点也不□ | 2 有一点□ | 3 中度□ | 4 相当程度□ | 5 极度□ |
| 5. 你能认识的自己的愉快 | 1 一点也不□ | 2 有一点□ | 3 中度□ | 4 相当程度□ | 5 极度□ |
| 6. 你能认识到自己的紧张 | 1 一点也不□ | 2 有一点□ | 3 中度□ | 4 相当程度□ | 5 极度□ |

续表

| 7. 你能认识到自己的冲动 | 1 一点也不□ | 2 有一点□ | 3 中度□ | 4 相当程度□ | 5 极度□ |
| 8. 你能清楚确认自己这种认知吗 | 1 一点也不□ | 2 有一点□ | 3 中度□ | 4 相当程度□ | 5 极度□ |
| 9. 你有愉快的行为表现吗 | 1 一点也不□ | 2 有一点□ | 3 中度□ | 4 相当程度□ | 5 极度□ |
| 10. 你有紧张的行为表现吗 | 1 一点也不□ | 2 有一点□ | 3 中度□ | 4 相当程度□ | 5 极度□ |
| 11. 你有冲动的行为表现吗 | 1 一点也不□ | 2 有一点□ | 3 中度□ | 4 相当程度□ | 5 极度□ |
| 12. 你能意识到自己有这种行为表现吗 | 1 一点也不□ | 2 有一点□ | 3 中度□ | 4 相当程度□ | 5 极度□ |

**第七部分**：请您回想您经历 / 目睹 / 听说的医院暴力事件，您的心情如何，请根据您的情况填写下表。

| 1 | 气愤 | 轻度 / 仅有一点□ | 中度 / 一般□ | 重度 / 非常□ |
| 2 | 惊奇（竟然会发生这样的事） | 轻度 / 仅有一点□ | 中度 / 一般□ | 重度 / 非常□ |
| 3 | 感兴趣 | 轻度 / 仅有一点□ | 中度 / 一般□ | 重度 / 非常□ |
| 4 | 轻蔑（会这样做的人素质不高） | 轻度 / 仅有一点□ | 中度 / 一般□ | 重度 / 非常□ |
| 5 | 害怕（波及自己，影响自己就医） | 轻度 / 仅有一点□ | 中度 / 一般□ | 重度 / 非常□ |
| 6 | 内疚（不该有过激行为） | 轻度 / 仅有一点□ | 中度 / 一般□ | 重度 / 非常□ |
| 7 | 害羞 | 轻度 / 仅有一点□ | 中度 / 一般□ | 重度 / 非常□ |
| 8 | 快乐 | 轻度 / 仅有一点□ | 中度 / 一般□ | 重度 / 非常□ |
| 9 | 痛苦 | 轻度 / 仅有一点□ | 中度 / 一般□ | 重度 / 非常□ |
| 10 | 厌恶（讨厌人们用暴力处理医患关系） | 轻度 / 仅有一点□ | 中度 / 一般□ | 重度 / 非常□ |

**第八部分**：目睹、听说或者经历医院暴力事件，对您情绪影响的程度如何，请填写下表。

| 1. 您的心情会感到低落、烦躁、不安 | 1 无□ | 2 轻度□ | 3 中度□ | 4 重度□ | 5 极重度□ |
| 2. 您对医护人员感到同情 | 1 无□ | 2 轻度□ | 3 中度□ | 4 重度□ | 5 极重度□ |
| 3. 您对患者及其家属的行为能够理解 | 1 无□ | 2 轻度□ | 3 中度□ | 4 重度□ | 5 极重度□ |
| 4. 您觉得类似做法只要不过激，有时可使医疗要求实现 | 1 无□ | 2 轻度□ | 3 中度□ | 4 重度□ | 5 极重度□ |
| 5. 您内心也曾有过类似的冲动 | 1 无□ | 2 轻度□ | 3 中度□ | 4 重度□ | 5 极重度□ |
| 6. 您担心这样的事会影响医生工作，最终影响自己就诊 | 1 无□ | 2 轻度□ | 3 中度□ | 4 重度□ | 5 极重度□ |
| 7. 您不愿意选择曾发生医院暴力事件的医院就诊 | 1 无□ | 2 轻度□ | 3 中度□ | 4 重度□ | 5 极重度□ |
| 8. 发生暴力事件的医院和医生工作肯定是存在问题的 | 1 无□ | 2 轻度□ | 3 中度□ | 4 重度□ | 5 极重度□ |
| 9. 您觉得医患关系以后是可以改善的 | 1 无□ | 2 轻度□ | 3 中度□ | 4 重度□ | 5 极重度□ |

感谢您的合作，祝您早日康复！

**附表 6**

## 《医院工作场所暴力防控介入点及关键防控措施选择》咨询邀请函

尊敬的专家:

您好! 首先感谢您能在百忙中抽出时间阅读我们的专家咨询表! 鉴于您在医院管理工作中的权威性,我们诚挚地邀请您为我们设计的"医院工作场所暴力防控介入点及关键防控措施"提供咨询,希望能得到您的不吝指导与宝贵意见,以便我们对指标体系进行完善。如有问题、建议,欢迎随时与我们联系,谢谢您的合作与支持!

本表旨在通过对您的咨询,对医院工作场所暴力的防控介入点及防控措施进行重要性(不重要、比较不重要、一般重要、比较重要、非常重要)、敏感性(不敏感、比较不敏感、一般敏感、比较敏感、非常敏感)、可行性(不可行、比较不可行、一般、比较可行、非常可行)进行评价(每一防控介入点后,防控措施分为医院和医务人员两部分,但应视为一个整体进行打分),从而筛选出在防控医院工作场所暴力的实际管理过程中更为有效的介入点及防控措施。评价方式为打分制,分值范围为 1~5 分,分数越高代表您越认可该指标,请选择您认为合适的分数进行打分。也请您能额外增加您认为针对医院工作场所暴力重要的防控介入点及防控措施并进行相应的评分。课题组对您的帮助表示衷心的感谢!

由于受疫情影响,课题完成时间受限,恳请您填写完成后于 ×× 月 ×× 日前将此问卷,以电子邮件形式发回:E-mail:××××××@×××.com

联系人:×××　　电话:×××××××××××

再次衷心感谢您的大力支持和指导!

注意:请用 WPS 软件打开此文档,进行评分时单击分数所对应的方框,单击一次即可显示对勾,再次单击即可取消。

哈尔滨医科大学卫生管理学院《医院工作场所暴力多阶段动态防控模型研究》课题组<br>总负责人:樊立华教授

**事前阶段介入点评价(宏观层面,分值 1~5 分)**

| 阶段 | 介入点 | 重要性 | | | | | 敏感性 | | | | | 可行性 | | | | |
|---|---|---|---|---|---|---|---|---|---|---|---|---|---|---|---|---|
| | | 1 | 2 | 3 | 4 | 5 | 1 | 2 | 3 | 4 | 5 | 1 | 2 | 3 | 4 | 5 |
| 预防 | 事前准备(患者入院之前医院及医护人员自身所做的准备) | □ | □ | □ | □ | □ | □ | □ | □ | □ | □ | □ | □ | □ | □ | □ |
| | 医务人员工作强度 | □ | □ | □ | □ | □ | □ | □ | □ | □ | □ | □ | □ | □ | □ | □ |
| | 医务人员的沟通能力和技巧 | □ | □ | □ | □ | □ | □ | □ | □ | □ | □ | □ | □ | □ | □ | □ |
| | 诊疗流程 | □ | □ | □ | □ | □ | □ | □ | □ | □ | □ | □ | □ | □ | □ | □ |
| | 医院环境 | □ | □ | □ | □ | □ | □ | □ | □ | □ | □ | □ | □ | □ | □ | □ |
| | 诊疗时,患方人员情绪激动 | □ | □ | □ | □ | □ | □ | □ | □ | □ | □ | □ | □ | □ | □ | □ |
| | 患方因疾病产生焦虑情绪 | □ | □ | □ | □ | □ | □ | □ | □ | □ | □ | □ | □ | □ | □ | □ |
| | 责任医生初次接触患者 | □ | □ | □ | □ | □ | □ | □ | □ | □ | □ | □ | □ | □ | □ | □ |
| | 患方对疾病真实情况认知低,出现情绪波动 | □ | □ | □ | □ | □ | □ | □ | □ | □ | □ | □ | □ | □ | □ | □ |
| | 诊治过程中患者疾病恶化,患者或患者家属情绪激动 | □ | □ | □ | □ | □ | □ | □ | □ | □ | □ | □ | □ | □ | □ | □ |
| | 诊疗过程中出现并发症 | □ | □ | □ | □ | □ | □ | □ | □ | □ | □ | □ | □ | □ | □ | □ |
| | 患方进行投诉 | □ | □ | □ | □ | □ | □ | □ | □ | □ | □ | □ | □ | □ | □ | □ |

续表

| 阶段 | 介入点 | 重要性 | | | | | 敏感性 | | | | | 可行性 | | | | |
|---|---|---|---|---|---|---|---|---|---|---|---|---|---|---|---|---|
| | | 1 | 2 | 3 | 4 | 5 | 1 | 2 | 3 | 4 | 5 | 1 | 2 | 3 | 4 | 5 |
| 预防 | 答复并不能使患方满意 | ☐ | ☐ | ☐ | ☐ | ☐ | ☐ | ☐ | ☐ | ☐ | ☐ | ☐ | ☐ | ☐ | ☐ | ☐ |
| | 患方声称通过自媒体等方式发布不良信息,威胁医务人员 | ☐ | ☐ | ☐ | ☐ | ☐ | ☐ | ☐ | ☐ | ☐ | ☐ | ☐ | ☐ | ☐ | ☐ | ☐ |
| 在此填写您的建议 | | ☐ | ☐ | ☐ | ☐ | ☐ | ☐ | ☐ | ☐ | ☐ | ☐ | ☐ | ☐ | ☐ | ☐ | ☐ |
| | | ☐ | ☐ | ☐ | ☐ | ☐ | ☐ | ☐ | ☐ | ☐ | ☐ | ☐ | ☐ | ☐ | ☐ | ☐ |

**事前阶段防控措施评价(微观层面,分值1~5分)**

| 阶段 | 介入点 | | 防控措施 | 重要性 | | | | | 敏感性 | | | | | 可行性 | | | | |
|---|---|---|---|---|---|---|---|---|---|---|---|---|---|---|---|---|---|---|
| | | | | 1 | 2 | 3 | 4 | 5 | 1 | 2 | 3 | 4 | 5 | 1 | 2 | 3 | 4 | 5 |
| 预防 | 事前准备 | 医院 | 入院时,对患方人员进行安全检查 | ☐ | ☐ | ☐ | ☐ | ☐ | ☐ | ☐ | ☐ | ☐ | ☐ | ☐ | ☐ | ☐ | ☐ | ☐ |
| | | | 安装一键报警装置(室内、随身携带或安放于工作地点指定位置) | ☐ | ☐ | ☐ | ☐ | ☐ | ☐ | ☐ | ☐ | ☐ | ☐ | ☐ | ☐ | ☐ | ☐ | ☐ |
| | | | 重视医院安保工作,配备足够数量人员、人流量大的区域配备固定安保人员、增加巡逻频次和人数,发现问题,及时妥善处理 | ☐ | ☐ | ☐ | ☐ | ☐ | ☐ | ☐ | ☐ | ☐ | ☐ | ☐ | ☐ | ☐ | ☐ | ☐ |
| | | | 通过外请专家讲座、剖析身边典型案例、当事人现身说教等形式定期开展相关教育,提升医务人员的防范意识 | ☐ | ☐ | ☐ | ☐ | ☐ | ☐ | ☐ | ☐ | ☐ | ☐ | ☐ | ☐ | ☐ | ☐ | ☐ |
| | | | 定期对医务人员进行患者满意度考核,对考核不合格者采取一定的惩罚措施,改变其诊疗服务行为,提升患者满意度 | ☐ | ☐ | ☐ | ☐ | ☐ | ☐ | ☐ | ☐ | ☐ | ☐ | ☐ | ☐ | ☐ | ☐ | ☐ |
| | | | 使用人脸识别系统,甄别在本院有不良记录的人员 | ☐ | ☐ | ☐ | ☐ | ☐ | ☐ | ☐ | ☐ | ☐ | ☐ | ☐ | ☐ | ☐ | ☐ | ☐ |
| | | | 定期进行医院工作场所暴力事件防控演练,提升医务人员、管理人员、安保人员防控和处理医院工作场所事件的能力 | ☐ | ☐ | ☐ | ☐ | ☐ | ☐ | ☐ | ☐ | ☐ | ☐ | ☐ | ☐ | ☐ | ☐ | ☐ |
| | | | 注重加强医务人员医德医风建设,多措并举提升医务人员素养 | ☐ | ☐ | ☐ | ☐ | ☐ | ☐ | ☐ | ☐ | ☐ | ☐ | ☐ | ☐ | ☐ | ☐ | ☐ |
| | | | 实行首诉负责制 | ☐ | ☐ | ☐ | ☐ | ☐ | ☐ | ☐ | ☐ | ☐ | ☐ | ☐ | ☐ | ☐ | ☐ | ☐ |
| | | | 实行投诉分级处理制度(即划分投诉类型,如"一般、严重和重大","一般"由工作人员接待处理,"严重"由负责人接待处理,"重大"由主管副院长接待处理) | ☐ | ☐ | ☐ | ☐ | ☐ | ☐ | ☐ | ☐ | ☐ | ☐ | ☐ | ☐ | ☐ | ☐ | ☐ |
| | | | 注重纠纷处理人员能力的提升与处理团队人员构成的合理性 | ☐ | ☐ | ☐ | ☐ | ☐ | ☐ | ☐ | ☐ | ☐ | ☐ | ☐ | ☐ | ☐ | ☐ | ☐ |

续表

| 阶段 | 介入点 | | 防控措施 | 重要性 | | | | | 敏感性 | | | | | 可行性 | | | | |
|---|---|---|---|---|---|---|---|---|---|---|---|---|---|---|---|---|---|---|
| | | | | 1 | 2 | 3 | 4 | 5 | 1 | 2 | 3 | 4 | 5 | 1 | 2 | 3 | 4 | 5 |
| 预防 | 事前准备 | 医院 | 带有公益宣传的"维护医院诊疗秩序"的警示语 | □ | □ | □ | □ | □ | □ | □ | □ | □ | □ | □ | □ | □ | □ | □ |
| | | | 每年定期开展医患沟通专门讲座及培训 | □ | □ | □ | □ | □ | □ | □ | □ | □ | □ | □ | □ | □ | □ | □ |
| | | | 加强对医务人员的职业道德教育 | □ | □ | □ | □ | □ | □ | □ | □ | □ | □ | □ | □ | □ | □ | □ |
| | | | 控制进入住院处或病房人数以及探访人数 | □ | □ | □ | □ | □ | □ | □ | □ | □ | □ | □ | □ | □ | □ | □ |
| | | 您的建议 | | □ | □ | □ | □ | □ | □ | □ | □ | □ | □ | □ | □ | □ | □ | □ |
| | | | | □ | □ | □ | □ | □ | □ | □ | □ | □ | □ | □ | □ | □ | □ | □ |
| | | 医务人员 | 努力提升自己识别患者及家属是否会产生暴力倾向的能力 | □ | □ | □ | □ | □ | □ | □ | □ | □ | □ | □ | □ | □ | □ | □ |
| | | | 努力学习危险防范知识及技能 | □ | □ | □ | □ | □ | □ | □ | □ | □ | □ | □ | □ | □ | □ | □ |
| | | | 努力提升自身的医疗技术水平 | □ | □ | □ | □ | □ | □ | □ | □ | □ | □ | □ | □ | □ | □ | □ |
| | | | 提升自身医患沟通能力与技巧 | □ | □ | □ | □ | □ | □ | □ | □ | □ | □ | □ | □ | □ | □ | □ |
| | | | 学习、研究化解冲突矛盾的技巧 | □ | □ | □ | □ | □ | □ | □ | □ | □ | □ | □ | □ | □ | □ | □ |
| | | 您的建议 | | □ | □ | □ | □ | □ | □ | □ | □ | □ | □ | □ | □ | □ | □ | □ |
| | | | | □ | □ | □ | □ | □ | □ | □ | □ | □ | □ | □ | □ | □ | □ | □ |
| | 医务人员工作强度 | 医院 | 通过合理配备人力资源、限制床位、加强分工协作等方式,使医务人员工作强度控制在合理范围内 | □ | □ | □ | □ | □ | □ | □ | □ | □ | □ | □ | □ | □ | □ | □ |
| | | | 对工作强度较大的医务人员给予一定的假期、倒班,使其调整好工作状态 | □ | □ | □ | □ | □ | □ | □ | □ | □ | □ | □ | □ | □ | □ | □ |
| | | | 合理布局医院学科规模,完善科室梯队建设 | □ | □ | □ | □ | □ | □ | □ | □ | □ | □ | □ | □ | □ | □ | □ |
| | | 您的建议 | | □ | □ | □ | □ | □ | □ | □ | □ | □ | □ | □ | □ | □ | □ | □ |
| | | | | □ | □ | □ | □ | □ | □ | □ | □ | □ | □ | □ | □ | □ | □ | □ |
| | | 医务人员 | 合理安排自身时间,避免长时间超负荷工作 | □ | □ | □ | □ | □ | □ | □ | □ | □ | □ | □ | □ | □ | □ | □ |
| | | | 加强身体锻炼,有效调整不良情绪,保持身心愉悦 | □ | □ | □ | □ | □ | □ | □ | □ | □ | □ | □ | □ | □ | □ | □ |
| | | | 积极参加医院、科室各项活动,尤其是文体活动,建立良好人际关系 | □ | □ | □ | □ | □ | □ | □ | □ | □ | □ | □ | □ | □ | □ | □ |
| | | 您的建议 | | □ | □ | □ | □ | □ | □ | □ | □ | □ | □ | □ | □ | □ | □ | □ |
| | | | | □ | □ | □ | □ | □ | □ | □ | □ | □ | □ | □ | □ | □ | □ | □ |

续表

| 阶段 | 介入点 | | 防控措施 | 重要性 | | | | | 敏感性 | | | | | 可行性 | | | | |
|---|---|---|---|---|---|---|---|---|---|---|---|---|---|---|---|---|---|---|
| | | | | 1 | 2 | 3 | 4 | 5 | 1 | 2 | 3 | 4 | 5 | 1 | 2 | 3 | 4 | 5 |
| 预防 | 医务人员沟通能力和技巧 | 医院 | 定期开展多种形式医患沟通培训,不能流于形式。如专家讲课,优秀案例分享,同行经验介绍,纠纷管理人员所做的培训等 | ☐ | ☐ | ☐ | ☐ | ☐ | ☐ | ☐ | ☐ | ☐ | ☐ | ☐ | ☐ | ☐ | ☐ | ☐ |
| | | | 经常出现因沟通问题与患者产生矛盾的应给予一定的惩罚 | ☐ | ☐ | ☐ | ☐ | ☐ | ☐ | ☐ | ☐ | ☐ | ☐ | ☐ | ☐ | ☐ | ☐ | ☐ |
| | | 您的建议 | | ☐ | ☐ | ☐ | ☐ | ☐ | ☐ | ☐ | ☐ | ☐ | ☐ | ☐ | ☐ | ☐ | ☐ | ☐ |
| | | | | ☐ | ☐ | ☐ | ☐ | ☐ | ☐ | ☐ | ☐ | ☐ | ☐ | ☐ | ☐ | ☐ | ☐ | ☐ |
| | | 医务人员 | 多看多学,提升自身的沟通技巧与沟通能力 | ☐ | ☐ | ☐ | ☐ | ☐ | ☐ | ☐ | ☐ | ☐ | ☐ | ☐ | ☐ | ☐ | ☐ | ☐ |
| | | | 在日常诊疗过程中,有意训练自己 | ☐ | ☐ | ☐ | ☐ | ☐ | ☐ | ☐ | ☐ | ☐ | ☐ | ☐ | ☐ | ☐ | ☐ | ☐ |
| | | 您的建议 | | ☐ | ☐ | ☐ | ☐ | ☐ | ☐ | ☐ | ☐ | ☐ | ☐ | ☐ | ☐ | ☐ | ☐ | ☐ |
| | | | | ☐ | ☐ | ☐ | ☐ | ☐ | ☐ | ☐ | ☐ | ☐ | ☐ | ☐ | ☐ | ☐ | ☐ | ☐ |
| | 诊疗流程 | 医院 | 设立患者投诉建议渠道,收集患者对诊疗流程的意见与建议 | ☐ | ☐ | ☐ | ☐ | ☐ | ☐ | ☐ | ☐ | ☐ | ☐ | ☐ | ☐ | ☐ | ☐ | ☐ |
| | | | 管理人员的现场体验,发现不足并予以优化 | ☐ | ☐ | ☐ | ☐ | ☐ | ☐ | ☐ | ☐ | ☐ | ☐ | ☐ | ☐ | ☐ | ☐ | ☐ |
| | | | 对同级别医院进行参观考察,与自身进行对比,对诊疗流程进行优化 | ☐ | ☐ | ☐ | ☐ | ☐ | ☐ | ☐ | ☐ | ☐ | ☐ | ☐ | ☐ | ☐ | ☐ | ☐ |
| | | | 自助服务与人工服务相结合,自助服务处有相关人员进行指导 | ☐ | ☐ | ☐ | ☐ | ☐ | ☐ | ☐ | ☐ | ☐ | ☐ | ☐ | ☐ | ☐ | ☐ | ☐ |
| | | | 引导人员的培训与岗位科学设置 | ☐ | ☐ | ☐ | ☐ | ☐ | ☐ | ☐ | ☐ | ☐ | ☐ | ☐ | ☐ | ☐ | ☐ | ☐ |
| | | | 增加挂号,退卡、退费等服务窗口 | ☐ | ☐ | ☐ | ☐ | ☐ | ☐ | ☐ | ☐ | ☐ | ☐ | ☐ | ☐ | ☐ | ☐ | ☐ |
| | | | 诊疗流程图的合理张贴以及相关人员对患方人员疑问的解答 | ☐ | ☐ | ☐ | ☐ | ☐ | ☐ | ☐ | ☐ | ☐ | ☐ | ☐ | ☐ | ☐ | ☐ | ☐ |
| | | 您的建议 | | ☐ | ☐ | ☐ | ☐ | ☐ | ☐ | ☐ | ☐ | ☐ | ☐ | ☐ | ☐ | ☐ | ☐ | ☐ |
| | | | | ☐ | ☐ | ☐ | ☐ | ☐ | ☐ | ☐ | ☐ | ☐ | ☐ | ☐ | ☐ | ☐ | ☐ | ☐ |
| | | 医务人员 | 窗口服务人员等注意服务态度,耐心解答患方疑问 | ☐ | ☐ | ☐ | ☐ | ☐ | ☐ | ☐ | ☐ | ☐ | ☐ | ☐ | ☐ | ☐ | ☐ | ☐ |
| | | | 医务人员对需要帮助的患者或患者家属主动提供帮助 | ☐ | ☐ | ☐ | ☐ | ☐ | ☐ | ☐ | ☐ | ☐ | ☐ | ☐ | ☐ | ☐ | ☐ | ☐ |
| | | | 应提升面向患者提供服务的职能部门(如门诊部、医保办、医风办等)人员的能力与素质 | ☐ | ☐ | ☐ | ☐ | ☐ | ☐ | ☐ | ☐ | ☐ | ☐ | ☐ | ☐ | ☐ | ☐ | ☐ |
| | | 您的建议 | | ☐ | ☐ | ☐ | ☐ | ☐ | ☐ | ☐ | ☐ | ☐ | ☐ | ☐ | ☐ | ☐ | ☐ | ☐ |
| | | | | ☐ | ☐ | ☐ | ☐ | ☐ | ☐ | ☐ | ☐ | ☐ | ☐ | ☐ | ☐ | ☐ | ☐ | ☐ |

续表

| 阶段 | 介入点 | | 防控措施 | 重要性 | | | | | 敏感性 | | | | | 可行性 | | | | |
|---|---|---|---|---|---|---|---|---|---|---|---|---|---|---|---|---|---|---|
| | | | | 1 | 2 | 3 | 4 | 5 | 1 | 2 | 3 | 4 | 5 | 1 | 2 | 3 | 4 | 5 |
| 预防 | 医院环境 | 医院 | 医务人员对需要帮助的患者或患者家属主动提供帮助 | ☐ | ☐ | ☐ | ☐ | ☐ | ☐ | ☐ | ☐ | ☐ | ☐ | ☐ | ☐ | ☐ | ☐ | ☐ |
| | | | 应提升面向患者提供服务的职能部门(如门诊部、医保办、医风办等)人员的能力与素质 | ☐ | ☐ | ☐ | ☐ | ☐ | ☐ | ☐ | ☐ | ☐ | ☐ | ☐ | ☐ | ☐ | ☐ | ☐ |
| | | 您的建议 | | ☐ | ☐ | ☐ | ☐ | ☐ | ☐ | ☐ | ☐ | ☐ | ☐ | ☐ | ☐ | ☐ | ☐ | ☐ |
| | | | | ☐ | ☐ | ☐ | ☐ | ☐ | ☐ | ☐ | ☐ | ☐ | ☐ | ☐ | ☐ | ☐ | ☐ | ☐ |
| | 诊疗时患方人员情绪激动 | 医院 | 相关负责人引导患者或患者家属到安静的办公室或会议室进行沟通 | ☐ | ☐ | ☐ | ☐ | ☐ | ☐ | ☐ | ☐ | ☐ | ☐ | ☐ | ☐ | ☐ | ☐ | ☐ |
| | | | 根据状况选择是否向当事医生提出预警 | ☐ | ☐ | ☐ | ☐ | ☐ | ☐ | ☐ | ☐ | ☐ | ☐ | ☐ | ☐ | ☐ | ☐ | ☐ |
| | | | 安保人员及时跟踪关注 | ☐ | ☐ | ☐ | ☐ | ☐ | ☐ | ☐ | ☐ | ☐ | ☐ | ☐ | ☐ | ☐ | ☐ | ☐ |
| | | | 倾听患方人员倾诉,并积极作出回应 | ☐ | ☐ | ☐ | ☐ | ☐ | ☐ | ☐ | ☐ | ☐ | ☐ | ☐ | ☐ | ☐ | ☐ | ☐ |
| | | 您的建议 | | ☐ | ☐ | ☐ | ☐ | ☐ | ☐ | ☐ | ☐ | ☐ | ☐ | ☐ | ☐ | ☐ | ☐ | ☐ |
| | | | | ☐ | ☐ | ☐ | ☐ | ☐ | ☐ | ☐ | ☐ | ☐ | ☐ | ☐ | ☐ | ☐ | ☐ | ☐ |
| | | 医务人员 | 医护人员避免与其正面冲突,不能与其恶语相向,进行耐心解释,细心沟通 | ☐ | ☐ | ☐ | ☐ | ☐ | ☐ | ☐ | ☐ | ☐ | ☐ | ☐ | ☐ | ☐ | ☐ | ☐ |
| | | | 有后门的将后门打开,以防不测 | ☐ | ☐ | ☐ | ☐ | ☐ | ☐ | ☐ | ☐ | ☐ | ☐ | ☐ | ☐ | ☐ | ☐ | ☐ |
| | | | 诊疗时,控制诊室内的人员数量 | ☐ | ☐ | ☐ | ☐ | ☐ | ☐ | ☐ | ☐ | ☐ | ☐ | ☐ | ☐ | ☐ | ☐ | ☐ |
| | | | 耐心安抚,并告知疾病现况以及未来可能发展状态 | ☐ | ☐ | ☐ | ☐ | ☐ | ☐ | ☐ | ☐ | ☐ | ☐ | ☐ | ☐ | ☐ | ☐ | ☐ |
| | | | 多为病人着想,站在病人的角度考虑问题 | ☐ | ☐ | ☐ | ☐ | ☐ | ☐ | ☐ | ☐ | ☐ | ☐ | ☐ | ☐ | ☐ | ☐ | ☐ |
| | | | 及时上报保卫部门与科室管理人员 | ☐ | ☐ | ☐ | ☐ | ☐ | ☐ | ☐ | ☐ | ☐ | ☐ | ☐ | ☐ | ☐ | ☐ | ☐ |
| | | 您的建议 | | ☐ | ☐ | ☐ | ☐ | ☐ | ☐ | ☐ | ☐ | ☐ | ☐ | ☐ | ☐ | ☐ | ☐ | ☐ |
| | 患方因疾病产生焦虑情绪 | 医院 | 设置专门的机器设备,供患者或患者家属查询疾病相关知识 | ☐ | ☐ | ☐ | ☐ | ☐ | ☐ | ☐ | ☐ | ☐ | ☐ | ☐ | ☐ | ☐ | ☐ | ☐ |
| | | | 诊室或科室外张贴相应疾病的科普宣传材料,着重提升患者对相应疾病的认知 | ☐ | ☐ | ☐ | ☐ | ☐ | ☐ | ☐ | ☐ | ☐ | ☐ | ☐ | ☐ | ☐ | ☐ | ☐ |
| | | | 发放疾病科普小册子,提升其认知水平 | ☐ | ☐ | ☐ | ☐ | ☐ | ☐ | ☐ | ☐ | ☐ | ☐ | ☐ | ☐ | ☐ | ☐ | ☐ |
| | | 您的建议 | | ☐ | ☐ | ☐ | ☐ | ☐ | ☐ | ☐ | ☐ | ☐ | ☐ | ☐ | ☐ | ☐ | ☐ | ☐ |
| | | | | ☐ | ☐ | ☐ | ☐ | ☐ | ☐ | ☐ | ☐ | ☐ | ☐ | ☐ | ☐ | ☐ | ☐ | ☐ |

续表

| 阶段 | 介入点 | | 防控措施 | 重要性 | | | | | 敏感性 | | | | | 可行性 | | | | |
|---|---|---|---|---|---|---|---|---|---|---|---|---|---|---|---|---|---|---|
| | | | | 1 | 2 | 3 | 4 | 5 | 1 | 2 | 3 | 4 | 5 | 1 | 2 | 3 | 4 | 5 |
| 预防 | 患方因疾病产生焦虑情绪 | 医务人员 | 了解焦虑的原因,增加沟通频次和时间,给予恰当的引导。多用其了解的、通俗的语言来沟通,减少医学术语使用,必要时,可使用比喻、类比等方式。 | ☐ | ☐ | ☐ | ☐ | ☐ | ☐ | ☐ | ☐ | ☐ | ☐ | ☐ | ☐ | ☐ | ☐ | ☐ |
| | | | 多为病人着想,站在病人的角度考虑问题 | ☐ | ☐ | ☐ | ☐ | ☐ | ☐ | ☐ | ☐ | ☐ | ☐ | ☐ | ☐ | ☐ | ☐ | ☐ |
| | | 您的建议 | | ☐ | ☐ | ☐ | ☐ | ☐ | ☐ | ☐ | ☐ | ☐ | ☐ | ☐ | ☐ | ☐ | ☐ | ☐ |
| | | | | ☐ | ☐ | ☐ | ☐ | ☐ | ☐ | ☐ | ☐ | ☐ | ☐ | ☐ | ☐ | ☐ | ☐ | ☐ |
| | 责任医生初次接触患者 | 医院 | 对患者和患者家属进行暴力风险评估 | ☐ | ☐ | ☐ | ☐ | ☐ | ☐ | ☐ | ☐ | ☐ | ☐ | ☐ | ☐ | ☐ | ☐ | ☐ |
| | | | 对其进行宣传教育或发放宣传材料(包括疾病知识、国家相关法规) | ☐ | ☐ | ☐ | ☐ | ☐ | ☐ | ☐ | ☐ | ☐ | ☐ | ☐ | ☐ | ☐ | ☐ | ☐ |
| | | 您的建议 | | ☐ | ☐ | ☐ | ☐ | ☐ | ☐ | ☐ | ☐ | ☐ | ☐ | ☐ | ☐ | ☐ | ☐ | ☐ |
| | | | | ☐ | ☐ | ☐ | ☐ | ☐ | ☐ | ☐ | ☐ | ☐ | ☐ | ☐ | ☐ | ☐ | ☐ | ☐ |
| | | 医务人员 | 进一步对患者病情进行告知与交代 | ☐ | ☐ | ☐ | ☐ | ☐ | ☐ | ☐ | ☐ | ☐ | ☐ | ☐ | ☐ | ☐ | ☐ | ☐ |
| | | | 加强对患方的人文关怀(是否在生活或经济上有困难,对确有困难的,科室通过一定途径予以帮助) | ☐ | ☐ | ☐ | ☐ | ☐ | ☐ | ☐ | ☐ | ☐ | ☐ | ☐ | ☐ | ☐ | ☐ | ☐ |
| | | | 对患者入院后的注意事项逐一告知,患者确认后在相关告知单上签字 | ☐ | ☐ | ☐ | ☐ | ☐ | ☐ | ☐ | ☐ | ☐ | ☐ | ☐ | ☐ | ☐ | ☐ | ☐ |
| | | | 针对具体病例,结合其自身病情及其他因素,对可能发生的风险进行针对性告知,并提出预防处理措施 | ☐ | ☐ | ☐ | ☐ | ☐ | ☐ | ☐ | ☐ | ☐ | ☐ | ☐ | ☐ | ☐ | ☐ | ☐ |
| | | 您的建议 | | ☐ | ☐ | ☐ | ☐ | ☐ | ☐ | ☐ | ☐ | ☐ | ☐ | ☐ | ☐ | ☐ | ☐ | ☐ |
| | | | | ☐ | ☐ | ☐ | ☐ | ☐ | ☐ | ☐ | ☐ | ☐ | ☐ | ☐ | ☐ | ☐ | ☐ | ☐ |
| | 患方对疾病真实情况认知低,出现情绪波动 | 医院 | 医院将此种人员记录在案,备查 | ☐ | ☐ | ☐ | ☐ | ☐ | ☐ | ☐ | ☐ | ☐ | ☐ | ☐ | ☐ | ☐ | ☐ | ☐ |
| | | | 保卫部门结合医务人员判断,确定是否应对患方人员进行通过监控等形式对其重点关注,以防不测。(患方人员入院后医院对其行为行踪进行关注) | ☐ | ☐ | ☐ | ☐ | ☐ | ☐ | ☐ | ☐ | ☐ | ☐ | ☐ | ☐ | ☐ | ☐ | ☐ |
| | | | 医院重点关注该患者是否具有同一疾病就医史 | ☐ | ☐ | ☐ | ☐ | ☐ | ☐ | ☐ | ☐ | ☐ | ☐ | ☐ | ☐ | ☐ | ☐ | ☐ |
| | | 您的建议 | | ☐ | ☐ | ☐ | ☐ | ☐ | ☐ | ☐ | ☐ | ☐ | ☐ | ☐ | ☐ | ☐ | ☐ | ☐ |
| | | | | ☐ | ☐ | ☐ | ☐ | ☐ | ☐ | ☐ | ☐ | ☐ | ☐ | ☐ | ☐ | ☐ | ☐ | ☐ |

续表

| 阶段 | 介入点 | | 防控措施 | 重要性 | | | | | 敏感性 | | | | | 可行性 | | | | |
|---|---|---|---|---|---|---|---|---|---|---|---|---|---|---|---|---|---|---|
| | | | | 1 | 2 | 3 | 4 | 5 | 1 | 2 | 3 | 4 | 5 | 1 | 2 | 3 | 4 | 5 |
| 预防 | 患方对疾病真实情况认知低,出现情绪波动 | 医务人员 | 医务人员对患者及家属进行安抚,对疾病相关情况进行详细告知 | □ | □ | □ | □ | □ | □ | □ | □ | □ | □ | □ | □ | □ | □ | □ |
| | | | 重点内容医患双方可签署沟通记录备查 | □ | □ | □ | □ | □ | □ | □ | □ | □ | □ | □ | □ | □ | □ | □ |
| | | | 医护人员对患方情况作出判断,选择是否向保卫部门进行报备 | □ | □ | □ | □ | □ | □ | □ | □ | □ | □ | □ | □ | □ | □ | □ |
| | | 您的建议 | | □ | □ | □ | □ | □ | □ | □ | □ | □ | □ | □ | □ | □ | □ | □ |
| | | | | □ | □ | □ | □ | □ | □ | □ | □ | □ | □ | □ | □ | □ | □ | □ |
| | 诊治过程中,患者疾病恶化,患方人员情绪激动 | 医院 | 设置一键报警装置,安保人员即刻到场 | □ | □ | □ | □ | □ | □ | □ | □ | □ | □ | □ | □ | □ | □ | □ |
| | | | 科室主任、医院管理部门相关领导及时到场,与患方就争议点进行沟通协调,获得患方认同 | □ | □ | □ | □ | □ | □ | □ | □ | □ | □ | □ | □ | □ | □ | □ |
| | | | 在安保人员陪同下,将患者家属引至其他地点(办公室、会议室等),避免因此扰乱医疗秩序 | □ | □ | □ | □ | □ | □ | □ | □ | □ | □ | □ | □ | □ | □ | □ |
| | | | 关注患方是否有医院外的原生怨恨情绪,比如家庭、工作、情感等,防止冲突转移 | □ | □ | □ | □ | □ | □ | □ | □ | □ | □ | □ | □ | □ | □ | □ |
| | | | 医院派专门的人员跟进,重视并解决患者的问题 | □ | □ | □ | □ | □ | □ | □ | □ | □ | □ | □ | □ | □ | □ | □ |
| | | 您的建议 | | □ | □ | □ | □ | □ | □ | □ | □ | □ | □ | □ | □ | □ | □ | □ |
| | | | | □ | □ | □ | □ | □ | □ | □ | □ | □ | □ | □ | □ | □ | □ | □ |
| | | 医务人员 | 当事医生暂时,不再参与该病人的诊疗工作 | □ | □ | □ | □ | □ | □ | □ | □ | □ | □ | □ | □ | □ | □ | □ |
| | | | 相关医生向患者家属详细说明病情加重或突然变化的原因,耐心解释,加强人文关怀 | □ | □ | □ | □ | □ | □ | □ | □ | □ | □ | □ | □ | □ | □ | □ |
| | | | 如果患方有人身威胁,涉事医生应避免单独行动,提高防范意识,同时报警 | □ | □ | □ | □ | □ | □ | □ | □ | □ | □ | □ | □ | □ | □ | □ |
| | | 您的建议 | | □ | □ | □ | □ | □ | □ | □ | □ | □ | □ | □ | □ | □ | □ | □ |
| | | | | □ | □ | □ | □ | □ | □ | □ | □ | □ | □ | □ | □ | □ | □ | □ |
| | 诊疗过程中出现并发症 | 医院 | 医院相关管理人员及时介入,分析病情原因,并向患方进行说明 | □ | □ | □ | □ | □ | □ | □ | □ | □ | □ | □ | □ | □ | □ | □ |
| | | | 科室相关人员关注患者及家属的情绪变化 | □ | □ | □ | □ | □ | □ | □ | □ | □ | □ | □ | □ | □ | □ | □ |
| | | | 组织专家重新会诊,提出补救措施及诊疗方案 | □ | □ | □ | □ | □ | □ | □ | □ | □ | □ | □ | □ | □ | □ | □ |
| | | 您的建议 | | □ | □ | □ | □ | □ | □ | □ | □ | □ | □ | □ | □ | □ | □ | □ |

续表

| 阶段 | 介入点 | | 防控措施 | 重要性 1 2 3 4 5 | 敏感性 1 2 3 4 5 | 可行性 1 2 3 4 5 |
|---|---|---|---|---|---|---|
| 预防 | 诊疗过程中出现并发症 | 医务人员 | 积极调整落实诊疗方案 | □ □ □ □ □ | □ □ □ □ □ | □ □ □ □ □ |
| | | | 当事医生与患者或患者家属积极沟通,对病情状况作出细致且尽量通俗的解释 | □ □ □ □ □ | □ □ □ □ □ | □ □ □ □ □ |
| | | | 根据现实状况,医务人员选择是否需要安保人员在场 | □ □ □ □ □ | □ □ □ □ □ | □ □ □ □ □ |
| | | 您的建议 | | □ □ □ □ □ | □ □ □ □ □ | □ □ □ □ □ |
| | | | | □ □ □ □ □ | □ □ □ □ □ | □ □ □ □ □ |
| | 患方人员进行投诉 | 医院 | 首诉负责人员负责耐心平息患者的不满,在自己不能给出合理解释的情况下,及时亲自引导患方到接待投诉的部门 | □ □ □ □ □ | □ □ □ □ □ | □ □ □ □ □ |
| | | | 首诉负责人员第一时间告知安保人员,此时安保人员应对进行投诉的患者进行重点关注,并及时与下一部门的安保人员进行沟通,做到全过程无缝隙 | □ □ □ □ □ | □ □ □ □ □ | □ □ □ □ □ |
| | | | 医院管理部门第一时间介入,接待患方投诉 | □ □ □ □ □ | □ □ □ □ □ | □ □ □ □ □ |
| | | | 控制接待患方人员数量 | □ □ □ □ □ | □ □ □ □ □ | □ □ □ □ □ |
| | | | 对于患方投诉事件及时反馈给科室,并要求科室相关责任人开展自查并对此作出详细说明,同时上报医院管理部门 | □ □ □ □ □ | □ □ □ □ □ | □ □ □ □ □ |
| | | | 倾听患方人员投诉情况与要求,并尽可能当场做出回复,不能当场回复的应向患者解释原因 | □ □ □ □ □ | □ □ □ □ □ | □ □ □ □ □ |
| | | | 如果是因为医疗问题进行的投诉,请医院内相关医生对问题作出判断,并向患方作出解释 | □ □ □ □ □ | □ □ □ □ □ | □ □ □ □ □ |
| | | | 如果医方无过错,以平息患方人员情绪为主,引导其走正规途径(医调委,法院等) | □ □ □ □ □ | □ □ □ □ □ | □ □ □ □ □ |
| | | | 如果却因医方过错导致问题的出现,医院应向患方提出医院的解决方案,并告知得出该解决方案的依据 | □ □ □ □ □ | □ □ □ □ □ | □ □ □ □ □ |
| | | 您的建议 | | □ □ □ □ □ | □ □ □ □ □ | □ □ □ □ □ |
| | | | | □ □ □ □ □ | □ □ □ □ □ | □ □ □ □ □ |
| | | 医务人员 | 医务人员视情况参与对患者或患者家属的解释工作 | □ □ □ □ □ | □ □ □ □ □ | □ □ □ □ □ |
| | | | 必要时科室主任要亲自沟通,尽量以患方更容易接受的语言耐心解释 | □ □ □ □ □ | □ □ □ □ □ | □ □ □ □ □ |
| | | | 提供必要的诊疗依据 | □ □ □ □ □ | □ □ □ □ □ | □ □ □ □ □ |
| | | 您的建议 | | □ □ □ □ □ | □ □ □ □ □ | □ □ □ □ □ |

续表

| 阶段 | 介入点 | | 防控措施 | 重要性 | | | | | 敏感性 | | | | | 可行性 | | | | |
|---|---|---|---|---|---|---|---|---|---|---|---|---|---|---|---|---|---|---|
| | | | | 1 | 2 | 3 | 4 | 5 | 1 | 2 | 3 | 4 | 5 | 1 | 2 | 3 | 4 | 5 |
| 预防 | 答复并不能使患方满意 | 医院 | 安保人员及时跟进 | □ | □ | □ | □ | □ | □ | □ | □ | □ | □ | □ | □ | □ | □ | □ |
| | | | 更高级别管理人员介入 | □ | □ | □ | □ | □ | □ | □ | □ | □ | □ | □ | □ | □ | □ | □ |
| | | | 倾听患方要求,如要求不合理的应向其再次耐心进行解释,向其说明国家相关规定,包括损害赔偿标准,以及采取不法行为的后果 | □ | □ | □ | □ | □ | □ | □ | □ | □ | □ | □ | □ | □ | □ | □ |
| | | | 如患者还不满意,告知其维权途径,并表示医院愿意积极配合 | □ | □ | □ | □ | □ | □ | □ | □ | □ | □ | □ | □ | □ | □ | □ |
| | | 您的建议 | | □ | □ | □ | □ | □ | □ | □ | □ | □ | □ | □ | □ | □ | □ | □ |
| | | | | □ | □ | □ | □ | □ | □ | □ | □ | □ | □ | □ | □ | □ | □ | □ |
| | 患方声称通过自媒体等方式发布不良信息,威胁医务人员 | 医院 | 与患方交涉过程中,尽量规避患方录音、录像的行为。如患方坚持录音录像,医务人员也同样做,以便更好维权 | □ | □ | □ | □ | □ | □ | □ | □ | □ | □ | □ | □ | □ | □ | □ |
| | | | 关注媒体等网络浏览量、转发量,及时评估现有事件的影响,并针对事件发布相关官方声明 | □ | □ | □ | □ | □ | □ | □ | □ | □ | □ | □ | □ | □ | □ | □ |
| | | | 在第一时间通过官方媒体,由专门部门、专门人员向大众发布真实、客观的消息 | □ | □ | □ | □ | □ | □ | □ | □ | □ | □ | □ | □ | □ | □ | □ |
| | | | 对于虚假宣传的媒体,通过律师对其进行警告,保留追责的权利 | □ | □ | □ | □ | □ | □ | □ | □ | □ | □ | □ | □ | □ | □ | □ |
| | | 您的建议 | | □ | □ | □ | □ | □ | □ | □ | □ | □ | □ | □ | □ | □ | □ | □ |
| | | | | □ | □ | □ | □ | □ | □ | □ | □ | □ | □ | □ | □ | □ | □ | □ |
| | | 医务人员 | 与患方交涉过程中,尽量规避患方录音、录像的行为;如患方坚持录音录像,医务人员也同样做,以便更好维权 | □ | □ | □ | □ | □ | □ | □ | □ | □ | □ | □ | □ | □ | □ | □ |
| | | | 与医院保持一致,避免自己单独通过社交媒体等途径发声 | □ | □ | □ | □ | □ | □ | □ | □ | □ | □ | □ | □ | □ | □ | □ |
| | | | 当事人及同事也应避免受情绪影响,发表带有一定情感倾向的言论,避免掀起不必要的舆论关注 | □ | □ | □ | □ | □ | □ | □ | □ | □ | □ | □ | □ | □ | □ | □ |
| | | 您的建议 | | □ | □ | □ | □ | □ | □ | □ | □ | □ | □ | □ | □ | □ | □ | □ |
| | | | | □ | □ | □ | □ | □ | □ | □ | □ | □ | □ | □ | □ | □ | □ | □ |

**事中阶段介入点评价(宏观层面,分值1~5分)**

| 阶段 | 介入点 | 重要性 | | | | | 敏感性 | | | | | 可行性 | | | | |
|---|---|---|---|---|---|---|---|---|---|---|---|---|---|---|---|---|
| | | 1 | 2 | 3 | 4 | 5 | 1 | 2 | 3 | 4 | 5 | 1 | 2 | 3 | 4 | 5 |
| 应对 | 医务人员自身应对 | □ | □ | □ | □ | □ | □ | □ | □ | □ | □ | □ | □ | □ | □ | □ |
| | 当事医务人员同事的应对 | □ | □ | □ | □ | □ | □ | □ | □ | □ | □ | □ | □ | □ | □ | □ |
| | 当事科室的应对 | □ | □ | □ | □ | □ | □ | □ | □ | □ | □ | □ | □ | □ | □ | □ |
| | 安保部门的应对 | □ | □ | □ | □ | □ | □ | □ | □ | □ | □ | □ | □ | □ | □ | □ |
| | 纠纷管理部门的应对 | □ | □ | □ | □ | □ | □ | □ | □ | □ | □ | □ | □ | □ | □ | □ |
| | 公安部门的应对 | □ | □ | □ | □ | □ | □ | □ | □ | □ | □ | □ | □ | □ | □ | □ |
| 您的建议 | | □ | □ | □ | □ | □ | □ | □ | □ | □ | □ | □ | □ | □ | □ | □ |
| | | □ | □ | □ | □ | □ | □ | □ | □ | □ | □ | □ | □ | □ | □ | □ |

**事中阶段防控措施评价(微观层面,分值1~5分)**

| 阶段 | 介入点 | 防控措施 | 重要性 | | | | | 敏感性 | | | | | 可行性 | | | | |
|---|---|---|---|---|---|---|---|---|---|---|---|---|---|---|---|---|---|
| | | | 1 | 2 | 3 | 4 | 5 | 1 | 2 | 3 | 4 | 5 | 1 | 2 | 3 | 4 | 5 |
| 应对 | 医务人员自身的应对 | 医务人员保护好自身安全前提下,及时向保卫部门报告 | □ | □ | □ | □ | □ | □ | □ | □ | □ | □ | □ | □ | □ | □ | □ |
| | | 向有安保人员值守的位置进行移动 | □ | □ | □ | □ | □ | □ | □ | □ | □ | □ | □ | □ | □ | □ | □ |
| | | 使用防卫工具进行自卫,保护自身安全 | □ | □ | □ | □ | □ | □ | □ | □ | □ | □ | □ | □ | □ | □ | □ |
| | | 报告科室主任,请主任尽快协调人员给予帮助 | □ | □ | □ | □ | □ | □ | □ | □ | □ | □ | □ | □ | □ | □ | □ |
| | 您的建议 | | □ | □ | □ | □ | □ | □ | □ | □ | □ | □ | □ | □ | □ | □ | □ |
| | | | □ | □ | □ | □ | □ | □ | □ | □ | □ | □ | □ | □ | □ | □ | □ |
| | 当事医务人员同事的应对 | 当事人同事发现矛盾较大时,提前向安保部门报告 | □ | □ | □ | □ | □ | □ | □ | □ | □ | □ | □ | □ | □ | □ | □ |
| | | 当事人同事在保证自己安全的前提下,能够主动帮助受困医务人员 | □ | □ | □ | □ | □ | □ | □ | □ | □ | □ | □ | □ | □ | □ | □ |
| | | 及时向科室主任或医院管理部门汇报 | □ | □ | □ | □ | □ | □ | □ | □ | □ | □ | □ | □ | □ | □ | □ |
| | 您的建议 | | □ | □ | □ | □ | □ | □ | □ | □ | □ | □ | □ | □ | □ | □ | □ |
| | | | □ | □ | □ | □ | □ | □ | □ | □ | □ | □ | □ | □ | □ | □ | □ |
| | 当事科室的应对 | 科室与纠纷管理部门进行协调(事件原因、事件发生程度、造成的影响) | □ | □ | □ | □ | □ | □ | □ | □ | □ | □ | □ | □ | □ | □ | □ |
| | | 科室与安保部门进行协调(施暴人员数量、事件性质、需要安保人员数量) | □ | □ | □ | □ | □ | □ | □ | □ | □ | □ | □ | □ | □ | □ | □ |
| | | 科室与纠纷管理部门及安保部门进行协调(事件如何处理、应该采取哪些措施) | □ | □ | □ | □ | □ | □ | □ | □ | □ | □ | □ | □ | □ | □ | □ |
| | 您的建议 | | □ | □ | □ | □ | □ | □ | □ | □ | □ | □ | □ | □ | □ | □ | □ |
| | | | □ | □ | □ | □ | □ | □ | □ | □ | □ | □ | □ | □ | □ | □ | □ |

续表

| 阶段 | 介入点 | 防控措施 | 重要性 | | | | | 敏感性 | | | | | 可行性 | | | | |
|---|---|---|---|---|---|---|---|---|---|---|---|---|---|---|---|---|---|
| | | | 1 | 2 | 3 | 4 | 5 | 1 | 2 | 3 | 4 | 5 | 1 | 2 | 3 | 4 | 5 |
| 应对 | 安保部门的应对 | 安保人员第一时间到场,务必保证医务人员人身安全 | ☐ | ☐ | ☐ | ☐ | ☐ | ☐ | ☐ | ☐ | ☐ | ☐ | ☐ | ☐ | ☐ | ☐ | ☐ |
| | | 安保人员按规定告知事件处理的正常途径,以及法律法规中对影响医疗秩序的相关规定,如不配合将采取强制措施 | ☐ | ☐ | ☐ | ☐ | ☐ | ☐ | ☐ | ☐ | ☐ | ☐ | ☐ | ☐ | ☐ | ☐ | ☐ |
| | | 安保部门第一时间报警,请民警尽快到达现场进行调查 | ☐ | ☐ | ☐ | ☐ | ☐ | ☐ | ☐ | ☐ | ☐ | ☐ | ☐ | ☐ | ☐ | ☐ | ☐ |
| | | 造成严重影响的,应在将其控制后交予警方处理 | ☐ | ☐ | ☐ | ☐ | ☐ | ☐ | ☐ | ☐ | ☐ | ☐ | ☐ | ☐ | ☐ | ☐ | ☐ |
| | | 安保人员为纠纷管理部门或当事人提供安保服务 | ☐ | ☐ | ☐ | ☐ | ☐ | ☐ | ☐ | ☐ | ☐ | ☐ | ☐ | ☐ | ☐ | ☐ | ☐ |
| | | 提前调取医院监控录像及事件相关证据,为依法处理准备好材料 | ☐ | ☐ | ☐ | ☐ | ☐ | ☐ | ☐ | ☐ | ☐ | ☐ | ☐ | ☐ | ☐ | ☐ | ☐ |
| | 您的建议 | | ☐ | ☐ | ☐ | ☐ | ☐ | ☐ | ☐ | ☐ | ☐ | ☐ | ☐ | ☐ | ☐ | ☐ | ☐ |
| | 纠纷管理部门的应对 | 做好患方的情绪疏导工作,防止事态进一步扩大 | ☐ | ☐ | ☐ | ☐ | ☐ | ☐ | ☐ | ☐ | ☐ | ☐ | ☐ | ☐ | ☐ | ☐ | ☐ |
| | | 第一时间告知患方正常处理流程及相关规定 | ☐ | ☐ | ☐ | ☐ | ☐ | ☐ | ☐ | ☐ | ☐ | ☐ | ☐ | ☐ | ☐ | ☐ | ☐ |
| | | 尽快了解患方诉求、争议点,同时向当事医生了解详细情况 | ☐ | ☐ | ☐ | ☐ | ☐ | ☐ | ☐ | ☐ | ☐ | ☐ | ☐ | ☐ | ☐ | ☐ | ☐ |
| | | 拟定初步处理意见,向主管领导汇报情况 | ☐ | ☐ | ☐ | ☐ | ☐ | ☐ | ☐ | ☐ | ☐ | ☐ | ☐ | ☐ | ☐ | ☐ | ☐ |
| | | 根据经验,捕捉收集患方某些关键信息,如患方成员是否有从事律师、记者、医务工作等方面的人员,是否患有精神心理方面的问题,是否单亲家庭,是否存在社交障碍等 | ☐ | ☐ | ☐ | ☐ | ☐ | ☐ | ☐ | ☐ | ☐ | ☐ | ☐ | ☐ | ☐ | ☐ | ☐ |
| | 您的建议 | | ☐ | ☐ | ☐ | ☐ | ☐ | ☐ | ☐ | ☐ | ☐ | ☐ | ☐ | ☐ | ☐ | ☐ | ☐ |
| | 公安部门的应对 | 接到报警后了解详细情况 | ☐ | ☐ | ☐ | ☐ | ☐ | ☐ | ☐ | ☐ | ☐ | ☐ | ☐ | ☐ | ☐ | ☐ | ☐ |
| | | 携带警用器械与装备第一时间到达现场 | ☐ | ☐ | ☐ | ☐ | ☐ | ☐ | ☐ | ☐ | ☐ | ☐ | ☐ | ☐ | ☐ | ☐ | ☐ |
| | | 对相关人员视情况采取措施(劝说、控制、强制带离) | ☐ | ☐ | ☐ | ☐ | ☐ | ☐ | ☐ | ☐ | ☐ | ☐ | ☐ | ☐ | ☐ | ☐ | ☐ |
| | | 到达现场后将人员带离进行进一步处理 | ☐ | ☐ | ☐ | ☐ | ☐ | ☐ | ☐ | ☐ | ☐ | ☐ | ☐ | ☐ | ☐ | ☐ | ☐ |
| | | 防止当事医务人员与施暴人直接接触 | ☐ | ☐ | ☐ | ☐ | ☐ | ☐ | ☐ | ☐ | ☐ | ☐ | ☐ | ☐ | ☐ | ☐ | ☐ |
| | | 根据情况选择是否呼叫支援 | ☐ | ☐ | ☐ | ☐ | ☐ | ☐ | ☐ | ☐ | ☐ | ☐ | ☐ | ☐ | ☐ | ☐ | ☐ |
| | 您的建议 | | ☐ | ☐ | ☐ | ☐ | ☐ | ☐ | ☐ | ☐ | ☐ | ☐ | ☐ | ☐ | ☐ | ☐ | ☐ |

**事后阶段介入点评价（宏观层面）**

| 阶段 | 介入点 | 重要性 | | | | | 敏感性 | | | | | 可行性 | | | | |
|------|--------|---|---|---|---|---|---|---|---|---|---|---|---|---|---|---|
| | | 1 | 2 | 3 | 4 | 5 | 1 | 2 | 3 | 4 | 5 | 1 | 2 | 3 | 4 | 5 |
| 处理与反思 | 物品损坏以及诊疗秩序受到影响处理 | ☐ | ☐ | ☐ | ☐ | ☐ | ☐ | ☐ | ☐ | ☐ | ☐ | ☐ | ☐ | ☐ | ☐ | ☐ |
| | 人员受伤或死亡后的救助 | ☐ | ☐ | ☐ | ☐ | ☐ | ☐ | ☐ | ☐ | ☐ | ☐ | ☐ | ☐ | ☐ | ☐ | ☐ |
| | 事后反思与改进 | ☐ | ☐ | ☐ | ☐ | ☐ | ☐ | ☐ | ☐ | ☐ | ☐ | ☐ | ☐ | ☐ | ☐ | ☐ |

**事后阶段防控措施评价（微观层面）**

| 阶段 | 介入点 | | 防控措施 | 重要性 | | | | | 敏感性 | | | | | 可行性 | | | | |
|------|--------|---|----------|---|---|---|---|---|---|---|---|---|---|---|---|---|---|---|
| | | | | 1 | 2 | 3 | 4 | 5 | 1 | 2 | 3 | 4 | 5 | 1 | 2 | 3 | 4 | 5 |
| 处理 | 物品损坏以及诊疗秩序受到影响处理 | 医院 | 主管部门积极协调医院相关部门,第一时间恢复诊疗秩序 | ☐ | ☐ | ☐ | ☐ | ☐ | ☐ | ☐ | ☐ | ☐ | ☐ | ☐ | ☐ | ☐ | ☐ | ☐ |
| | | | 医院应针对医暴行为对医院造成的影响大小,通过法律途径对施暴人进行追责 | ☐ | ☐ | ☐ | ☐ | ☐ | ☐ | ☐ | ☐ | ☐ | ☐ | ☐ | ☐ | ☐ | ☐ | ☐ |
| | | | 对其他患方人员造成不良影响的,要指定专人做好沟通解释工作,主动帮助解决问题,获得其认可 | ☐ | ☐ | ☐ | ☐ | ☐ | ☐ | ☐ | ☐ | ☐ | ☐ | ☐ | ☐ | ☐ | ☐ | ☐ |
| | | | 对医务人员进行情绪安抚 | ☐ | ☐ | ☐ | ☐ | ☐ | ☐ | ☐ | ☐ | ☐ | ☐ | ☐ | ☐ | ☐ | ☐ | ☐ |
| | | 您的建议 | | ☐ | ☐ | ☐ | ☐ | ☐ | ☐ | ☐ | ☐ | ☐ | ☐ | ☐ | ☐ | ☐ | ☐ | ☐ |
| | | | | ☐ | ☐ | ☐ | ☐ | ☐ | ☐ | ☐ | ☐ | ☐ | ☐ | ☐ | ☐ | ☐ | ☐ | ☐ |
| | | 医务人员 | 反思事件发生的原因以及如何避免类似事件的再次发生,并向医院相关部门作出反馈 | ☐ | ☐ | ☐ | ☐ | ☐ | ☐ | ☐ | ☐ | ☐ | ☐ | ☐ | ☐ | ☐ | ☐ | ☐ |
| | | 您的建议 | | ☐ | ☐ | ☐ | ☐ | ☐ | ☐ | ☐ | ☐ | ☐ | ☐ | ☐ | ☐ | ☐ | ☐ | ☐ |
| | | | | ☐ | ☐ | ☐ | ☐ | ☐ | ☐ | ☐ | ☐ | ☐ | ☐ | ☐ | ☐ | ☐ | ☐ | ☐ |
| | 人员受伤或死亡后的救助 | 医院 | 必要时,可停止当事医生的诊疗活动,给予休假 | ☐ | ☐ | ☐ | ☐ | ☐ | ☐ | ☐ | ☐ | ☐ | ☐ | ☐ | ☐ | ☐ | ☐ | ☐ |
| | | | 聘请专业的心理医生对相关医务人员进行心理疏导 | ☐ | ☐ | ☐ | ☐ | ☐ | ☐ | ☐ | ☐ | ☐ | ☐ | ☐ | ☐ | ☐ | ☐ | ☐ |
| | | | 帮助医务人员或家属维护自己的合法权利,为医护人员提供法律上、资金上的支持与帮助 | ☐ | ☐ | ☐ | ☐ | ☐ | ☐ | ☐ | ☐ | ☐ | ☐ | ☐ | ☐ | ☐ | ☐ | ☐ |
| | | | 按国家相关法律法规规定程序对施暴人进行追责 | ☐ | ☐ | ☐ | ☐ | ☐ | ☐ | ☐ | ☐ | ☐ | ☐ | ☐ | ☐ | ☐ | ☐ | ☐ |
| | | 您的建议 | | ☐ | ☐ | ☐ | ☐ | ☐ | ☐ | ☐ | ☐ | ☐ | ☐ | ☐ | ☐ | ☐ | ☐ | ☐ |
| | | | | ☐ | ☐ | ☐ | ☐ | ☐ | ☐ | ☐ | ☐ | ☐ | ☐ | ☐ | ☐ | ☐ | ☐ | ☐ |
| | | 医务人员 | 积极与医院沟通,维护自身合法权益,通过法律途径对施暴人进行追责 | ☐ | ☐ | ☐ | ☐ | ☐ | ☐ | ☐ | ☐ | ☐ | ☐ | ☐ | ☐ | ☐ | ☐ | ☐ |
| | | 您的建议 | | ☐ | ☐ | ☐ | ☐ | ☐ | ☐ | ☐ | ☐ | ☐ | ☐ | ☐ | ☐ | ☐ | ☐ | ☐ |
| | | | | ☐ | ☐ | ☐ | ☐ | ☐ | ☐ | ☐ | ☐ | ☐ | ☐ | ☐ | ☐ | ☐ | ☐ | ☐ |

续表

| 阶段 | 介入点 | | 防控措施 | 重要性 | | | | | 敏感性 | | | | | 可行性 | | | | |
|---|---|---|---|---|---|---|---|---|---|---|---|---|---|---|---|---|---|---|
| | | | | 1 | 2 | 3 | 4 | 5 | 1 | 2 | 3 | 4 | 5 | 1 | 2 | 3 | 4 | 5 |
| 处理 | 事后反思与改进 | 医院 | 成立专门的事件调查小组,对事件进行认真核查,找出造成事件发生的关键所在 | ☐ | ☐ | ☐ | ☐ | ☐ | ☐ | ☐ | ☐ | ☐ | ☐ | ☐ | ☐ | ☐ | ☐ | ☐ |
| | | | 需要各方提交事件报告,分析事件发生原因、处理过程中的不足,对事件进行反思,并召开会议对事件进行总结 | ☐ | ☐ | ☐ | ☐ | ☐ | ☐ | ☐ | ☐ | ☐ | ☐ | ☐ | ☐ | ☐ | ☐ | ☐ |
| | | | 针对从事件中发现的问题,尽快出台制度与措施,并保证措施与制度的落实,避免类似事件的再次发生。 | ☐ | ☐ | ☐ | ☐ | ☐ | ☐ | ☐ | ☐ | ☐ | ☐ | ☐ | ☐ | ☐ | ☐ | ☐ |
| | | | 对暴力事件高发科室进行重点防范,增添防护设施 | ☐ | ☐ | ☐ | ☐ | ☐ | ☐ | ☐ | ☐ | ☐ | ☐ | ☐ | ☐ | ☐ | ☐ | ☐ |
| | | 您的建议 | | ☐ | ☐ | ☐ | ☐ | ☐ | ☐ | ☐ | ☐ | ☐ | ☐ | ☐ | ☐ | ☐ | ☐ | ☐ |
| | | | | ☐ | ☐ | ☐ | ☐ | ☐ | ☐ | ☐ | ☐ | ☐ | ☐ | ☐ | ☐ | ☐ | ☐ | ☐ |
| | | 医务人员 | 事件涉及的当事人、管理人员、安保人员以及事件发生的科室责任人、同事均应对在此次事件中自己的行为进行反思(原因、不足以后该如何应对),吸取经验教训 | ☐ | ☐ | ☐ | ☐ | ☐ | ☐ | ☐ | ☐ | ☐ | ☐ | ☐ | ☐ | ☐ | ☐ | ☐ |
| | | 您的建议 | | ☐ | ☐ | ☐ | ☐ | ☐ | ☐ | ☐ | ☐ | ☐ | ☐ | ☐ | ☐ | ☐ | ☐ | ☐ |
| | | | | ☐ | ☐ | ☐ | ☐ | ☐ | ☐ | ☐ | ☐ | ☐ | ☐ | ☐ | ☐ | ☐ | ☐ | ☐ |

**您对以上指标的判断依据及对您评分的影响程度**

| 判断依据 | 大 | 中 | 小 |
|---|---|---|---|
| 实践经验 | | | |
| 理论分析 | | | |
| 文献资料 | | | |
| 直觉判断 | | | |

注:每一判断依据对应的影响程度只需选择一项,划"√"即可。

**咨询专家基本情况**

1. 姓名:＿＿＿＿＿＿　　性别:＿＿＿＿＿　　年龄:＿＿＿＿＿周岁

2. 工作单位全称:＿＿＿＿＿＿＿　　您目前所在的科室(教研室)＿＿＿＿＿＿

3. 从事该工作年限＿＿＿＿年

4. 职务:＿＿＿＿＿＿

5. 学历:①本科　②硕士研究生　③博士研究生

6. 职称:①初级　②中级　③副高级　④正高级

7. 所学专业:①临床医学　②护理学　③卫生管理学　④心理学　⑤其他医学类专业　⑥非医学类专业(请注明)＿＿＿

8. 您对本次咨询问题的熟悉程度:①非常熟悉　②较熟悉　③一般熟悉　④较不熟悉　⑤不熟悉＿＿＿

9. 邮箱:＿＿＿＿＿　　联系电话:＿＿＿＿＿

谢谢您的支持与配合!